2024

합격 선배들의 딱 one pick!

퍼시픽 작업치료사 국시대비 개념서

OCCUPATIONAL THERAPY

측정 및 평가

4

V·O·L·U·M·E

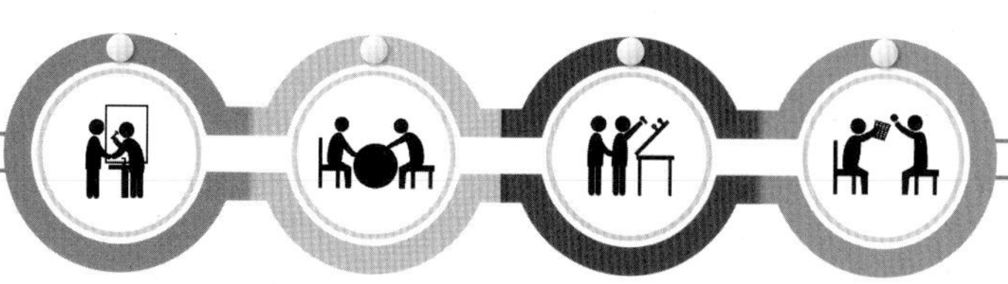

Pacific Books

작업치료사 국가시험

시험시간표 및 합격기준

시험과목

시험종별	시험 과목 수	문제수	배점	총점	문제형식
필기	3	190	1점/1문제	190점	객관식 5지선다형
실기	1	50	1점/1문제	50점	객관식 5지선다형

시험시간표

구분	시험과목(문제수)	교시별 문제수	시험형식	입장시간	시험시간
1교시	1. 작업치료학 기초 (70) 2. 의료관계법규 (20)	90	객관식	~08:30	09:00~10:10 (70분)
2교시	1. 작업치료학 (100)	100	객관식	~10:30	10:40~112:2 0 (100분)
3교시	1. 실기시험 (50)	50	객관식	~12:40	12:50~13:55 (65분)

* 의료관계법규 : 「의료법」, 「의료기사 등에 관한 법률」, 「장애인복지법」, 「정신건강증진 및 정신질환자 복지서비스 지원에 관한 법률」, 「노인복지법」과 그 시행령 및 시행규칙

합격기준

- 필기시험에 있어서는 매 과목 만점의 40퍼센트 이상, 전과목 총점의 60퍼센트 이상 득점한 자를 합격자로 하고, 실기 시험에 있어서는 만점의 60퍼센트 이상 득점한자를 합격자로 합니다.
- 응시자격이 없는 것으로 확인된 경우에는 합격자 발표 이후에도 합격을 취소합니다.

머·리·말

작업치료 분야는 그 어떤 영역보다 광범위하고 다차원적인 분야이다. 의학, 심리학, 사회학 등 인간 관련 다영역적 학문으로 매우 다양하고 복합적 성격을 지닌 학문이다. 국내 작업치료 역사는 한국전쟁을 시작으로 이미 반세기가 지났으며, 매우 다양한 분야로 진출하고 있다. 반면, 국내 작업치료의 교육 현실은 예전보다 많이 발전하였으나 전공 교육과정에 필요한 교재는 여전히 부족한 상태이며, 이로 인해 국가시험을 준비해야 하는 재학생들에게 큰 부담이 되고 있다. 이에 본 교재는 부족한 교육과정을 보충하고 중요한 내용들을 요약정리하므로 보다 쉽게 작업치료사 국가고시를 준비할 수 있도록 구성하였다.

최근 국가시험은 보다 전문적이고, 과학적이며, 다양한 문제들이 출제되는 경향을 보이고 있다. 과거 출간된 서적들 대부분이 암기형 문제 풀이식으로 구성되어 있어 국가시험을 준비하는 학생들에게 큰 도움을 주지 못했던 반면, 본 서적은 다양한 분야의 실기형·사례형 문제들을 탑재하는 동시에 풍부한 해설을 통해 체계적이고, 논리적 학습이 가능하도록 편집하였다.

본 교재는 학생들의 이해도를 높이기 위해 구체적이고, 보다 체계적인 해설과 매뉴얼을 제공하고 있으며, 실전 문제와 같은 문제들을 통해 국시 및 임상대비 능력을 극대화하고자 하였다. 국시에 필요한 전공과목의 체계적인 정리는 학생들 스스로 학습이 가능하도록 하였으며, 출제 비중이 높은 이론과 실기, 그에 따른 해설을 통해 학생들의 학습효과를 극대화하여 국가시험에 대한 자신감을 높여주고자 한다.

작업치료사 국가시험을 준비하는 모든 학생들에게 등대와 같은 교재가 되기를 희망하며…

2024년 4월

작업치료 국시연구회

C O N T E N T S

CHAPTER 1 ADL 평가 _7

CHAPTER 2 운동 평가 _79

CHAPTER 3 MMT·근 긴장도·ROM 평가 _117

CONTENTS

CONTENTS

OCCUPATIONAL THERAPY

1

C·H·A·P·T·E·R

ADL 평가
(Activity of Daily Living)

꼭!
알고 넘어가기!!

- FIM과 MBI의 점수와 기준을 잘 이해한다.
- 다양한 ADL 평가도구들의 평가 목적과 내용을 잘 이해한다.
- ADL 평가도구들이 국가고시에 빈번히 출제되고 있다.

1.1 FIM(Functional Independence Measure)

1. 개요

저자	• Hamilton, Granger, Sherwin, Zielenzny, Tashman(1987)
목적	• 환자의 장애 정도를 평가함 • 재활 프로그램을 통해 진전 정도를 결정함
대상	• 8세~성인
항목	• 18개(18 items) • 최대 점수 7점, 최하 점수 1점 • 최고 총점 126점, 최하 총점은 18점

2. 점수 및 항목

1) 항목

Self care	Sphinter control	Mobility	Locomotion	Communication	Social cognition
A. 먹기 B. 치장하기 C. 목욕 D. 윗옷 입기 E. 아래옷 입기 F. 화장실 가기	G. 소변 조절 H. 대변 조절	I. 침대, 의자, 휠체어 J. 화장실 K. 목욕탕 / 샤워실	L. 걷기 / 휠체어 M. 계단	N. 이해 O. 표현	P. 사회상호작용 Q. 문제해결 R. 기억력

2) 점수(level)

점수		수행수준	기준
독립	7	완전독립(적절한 시간 내에 안전하게 수행)	안전함, 전형적 수행, 보조도구 없음, 적절한 시간
	6	변형된 독립(보조 장치가 필요)	보다 많은 시간, 보조도구가 필요함, 안전에 대한 고려가 필요함
의존	5	감독 또는 준비(setup)	감독, 큐, 독려 등이 필요, 신체적 도움 없음, 보조도구 및 물품의 준비
	4	최소의 도움(대상자는 75% 이상 수행)	신체적 도움(접촉까지만 허용)
	3	중간 정도의 도움(대상자는 75~50% 수행)	신체적 도움(접촉 이상 허용)
	2	최대 도움(대상자는 50~25% 수행)	50~25% 수행
	1	완전 의존(25% 미만의 수행)	25% 미만의 수행

3. 내용

1) 식사(eating)

• 식탁이 차려진 상태에서 적당한 도구를 사용하여 음식을 입으로 가져오고, 씹으며 삼키는 과정을 포함함

No helper - 독립	• 7점 : 완전 독립(complete independent) – 접시의 음식을 떠먹기, 컵으로 마시기 등을 식탁(또는 밥상)에서 일반적인 식사 방식으로 수행할 수 있음 – 스푼, 포크를 사용하여 음식을 입으로 가져가고, 씹으며, 삼킴 • 6점 : 부분(또는 변형된) 독립(modified independent) – 보조기구가 필요함(빨대, 스포크(spork), rocking knife 등) – 평소보다 긴 식사 시간이 필요하거나 먹기 쉽게 만든 음식(또는 비벼놓은 음식 등)이 필요함 – 안전에 대한 고려가 있어야 함 – 비경구적 투여 또는 위 절개 후 음식투여(parenteral or gastrostomy feeding) 등 영양섭취를 다른 방식에 의존하고 있는 환자 – 스스로 음식을 섭취할 수 있음
Helper - 의존	• 5점 : 지도 감독 또는 준비(supervision or set up) – 조언이 필요하며 옆에서 감독하며 큐(cue)를 주거나 격려해 주어야 함 – 보조기를 착용함에 있어 준비가 필요함 – 고기를 잘라주거나 물을 따라주는 등의 도움이 필요함

Helper – 의존	• 4점 : 최소 보조(minimal contact assistance) – 식사하기의 75% 이상의 과정을 수행함 • 3점 : 중간 보조(moderate assistance) – 식사하기의 50~74%의 과정을 수행함 • 2점 : 최대 보조(maximal assistance) – 식사하기의 25~49%의 과정을 수행함 • 1점 : 완전 보조(total assistance) – 25% 이하의 식사 과정을 수행함 – 다른 영양섭취 방법에 의존하는 경우(스스로 식사를 하지 못함)

2) 치장하기(grooming)

- 구강 위생, 머리 손질, 세수하기, 면도하기, 화장하기 등을 포함
- 면도와 화장의 경험이 없으면 확인할 필요가 없음

No helper – 독립	• 7점 : 완전 독립(complete independent) – 양치질, 머리 빗기, 세수, 세안, 면도, 화장을 함 – 필요한 용품 준비를 포함 • 6점 : 부분 독립(modified independent) – 보조기 및 의지 등 특별한 장치가 필요함 – 평소보다 긴 시간이 걸림 – 안전에 대한 고려가 필요함
Helper – 의존	• 5점 : 지도 감독 또는 준비(supervision or set up) – 조언이 필요하며, 옆에서 지켜보며 큐(cue)를 주거나 격려를 해주어야 함 – 보조기를 착용하고, 보조 도구를 사용함에 있어 준비가 필요함 – 칫솔에 치약을 짜주거나, 화장품의 뚜껑을 열어주는 등의 초기 준비를 해주어야 함 • 4점 : 단순 보조(minimal contact assistance) – 치장의 75% 이상의 과정을 수행함 • 3점 : 중간 보조(moderate assistance) – 치장의 50~74%의 과정을 수행함 • 2점 : 최대 보조(maximal assistance) – 치장의 25~49%의 과정을 수행함 • 1점 : 완전 보조(total assistance) – 25% 이하의 치장하기 과정을 수행함

3) 목욕하기(bathing)

- 목 아래의 몸을 씻을 수 있음(등은 포함하지 않음)
- 욕조나 샤워기 또는 목욕 침대(bed bath)에서 스펀지를 사용하여 목욕할 수 있음

No helper – 독립	• 7점 : 완전 독립(complete independent) – 목욕 후 몸을 닦을 수 있음 • 6점 : 부분 독립(modified independent) – 보조기 및 의지 등 특별한 장치가 필요함 – 평소보다 긴 시간이 걸림 – 안전에 대한 고려가 필요함
Helper – 의존	• 5점 : 지도 감독 또는 준비(supervision or set up) – 조언이 필요하며, 옆에서 지켜보며 큐(cue)를 주거나 격려해 주어야 함 – 목욕 기구를 설치해주거나, 목욕물, 목욕 도구들을 사전에 준비해 줌 • 4점 : 단순 보조(minimal contact assistance) – 목욕하기의 75% 이상의 과정을 수행함 • 3점 : 중간 보조(moderate assistance) – 목욕하기의 50~74%의 과정을 수행함 • 2점 : 최대 보조(maximal assistance) – 목욕하기의 25~49%의 과정을 수행함 • 1점 : 완전 보조(total assistance) – 25% 이하의 목욕하기 과정을 수행함

4) 옷 입기(dressing) – 상의

- 보조기 및 의지를 착용 또는 미착용상태에서 상의를 입을 수 있음

No helper – 독립	• 7점 : 완전 독립(complete independent) – 옷장에서 옷을 꺼내 입고 벗을 수 있음 – 목부터 입는(pull over) 옷, 앞을 여미는(front opening) 옷, 브래지어 등을 입을 수 있음 – 지퍼, 단추, 똑딱단추를 열고 풀 수 있음 • 6점 : 부분 독립(modified independent) – 벨크로, 보조기, 의지 등의 특별한 장치가 필요 – 평소보다 긴 시간이 걸림 – 안전에 대한 고려가 필요함

Helper – 의존	• 5점 : 지도 감독 또는 준비(supervision or set up) – 조언이 필요한 경우로 옆에서 지켜보며 큐를 주거나 격려해 주어야 함 – 보조기를 착용하거나 옷 입기, 보조 도구 등을 위한 준비가 필요함 • 4점 : 단순 보조(minimal contact assistance) – 옷 입기의 75% 이상의 과정을 수행함 • 3점 : 중간 보조(moderate assistance) – 옷 입기의 50~74%의 과정을 수행함 • 2점 : 최대 보조(maximal assistance) – 옷 입기의 25~49%의 과정을 수행함 • 1점 : 완전 보조(total assistance) – 25% 이하의 옷 입기 과정 수행함

5) 옷 입기(dressing) – 하의

• 보조기 및 의지를 착용 또는 미착용 상태에서 하의를 입을 수 있음

Helper – 독립	• 7점 : 완전 독립(complete independent) – 옷장에서 옷을 꺼내 입고 벗을 수 있음 • 6점 : 부분 독립(modified independent) – 보조기 및 의지 등 특별한 장치가 필요함 – 평소보다 긴 시간이 필요함 – 안전에 대한 고려가 필요함
No helper – 의존	• 5점 : 지도 감독 또는 준비(supervision or set up) – 조언이 필요한 경우로 옆에서 지켜보며 큐(cue)를 주거나 격려해 주어야 함 – 보조기를 착용하거나 옷 입기 보조도구 사용을 위해 준비(setup)가 필요함 • 4점 : 단순 보조(minimal contact assistance) – 옷 입기의 75% 이상의 과정을 수행함 • 3점 : 중간 보조(moderate assistance) – 옷 입기의 50~74%의 과정을 수행함 • 2점 : 최대 보조(maximal assistance) – 옷 입기의 25~49%의 과정을 수행함 • 1점 : 완전 보조(total assistance) – 25% 이하의 옷 입기 과정을 수행함

6) 화장실가기(toileting)

• 대·소변 시 회음부 위생 유지, 변기 사용 전/후 옷 입기 및 벗기를 포함

helper – 독립	• 7점 : 완전 독립(complete independent) – 대·소변 후 스스로 청결을 유지할 수 있음 – 생리대를 관리할 수 있으며, 대·소변 전/후 옷 입고 벗기를 안전하게 할 수 있음 • 6점 : 부분 독립(Modified independent) – 보조기 및 의지 등 특별한 장치가 필요함 – 평소보다 긴 시간이 걸림 – 안전에 대한 고려가 필요함
No helper – 의존	• 5점 : 지도 감독 또는 준비(supervision or set up) – 조언이 필요하며, 옆에서 감독하며 큐를 주거나 격려해 주어야 함 – 보조 기구나 필요한 도구들을 준비해 두어야 함 • 4점 : 단순 보조(minimal contact assistance) – 화장실 사용하기의 75% 이상의 과정을 수행함 • 3점 : 중간 보조(moderate assistance) – 화장실 사용하기의 50～74%의 과정을 수행함 • 2점 : 최대 보조(maximal assistance) – 화장실 사용하기의 25～49%의 과정을 수행함 • 1점 : 완전 보조(total assistance) – 25% 이하의 화장실 사용하기 과정을 수행함

7) 소변조절(bladder management)

• 소변을 의도적으로 통제할 수 있으며, 소변 시 필요한 도구 및 장치를 사용할 수 있음

• 소변가리기의 기능적 목표는 평상시 수축되어있는 방광의 괄약근(bladder sphincter muscle)을 배뇨 시 이완시켜 배설하게 하는 데 있음

 – 여기에는 여러 가지 장치, 약물 그리고 보조자의 도움이 필요하게 됨

• 이 항목에서는 두 가지의 변수를 다룸

 – 첫째는 소변가리기 성취 수준

 – 두 번째는 보조 수준

 – 두 가지의 수준은 함께하게 됨

  예 요실금(accident)이 많을수록 도움의 양도 많아지게 됨

 – 두 가지의 수준이 정확히 일치하지는 않음

  → 보다 낮은 레벨을 기록함

No helper – 독립	• 7점 : 완전 독립(complete independent) – 소변 조절을 완벽히 할 수 있으며, 요실금이 없음 • 6점 : 부분 독립(modified independent) – 환자용 소변기, 침대용 변기, 실내변기, 카테터, 흡수패드, 기저귀 등이 필요함 – 소변 조절을 위한 약물 복용이 필요함 – 카테터(catheter)를 이용하는 환자 – 독립적으로 카테터를 넣고 빼기를 할 수 있어야 함 – 청결함의 유지 – 콘돔형 배뇨 기구 사용 시 환자는 독립적으로 기구를 사용할 수 있어야 함
helper – 의존	• 5점 : 지도 감독 또는 준비(supervision or set up) – 조언이 필요한 경우로 옆에서 지켜보며 큐를 주거나 격려해 줌 – 소변 장치를 준비해주므로 만족할만한 배뇨패턴을 유지시켜 줌 – 변기에 오르거나 침대용 소변기(bedpan) 사용에 시간이 지연됨 – 경우에 따라 가끔 요실금이 발생함(occasional bladder accident) – 침대용 소변기 또는 배뇨 장치에서 흘림이 있음 – 요실금은 월 1회 이하로 발생됨 • 4점 : 단순 보조(minimal contact assistance) – 배뇨기구 사용을 돕기 위해 보조가 필요함 – 소변관리의 75% 이상의 과정을 수행할 수 있음 – 경우에 따라 소변 사고(occasional bladder accident)가 있음 → 주 1회 이하의 요실금 • 3점 : 중간 보조(moderate assistance) – 소변관리의 50～74%의 과정을 수행함 – 경우에 따라 소변 사고(occasional bladder accident)가 있음 → 하루 1회 이하의 요실금 • 2점 : 최대 보조(maximal assistance) – 소변관리의 25～49%의 과정을 수행 – 보조에도 불구하고 환자의 옷은 거의 항상 젖어있어 기저귀 또는 흡수패드가 필요함 – 카테터 또는 인공항문 장치(ostomy device)가 제 위치에 있거나 또는 없음 • 1점 : 완전 보조(total assistance) – 25% 이하의 소변관리 과정을 수행 – 보조에도 불구하고 환자의 옷은 거의 항상 젖어있어 기저귀 또는 흡수패드가 필요함 – 카테터 또는 인공항문 장치(ostomy device)가 제 위치에 있거나 또는 없음

8) 대변관리(bowel management)

- 대변을 의도적으로 통제할 수 있으며 대변 조절에 필요한 도구 및 장치를 사용할 수 있음
- 대변가리기의 기능적 목표는 평상시 수축되어 있는 항문의 괄약근(anal sphincter muscle)을 배변 시 이완시켜 배설하게 하는 데 있음
  - 여기에는 여러 장치들, 약물 그리고 보조자의 도움이 필요하게 됨
- 이 장에서는 두 가지의 변수를 다룸
  - 첫 째는 대변가리기 성취 수준
  - 두 번째는 보조 수준
  - 두 가지 수준은 함께하게 됨
    - 예 요실금(accident)이 많을수록 도움의 양도 많아지게 됨
- 두 가지의 수준이 정확히 일치하지는 않음
  - 보다 낮은 레벨을 기록함

No helper – 독립	• 7점 : 완전 독립(complete independent) – 대변 조절을 완벽히 할 수 있으며 대변 실금이 없음 • 6점 : 부분 독립(modified independent) – 침대용 변기, 실내변기(commode), 항문 자극(digital stimulation), 변비방지 약물(stool softner), 좌약, 하제, 관장제 등이 필요함 – 인공 항문(colostomy)을 가진 환자의 경우 그것을 관리할 수 있어야 함
helper – 의존	• 5점 : 지도 감독 또는 준비(supervision or set up) – 조언이 필요한 경우로 감독을 하며 큐(cue)를 주거나 격려해줌 – 필요한 장치를 준비해 주므로 만족스런 배변패턴을 유지시켜줌 – 인공 항문 환자의 배변 조절에 지도가 필요함 – 경우에 따라 대변 사고(occasional bowel accident)가 있음 → 월 1회 미만 • 4점 : 단순 보조(minimal contact assistance) – 배변 기구 사용을 돕기 위한 약간의 보조가 필요 – 하제 또는 관장제, 외부장치 등을 이용하여 만족할만한 배변패턴을 유지시켜줌 – 대변관리의 75% 이상의 과정을 수행할 수 있음 – 경우에 따라 대변 사고(occasional bowel accident)가 있음 → 주 1회 미만 • 3점 : 중간 보조(moderate assistance) – 배변 기구 사용을 돕기 위해 많은 보조가 필요함 – 하제, 관장제, 외부장치 등을 이용하여 만족할만한 배변패턴을 유지시켜줌 – 대변관리의 50~74%의 과정을 수행함

helper－의존	－ 경우에 따라 대변 사고(occasional bowel accident)가 있음 → 하루 1회 미만 • 2점 : 최대 보조(maximal assistance) － 대변관리의 25～49%의 과정을 수행 － 보조에도 불구하고 환자의 옷은 거의 항상 대변으로 더럽혀져 있어 기저귀 또는 흡수패드가 필요함 － 인공 항문 장치가 제 위치에 있거나 또는 없음 • 1점 : 완전 보조(total assistance) － 25% 이하의 대변가리기 과정을 수행 － 보조에도 불구하고 환자의 옷은 거의 항상 젖어있어서 기저귀 또는 흡수패드가 필요함 － 인공 항문 장치가 제 위치에 있거나 또는 없음

9) 이동하기 : 침대, 의자, 휠체어(transfers : bed, chair, wheelchair)

• 옮겨가기와 옮겨오기를 모두 포함
  － 침상, 의자, 휠체어, 서기 자세로 나아가기

No helper－독립	• 7점 : 완전 독립(complete independent) － 보행이 가능할 경우(if walking) → 일반 의자에 다가가 앉기, 의자에서 일어나기 → 침대에서 의자로 이동하기 → 안정하게 수행함 － 휠체어를 사용할 경우 → 침대 또는 의자에 접근하기 → 브레이크 잠그기, 발판 올리기, 팔걸이 제거 → 선 자세에서 축을 이용해 돌기(standing pivot), 미끄러져 이동하기, 다시 휠체어로 돌아오기 － 안전하게 수행함 • 6점 : 부분 독립(modified independent) － 보조기 및 의지를 포함한 보조 도구의 사용 → sliding board, lift, grab bar, special seat, chair, brace, crutch － 시간이 좀 더 걸리거나 안전성에 대한 고려가 필요함

helper – 의존	• 5점 : 지도 감독 또는 준비 – 조언이 필요한 경우로 옆에서 지켜보며 큐를 주거나 격려해 주어야 함 – 'sliding board' 놓아주기, 발받침 제거(moving foot rests) 등의 준비가 필요함 • 4점 : 단순 보조(minimal contact assistance) – 이동하기의 75% 이상의 과정을 수행함 • 3점 : 중간 보조(moderate assistance) – 이동하기의 50～74%의 과정을 수행함 • 2점 : 최대 보조(maximal assistance) – 이동하기의 25～49%의 과정을 수행함 • 1점 : 완전 보조(total assistance) – 25% 이하의 이동하기 과정을 수행함

10) 이동하기 : 화장실(transfers : toilet)

• 변기에 올라가기 및 내려오기를 포함

No helper – 독립	• 7점 : 완전 독립 – 보행이 가능할 경우(if walking) → 일반 변기에 앉기, 서기 → 안전한 수행 – 휠체어를 사용할 경우 → 변기에 접근하기 → 브레이크 잠그기, 발판 올리기, 팔걸이 제거 → 선 자세에서 축을 이용해 돌기(standing pivot), 미끄러져 이동하기, 다시 휠체어로 돌아오기 → 안전하게 수행 • 6점 : 부분 독립 – 보조기 및 의지를 포함한 보조도구의 사용 → sliding board, lift, grab bar, special seat – 시간이 좀 더 걸리거나 안전성에 대한 고려가 필요함
helper – 의존	• 5점 : 지도 감독 또는 준비 – 조언이 필요한 경우로 옆에서 지켜보며 큐를 주거나 격려해 주어야 함 – 'sliding board' 놓아주기, 발받침 제거(moving foot rests) 등의 준비가 필요 • 4점 : 단순 보조(minimal contact assistance) – 화장실로 이동하기의 75% 이상의 과정을 수행함

helper – 의존	• 3점 : 중간 보조(moderate assistance) – 화장실로 이동하기의 50∼74%의 과정을 수행함 • 2점 : 최대 보조(maximal assistance) – 화장실로 이동하기의 25∼49%의 과정을 수행함 • 1점 : 완전 보조(total assistance) – 25% 이하의 화장실로 이동하기 과정을 수행함

11) 이동하기 : 욕조 또는 샤워실(transfer : tub or shower)

• 욕조 또는 샤워실에 들어가기 및 나오기를 포함

No helper – 독립	• 7점 : 완전 독립 – 보행기 가능할 경우(if walking) → 욕조 또는 샤워실로 접근하기, 들어가기, 나오기 → 안전한 수행 – 휠체어를 사용할 경우 → 욕조 또는 샤워실에 접근하기 → 브레이크 잠그기, 발판 올리기, 팔걸이 제거 → 선 자세에서 축을 이용해 돌기(standing pivot), 미끄러져 이동하기, 다시 휠체어로 돌아오기 – 안전 하게 수행함 • 6점 : 부분 독립 – 보조기 및 의지를 포함한 보조도구의 사용 → sliding board, lift, grab bar, special seat – 시간이 좀 더 걸리거나 안전성에 대한 고려가 필요
helper – 의존	• 5점 : 지도 감독 또는 준비 – 조언이 필요한 경우로 옆에서 지켜보며 큐를 주거나 격려해 주어야 함 – 'sliding board' 놓아주기, 발받침 제거(moving foot rests) 등의 준비가 필요 • 4점 : 단순 보조(minimal contact assistance) – 욕조와 샤워실로 이동하기의 75% 이상의 과정을 수행함 • 3점 : 중간 보조(moderate assistance) – 욕조와 샤워실로 이동하기의 50∼74%의 과정을 수행함 • 2점 : 최대 보조(maximal assistance) – 욕조와 샤워실로 이동하기의 25∼49%의 과정을 수행함 • 1점 : 완전 보조(total assistance) – 25% 이하의 욕조와 샤워실로 이동하기 과정을 수행함

12) 보행(locomotion)

- 선 자세에서 걷기 또는 앉은 자세로 휠체어 사용하기
- 평지에서 가장 자주 사용되는 보행 방법을 체크함
- 두 방법이 비슷할 경우
  - W와 C에 모두 체크함
- 초기 재활 프로그램일 경우
  - 훈련이 의도하는 방법을 체크함
- 체크하기
  - (　　) W=걷기, (　　) C=휠체어
- 예외(실내 이동) : 5점
  - 보조기를 사용하거나 사용하지 않고 짧은 거리(최소 15m=50feet)를 걸어서 갈 수 있음
  - 시간이 좀 더 걸리거나 안전성에 대한 고려가 필요함
  - 전동 또는 수동 휠체어를 사용하여 짧은 거리(최소 15m)를 독립적으로 갈 수 있음

No helper - 독립	• 7점 : 완전 독립 - 적어도 독립적으로 45m(150feet) 정도를 보조기 없이 걸을 수 있음 - 안전하게 수행함 • 6점 : 부분 독립 - 보조기나 의지, 특수신발, 지팡이(cane), 목발(crutch), 워커(walkerette) 등을 사용해 최소 45m 이상을 걷지만 시간이 좀 더 걸리거나 안전성에 대한 고려가 필요함 - 걸을 수 없을 경우 수동 또는 전동 휠체어를 이용해 최소 45m 이상을 독립적으로 갈 수 있음 - 휠체어 사용 → 회전할 수 있으며, 테이블, 침대, 변기에 대처해 조작할 수 있음 → 적어도 3° 이상의 경사로를 갈 수 있음 → 양탄자 위에서도 이동하며, 문턱을 넘을 수 있음
helper - 의존	• 5점 : 지도 감독 - 걷기가 가능할 경우 → 최소 45m 정도를 갈 수 있도록 옆에 서서 지켜보며 큐(cue)를 주거나 격려함 - 걷기가 불가능할 경우 → 최소 45m 정도를 갈 수 있도록 옆에 서서 지켜보며 큐(cue)를 주거나 격려함 • 4점 : 단순 보조 - 45m 거리를 가는 데 75% 이상을 수행함 • 3점 : 중간 보조 - 45m 거리를 가는 데 50~74%를 수행함

helper – 의존	• 2점 : 최대 보조 – 45m 거리를 가는 데 25~49%를 수행함 • 1점 : 완전 보조 – 45m 거리를 가는 데 25% 미만을 수행함 또는 2명의 보조자가 필요 – 걷거나 휠체어를 사용해 15m 이상을 이동할 수 없음

13) 계단 오르내리기(stairs)

• 한 층 정도의 계단인 12~14계단을 올라가고 내려옴

No helper – 독립	• 7점 : 완전 독립 – 특정 손잡이 또는 지지물 없이 적어도 한 층의 계단을 안전하게 오르내릴 수 있음 • 6점 : 부분 독립 – 적어도 한 층의 계단을 지지대, 손잡이, 지팡이 등을 사용해 오르내릴 수 있음 – 시간이 좀 더 걸리거나 안전성에 대한 고려가 필요함
helper – 의존	• 5점 : 지도 감독 – 보조자가 옆에서 지켜보며 큐를 주거나 격려해주면 한 층의 계단을 오르내릴 수 있음 • 4점 : 단순 보조 – 한 층의 계단을 오르내리는 데 75% 이상을 수행함 • 3점 : 중간 보조 – 한 층의 계단을 오르내리는 데 50~74%를 수행함 • 2점 : 최대 보조 – 한 층의 계단을 오르내리는 데 20~49%를 수행함 • 1점 : 완전 보조 – 25% 미만을 수행하거나 2명 이상의 보조자가 필요함 – 4~6개의 계단 오르내리기를 못함 또는 타인에 의해 들려 옮겨짐

14) 표현하기(expression)

• 명확한 언어적 또는 비언어적 표현하기를 포함
  – 지적(intelligible) 언어와 의사소통 보조도구 또는 문자를 이용한 언어 모두를 포함
• 가장 많이 사용하는 의사표현 방법을 체크하고 평가함
  – 만약 두 가지 방법을 모두 사용할 경우는 'V'와 'N'에 모두 체크함
• 체크하기
  – (　) V=Vocal, (　) N=Nonvocal

No helper – 독립	• 7점 : 완전 독립 – 복잡하고 추상적인 내용을 명확하고 유창하게 표현함 • 6점 : 부분 독립 – 대부분의 상황에서 복잡하고 추상적인 내용을 표현할 수 있음 또는 약간의 어려움을 지님 – 도움(prompt)은 필요하지 않음 – 대체의사소통 도구 또는 시스템이 필요할 수 있음
helper – 의존	• 5점 : 도움을 위한 대기(standby prompting) – 일상적인 내용이나 요구를 90% 이상 표현할 수 있음 – 이해를 돕는 도움(prompting)은 10% 정도 → 여러 번 반복함(frequent repetition) • 4점 : 단순 도움(minimal prompting) – 일상적인 내용이나 요구를 75~90% 표현할 수 있음 • 3점 : 중간 보조(moderate prompting) – 일상적인 내용이나 요구를 50~74% 이상 표현할 수 있음 • 2점 : 최대 보조(maximal prompting) – 일상적인 내용이나 요구를 25~49% 표현할 수 있음 – 한 단어 또는 제스처의 사용 – 절반 이상의 도움(prompting)이 필요함 • 1점 : 완전 보조 – 일상적인 내용이나 요구를 25% 이하로 표현할 수 있음 – 도움(prompting)이 있지만 기본적 요구를 적절히 또는 지속적으로 표현하지 못함 – 적당하게 표현하지 못하고 도움을 주어도 적절하게 표현하지 못함

15) 사회 / 상호작용(social interaction)

- 사회적 상황과 치료적 환경에 참여하고 다른 사람과 함께 어울리는 기술을 포함
  - 다른 사람의 요구와 자신의 요구를 어떻게 타협하는가를 의미함

No helper – 독립	• 7점 : 완전 독립 – 치료진, 주위 환자들, 가족들과 적절한 관계유지를 하고 있음 – 감정(성질) 조절, 비판에 대한 수용이 있음 – 타인에게 영향을 미치는 언어나 행동에 대해 고려함 • 6점 : 부분 독립 – 대부분의 상황에서 치료진, 다른 환자, 가족들과 적절하게 관계를 유지하고 있음 또는 약간의 어려움이 있음

<table>
<tr><td>No helper – 독립</td><td>– 다른 사람의 도움을 필요로 하지는 않음
– 사회적 상황에 대처하는 데 보다 많은 시간이 걸림
– 조절을 위한 약물이 필요할 수도 있음</td></tr>
<tr><td>helper – 의존</td><td>• 5점 : 감독(supervision)
– 감독이 필요
→ 스트레스가 많거나 익숙지 않은 상황에서 감독이 필요함
예 모니터링, 언어적 조절, 큐 제공, 격려(coaxing)
→ 도움은 전체의 10% 미만
→ 활동의 시작 시 촉진(encouragement)이 필요할 수 있음
• 4점 : 단순 지시(minimal direction)
– 약 75～90%의 시간 동안 적절한 대인관계가 일어남
• 3점 : 중간 지시(moderate direction)
– 약 50～74%의 시간 동안 적절한 대인관계가 일어남
• 2점 : 최대 지시(maximal direction)
– 약 25～49%의 시간 동안 적절한 대인관계가 일어남
– 구속이 필요할 수 있음
• 1점 : 완전보조
– 25% 이하의 시간 동안 적절한 인간관계가 가능하거나 전혀 불가능함
– 구속이 필요할 수 있음</td></tr>
</table>

16) 문제 해결능력(problem solving)

• 일상생활에서 문제 해결능력과 관련된 기술
• 합리성, 안전성, 적절한 시간에 맞춰 문제 해결하기 등을 의미함
• 경제적, 사회적, 인간관계에 대한 문제의 해결을 의미함
• 문제해결을 위한 특정 활동의 시작, 순서화, 자발적 수정(correcting) 등을 포함함
• 문제의 예
  – 복잡한 문제
    → 계산서 관리, 퇴원 계획 만들기, 자발적인 약물 조절, 대인관계 문제 직면하기, 고용에 대한 결정 등
• 일상적인(routine) 문제
  – 일상의 활동 완수, 계획하지 않은 일들에 대한 처리, 일상에 발생하는 위험(hazard)

No helper – 독립	• 7점 : 완전 독립 – 문제를 적절히 파악하고 있으며, 적절히 결정할 수 있음 – 복잡한 일을 순서에 맞게 단계적으로 풀어나감 – 실수가 있을 경우 스스로 수정할 수 있음 • 6점 : 부분 독립 – 대부분의 상황에서 문제를 인식하고, 적절히 결정하며, 단계적으로 적절히 해결하지만 약간의 어려움이 있음 – 복잡한 문제에 대한 의사결정과 문제해결에 좀 더 많은 시간이 걸림
helper – 의존	• 5점 : 감독(supervision) – 감독이 필요함 → 스트레스가 많거나 익숙지 않은 상황에서 감독이 필요함 예 큐 제공, 격려(coaxing) → 도움은 전체의 10% 미만 • 4점 : 단순 지시(minimal direction) – 약 75~90%의 시간 동안 일상적 문제를 해결함 • 3점 : 중간 지시(moderate direction) – 약 50~74%의 시간 동안 일상적 문제를 해결함 • 2점 : 최대 지시(maximal direction) – 약 25~49%의 시간 동안 일상적 문제를 해결함 – 단순한 일상적 활동을 시작하고, 수행하며, 완수하는 데 절반 이상의 지시(direction)가 필요함 – 안전을 위해 구속이 필요할 수 있음 • 1점 : 완전보조 – 25% 이하의 시간 동안 일상적 문제를 해결함 – 거의 모든 시간 동안 지시가 필요하거나 효과적으로 문제를 해결하지 못함 – 단순한 일상적 활동을 위해 지속적인 1 : 1 지시를 필요로 할 수도 있음 – 안전을 위해 구속이 필요할 수 있음

17) 기억력(memory)

- 지역사회 또는 시설 내에서 일상생활 동작 수행 시 재인식(recognition) 및 기억과 관련된 기술을 포함함
- 정보를 저장하고 불러내는 능력임
  – 특히 시각적 정보 및 언어적 정보에 대한 능력을 말함
- 기억 손상은 학습의 장애 및 수행의 장애를 초래함

No helper - 독립	• 7점 : 완전독립 - 자주 마주치는 사람 또는 일상적인 일을 기억할 수 있음 - 반복된 설명 없이 타인의 요구를 수행할 수 있음 • 6점 : 부분독립 - 자주 마주치는 사람이나 일상적인 일을 기억하지만 약간의 어려움이 있음 - 환경적 큐(cue), 자아 발동(self initiated)의 이용, 격려(prompt or aid)가 필요할 수 있음
helper - 의존	• 5점 : 감독(supervision) - 오직 스트레스가 많거나 익숙지 않은 상황에서만 큐 또는 격려(prompt)가 필요함 - 정도가 전체 시간의 10%를 넘지 않음 • 4점 : 단순보조 - 시간의 75∼90% 정도를 재인식하고 기억함 • 3점 : 중간보조 - 시간의 50∼74% 정도를 재인식하고 기억함 • 2점 : 최대보조 - 시간의 25∼49% 정도를 재인식하고 기억함 - 시간의 절반 이상에서 격려(prompt)가 필요함 • 1점 : 완전보조 - 시간의 25% 이하에서 재인식하고 기억함 또는 효과적인 재인식과 기억이 없음

18) 이해력(comprehension)

• 청각적 또는 시각적 의사소통을 포함함
  - 쓰기, 싸인(sign), 언어, 제스처
• 가장 많이 사용되는 이해의 방법을 체크하고 평가함
  - 만약에 두 가지를 모두 사용할 경우 'A'와 'V'를 모두 체크함
• 체크
  - (   ) A = 청각(auditory), (   ) V = 시각(visual)

No helper - 독립	• 7점 : 완전 독립 - 복잡하고 추상적인 지시나 대화를 이해함 - 언어적 또는 비언어적인 것(글로 쓰인 언어)을 이해함 • 6점 : 부분 독립 - 대부분의 상황에서 복잡하고 추상적인 지시나 대화를 이해함 또는 약간의 어려움을 가짐 - 도움(prompt)은 필요치 않음

No helper – 독립	– 시각 보조기, 청각 보조기, 기타 다른 보조기구가 필요할 수 있음 – 정보를 이해하는 데 보다 많은 시간이 걸릴 수 있음
helper – 의존	• 도움을 위한 대기(standby prompting) – 일상적인 지시나 대화를 한번에 90% 이상 이해할 수 있음 – 이해를 돕는 도움(prompting)은 10% 정도 → 느리게 이야기 함, 여러 번 반복함(repetition), 특정 단어나 구를 강조함 → 시각적 또는 제스처 큐를 제공 • 4점 : 단순 도움(minimal prompting) – 일상의 기초적 요구에 대한 지시나 대화를 75~90% 이해할 수 있음 • 3점 : 중간 보조(moderate prompting) – 일상의 기초적 요구에 대한 지시나 대화를 50~74% 이해할 수 있음 • 2점 : 최대 보조(maximal prompting) – 일상의 기초적 요구에 대한 지시나 대화를 25~49% 이해할 수 있음 – 단순 질문이나 문장을 이해함 – 절반 이상의 시간에서 도움(prompting)이 필요함 • 1점 : 완전 보조 – 일상의 기초적 요구에 대한 지시나 대화를 25% 이하로 이해할 수 있음 – 단순 질문이나 문장을 이해하지 못함 – 도움(prompting)을 주지만 적절하고 지속적인 반응을 하지 못함

1.2 Wee FIM(Functional Independence Measure for Children)

1. 검사대상

• 신체장애를 가진 생후 6개월~7세 아동

2. 평가지

WeeFIM(Functional Independence Measure)

LEVELS		
	7 Complete Independence(Timely, Safely) 6 Modified Indepencence(Device)	NO HELPER
	Modified Dependence 5 Supervision 4 Minimal Assist(Subject=75+) 3 Moderate Assist(Subject=50%+) Complete Dependence 2 Maximal Assist(Subject=25%+) 1 Total Assist(Subject=0%+)	HELPER

Item						
Self Care						
A. Eating						
B. Grooming						
C. Bathing						
D. Dressing-Upper Body						
E. Dressing-Lower Body						
F. Toileting						
Sphincter Control						
G. Bladder Management						
H. Bowel Management						
Mobility						
Transfer :						
I. Chair, Wheelchair						
J. Toilet						
K. Tub, Shower						
Locomotion						
L. Walk/WheelChair/crawL	W( ) C( )					
M. Stairs	L( )					
Communication						
N. Comprehension	A( ) V( )					
O. Expression	V( ) N( )					
Social Cognition						
P. Social Interaction						
Q. Problem Solving						
R. Memory						
Total WeeFM						

주의 : 빈칸으로 비워두지 마시오(위험요소로 검사를 못할 경우 1로 기입)

3. 평가 항목

1) 구성

- 운동(motor) 영역과 인지(cognitive) 영역으로 구성됨
- 18개 항목(item)으로 구성

2) 운동 영역

(1) 자기관리(Self Care)

- 식사(Eating)
- 치장(Grooming)
- 목욕(Bathing)
- 옷입기 – 상의(Dressing-Upper Body)
- 옷입기 – 하의(Dressing-Lower Body)
- 화장실(Toileting)

(2) 괄약근 조절(Sphincter Control)

- 소변 조절(Bladder Management)
- 대변 조절(Bowel Mnagement)

(3) 이동(Mobility Transfer)

- 의자/휠체어(Chair/Wheelchair)
- 변기(Toilet)
- 욕조/샤워실(Tub/Shower)

(4) 보행(Locomotion)

- 걷기/휠체어/기기(Walk/Wheelchair/Crawl)
- 계단(Stairs)

2) 인지 영역

(1) 의사소통(Communication)

- 이해(Comprehension)
- 표현(Expression)

(2) 사회적 인지(Social Cognition)

- 사회 상호작용(Social Interaction)
- 문제해결(Problem Solving)
- 기억력(Memory)

4. 검사수행

1) 방법

- 입원 시 : 입원 후 72시간 안에 평가
- 퇴원 시 : 퇴원 전 72시간 안에 평가
- 추적 점수 : 퇴원 후 80~180일 사이에 재평가
- 기타
  - 기록지에 가장 적절한 점수를 기록함
  - 평가는 직접 관찰을 통해 실시함

2) 시작 수준(level)

- 6~18개월 : 레벨 1에서 시작
- 18~48개월 : 항목별로 구분
- 48개월 이상 : 레벨 7에서 시작

항목	시작 레벨
식사	7
치장	3, 4, 5
목욕	3, 4, 5
옷입기 상하의	3, 4, 5
화장실	1,2
대소변 관리	7
이동 : 의자/변기로	7
이동 : 욕조로	1
보행	7
계단	조언은 5, 손잡이 사용은 6
이해	이해 능력에 따라
표현	3, 4, 5
사회 상호작용	3
문제해결	2
기억력	2 또는 3

5. 점수 결과

1) 점수 기준

- 준비와 감독은 모든 항복의 5단계에 해당됨
- 평가 과정에서 다칠 염려 우려가 있다면 1점이 제공됨
- 작업을 수행할 수 없을 경우에는 1점이 제공됨
- 작업을 수행하기 위해 2인 이상의 도움을 받으면 1점이 제공됨

점수		기준
7 Complete Independence	독립	• 모든 과정에 있어 보조기 또는 보조도구 없이 적절한 시간 내에 안전하게 수행함
6 Modified Independence		• 수행 시 보조도구가 필요하거나, 적정 시간보다 오랜 시간이 걸리거나, 위험요소에 대한 안전이 고려됨
5 Supervision Or Setup	의존	• 신체 접촉 없이 감독하거나 조언/격려 등이 필요함 • 보조기 및 보조도구 착용 시 도움이 필요함
4 Minimal Contact Assistance		• 가벼운 접촉 정도의 신체적 도움이 필요함 • 과제의 75% 이상을 수행할 수 있음
3 Moderate Assistance		• 가벼운 접촉 이상의 신체적 도움이 필요함 • 과제의 50~75%를 수행할 수 있음
2 Maximal Assistance		• 과제의 25~50%를 수행할 수 있음
1 Total Assistance		• 과제의 25% 미만을 수행할 수 있음

2) 항목별 기준

(1) 식사

7	• 보통의 식사방식으로 수행 가능. 도구의 독립적 사용가능
6	• 보조장구 사용. 먹기 쉽게 만든 음식 섭취. 안전에 주의 필요
5	• 감독이 필요하거나 준비해 주는 것이 필요
4	• 식사하는데 75% 이상의 과정 수행 가능
3	• 식사하는데 50~74% 정도의 과정 수행 가능
2	• 식사하는데 25~49% 이하의 과정 수행 가능
1	• 식사과정 수행 불가. 다른 방법으로 영양섭취

(2) 치장

7	• 양치, 세수 수행 가능. 머리를 감고 헹구고 빗을 수 있음
6	• 특별한 장치가 필요하거나 안전에 대한 고려가 필요
5	• 감독이나 준비해 주는 것이 필요
4	• 꾸미기 작업에 75% 이상의 과정 수행 가능
3	• 꾸미기 작업에 절반 이상(50~74%)의 과정 수행 가능
2	• 꾸미기 작업에 절반 이하(25~49%)의 과정 수행 가능
1	• 꾸미기 작업 거의 수행 불가(25% 이하)

(3) 목욕

7	• 목욕을 독립적으로 수행한 후 말리기까지 전 과정 수행 가능
6	• 특별한 장치가 필요하거나 안전에 대한 고려가 필요
5	• 감독이나 준비 해 주는 것이 필요
4	• 목욕하기 작업에 75% 이상의 과정 수행 가능
3	• 목욕할 때 협력할 수 있고 절반 이상의 과정 수행 가능
2	• 목욕하기의 절반 이하 수행가능
1	• 목욕하기 거의 수행 불가

(4) 옷입기-상의

7	• 옷을 꺼내고 옷을 입고 벗기 가능
6	• 보조도구 및 보조기 필요, 안전에 대한 고려 필요
5	• 감독이 필요하거나 준비해 주는 것이 필요
4	• 옷 입기 작업에 75% 이상의 과정 수행 가능, 셔츠 입기 가능
3	• 옷을 입거나 벗는 작업에 참여가능, 절반 이상의 과정 수행 가능
2	• 옷 입기의 절반 이하 수행가능
1	• 옷 입기 거의 수행 불가

(5) **옷입기 – 하의**

7	• 옷을 꺼내고 옷을 입고 벗기 가능
6	• 보조도구 및 보조기 필요, 안전에 대한 고려 필요
5	• 감독이나 준비해 주는 것이 필요, 바지, 양말, 신발 착용 가능
4	• 옷 입기 작업에 75% 이상 과정 수행 가능, 바지, 양말, 신발 벗기 가능
3	• 옷을 입거나 벗는 작업에 참여가능, 절반 이상의 과정 수행 가능
2	• 옷 입기의 절반 이하 수행가능
1	• 옷 입기 거의 수행 불가

(6) **화장실**

7	• 소변이나 대변을 본 후, 스스로 청결하게 처리 가능
6	• 특수한 장비가 필요하거나, 안전에 대한 고려가 필요
5	• 감독이나 준비해 주는 것이 필요
4	• 화장실 사용하기의 대부분 과정(75% 이상) 수행 가능
3	• 화장실 사용하기의 절반 이상의 과정 수행가능
2	• 화장실 사용하기의 절반 이하 수행가능
1	• 화장실 사용하기의 거의 수행 불가. 배변활동 인식 불가

(7) **소변 조절**

7	• 소변 조절을 완벽히 함. 요실금이 없음
6	• 타인의 도움 없이 보조기구 준비, 사용가능. 약물복용. 실수가 없음
5	• 감독이나 기구 사용에 도움필요. 실수는 한 달에 한번 이하
4	• 최소한의 도움 필요. 방광 조절 75% 이상 수행. 실수는 1주일에 한번 이하
3	• 중증도의 도움 필요. 방광 조절 절반 이상 수행. 실수는 하루에 한번 이하
2	• 방광 조절의 절반 이하 수행. 기저귀 착용 필요
1	• 방광 조절의 25% 이하 수행. 기저귀 착용 필요

(8) 대변 조절

7	• 완벽한 대변 조절, 변실금 없음
6	• 요강이나 약물을 필요로 함. 보조기구 관리가능. 실수가 없음
5	• 감독이나 장치 준비에 도움 필요. 실금은 한 달에 한번 이하
4	• 최소한의 도움 필요. 배변 조절의 대부분 수행가능. 실금은 1주에 한번 이하
3	• 중등도의 도움 필요. 배변 조절의 절반 이상 수행가능. 실금은 하루에 한번 이하
2	• 기저귀 착용 필요. 배변 조절의 절반 이하 수행 가능
1	• 기저귀 착용 필요. 배변 조절의 25% 이하 수행 가능

(9) 이동 – 의자/휠체어로

7	• 이동하는 모든 과정 안전하게 수행 가능
6	• 보조기구 필요하거나, 안정성을 고려해야 함
5	• 감독이 필요하거나, 준비 해 주는 것이 필요
4	• 이동 동작의 대부분을 수행 가능
3	• 이동 동작의 절반 이상을 수행 가능
2	• 이동 동작의 절반 이하를 수행 가능
1	• 이동 동작의 25% 이하 수행 가능

(10) 이동 – 변기로

7	• 이동하는 모든 과정 안전하게 수행 가능
6	• 보조기구 필요하거나, 안정성을 고려해야 함
5	• 감독이 필요하거나, 준비 해 주는 것이 필요
4	• 이동 동작의 대부분을 수행 가능
3	• 이동 동작의 절반 이상을 수행 가능
2	• 이동 동작의 절반 이하를 수행 가능
1	• 이동 동작의 25% 이하 수행 가능

(11) **이동-욕조/샤워실**

7	• 이동하는 모든 과정 안전하게 수행 가능
6	• 보조기구 필요하거나, 안정성을 고려해야 함
5	• 감독이 필요하거나, 준비 해 주는 것이 필요
4	• 이동 동작의 대부분을 수행 가능
3	• 이동 동작의 절반 이상을 수행 가능
2	• 이동 동작의 절반 이하를 수행 가능
1	• 이동 동작의 25% 이하 수행 가능

(12) **보행 : 걷기/휠체어/기기**(Walk/Wheelchair/Crawl)

- 선 자세로 걷기, 앉은 자세로 휠체어 사용하기, 실내에서 기기 등
- 아동이 주로 사용하는 이동방식을 기록함 : 재활프로그램을 하고 있다면 훈련 방법을 기록함
- W/C/L 표기
  - W : 걷기
  - C : 휠체어 : 6점부터 시작함
  - L : 네발기기 또는 스스로 이동-5점부터 시작함
    → 5점 : 서로 다른 두 방을 이동할 수 있을 경우
    → 4점 : 방안에서 밖으로 나갈 수 있을 경우
    → 3점 : 방안에서 이동할 경우

7	• 혼자서 50m 정도 안전하게 걷기 가능
6	• 6W : 보조기나 의지 사용하여 50m 정도 걷기 가능. 안정성 고려 • C : 휠체어 사용하여 50m 정도 이동 가능
5	• 예외 : 실내에서의 보행 • W : 보조기를 사용하거나 또는 없이 최소 17m거리 걷기 가능 • C : 휠체어를 사용하여 짧은 거리 이동 가능 • L : 네발 기기로 짧은 거리 이동 가능
5	• W : 감독하에 50m 정도 걷기 가능 • C : 감독하에 50m 정도 휠체어 사용하여 이동 가능
4	• 50m 정도 거리 이동의 75% 이상 수행 가능 • 네발기기를 사용하는 경우 10~15m 이동 가능

3	• 50m 정도 거리의 절반 이상을 수행 가능 • 네발기기를 사용하는 경우 4.5~5m 이동 가능
2	• 17m 정도 거리의 절반 이하 수행 가능(이동 시 한 명의 보조자 필요)
1	• 스스로 이동이 어렵고, 이동 시 두 명의 보조자가 필요 • 17m 정도 거리를 걷거나 휠체어를 사용(이동 불가)

(13) 계단

7	• 도움 없이 12~14개의 계단을 안전하게 한 번에 오르내림
6	• 12~14개의 계단을 손잡이나 보조도구 사용하여 오르내림
5	• 예외 : 집안의 계단을 사용할 때 • 보조기를 사용 또는 사용하지 않고 독립적으로 계단 4~6개 오르내림
5	• 계단을 오르내릴 때 감독이 필요함
4	• 12~14개의 계단 오르내리기의 75% 이상 수행 가능
3	• 12~14개의 계단 오르내리기의 절반 이상 수행 가능
2	• 4~6개의 계단 오르내리기의 절반 이하 수행 가능한 명의 보조자 필요
1	• 계단 오르내리기 수행이 거의 불가(오르내릴 때 두 명의 보조자 필요)

(14) 이해

- 시각적(V) 또는 청각(A)적 의사소통을 이해하는 것
- 주요 의사소통 방법을 평가하고 기록함

7	• 일상적 대화를 이해함 • 서로 연관되지 않은 세 단계의 지시를 이해함
6	• 일상적 대화 이해 • 서로 연관되지 않은 세 단계의 지시를 이해하는 것에 약간의 어려움 느낌 • 도움이나 보조도구가 필요
5	• 일상적 대화의 90%를 이해 • 서로 연관된 세 단계 지시를 이해
4	• 일상적 대화의 75~90%를 이해 • 서로 연관되지 않은 두 단계 지시를 이해

3	• 일상적 대화의 50~74%를 이해 • 서로 연관된 두 단계 지시를 이해
2	• 일상적 대화의 25~49%를 이해 • 한 단계 지시를 이해 • 절반 이상의 보조가 필요
1	• 일상적 대화의 25% 이하를 이해 • 적절하고 지속적 반응은 없음

(15) **표현**

- 언어적(V) 또는 비언어적(N) 방법으로 의견을 명확하게 표현하는 것
- 주로 의사소통하는 방법을 평가하고 기록함

7	• 요구나 생각들을 언어적/비언어적으로 명확하고 유창하게 표현
6	• 요구나 생각들을 표현하는데 약간의 어려움을 느낌 • 보조도구 필요
5	• 요구나 생각들을 일상에서 90% 이상 표현
4	• 요구나 생각들을 일상에서 75~90% 정도 표현
3	• 요구나 생각들을 일상에서 50~74% 정도 표현하기 위하여 단어나 몸짓을 혼합하여 사용함
2	• 엄마, 아빠와 같은 한 단어를 적절히 사용 • 표현의 절반 이상에서 보조가 필요
1	• 도움을 제공함에도 불구하고 적절하고 지속적인 표현이 어려움

(16) **사회 상호작용**

7	• 조언 없이도 다른 아동들과 협조하고 놀이에 완전 참여 • 자기조절이 가능
6	• 조언 없이 다른 아동들과 협조하고 놀이에 완전 참여할 수 있으나 안전에 대한 고려 필요
5	• 자신의 순서 기다릴 수 있음 • 놀이규칙의 90% 이상을 이해하고 수행
4	• 자신의 순서 기다리기를 75~90% 정도 수행
3	• 자신의 순서 기다리기를 50~74% 정도 수행

2	• 자신의 순서 기다리기를 25~49% 수행 • 약간의 상호작용 있음
1	• 다른 아동과 거의 놀지 못함 • 성인이 놀이의 전 과정 구성해 주어야 함

(17) 문제 해결

① 일반적 기준

7	• 주위에서 일어난 사건을 파악하고, 해결방법을 인식하며, 적절한 순서로 해결
6	• 사건을 파악하고, 적절한 방법으로 대처하지만 문제해결에 있어 시간이 더 걸리고 안전에 대한 고려 필요
5	• 발생한 문제에 대하여 90% 정도 적절한 반응을 보임 • 10%의 도움 필요
4	• 발생한 문제에 대하여 75~90% 정도 적절한 반응을 보임 • 25%의 도움 필요
3	• 발생한 문제에 대하여 50~74% 정도 적절한 반응을 보임 • 50%의 도움 필요
2	• 발생한 문제에 대하여 25~49% 정도 적절한 반응을 보임 • 75%의 도움 필요
1	• 발생한 문제에 대하여 적절한 반응이 거의 없음

② 전화기 사용

7	• 전화기를 적절하게 사용 • 전화 걸고 받기가 가능 • 메시지 전달이 가능
6	• 전화번호부에서 번호를 못 찾거나 메시지 전달을 명확하게 하지 못함
5	• 전화를 사용할 때 감독이 필요
4	• 전화번호를 누를 때 도움이 필요
3	• 전화 내용에 응답이 가능 • 대화 가능
2	• 전화를 잘 받지 못하지만 벨이 울리면 응답해야 함을 앎
1	• 전화를 이용한 의사소통에 전혀 참여하지 못함

③ 식료품 분류

7	• 식료품들을 분류하고 적절한 장소에 넣을 수 있음
6	• 냉장 식품을 냉장고에 넣는 것을 잊을 수 있음
5	• 과제의 90%를 수행하고, 10% 정도의 도움이나 충고 필요
4	• 과제의 75~90%를 수행하고, 25% 정도의 도움이나 충고 필요
3	• 과제의 50~74%를 수행하고, 50% 정도의 도움이나 충고 필요
2	• 과제의 25~49%를 수행하고, 75% 정도의 도움이나 충고 필요
1	• 식료품 분류에 참여할 수 없음

(18) **기억력**

7	• 새로운 게임 규칙과 과정의 반복적 설명이 필요 없음
6	• 새로운 게임 규칙과 과정의 반복적 설명 필요함
5	• 기념일이나 특별한 날의 의미를 알고 설명이 가능
4	• 시, 노래를 따라 부르는 것이 가능
3	• 자신의 이름, 나이, 성별을 알고 말하는 것이 가능
2	• 자신의 이름과 성별을 인식함
1	• 간단한 동작을 전혀 모방할 수 없거나 또는 약간 할 수 있음

1.3 MBI(Modified Barthel Index)

1. 개요

저자	• Surya Shah, Frank Vanclay, Betty Cooper(1989)
목적	• 만성질환 환자의 일상생활 자립 정도를 알아보기 위한 것
대상	• 만성질환을 가진 성인
신뢰도	• 검사 – 재검사 신뢰도 : 0.89 – 검사자간 신뢰도 : 0.95

점수	• 5점 척도(5등급) • 최저점수 0점 • 최대점수 100점

2. 점수

항목(item)	1. 수행 못함	2. 최대의 도움	3. 중도의 도움	4. 최소의 도움	5. 완전독립
개인위생	0	1	3	4	5
스스로 목욕하기	0	1	3	4	5
식사	0	2	5	8	10
화장실가기	0	2	5	8	10
계단오르기	0	2	5	8	10
옷입기	0	2	5	8	10
대변조절	0	2	5	8	10
소변조절	0	2	5	8	10
보행	0	3	8	12	15
또는 휠체어	0	1	3	4	5
의자 / 침대 이동	0	3	8	12	15

3. 결과 해석

의존 수준 (dependency level)	완전(total)	심한(severe)	중간(moderate)	약간(mild)	최소(minimal)
MBI 총점	0~24	25~49	50~74	75~90	91~99

※ MBI와 FIM의 비교

	MBI	FIM
항목	10개 영역	18개 영역
점수	최저 0점, 최고 100점	최저 18점, 최고 126점
척도	5등급	7점 척도
사회성 및 인지	항목 없음	항목 있음
독립상태	5	7~6점
완전 의존 상태	1	1~2점

4. 내용

1) 개인위생(personal hygiene)

0점	① 환자는 개인위생 활동을 할 수 없고 모든 면에서 의존적임 • 양치질, 틀니 닦기, 머리 빗기, 손 씻기, 세수하기, 면도하기, 화장하기 등을 위해 완전한 도움(assistance)이 필요함
1점	② 도움이 개인위생의 모든 단계에 필요함 • 환자는 위 활동들 중 한 가지 또는 두 가지 수행이 가능할 수 있음 • 일반적으로 각각의 활동을 위해 자신의 수행보다 많은 도움의 제공이 필요함 – 틀니 제거, 면도 등
3점	③ 특정 도움이 개인위생의 한 단계 또는 그 이상의 단계에 필요함 • 화장하기, 손 씻기, 양치질 시 도움(압박제공), 턱 밑 면도하기, 뒷머리 빗기, 한손 말리기시 보조가 필요함 • 온전한 수행(task)을 위해 지속적인 큐(cueing) 또는 조언(coaxing)이 필요함
4점	④ 환자는 자신의 개인위생을 처리할 수 있으나, 수행 전 또는 후에 최소의 도움이 필요함 • 플러그 꽂기, 면도기 날 고정, 뜨거운 물 사용 등 준비(setup)가 필요함 • 안전에 대한 고려가 있음 • 정돈과 마무리에 도움이 필요함
5점	⑤ 환자는 자신의 손과 얼굴 씻기, 머리 빗기, 양치질하기, 면도하기가 가능함 • 모든 개인위생을 독립적으로 안전하게 수행할 수 있음 • 남성 – 모든 종류의 면도기를 사용할 수 있음 – 도움 없이 면도기의 날을 교체함 – 면도기의 플러그를 꽂을 수 있음 – 서랍이나 캐비닛에서 꺼낼 수 있음 • 여성 – 혼자 화장을 할 수 있어야 함 – 머리 묶기(braid), 머리 모양내기 등은 해당되지 않음

2) 스스로 목욕하기(bathing self)

0점	① 자가 목욕의 완전 의존 • 환자는 자가 목욕에 있어 완전 의존적 • 목욕하는 것을 수행하지 못함 • 전신 말리기를 수행하지 못함
1점	② 목욕하기의 모든 면에서 도움이 필요함 환자는 양 팔과 상체를 씻을 수 있지만 목욕의 모든 면에서 도움과 감독이 필요함
3점	③ 말리기 및 씻기, 샤워 및 목욕을 위한 이동 시 도움이 필요함(건강 상태, 질병 등의 이유로 완벽한 활동을 할 수 없는 것도 포함) • '말리기 및 씻기' 또는 '샤워 및 목욕을 위한 이동'에 도움이 필요함 • 목욕장갑, 비누, 수건, 목욕천 등의 도움이 필요함 • 상·하지 목욕에 도움이 필요함 • 큐, 조언, 감독이 필요할 수 있음
4점	④ 이동 또는 물의 온도 조절에 안전을 위한 감독이 필요함 • 목욕이 정상 시간의 세 배 이상 걸림 • 목욕도구, 물, 용품 등의 준비에 도움이 필요 • 이동 시 특정 도움(prompt)과 감독이 필요
5점	⑤ 환자는 욕조 및 샤워기 사용이 가능하며, 스펀지 목욕을 완수할 수 있음 • 타인 없이 다양한 방식으로 모든 단계를 수행할 수 있음 • 다리와 발을 씻을 수 있는 긴 손잡이의 스펀지, 특별히 고안된 물품 등을 사용함 • 환자는 독립적으로 모든 단계를 완전히 수행함 • 수행을 완수하는 데 정상 시간보다 두 배 정도 더 걸릴 수 있음

3) 식사(feeding)

0점	① 모든 면에서 의존적이며 먹여주어야 함 • 조력자가 음식을 퍼서 입으로 가져오면 환자는 오직 음식을 씹고 삼키기만 함 • 관을 통한 식사에 최대의 도움이 필요함 – 음식 넣기(pouring), 연결하기(connecting), 정리하기(purging), 비율 조절하기(regulating)와 같은 과정의 도움
2점	② 먹기 도구(예 스푼)를 다룰 수 있지만, 특정 사람들에게는 식사 시 적극적인 도움이 필요함 • 환자는 입으로 음식물을 가져올 수 있지만, 조력자가 식사도구(utensil)에 음식물을 담아주어야 함

5점	③ 감독 하에 스스로 먹기가 가능함 • 우유와 설탕을 차에 타기, 소금과 후추 치기, 버터 바르기, 접시 옮기기, 또는 기타 준비 활동들에 있어 조력자가 필요함 • 환자는 음식을 담아 입으로 가져오고 먹음 • 조력자의 도움 – 용기 열기, 따르기, 마시기 등에 도움이 필요함 – 고기 자르기에 도움이 필요함 – cuff, 보조기, 의치 / 의지(prosthesis) 등의 도움이 필요함 • 준비(set up)가 필요함 • 큐, 조언, 감독을 위한 대기(standby) 상태가 필요함 – 목 막힘(choking), 급히 먹기 등의 가능성 때문
8점	④ 차려진 탁자의 음식을 독립적으로 먹기 • 예외적인 도움 – 고기 썰기, 우유팩 열기, 병뚜껑 열기 등은 제외함 • 보통 식사 시간보다 더 많은 시간이 걸림 • 안전에 대한 고려가 필요함 – 이유 : 삼킴의 질적 수준 또는 변형된 음식물의 구성(밀도) 때문 – 조력자의 도움은 필요하지 않음
10점	⑤ 음식물이 손이 닿는 범위 내에 있을 경우 접시 또는 탁자에 있는 음식을 혼자 먹을 수 있음 • 필요할 경우 환자는 보조 장치를 착용해야 함 • 음식 자르기, 소금과 후추 치기, 버터 바르기 등을 할 수 있음 • 환자는 스푼, 포크, 일반 컵, 유리컵, 긴 빨대, 적응 도구들, 커프(cuff) 등을 사용할 수 있음 • 용기 열기, 음료수 따르기, 고기 자르기 등을 위험 없이 할 수 있음 • 도움은 필요하지 않음

4) 화장실 가기(toilet)

0점	① 화장실 가기가 완전 의존적임 • 환자는 모든 단계에서 의존적임
2점	② 모든 단계에서 도움이 필요함 • 환자는 이동, 옷 고쳐 입기, 휴지 사용하기, 회음부 위생 등에서 최대의 도움이 필요함

5점	③ 옷 관리, 이동하기, 손 씻기 시 도움이 필요함 • 감독 및 도움의 필요 – 손 씻기, 옷 고쳐 입기, 지퍼 올리기와 내리기, 이동 시 도움이 필요함
8점	④ 정상적인 화장실 가기를 위해 안전을 위한 감독이 필요함 • 실내용 변기(commode)가 야간에 사용될 수 있음 – 변기를 비우고 세척하는 데 도움이 필요함 • 안전을 위해 감독이 필요함 – 화장지 건네주기와 같은 초기 준비가 필요함 • 실내용 변기는 밤에만 사용함 • 변기의 위치를 알려주는 큐(cue)와 격려(prompt)가 요구될 수 있음
10점	⑤ 환자는 변기에 앉고 일어날 수 있음, 빠르게 또는 천천히 옷을 입고 벗을 수 있음 • 옷이 더렵혀지는 것을 예방할 수 있음, 도움 없이 휴지를 사용할 수 있음 • 필요할 경우 환자는 밤에 침실용 변기 및 실내용 변기(commode) 또는 소변통(urinal) 등을 사용할 수 있으나, 그것을 비우고 청소할 수는 없음 • 환자는 변기 사용을 위해 미리 옷을 조절할 수 있음 • 뒤쪽으로 닦기, 변기에 접근하기, 변기에 앉기 및 일어나기, 용변 후 옷 정리하기, 옷 마무리하기 등을 수행함 • 요구되는 장치의 사용이 가능함 – tongs, dressing stick, zipper-pull, grab bars 등과 같은 도구의 사용 • 균형을 유지하며, 안전한 수행을 함

5) 계단 오르기(stair climbing)

0점	① 환자는 계단 오르기를 할 수 없음 • 계단은 한 층의 계단을 의미함
2점	② 도움은 계단 오르기의 모든 면들에서 필요함 • 보행 보조도구의 도움을 포함
5점	③ 환자는 계단을 오르고 내려갈 수 있지만 보행 보조도구로 이동할 수 없음 • 감독자와 도움이 필요함
8점	④ 일반적으로 도움은 필요하지는 않음 • 특정 시기에 안전을 위해 감독이 필요함 – 조조 강직(morning stiffness), 호흡의 어려움 등이 발생될 경우
10점	⑤ 환자는 감독 또는 도움이 없이 안전하게 계단을 오르고 내릴 수 있음 • 필요 시 환자는 난간(hand rails), 지팡이(cane), 목발 등을 사용할 수 있음 – 이런 도구들을 가지고 계단을 오르내릴 수 있음

6) 옷 입기(dressing)

0점	① 환자는 옷 입기의 모든 면에서 의존적이며 이 활동에 참여할 수 없음 • 환자는 전후로 기댈 수 있으며, 침대 옆 난간을 이용할 수 있음 • 소매에 팔을 넣거나 옷을 가져올 수 있음 • 완전한 도움을 통해 옷을 입을 수 있음 • 만약 환자가 가운을 입었을 경우는 0점
2점	② 환자가 옷 입기에 어느 정도 참여할 수 있지만 옷을 입는 모든 면에서 의존적임 • 준비된 상태(set up)에서 옷 입기 시 최대의 도움이 필요함 • 상체에 스웨터를 넣고 소매에 팔을 넣을 수 있지만 머리 위로 옷을 가져가는 데 도움이 필요
5점	③ 특정 옷을 입고 벗는 데 도움이 필요함 • 옷 가져오기, 도구 착용하기, 상하지로 옷 입기와 벗기, 시작하기와 마무리하기에 도움이 필요함
8점	④ 단추, 지퍼, 브래지어, 신발 등과 같은 의복 잠그기에 최소의 도움이 필요함 • 환자는 시작 시 도움이 필요하지만 스스로 입기와 벗기를 함 • 옷장에서 옷을 가져오기에 도움이 필요함 • 보조 기구나 의수족 착용에 도움이 필요함 • 단추, 지퍼, 브래지어 등의 의복 착용 시 도움이 필요함 • 순서화를 위한 조언, 격려, 큐 등이 필요함 • 옷 입기 시간이 정상의 3배 정도가 걸림 – 순서가 필요하고 옷 입기는 정상 시간보다 3배 이상 걸릴 수 있음
10점	⑤ 환자는 옷 입기, 옷 벗기, 옷 잠그기, 신발 끈 묶기, 코르셋 묶기 및 풀기, 보장구 탈착 등을 수행함 • 옷 가져오기, 옷 입기, 옷 벗기, 옷 잠그기, 신발 끈 묶기, 코르셋 묶기 및 풀기, 처방된 보장구 및 의수족의 탈착 등을 수행함 • 속옷, 바지(slack), 스커트, 벨트, 스타킹, 신발 끈 등을 처리함 • 브래지어, 목 의복(turtle neck), 지퍼, 버튼, 스냅 등을 처리함 • 특정 적응의복 및 도구의 사용이 가능함 – 벨크로, zipper pull – dressing stick, reacher, sock aid 등 • 적절한 시간에 수행을 완수함

7) 대변 조절(bowel control)

점수	내용
0점	① 환자는 대변 조절이 불가능함(incontinent) • 환자는 기저귀나 흡수 패드가 필요함
2점	② 환자는 적절한 자세를 취하는 데 도움이 필요하며, 배변 촉진 테크닉의 사용에도 도움이 필요함 • 도움에도 불구하고 자주 더러워짐 • 흡수 패드의 착용이 필요함
5점	③ 환자는 적당한 자세를 취할 수 있지만, 배변 촉진 테크닉의 사용은 할 수 없음 • 도움 없이 스스로 뒤처리가 어려움, 자주 요실금이 있음 • 패드와 같은 요실금 보조도구와 도움이 필요함 • 환자는 자세를 취할 수 있지만 경우에 따라 대변 사고가 있음 • 대변 뒤처리와 요실금 보조도구 적용에 도움이 필요함
8점	④ 환자는 좌약 또는 관장약 사용을 위해 감독이 필요하며, 경우에 따라 요실금이 발생됨 • 좌약, 관장약, 외부장치 사용을 위한 감독이 필요함 • 배변사고는 매우 적음 • 격려, 큐, 고착(adherence)의 사용이 요구될 수 있음 - 일상적인 배변유지를 위해
10점	⑤ 환자는 배변 사고 없이 대변 조절을 완수함 • 환자는 필요 시 좌약의 사용 및 관장(enema)을 할 수 있음 • 대변 조절을 자의적으로 완벽히 조절함 • 요실금이 없음 • 항문 자극(digital stimulation), 변비방지 약물(stool softner), 좌약, 하제, 관장 등을 사용할 수 있음 • 인공 항문(colostomy)을 가진 환자의 경우 그것을 관리할 수 있음

8) 소변 관리(bladder control)

점수	내용
0점	① 환자는 소변 관리가 의존적임, 소변조절이 안 되는 상태(incontinent) 또는 카테터가 내재된 상태 • 환자는 카데터가 내재된 상태이며, 주야로 요실금이 지속적인 상태 • 매일 젖어 있는 상태 • 외부 카테터, drainage bag, night bag 등의 관리에 도움이 필요함

2점	② 환자는 요실금 상태이지만, 내부 및 외부 장치의 적용을 도울 수 있음 • 자세 잡기에는 도움이 필요하지만, 침대변기 또는 소변통을 제 위치에 유지할 수 있음 • 외부 배뇨 장치, 튜브, drainage bag 등의 관리에 도움이 필요함 • 환자가 요실금 상태에 있지만 장치의 적용을 도울 수 있음
5점	③ 환자는 일반적으로 낮에는 말라있고 밤에는 젖어 있음, 장치의 사용에 약간의 도움이 필요함 • 환자가 배뇨를 하지만 자신, 장치, 패드, 그리고 기타 도구 등의 자세를 만드는 데 도움이 필요함 • 소변기에 성기를 위치시킬 수 있음 • 벌려진 다리를 유지할 수 있음 • 카데터를 삽입할 수 있음 • 경우에 따라 요실금이 있음 • 조언, 큐, 감독 등이 필요함
8점	④ 환자는 일반적으로 낮과 밤 모두 말라 있지만, 경우에 따라 요실금이 있음 • 내부적 또는 외부적 장치의 착용에 최소의 도움이 필요함 • 신속하게 화장실을 발견할 수 없다면 환자는 요실금을 할 수 있음 • 준비 또는 장치의 사용을 위해 최소 도움이 필요함 • 소변 패턴을 유지하기 위해 약물이 필요할 수 있음 • 격려, 큐, 고착(adherence)이 사용될 수 있음 – 일상적인 배뇨를 유지하기 위해
10점	⑤ 환자는 주야로 소변을 관리할 수 있으며, 내부 및 외부 장치의 독립적 사용이 가능함 • 환자는 독립적이며, 배뇨 억제 능력이 있음 • 약물을 사용할 수도 있음 • 더렵혀지기(soiling) 전 패드, 기저귀 등을 교체할 수 있음

9) 보행

0점	① 보행이 의존적임 • 환자는 걸을 수 없음 • 보행을 시도하기 위해 두 명의 보조자가 필요함
3점	② 한 명 또는 그 이상의 보조자가 필요함 • 환자는 보행에 최대 도움이 필요함

8점	③ 보조 도구에 접근하거나 그것을 조작하는 데 도움이 필요함 • 한명의 조력자가 필요함 • 환자는 보행 보조도구에 접근하기 위해, 모서리 주위를 지날 때 안전을 위해, 문턱을 넘기 위해, 그리고 거친 지형을 극복하기 위해 도움이 필요 • 보행은 가능함
12점	④ 환자는 보행에 독립적이나 도움 없이 50m까지 갈 수 없음, 또는 위험한 상황에서의 안전과 확인을 위해 감독이 필요함 • 환자는 큐와 격려가 필요함 • 거리를 완수하는 데 보다 많은 시간이 걸림
15점	⑤ 환자는 필요 시 보조기(brace)를 착용할 수 있어야 함(잠그기와 풀기를 포함) • 서기 자세로 일어날 수 있음, 앉을 수 있음 • 보조도구 사용을 위해 적절한 위치에 도구를 놓을 수 있음 • 목발, 지팡이, 워커(walkerette)를 사용할 수 있음 • 도움이나 감독 없이 50m를 걸을 수 있음 • 복도(corridor)를 따라 앞뒤로 걸을 수 있음 • 안전, 낙상, 길 잃음에 대한 고려는 없음 • 워커(walker), 지팡이, 의수족, 보장구, 특별 구두 등을 사용하여 독립적인 보행을 함 • 만약 환자가 보행을 할 수 없거나 휠체어 교육을 훈련받는다면 보행점수를 측정하지 않음

10) 또는 휠체어(or wheelchair)

0점	① 휠체어 이동이 의존적임
1점	② 환자는 평평한 면에서 짧은 거리를 혼자 밀고 나아갈 수 있지만 다른 모든 면에서는 도움이 필요함 • 대부분의 시간 조력자가 휠체어를 밀어줘야 함 • 브레이크의 사용, 팔걸이(armrest)의 수정, 가구 주변에서의 운전, 턱 넘어가기에 도움이 필요함
3점	③ 한 사람이 필요하며, 테이블 침대 등의 사용을 위한 휠체어 조작을 위해 지속적인 도움이 필요함 • 환자는 휠체어를 밀고 나아갈 수 있지만 가구 근처 또는 제한된 구역에서는 도움이 필요함

4점	④ 일반적으로 만나는 영역에서는 적절한 시간 내 휠체어를 밀고 나아갈 수 있음 • 좁은 코너에서는 최소의 도움이 필요함 • 특별한 경우 언어적 격려와 도움이 필요함 – 제한된 구역을 지날 때
5점	⑤ 환자는 독립적으로 휠체어를 운전함 • 코너 주변을 다닐 수 있으며, 테이블, 침대, 변기 등에 맞춰 휠체어를 조작할 수 있음 • 환자는 최소 50m를 밀고 나아갈 수 있음

11) 의자 / 침대 이동(chair / bed transfer)

0점	① 이동(transfer)에 참여할 수 없으며, 두 명의 보조자가 필요함 기계적 장치가 있을 수도 또는 없을 수도 있음
3점	② 이동에 참여할 수 있지만, 모든 면에서 한 사람의 최대 도움이 필요함
8점	③ 이동시 한 사람의 도움이 필요함 도움은 이동의 특정 부분에 필요함
12점	④ 안전에 대한 신뢰 확보(confidence measure) 또는 감독을 위해 한 사람의 대기가 필요함 • sliding board 놓기, 발판(footrest) 제거, 휠체어 위치시키기, 브레이크 잠그기 등에 도움을 제공함 • 최소의 도움이 필요함
15점	⑤ 환자는 안전하게 침대에 접근하며, 브레이크를 잠그기, 발판(footrest) 올리기, 안전하게 침대로 이동하기, 눕기, 침대 가장자리에 앉기, 휠체어 위치 바꾸기, 안전하게 뒤로 이동해 휠체어로 가기 등을 할 수 있음 • 환자는 모든 면에서 독립적임 • 환자의 이동 방법이 걷기(walking)일 경우 – 서기(standing position)가 가능함 – 일반 의자에 접근하기, 앉기, 일어나기가 가능함 – 침대에서 의자로 이동하기가 가능함 – 안전하게 수행함 • 욕조 또는 샤워실에 들어가고 나올 수 있음 • sliding board, lift, grab bar 또는 특정 시트(special seat)를 사용할 수 있음 • 일반적인 시간보다 더 많은 시간이 걸리지만 3배를 넘지는 않음

1.4 COPM(Canadian Occupational Performance Measure)

1. 개요

저자	• Mary Law, Sue Baptiste 등
목적	• 일상생활 독립성 측정
대상	• 작업치료를 받는 모든 클라이언트

2. 특징

• 클라이언트 중심의 접근방법임

• 작업수행은 객관적 관찰보다 클라이언트의 주관적 결정에 의해 만들어짐

3. 검사수행

Step	내용
Step 1 작업수행 문제 결정	• 자조활동(self-care), 생산(productivity), 레저 영역의 활동에 대해 질문함 • 원하는 활동, 필요로 하는 것, 기대되는 일상 활동들을 확인함
Step 2 중요도 평가	• 클라이언트에게 각 활동들이 얼마나 중요한지를 10점 척도를 통해 평가함 • "이 활동이 당신에게 얼마나 중요합니까?"라고 질문함 1 2 3 4 5 6 7 8 9 10 전혀 중요하지 않음 … 매우 중요함
Step 3 점수 결정	• 다섯 개의 중요한 문제를 클라이언트가 선택함 • 수행도와 만족도 점수를 기록함 ① 수행도 • 현재 자신이 그 활동을 얼마나 잘 수행할 수 있는지에 대해 질문함 • 대상자는 10점 척도로 대답함 : 아래의 그림을 사용할 수 있음 1 2 3 4 5 6 7 8 9 10 전혀 중요하지 않음 … 매우 중요함 ② 만족도 • 현재 자신이 그 활동에 얼마나 만족하고 있는지에 대해 질문함 • 대상자는 10점 척도로 대답함 : 아래의 그림을 사용할 수 있음

Step 3 점수 결정	1 2 3 4 5 6 7 8 9 10 전혀 중요하지 않음 … 매우 중요함 ③ 총점 • 수행도와 만족도의 총점을 구한 후 문제수로 나눔으로 총점을 기록함
Step 4 재평가	• 초기평가와 동일한 방법으로 재평가를 시행함 • 수행도와 만족도 점수의 변화를 기록함 – 수행도 점수변화=수행점수 2–수행점수 1 – 만족도 점수변화=만족도 점수 2–만족도 점수 1

1.5 AMPS(Assessment of Motor and Process Skills)

1. 개요

1) Anne G. Fisher
   - 개발자
   - 작업치료사(콜로라도 대학교 작업치료과)
2) 표준화된 검사
   - 102,366명을 대상으로 표준화 검사를 실시한 평가도구
   - 국제적으로 표준화된 평가도구
   - 관찰을 통한 ADL 및 IADL 평가
3) ADL의 질적 수준을 평가
   - 개인의 ADL 업무수행의 질적 수준을 평가하는 표준화된 유일한 평가도구임
   - 작업치료 대상자의 작업수행의 질과 작업수행 능력을 동시에 평가함
   - 작업수행의 질을 '운동기술 및 처리기술'로 평가함
4) 혁신적인 관찰 평가도구(innovative observational assessment)
   - 노력 정도(effort), 효율성(efficiency), 안전성(safety), 독립성 정도를 평가함
   - 16가지 ADL 운동 기술(motor skills)과 20가지 ADL 처리기술(process skill) 항목이 있음

ADL motor skills	• 스스로를 움직일 때 또는 특정 업무를 수행할 때 관찰되는 기술의 수준
ADL process skills	• 장비와 재료를 선택하고 사용할 때, 그 활동을 수행할 때, 문제에 부딪쳤을 경우 그 수행을 교정할 때 관찰되는 기술의 수준

2. AMPS의 장·단점

구분	내용
장점	• 작업치료 고유의 평가도구임 • 국제적으로도 표준화된 평가도구임 • 3살 이상의 모든 연령을 대상으로 실시할 수 있음 • 진단이나 장애와 관계없이 누구에게도 사용할 수 있음 • 평가 대상자 수행하고 싶은(또는 수행할 필요가 있는) ADL 및 IADL과제 실행에 – 필요한 능력을 평가할 수 있음 → 작업수행 테스트이기 때문임 → 대상자에게 익숙하고, 대상자가 원하는 과제들 중 대상자가 과제를 선택하도록 디자인되어 있음 → 클라이언트는 선택권을 부여받고 자신의 의지에 맞는 과제를 수행함 ◦ 과제수행에 있어 능력을 최대로 발휘할 수 있음 • 특별한 도구나 기구가 필요 없음 • 약 30~40분 정도의 시간이면 가능함 • 85개의 과제 중 대상자가 익숙한 2~3개 과제만을 수행함 – 대상자의 능력과 수행의 질을 평가할 수 있음 • 다른 과제의 수행에도 변화를 비교할 수 있음 – 첫 번째 평가와 두 번째 평가 → 서로 다른 과제를 수행한다 해도 대상자의 능력변화를 비교할 수 있음 • 임상에 있는 작업치료사가 효율성 높은 치료계획을 세울 수 있음 – 대상자의 변화를 문서화할 수 있도록 돕는 평가도구가 됨
단점	• 3살 미만의 아동이나 비슷한 수준의 발달 수준을 가진 클라이언트에게 적용하기 어려움 – 단순한 일상생활 과제도 수행하기 어려움 • 장애 진단명에 따른 평가가 아님 • 치료효과 및 질적 보증, 연구 목적의 사용일 경우 반드시 컴퓨터 채점이 필요함 – 평가자의 관대함 정도나 과제의 난이도를 고려해야 함 – 운동기술과 처리기술의 측정치 계산을 위해 컴퓨터 채점이 필요하기 때문임 • 컴퓨터 채점 소프트는 AMPS 이수자에게만 제공됨

3. 평가 목적

• ADL 및 IADL 수행 시 문제를 유발하는 운동기술과 처리기술을 분석함

• 일상생활의 자립정도를 예측함

4. 평가 대상

- 3세 이상의 모든 연령
- 질환 및 진단명과 상관없이 적용 가능함

5. 구성

- 공간, 도구, 재료
- 평가용지
- 채점을 위한 소프트웨어

6. 과제

1) 항목

- 커피 끓이기, 우유 따르기, 계란 삶기, 샌드위치 만들기, 탁자에 차 올려놓기, 바닥 쓸기, 접시 닦기, 진공청소기 사용하기 등 총 85개의 과제(AMPS 6판)

2) 과제의 예

- 디저트준비 : 음료수, 토스트와 커피, 시리얼, 음료수, 계란요리, 프렌치토스트, 샌드위치, 샐러드 등

3) 음식준비

- 인스턴트라면, 볶음밥, 야채볶음 등

4) 가사관리

- 집안청소, 침대시트 갈기, 빨래, 식사준비 등

5) PADL

- 옷 입기, 양치질, 치장하기 등

7. 운동기술과 처리기술(Motor skills and process skills) 항목

1) 구성

- 운동기술 아이템 16개
- 처리기술 아이템 20개
- 총 36개 항목

2) 운동기술(motor skills)

- 과제수행 중 자신의 움직임 또는 물건의 이동에 필요한 목적지향적 요소들

ADL Motor Skills(16개 items)	
• 신체 위치(Body position) – Stabilizes – Aligns – Positions • 사물 가져오기 및 유지하기(Obtaining & holding objects) – Reaches – Bends – Grips – Manipulates – Coordinates	• 스스로 이동하기 및 사물 이동하기(Moving self & objects) – Moves – Lifts – Walks – Transports – Calibrates – Flows • 수행 유지하기(Sustaining performance) – Endures – Paces

3) 처리기술(process skills)

- 도구 또는 재료를 적절하게 선택해 사용하기
- 시간 경과에 따라 수행을 조직화하기
- 문제에 직면했을 때 처리하기

ADL Process Skills(20개 items)	
• 수행 유지하기(Sustaining Performance) – Paces – Attends – Heeds • 지식적용하기(Applying Knowledge) – Chooses – Uses – Handles – Inquires • 시간적 조직화(Temporal Organization) – Initiates – Continues – Sequences – Terminates	• 공간 및 사물 정돈하기(Organizing space & objects) – Searches / Locates – Gathers – Organizes – Restores – Navigates • 수행 적용하기(Adapting Performance) – Notices / Responds – Adjusts – Accommodates – Benefits

8. 평가방법

- 클라이언트와 인터뷰를 통해 2~3가지의 수행과제를 선정함
- ADL 과제를 수행하면 관찰을 함
- 운동기술과 및 처리기술 항목들을 채점함
- 점수를 컴퓨터에 입력함
  - 클라이언트의 인구통계학적 데이터(진단명, 세부진단명)와 수행과제를 입력함
  - 클라이언트의 수행의 질을 평가함
    → 노력정도, 효율성, 안정성, 자립성을 4점 척도로 평가함

- 운동기술과 처리기술에 관한 문항을 채점함
  → 수행수준에 1~4점으로 채점함
- 결과를 해석함
- 치료 계획을 수립함

9. 결과

1) 원점수

- 컴퓨터 프로그램을 통해 원점수(raw scores)를 능력치(Logit)로 환산함
- 고려해야 하는 3요소
  ① 평가자의 관용도
  ② 과제 난이도
  ③ 항목의 난이도
- 결과가 출력되면 지역사회 자립도를 예측할 수 있음

2) 기술항목의 평가척도(4점 척도)

점수	내용
4	유능한 수행(competent performance)
3	의심스런 수행(questionable performance)
2	비효율적 수행(ineffective performance)
1	받아들이기 어려운 수행(unacceptable performance)

(1) 4점

- 수행의 진행이 좋은 성과를 끌어내는 유능한 수행
- 클라이언트의 수행이 유능하다는 데 의심의 여지가 없음

(2) 3점

- 수행의 진행이 위태로움
- 수행이 적절했는가에 대해 의문을 생기는 의심스런 수행

(3) 2점

- 수행의 진행이 혼란스러움
- 부정적이고 올바르지 않은 결과를 만드는 비효율적 수행

(4) 1점

- 수행의 진행에 지장을 주며 받아들일 수 없는 결과를 만드는 심각한 수행
- 평가자는 받아들일 수 없는 지연, 받아들일 수 없는 정도의 어려움, 심각한 손상이나 상해의 가능성, 과제 진행의 중단, 평가자 개입 필요성 등이 나타남

3) 컴퓨터 리포트

(1) Raw Score Report

- 운동기술 및 처리기술에 대한 원점수 기록 보고서

(2) Performance Skill

- 운동기술 및 처리기술에 대한 평가요약 보고서

(3) Graphic Report

- 운동기술 및 처리기술에 대한 그래픽 보고서

(4) Occupational Therapy Evaluation of ADL Ability

- ADL 능력에 대한 작업치료 평가 보고서
- 운동기술 및 처리기술에 대한 결과

10. 기타

1) AMPS 관련 작업치료 모델

- Occupational therapy intervention process model(OTIPM)
- Human Occupational model(MOHO)

2) AMPS 관련 용어

'stabilizes, aligns, positions, walks, reaches, bends, coordinates, manipulates, flows, moves, transports, lifts, calibrates, grips, endures, paces, attends, chooses, uses, handles, heeds, inquires, initiates, continues, sequences, terminates, searches, locates, gathers, organizes, restores, navigates, notices, responds, accommodates, adjusts, benefits'

3) 지역사회 독립을 위한 기준

(1) 지역사회에서의 자립 생활의 기준(cut off)

- 운동기술 2점 이상
- 처리기술 1점 이상

※ AMPS 평가 기록지(score form)

CLIENT INFORMATION

EXAMINER :

CLIENT :

CLIENT ID : ______________________________ AGE : ___________________

GENDER : MALE ___________ FEMALE ________

MAJOR DIAGNOSIS :

DATE OF EVALUATION :

TASK OBSERVATION NUMBER : 1 ______ 2 ______ 3 ______ 4 ______

TASK# : ___________________________

TASK :

RATE THE QUALITY OF THE CLIENTS PERFORMANCE OF THIS TASK :

	NO PROBLEM			INORDINATE		
INCREASED EFFORT	1	2	3	4	5	6
DECREASED EFFICIENCY	1	2	3	4	5	6
DECREASED SAFETY	1	2	3	4	5	6
NEED FOR ASSISTANCE	1	2	3	4	5	6

RATE THE CLIENT OVERALL ABILITY TO LIVE THE COMMUNITY

(CONSIDER EVERYTHING YOU KNOW ABOUT THE CLIENT)

_____ THE CLIENT CAN / COULD LIVE INDEPENDENTLY

_____ THE CLIENT NEEDS / SHOULD HAVE MINIMAL ASSISTANCE / SUPERVISION

_____ THE CLIENT NEEDS / SHOULD HAVE MODERATE TO MAXIMAL ASSISTANCE

ITEM RAW SCORES

COMPETENT = 4 QUESTIONABLE = 3 INEFFECTIVE = 2 DEFICIT = 1

BODY POSTURE				
Stabilizes	4	3	2	1
Aligns	4	3	2	1
Positions	4	3	2	1
OBTAINING AND HOLDING OBJECTS				
Reaches	4	3	2	1
Bends	4	3	2	1
Grips	4	3	2	1
Manipulates	4	3	2	1
Coordinates	4	3	2	1
MOVING SELF AND OBJECTS				
Moves	4	3	2	1
Lifts	4	3	2	1
Walks	4	3	2	1
Transports	4	3	2	1
Calibrates	4	3	2	1
Flows	4	3	2	1
SUSTAINING PERFORMANCE				
Moves	4	3	2	1
Transports	4	3	2	1
Lifts	4	3	2	1
Calibrates	4	3	2	1
Cops	4	3	2	1

SUSTAINING PERFORMANCE				
Endures	4	3	2	1
Paces	4	3	2	1
Attends	4	3	2	1
Heeds	4	3	2	1
STRENGTH AND EFFORT				
Moves	4	3	2	1
Transports	4	3	2	1
Lifts	4	3	2	1
Calibrates	4	3	2	1
Cops	4	3	2	1
ENERGY				
Endures	4	3	2	1
Paces	4	3	2	1
Attends	4	3	2	1
APPLYING KNOWLEDGE				
Chooses	4	3	2	1
Uses	4	3	2	1
Handles	4	3	2	1
Inquires	4	3	2	1

TEMPORAL ORGANIZATION				
Initiates	4	3	2	1
Continues	4	3	2	1
Sequences	4	3	2	1
Terminates	4	3	2	1
ORGANIZITING SPACE AND OBJECTS				
Searches / Locates	4	3	2	1
Gathers	4	3	2	1
Organizes	4	3	2	1
Restores	4	3	2	1
Navigates	4	3	2	1
ADAPTATION PERFORMANCE				
Notices / Responds	4	3	2	1
Accommodates	4	3	2	1
Adjusts	4	3	2	1
Benefits	4	3	2	1

1.6 Klein-Bell Activities of Daily Living Scale

1. 저자

• Klein, Bell

2. 목적

• 일상생활의 독립성 측정

3. 대상

• 다양한 환자 집단에 사용 가능함

4. 내용

• 6영역 170항목－dressing, grooming, feeding, toileting, transfer, using telephone

5. 신뢰도

• 검사자간 신뢰도 92%

6. 검사 기록지

Ⅰ. 옷입기(DRESSING) : A. 옷장에 있는 옷 꺼내기(Obtain clothing from bureau)						
1. 서랍 잡기(Grasp Drawer)	(1)					
2. 서랍 당겨 열기(Pull drawer open)	(2)					
3. 서랍 속으로 손 뻗기(Reach into drawer)	(2)					
4. 의복 잡기(Grasp clothing)	(1)					
5. 서랍 닫기(Shut drawer)	(1)					
B. 벽장에 있는 옷 꺼내기(Obtain clothing from closet)						
6. 벽장에 걸려있는 옷 잡기(Grasp clothing hung in closet)	(1)					
7. 손이 닿는 곳에 의복두기(Place clothing within reach for dressing)	(1)					

C. 양말(Socks)						
8. 양말 잡기(Grasp socks)	(1)					
9. 오른쪽 발의 양말 잡기(sock to R foot)	(2)					
10. 왼쪽 발의 양말 잡기(Reach sock to L foot)	(2)					
11. 오른쪽 발가락에 양말 넣기(Pull sock over R toes)	(2)					
12. 왼쪽 발가락에 양말 넣기(Pull sock over L toes)	(2)					
13. 오른쪽 발뒤꿈치 위로 양말 넣기 (Pull sock over R foot with heel to heel)	(2)					
14. 왼쪽 발뒤꿈치 위로 양말 넣기 (Pull sock over L foot with heel to heel)	(2)					
15. 오른쪽 다리를 펌시켜 양말 당기기 (Pull sock up to full extension on R leg)	(2)					
16. 왼쪽 다리를 펌시켜 양말 당기기 (Pull sock up to full extension on L leg)	(2)					
D. 신발(Shoes)						
17. 오른쪽 신발에 오른쪽 발가락 넣기(Place R toe into R shoe)	(2)					
18. 오른쪽 신발에 오른쪽 발뒤꿈치 넣기(Place R heel into R shoe)	(2)					
19. 왼쪽 신발에 왼쪽 발가락 넣기(Place L toe into L shoe)	(2)					
20. 왼쪽 신발에 왼쪽 발뒤꿈치 넣기(Place L heel L heel into L shoe)	(2)					
21. 오른쪽 신발 묶기(Fasten R shoe)	(2)					
22. 왼쪽 신발 묶기(Fasten L shoe)	(2)					
E. 반바지 / 바지(Shorts / Pants)						
23. 발까지 반바지 놓기(Reach shorts to foot)	(2)					
24. 오른쪽 발을 오른쪽 다리 구멍에 넣기(Get R leg into R leg hole)	(2)					
25. 왼쪽 발을 왼쪽 다리 구멍에 넣기(Get L leg into L leg hole)	(2)					
26. 허리선까지 바지 올리기(Pull pants up to Waist)	(2)					
27. 지퍼 잠그기(Zip zipper)	(2)					
28. 단추 잠그기(Fix fastener)	(2)					

F. 셔츠입기(Pull over shirt)						
29. 머리 위로 셔츠 넣기(Reach shirt to top of head)	(2)					
30. 당겨서 머리로 목구멍 통과하기(Pull head through neck hole)	(2)					
31. 오른손을 오른쪽 팔구멍에 넣기(Put R hand through R armhole)	(2)					
32. 오른쪽 팔꿈치를 소매 통과시키기(Put R elbow into sleeve)	(2)					
33. 왼손을 왼쪽 팔구멍에 넣기(Put L hand through L armhole)	(2)					
34. 왼쪽 팔꿈치를 소매 통과시키기(Put left elbow into sleeve)	(2)					
35. 셔츠를 몸쪽 아래로 당기기(Pull shirt down over trunk)	(2)					
G. 단추 있는 셔츠, 스웨터, 코트, 재킷(button shirt / sweater / coat / jacket)						
36. 오른손으로 오른쪽 팔 구멍에 넣기(Put R hand through R armhole)	(2)					
37. 오른쪽 팔꿈치를 소매 통과시키기(Put R elbow into sleeve)	(2)					
38. 왼손으로 왼쪽 팔구멍에 넣기(Put L hand through L armhole)	(2)					
39. 왼쪽 팔꿈치를 소매에 넣기(Put L elbow into sleeve)	(2)					
40. 카라를 목쪽으로 가져오기(Bring collar to neck)	(2)					
41. 앞쪽 버튼 잠그기(Button front)	(2)					
42. 오른쪽 소매 잠그기(Fasten R cuff)	(2)					
43. 왼쪽 소매 잠그기(Fasten L cuff)	(2)					
44. 바지 안으로 셔츠 넣기(Tuck shirt into pants)	(2)					
45. 지퍼 묶기(Fasten zipper)	(2)					
46. 지퍼 올리기(Zip zipper)	(2)					
47. 스냅을 잠그기 위해 충분한 압력 가하기 (Apply sufficient pressure to close snaps)	(2)					
H. 브라(Bra)						
48. 두 끝단 접촉하기(Approximately two ends) (ends touching each other while around body)	(2)					
49. 브라 잠그기(Fasten bra)	(2)					
50. 적절한 방향으로 회전시키기(Rotate to proper orientation)	(2)					

51. 오른쪽 어깨 위에 오른쪽 끈 올리기(Put R strap on R shoulder)	(2)					
52. 왼쪽 어깨 위에 왼쪽 끈 올리기(Put L strap on L shoulder)	(2)					
I. 모자(Hat)						
53. 모자 잡기(Grasp hat)	(1)					
54. 머리 위에 모자 놓기(Place hat on top of head)	(1)					
J. 그 밖의 장치(Extra devices)(3 points for all necessary devices)						
55. 안경(Glasses)						
56. 벨트(Belt)						
57. 보청기(Hearing Aid)						
58. 슬링(Sling)						
59. 안대(Eye patch)						
60. 보조기(Orthoses)						
61. 스프린트(Splints)						
62. 바디 재킷(Body jacket)						
63. 스텀프 감기(Stump wrapping)						
64. 의지(Prosthesis)						
65. 기타(Other)						
Ⅱ. 배설(ELIMINATION) : A. 배뇨 조절(Voiding control)						
66. 적절할 때 배출하기(Produce when appropriate)	(3)					
67. 적절할 때 참기(Withhold when appropriate)	(3)					
B. 소변(Urination)						
68. 옷 내리기(Undo clothing)	(2)					
69. 소변을 위한 자세잡기(Achieve urinating position)	(2)					
C. 뒤처리(Wiping)						
70. 휴지 잡기(Grasp toilet paper)	(1)					
71. 휴지 뜯기(Rip off toilet paper)	(1)					

72. 생식기 부분에 닿기(Reach genital area)	(2)					
D. 월경 관리(Manage menstrual needs)						
73. 장치 잡기(Grasp device)	(1)					
74. 장치 적용 또는 삽입하기(Insert or apply device)	(2)					
75. 장치 제거(Remove device)	(2)					
E. 옷 입기(Redo clothing)						
76. 무릎에서 허리까지 바지 잡아당기기 (pull pants / panties up to waist from knees)	(2)					
77. 바지 잠그기(Fasten pants)	(2)					
78. 보행 자세로 돌아오기(Resume ambulation position)	(2)					
F. 배변 조절(Bowel control)						
79. 적절할 때 배출하기(produce when appropriate)	(3)					
80. 적절할 때 참기(Withhold when appropriate)	(3)					
G. 배변(Defecation)						
81. 배변을 위한 자세잡기(Achieve defecation position)	(2)					
82. 옷 내리기(Undo clothing)	(2)					
H. 닦기(Wiping)						
83. 뒤처리를 위한 항문 닿기(Reach anal area for wiping)	(2)					
84. 항문 부위 청결을 위해 충분한 압력 적용하기 (Apply sufficient pressure to clean anal area)	(2)					
I. 다시 옷입기(Redo Clothing)						
85. 무릎에서 허리까지 바지 올리기 (Pull pants / panties up to waist from knees)	(2)					
86. 바지 잠그기(Fasten pants)	(2)					
87. 보행자세로 돌아가기(Resume ambulation position)	(2)					
J. 수세식(Flushing)						
88. 물을 틀기 위해 수도손잡이를 충분히 누르기 (Depress lever sufficiently to initiate flushing)	(1)					

Ⅲ. 이동성(MOBILITY) : A. 침대 이동(Bed Mobility)						
89. 30초 내에 바로누운자세(supine)에서 다른 면으로 돌기 (Turn from supine to one side for 30 seconds)	(3)					
90. 측면에서 엎드린 자세로 돌기(Turn from side to prone)	(3)					
91. 엎드린 자세(prone)에서 측면으로 돌기(Turn from prone to side)	(3)					
92. 1분 내에 바로누운자세로 최소 70도 이상 일어나 앉기 (Go from supine to at least 70 degrees sitting for one minute)	(3)					
B. 보행(Ambulation)						
93. 앉은 자세에서 보행자세로 이동하기 (Transfer from sitting to ambulation position)	(2)					
94. 10초 동안 보행자세 유지하기 (Maintain ambulation position for 10 seconds)	(2)					
95. 장애물에 부딪치거나 넘어짐 없이 편평한 표면에서 20피트 이동하기 (Mobility on flat surface for 20 feet without falling or hitting an obstacle)	(2)					
96. 장애물에 부딪치거나 넘어짐 없이 20도 경사로 이동하기 (Mobility 20 degree incline without falling or hitting an obstacle)	(3)					
97. 장애물에 부딪치거나 넘어짐 없이 12개의 계단 올라가기 (Mobility 12 stairs up without falling or hitting an obstacle)	(3)					
98. 장애물에 부딪치거나 넘어짐 없이 12개의 계단 내려가기 (Mobility on 12 stair down without falling or hitting an obstacle)	(3)					
99. 넘어짐 없이 울퉁불퉁한 지면을 20피트 이동하기 (Mobility on uneven surface for 20 feet without falling)	(3)					
100. 휴식자세 취하기(Achieve resting position)	(2)					
101. 바닥에서 보행자세로 이동하기 (Transfer from floor to ambulation position)	(3)					
102. 의자에 앉은 자세에서 침대에 눕기 자세로 전환하기 (Transfer from sitting position in chair to lying in bed)	(2)					

C. 차 타기(Get into car)						
103. 문 열기(Open door)	(2)					
104. 차 안에 앉기(Get sat into car)	(2)					
105. 차 안으로 발 넣기(Get feet into car)	(2)					
106. 필요한 장비 적재하기(Load necessary equipment)	(2)					
107. 문 닫기(Close door)	(2)					
D. 차 내리기(Get our of car)						
108. 문 열기(Open door)	(2)					
109. 차에서 발 내려놓기(Get feet out of car)	(2)					
110. 차에서 일어나기(Get seat out of car)	(2)					
111. 보행자세로 돌아가기(Assume ambulation position)	(2)					
112. 필요한 장비 내리기(Unload necessary equipment)	(3)					
113. 문 닫기(Close door)	(1)					
E. Mobility through doors						
114. 문손잡이 조작하기(Operate doorknob)	(1)					
115. 자신 쪽으로 문 열기(Open door towards self)	(2)					
116. 자신과 문이 멀어지게 하며 문 열기(Open door away from self)	(2)					
117. 자신 쪽으로 문을 당기며 문 닫기(Close door towards self)	(2)					
118. 진신과 문이 멀어지게 하며 문 닫기(Close door away from self)	(1)					
Ⅳ. 목욕 / 위생(BATHING / HYGIENE) : A. 목욕 자세 성취하기(Achieving bathing position)						
119. 목욕 자세 취하기(Achieve bathing position)	(3)					
B. 준비 성취하기(Accomplish set up)						
120. 비누, 타월, 세수수건, 샴푸 구하기 : 목욕실로 가져가기 (Obtain soap, towels, washcloth, shampoo : bring to bathing area)	(2)					
C. 물 조절(Adjust water)						
121. 물 틀기(Turn on water)	(2)					

122. 물온도 조절하기(Regulate temperature)	(2)					
D. 몸에 물 적용하기(Apply water to body)						
123. 몸에 물 뿌리기(Apply water to body)	(2)					
E. 신체에 비누 적용하기(Lather body)						
124. 세수수건 또는 비누 잡기(Grasp soap and / or washcloth)	(1)					
125. 머리에서 무릎까지 비누칠하기 : 신체 앞면 (Lather front of body from head to knees)	(3)					
126. 머리에서 무릎까지 비누칠하기 : 신체 뒷면 (Lather back of body from head to knees)	(3)					
127. 무릎에서 발까지 앞뒤로 비누칠하기 (Lather from knees to feet, front and back)	(2)					
F. 몸 말리기(Dry body)						
128. 머리에서 무릎까지 말리기 : 신체 앞면 (Dry front of body from head to knees)	(2)					
129. 머리에서 무릎까지 말리기 : 신체 뒷면 (Dry back of body from head to knees)	(2)					
130. 무릎에서 발까지 말리기(Dry from knees to feet)	(2)					
G. 이 닦기(Brushing teeth)						
131. 칫솔 잡기(Grasp toothbrush)	(1)					
132. 칫솔 위에 치약 바르기(Put toothpaste on toothbrush)	(2)					
133. 이 닦기(Brush teeth)	(2)					
134. 칫솔 놓기(Release toothbrush)	(1)					
135. 입 행구기(Rines / mouthwash)	(2)					
H. 머리 빗기(Comb Hair)						
136. 빗 / 솔 잡기(Grasp comb / brush)	(1)					
137. 머리 위쪽 빗기(Comb top hair)	(2)					
138. 머리 뒤쪽 빗기(Comb back hair)	(2)					
139. 빗 / 솔 놓기(Release comb, brush)	(1)					

I. 면도하기(Shaving)						
140. 면도 장치 잡기(Grasp shaving device)	(1)					
141. 얼굴까지 면도기 가져가기(Bring shaver to face)	(2)					
142. 면도기를 위해 적적히 압력 가하기 (Apply appropriate pressure to shave)	(2)					
143. 면도기 놓기(Release shaver)	(2)					
144. 면도 도구 적용하기(Apply shaving aids)	(1)					
J. 코 풀기(Nose Blowing)						
145. 손수건 잡기(Grasp handkerchief)	(1)					
146. 손수건을 코까지 가져오기(Bring handkerchief to nose)	(1)					
147. 코 닦기(Wipe nose)	(2)					
K. 손톱 깎기(Clip Nails)						
148. 손톱 깎기(Clip nails)	(2)					
L. 약 먹기(Take medication)						
149. 약 먹기(Take medication)	(3)					
Ⅴ. 먹기(EATING) : A. 고체 음식 먹기(Eat solid food)						
150. 나이프 잡기(Grasp knife)	(1)					
151. 포크 / 스푼 잡기(Grasp fork / spoon)	(1)					
152. 음식 자르기(Cut food(sufficient force))	(2)					
153. 포크로 음식조각 찍기(Spear food portion with fork)	(2)					
154. 입안에 음식물 넣기(Place portion inside mouth)	(2)					
155. 씹기(Chewing)	(3)					
156. 삼키기(Swallowing)	(3)					
B. 반고체 음식 먹기(Eat semi-solid food)						
157. 수저 위에 음식 놓기(Scoop food portion onto utensil)	(2)					
158. 입안으로 음식 넣기(Place food inside mouth)	(2)					

C. 액체 음식 먹기(Eat liquid food)						
159. 그릇에 있는 음식 푸기(Scoop food portion from bowl)	(2)					
160. 입안으로 음식 넣기(Place portion inside mouth)	(2)					
D. 마시기(Drink)						
161. 그릇 잡기(Grasp container)	(1)					
162. 그릇에 있는 음식물 입으로 가져오기(Bring container to mouth)	(2)					
163. 흘림 없이 유동식 음식 먹기(Intake liquid without spilling)	(2)					
164. 목막힘 없이 액체 음식 삼키기(Swallow liquid without choking)	(3)					
Ⅵ. 응급전화 시 의사소통(EMERGENCY TELEPHONE COMMUNICATION) : A. 전화(Telephone)						
165. 수화기 잡기(Grasp receiver)	(1)					
166. 수화기를 귀로 가져가기(Bring receiver to ear)	(2)					
167. 숫자 누르기(Dial(standard) number)	(2)					
168. 60초 동안 수화기 잡고 있기(Hold receiver in place for 60 seconds)	(2)					
169. 말로 전화하기(Verbalize(standard) message into telephone)	(2)					
170. 수화기를 제자리에 놓기(Replace receiver on telephone)	(1)					

1.7 Kats Index of ADL

1. 목적

- 일상생활의 독립성 측정

2. 대상

- 다발성 경화증, 고관절 골절, 뇌졸중 등의 환자들을 기초로 개발됨

3. 내용

- 6영역 : 식사, 옷입기, 목욕하기, 화장실 가기, 이동, 요실금

4. 평가 기록지

<table>
<tr><td colspan="2">Katz Index of ADL</td></tr>
<tr><td>이름 :</td><td>평가일 :</td></tr>
<tr><td colspan="2">각 기능의 영역 평가를 위해 적용되는 아래의 해설을 확인하시오. '도움(assistance)'의 의미는 감독(supervision), 지시(direction)를 의미한다.

목욕(Bathing) – 스펀지 목욕(sponge bath), 탕욕(tub), 또는 샤워(shower)</td></tr>
<tr><td colspan="2">• 도움 없음(일반적 욕조 사용일 경우 탕에 들어가고 나옴)
• 목욕 시 신체 한 부분(only one part of the body)에만 도움이 필요함(예를 들면 등, 한 다리 등)
• 목욕 시 신체 한 부분 이상의 도움이 필요함(목욕이 불가능함)</td></tr>
<tr><td colspan="2">**옷입기(Dressing)** – 옷장이나 서랍에서 옷을 가져오거나 – 하의를 포함하여 겉옷을 입음(braces를 포함해서 착용 시)</td></tr>
<tr><td colspan="2">• 도움 없이 옷을 완벽하게 입거나 또는 옷을 가져올 경우
• 도움 없이 옷을 가져오거나 입는 것을 제외한 끈 있는 신발을 신을 때 도움이 필요함
• 옷을 가져오거나 입을 때 도움이 필요함(한쪽 부분만 도움 하의는 완전도움) 필요함</td></tr>
<tr><td colspan="2">**화장실가기(Toileting)** – 대변이나 소변을 보기 위해 화장실로 간다. : 볼일 후 스스로 뒤처리 하거나 옷 바로 입기</td></tr>
<tr><td colspan="2">• 도움 없이 스스로 뒤처리나 옷을 입을 수 있음
– cane, walker, wheelchair 등을 사용해 가능한 경우
– night bedpan이나 commode 등을 관리함(아침에 비우는 것 포함)

화장실 가기, 스스로 뒤처리하기, 옷 바로 입기, commode의자, 사용한 night bedpan 비우기 등에 도움이 필요함</td></tr>
<tr><td colspan="2">**Transfer(이동)**</td></tr>
<tr><td colspan="2">• 도움 없이 침대나 의자에서 이동이 가능함(cane이나 walker 사용 가능)
• 침대나 의자에서 이동시 약간의 도움이 필요함
• 침대 밖으로 나오기 어려움</td></tr>
<tr><td colspan="2">**Continence(대소변조절)**</td></tr>
<tr><td>• 대소변 조절을 완벽하게 할 수 있음</td><td></td></tr>
<tr><td>• 가끔 실금이 있음</td><td></td></tr>
<tr><td>• 대소변 조절에 감독(도움)이 반드시 필요하다(조절이 불가능하거나 catheter 사용 시)</td><td></td></tr>
</table>

5. 점수 및 기준

1) A : 독립적으로 먹기, 대소변 조절, 이동, 화장실가기, 옷 입기, 목욕이 가능함
2) B : 독립적이지만 먹기, 대소변 조절, 이동, 화장실가기, 옷 입기, 목욕 중 한 항목 기능적 문제가 있음
3) C : 독립적이지만 목욕과 다른 한 항목에 기능적 문제가 있음
4) D : 독립적이지만 목욕 및 옷입기 외 다른 한 항목에 기능적 문제가 있음
5) E : 독립적이지만 목욕, 옷입기, 화장실 항목 외 한 항목에 기능적 문제가 있음
6) F : 독립적이지만 목욕, 옷입기, 화장실가기, 이동 항목 외 한 항목에 기능적 문제가 있음
7) G : 6항목의 기능이 독립적이지 못함
8) 기타 : 적어도 두 항목 이상이 비독립적인 경우－C, D, E, F로 분류하지 않음

1.8 Kenny Self-Care Evaluation

1. 목적

• 일상생활의 독립성 측정

2. 대상

• 병원에 입원한 노인 환자의 치료 효과를 측정하기 위해 개발됨

3. 내용

• 6영역 17개의 활동
  – bed mobility, transfer, locomotion, dressing, personal hygiene, feeding

4. 평가 기록지

※ Kenny Self - care Evaluation

병실	병동	진단명	이름	발병일	입원일

척도(Rating code): 0 = 완전의존 1 = 전반적인 도움 2 = 중도의 도움 3 = 최소 도움 또는 감독(supervision)		침상 (Bed)		이동 (Transfers)			보행 (Locomotion)			옷입기 (Dressing)			개인위생 (Personal hygiene)					먹기(Feeding)	자기관리 점수(Self-care score)	물리치료사(Physical therapist)	작업치료사(Occupational therapist)	간호사(Nurse)	신체적(Physical)
		침대 내 이동(Move in bed)	일어서기 및 앉기(rise and sit)	앉기(sitting)	서기(standing)	화장실(toilet)	걷기(Walking)	앉기(stairs)	휠체어(Wheelchair)	상의입기(Upper trunk and arms)	하의입기(Lower trunk and legs)	양말(Feet)	얼굴 · 머리 · 팔(Face · hair · arms)	몸통 · 회음부(Trunk · perineum)	하체(Lower extremities)	대변관리(Bowel program)	방광관리(Bladder program)						
	예상 (Predicted)																						
	퇴원 (discharge)																						
	척도 (rating)																						
	입원 (Admission)																						
	평가 (evaluation)																						
	척도 (rating)																						

1.9 ILS(Independent Living Scales)

1. 저자

• Patricia Anderten Loeb

2. 목적

• 인지기능의 감소를 지닌 성인을 위한 최상의 생활공간을 결정하기 위해 사용함
• 인지기능의 문제를 가지는 경우에 가능한 능력의 범위를 정의하는 데 사용함

3. 대상

• 노인, 뇌손상, 치매, 경증 정신지체, 정서장애를 가진 성인

4. 내용

• 68개의 항목(item)으로 구성됨
• 검사시간 : 약 45분
• 기억력, 지남력, 돈 관리, 가정관리, 운송수단 관리, 건강과 안전, 사회적응 영역

1.10 SCIM(Spinal Cord Independence Measure)

1. 개요

• 급성 및 만성 SCI 환자의 ADL를 평가하는 도구

2. 비교(MBI, QIF, FIM)

MBI	광범위하여 척수손상의 기능을 민감하게 반영하기에는 제한됨
QIF	MBI, FIM의 단점을 보완하였지만 사지마비환자에게만 쓰인다는 단점이 있음
FIM	인지·의사소통항목이 포함되어 있어서 이 영역에 문제가 없는 척수손상환자를 평가하는데 한계가 있음

3. 내용

자조관리 Self - care		
1. 식사(수저사용, 뚜껑 열기, 음식물 입으로 가져오기, 음료컵 잡기)		
	비경구(또는 위절제술) 섭식 또는 구강섭식 시 전반적인 도움이 필요하다.	0
	보조도구들을 사용해 잘려진 음식을 먹을 수 있다. : 컵을 쥐지 못한다.	1
	손으로 한 종류의 보조도구를 사용해 잘라놓은 음식을 먹을 수 있다. 변형된 컵을 사용할 수 있다.	2
	보조도구 없이 잘라놓은 음식을 먹는다. 일반 컵을 사용할 수 있다. 용기 뚜껑을 열 때 도움이 필요하다.	3
	보조도구 없이 모든 활동을 독립적으로 수행한다.	4
2. 목욕(비누칠하기, 수도꼭지 조작, 씻기)		
U / E	전반적인 도움이 필요하다.	0
	부분적인 도움이 필요하다.	1
	특정 환경을 변형시키거나 보조도구를 사용하면 독립적으로 씻을 수 있다.	2
	특정 환경의 변화나 보조도구 없이 독립적으로 씻을 수 있다.	3
L / E	전반적인 도움이 필요하다.	0
	부분적인 도움이 필요하다.	1
	특정 환경을 변형시키거나 보조도구를 사용하면 독립적으로 씻을 수 있다.	2
	특정 환경의 변화나 보조도구 없이 독립적으로 씻을 수 있다.	3
3. 착탈의(옷 준비, 옷 입고 벗기)		
U / E	전반적인 도움이 필요하다.	0
	부분적인 도움이 필요하다.	1
	특정 환경을 변형시키거나 보조도구를 사용하면 독립적으로 수행할 수 있다.	2
	환경의 변화나 보조도구 없이 독립적으로 수행한다.	3
L / E	전반적인 도움이 필요하다.	0
	부분적인 도움이 필요하다.	1
	특정 환경을 변형시키거나 보조도구의 사용을 통해 독립적으로 수행할 수 있다.	2
	환경의 변화나 보조도구의 도움 없이 독립적으로 수행한다.	3

4. 세면과 꾸미기(얼굴과 손씻기, 양치, 머리 빗기, 면도, 화장)		
	전반적인 도움이 필요하다.	0
	한 가지 과제만 수행한다(예 세면과 세수만 가능하다).	1
	보조도구를 이용하여 몇 가지 과제를 수행할 수 있다. 보조도구의 착탈에는 도움이 필요하다.	2
	보조도구를 이용하여 독립적으로 수행한다.	3
	보조도구를 사용하지 않고 독립적으로 수행한다.	4
호흡과 괄약근 조절		
5. 호흡		
	인공호흡기의 도움이 필요하다.	0
	기도삽관 및 부분적 인공호흡기가 필요하다.	2
	자발적 호흡은 있으나 기도삽관 관리에 전반적인 보조가 필요하다.	4
	자발적 호흡은 있으나 기도삽관 관리에 부분적인 보조가 필요하다.	6
	기도삽관 없이 자발적 호흡 가능하나 때때로 보조호흡기가 필요하다.	8
	보조도구 없이 완전히 독립적으로 수행한다.	10
6. 괄약근 조절－방광		
	카테터(catheter)를 착용한다.	0
	잔뇨량 100cc 이상 : 카테터 또는 도움이 필요하다.	4
	잔뇨량 100cc 이하 : 배뇨기구를 이용하는 데 도움이 필요하다.	8
	간헐적으로 자가로 카테터를 사용한다.	12
	잔뇨량 100cc 이하 : 배뇨 시 도움이나 카테터가 필요 없다.	15
7. 괄약근 조절－장		
	부적절하고 불규칙적인 실금이 있거나 3일에 1회 이하의 변비가 있다.	0
	적절하고 규칙적 배변이 있으나 도움이 필요하다(예 좌약). 매우 드문 실금이 있을 수 있다(한 달에 한번 이하의 실수).	5
	보조적 방법 없이 규칙적으로 배변한다. 매우 드문 실금이 있을 수 있다(한 달에 한번 이하의 실수).	10

8. 용변처리 및 화장실 사용(회음부 위생관리, 옷 입기 / 벗기, 화장지 / 기저귀 사용)		
	전반적인 도움 필요하다.	0
	하의를 부분적으로 벗을 수 있다. 기타 과제 수행에 전반적인 도움이 필요하다.	1
	하의를 벗고 뒤처리하는 데 부분적으로 참여가 가능하다. 옷과 기저귀 정돈 시 도움이 필요하다.	2
	하의 벗기와 뒤처리가 가능하다. 옷 입기 및 기저귀 정리 시 도움이 필요하다.	3
	모든 과제를 수행할 수 있으나 보조도구나 변형된 환경이 필요하다(예 손잡이).	4
	독립적인 수행이 가능하다(보조도구나 변형된 환경 없음).	5
9. 침상동작과 욕창방지를 위한 동작		
	전반적인 도움이 필요하다.	0
	침대에서 한 쪽으로만 돌아누울 수 있다.	1
	양쪽으로 돌아누울 수 있으나 욕창방지에는 못미친다.	2
	욕창방지에 충분한 정도로 양쪽으로 돌아누울 수 있다.	3
	도움 없이 침대에서 돌아누우며, 일어나 앉을 수 있다.	4
	독립적인 침상 움직임이 가능하다. 앉은 자세에서 몸을 들어 올릴 수 있으나(push-up) 완벽하지 못하다.	5
	독립적으로 침상 움직임이 가능하다. 앉은 자세에서 완벽하게 몸을 들 수 있다.	6
10. 이동(침대 – 휠체어) : 휠체어 잠그기, 발판 올리기, 팔걸이 제거 및 조절, 이동, 발 옮기기		
	전반적인 도움이 필요하다.	0
	부분적 보조 또는 감독이 필요하다.	1
	독립적인 수행이 가능하다.	2
11. 이동(휠체어 – 변기 – 욕조) : 잠그기, 발판 올리기, 팔걸이 제거 및 조정, 이동, 발 옮기기		
	전반적인 도움이 필요하다.	0
	부분적 보조 또는 감독이 필요하다(예 bar 사용).	1
	독립적인 수행이 가능하다.	2

이동(실내와 실외)		
12. 실내이동(10m 이내)		
	전반적인 도움이 필요하다.	0
	전동 휠체어가 필요하다. 또는 수동일 경우 부분적인 도움이 필요하다.	1
	수동 휠체어 이용 시 독립적으로 이동한다.	2
	보행 시 감독이 필요하다(보조기 유무와 관계없음).	3
	워킹프레임이나 목발로 보행한다(스윙 게이트).	4
	목발이나 두 개의 지팡이로 보행한다(reciprocal walking).	5
	한 개의 지팡이로 보행한다.	6
	하지 보조기만 사용해 보행한다.	7
	보조기 없이 독립적으로 보행한다.	8
13. 중간 정도의 거리 이동(10~100m)		
	전반적인 도움이 필요하다.	0
	전동 휠체어가 필요하다. 또는 수동일 경우 조작 시 부분적 도움이 필요하다.	1
	수동 휠체어를 이용해 독립적으로 이동한다.	2
	보행 시 감독이 필요하다(보조기 유무와 관계없음).	3
	워킹프레임이나 목발로 보행한다(swing gait).	4
	목발이나 두 개의 지팡이로 보행한다(reciprocal walking).	5
	한 개의 지팡이로 보행한다.	6
	하지 보조기만 사용해 보행한다.	7
	보조기 없이 독립적으로 보행한다.	8
14. 실외이동(100m 이상)		
	전반적인 도움이 필요하다.	0
	전동 휠체어가 필요하다. 또는 수동일 경우 조작 시 부분적 도움이 필요하다.	1
	수동 휠체어를 이용해 독립적으로 이동한다.	2
	보행 시 감독이 필요하다(보조기 유무와 관계없음).	3
	워킹프레임이나 목발로 보행한다(swing gait).	4
	목발이나 두 개의 지팡이로 보행한다(reciprocal walking).	5

	한 개의 지팡이로 보행한다.	6
	하지 보조기만 사용해 보행한다.	7
	보조기 없이 독립적으로 보행한다.	8
15. 계단 이동하기		
	계단을 오르고 내릴 수 없다.	0
	타인의 도움을 받아 또는 감독하에서 최소 3개 이상의 계단을 오르고 내릴 수 있다.	1
	손잡이, 목발, 지팡이를 이용해 최소 3개 이상의 계단을 오르고 내릴 수 있다.	2
	도움이나 감독 없이 최소 3개 이상의 계단을 오르고 내릴 수 있다.	3
16. 이동동작 : 휠체어－자동차(자동차로의 접근, 휠체어 잠그기, 발판과 팔걸이 제거하기, 자동차로 이동, 휠체어를 자동차에 실고 내리기)		
	전반적인 도움이 필요하다.	0
	부분적 도움 또는 감독이 필요하다.	1
	보조도구를 사용해 독립적으로 수행한다.	2
	보조도구 없이 독립적으로 수행한다.	3
total	최대점수＝100, 최소점수＝0	

1.11 기타

- ABS-S
- BDI
- CCITSN
- COACH
- HELP
- PEDI
- SFA
- VINELAND
- Functional autonomy measuring system
- Functional status index
- Goal attainment scaling
- Patient evaluation conference system
- Pluses profile

OCCUPATIONAL THERAPY

2

C·H·A·P·T·E·R

운동 평가 (Evaluation of Motor)

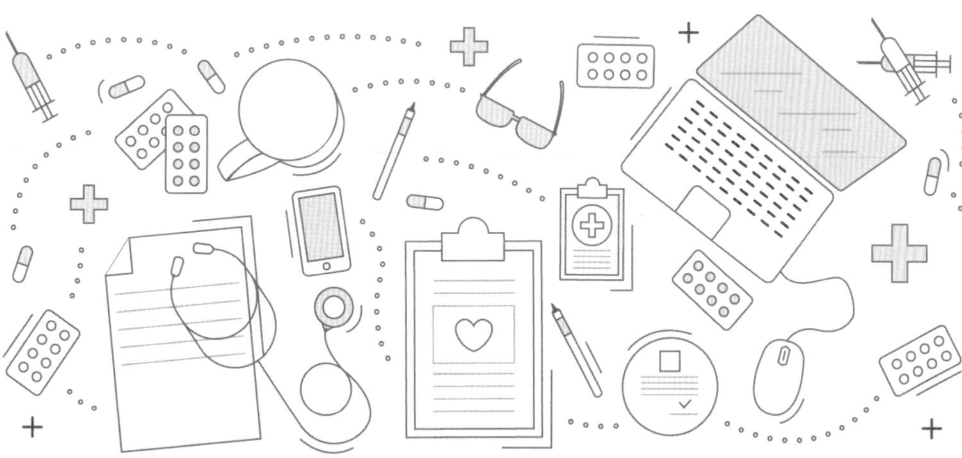

꼭! 알고 넘어가기!!

- 다양한 평가도구들의 수행방법과 결과 해석을 이해해야 한다.
- 평가의 목적을 묻는 문제들이 국가고시에 빈번히 출제되고 있다.

2.1 Jebsen-Taylor Hand Function Test

1. 개요

저자	• RH Jebsen, N Taylor
목적	• 일상생활에서 사용되는 손 기능을 단계별로 간편하게 평가하기 위해
대상	• 5세 이상 아동~성인까지

2. 내용

1) 글쓰기(writing) : subtest #1

과정 (procedure)	① 8½″ × 11″ 줄이 없는 흰 종이 4장과 볼펜을 환자에게 제공함 ② 흰 종이를 다른 종이 위에 올려놓고 클립보드에 넣음 ③ 복사된 문장은 24개의 글자를 가지고 있음 • 읽기 3등급의 난이도를 가지고 있음 • 문장은 대문자로 되어있으며, 5″ × 8″ 카드 중심에 위치해 있음 ④ 타이핑된 카드와 북 스탠드(book stand)를 환자가 보지 못하게 함 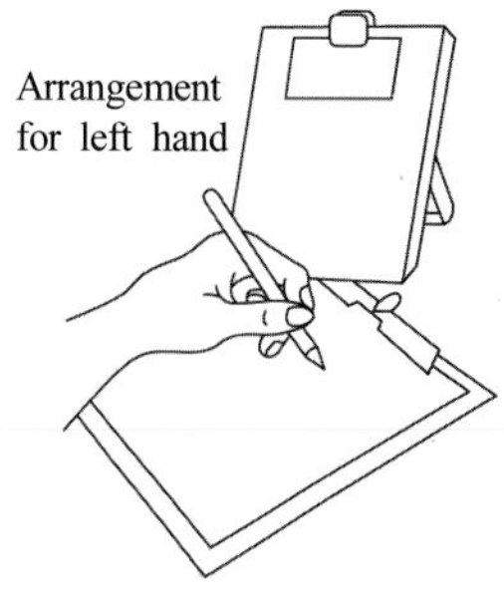 **그림 2-1** 글쓰기 왼손 평가 ⑤ 대상자가 편안하게 준비된 후 구두지시를 보며 카드를 넘김과 동시에 시작하라고 지시함 ⑥ "시작"이라는 구두지시 후부터 그 문장의 끝(즉 종이에서 펜이 떨어질 때)까지의 시간을 측정함 • 새로운 문장을 우세손으로 반복함

언어적 지시 (verbal instructions)	① 비우세손(non-dominant hand) "읽기를 위해 안경이 필요한가요? 만약 필요하다면 안경을 쓰세요. 그리고 펜을 ( )손으로 잡고 당신이 편안한 자세에서 글씨를 쓸 수 있도록 모든 것을 정리하세요. 이 카드의 반대 방향에는 문장이 있습니다. 제가 이 카드를 뒤집었을 때 그리고 제가 "시작"이라고 말할 때 가능한 빠르고 깨끗하게 그 문장을 쓰세요. ( )손을 사용해야 합니다. 인쇄체로 쓰지 않아도 됩니다. 이해하셨나요? 준비, 시작." ② 우세손(dominant hand) "좋습니다. 이제 똑같이 반복하세요. 단지 이번에는 ( )손을 사용하세요. 제가 다른 문장을 제시하겠습니다. 준비되셨나요? 시작."

2) 카드 뒤집기(card turning) : subtest #2

과정 (procedure)	① 3″ × 5″ 카드 5장을 제시함 • 한쪽 면은 줄이 그어져 있음 • 대상자 앞 테이블 위에 2인치씩 떨어지게 배치함 ② 각각의 카드는 수직으로 배치됨 ③ 카드는 테이블 끝부분에서 앞쪽으로 5″ 떨어짐 • 거리는 테이프 조각으로 테이블 양쪽 면에 표시함 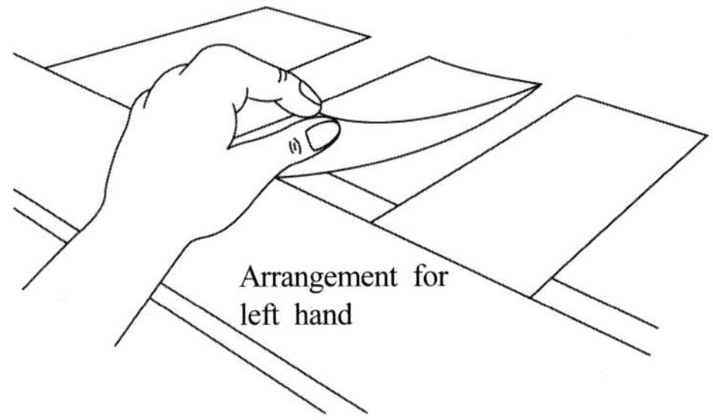 그림 2-2 카드 뒤집기 왼손 평가 ④ "시작"이라는 말과 동시에 시간이 측정되며, 마지막 카드가 뒤집어질 때까지 측정함 ⑤ 뒤집을 때는 정확한 위치에 놓을 필요가 없음 ⑥ 대상자의 우세손으로 평가를 반복함
언어적 지시 (verbal instructions)	① 비우세손(non-dominant hand) "당신의 ( )손을 테이블 위에 올려놓으세요. 제가 "시작"이라고 말할 때, 당신은 가능한 빨리 한 번에 한 장씩 카드를 뒤집습니다. 이 카드로부터 시작됩니다(우세손 쪽의 카드를 가리킴). 당신이 원하는 어떤 방식으로든 카드를 넘길 수 있습니다. 하지만 카드를 깔끔하게 정렬할 필요는 없습니다. 이해하셨죠? 준비. 시작." ② 우세손(dominant hand) "자, 당신의 ( )손을 이용해 똑같은 방식으로 반복하세요(비우세손 쪽에 있는 카드를 가리킴). 준비. 시작."

3) 작은 물건 집어 올리기(picking up small object) : subtest #3

<table>
<tr><td>과정
(procedure)</td><td>① 대상자의 전방 테이블 끝에서 5″ 떨어진 곳 1 파운드의 빈 커피 캔을 놓음
② 2개의 1″ 종이클립(수직으로), 2개의 일반크기 병뚜껑(각 1″ 직경이며 뚜껑의 안쪽면이 위를 향하게), 2개의 미국 동전을 비우세손 쪽에 수평적으로 정렬함
• 캔에서 동전이 가장 가까우며 클립이 가장 멀리 떨어져 있음
③ 각각은 대략 2″ 씩 떨어져 있음
④ “시작”이라는 말과 동시에 시간을 측정하며, 마지막 물체가 캔 안에 떨어지는 소리가 들릴 때까지 초를 측정함
⑤ 우세손도 반복함
⑥ 우세손의 정열은 앞서 서술된 내용의 거울상처럼 배치함(반대로 배치)
⑦ 우세손 쪽의 캔을 제외한 나머지 물체를 재위치시킴
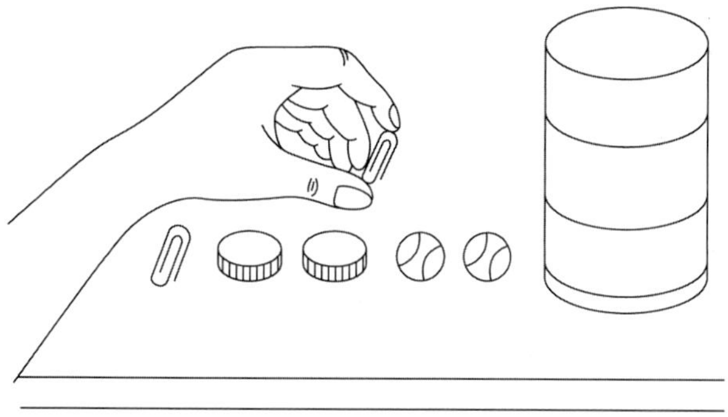
Arrangement for left hand
그림 2-3 작은 물건 집어 올리기 왼손 평가</td></tr>
<tr><td>언어적 지시
(verbal instructions)</td><td>① 비우세손(non-dominant hand)
“당신의 (   )손을 테이블 위에 올려놓으세요. 제가 ‘시작’이라는 말을 하면 한 번에 하나씩 빠르게 이 물건들을(비우세손 쪽의 클립을 가리킴) 캔 안에 집어 넣어주세요. 이해하셨나요? 준비. 시작.”
② 우세손(dominant hand)
“자, 이제 앞서 실시한 (   )손과 똑같이 반복하세요(우세손 쪽의 클립을 가리킴). 준비. 시작.”</td></tr>
</table>

4) 모의 식사(simulating feeding) : subtest #4

<table>
<tr><td>과정
(procedure)</td><td>① 테이블 끝에서 5″ 떨어진 곳에 판(clamp board)을 놓음
② 약 5/8″ 정도의 콩 5개를 판 위에 위치시킴
• 콩은 중심에서 비우세손 쪽을 향하도록 배치함
• 콩은 각각 2″ 정도 떨어져 수직으로 정렬됨
• 콩은 판의 벽과 맞닿아 있으며, 평행하게 정렬됨
③ 판의 앞쪽 가운데 지점에 빈 커피 캔을 위치시킴
④ 보통의 티스푼이 제공됨
⑤ “시작”이라는 말과 함께 시간이 측정되며, 캔 안에 마지막 콩이 떨어지는 소리가 들릴 때까지 시간을 측정함
⑥ 우세손도 반복함
• 콩은 우세손 쪽 중심부에 위치함
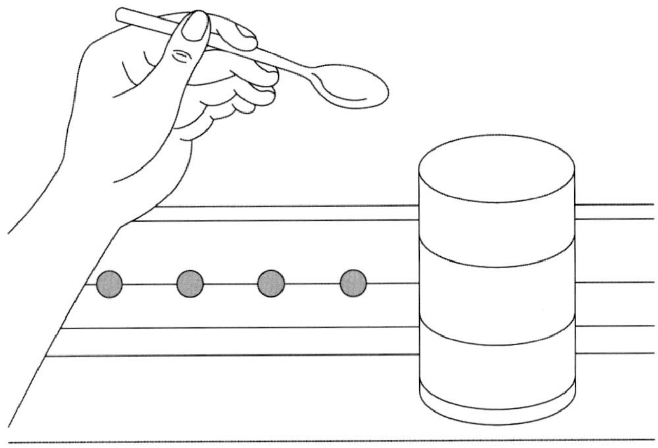
Arrangement for left hand
그림 2-4 모의 식사 왼손 평가</td></tr>
<tr><td>언어적 지시
(verbal instructions)</td><td>① 비우세손(non-dominant hand)
“당신의 ( )손으로 티스푼을 잡으세요. 제가 “시작”이라고 말하면 ( )손을 이용해 한 번에 하나씩 콩을 들어 올리세요. 가능한 빨리 콩을 이 통 안에 넣으세요(비우세손 쪽의 콩을 가리킴). 이해하셨죠. 준비. 시작.”
② 우세손(dominant hand)
“자, 이제 앞서 실시한 ( )손과 똑같이 반복하세요(우세손 쪽의 콩을 가리킴). 준비. 시작.”</td></tr>
</table>

5) 장기알 쌓기(stacking checkers) : subtest #5

<table>
<tr><td>과정
(procedure)</td><td>① 대상자의 정면에 표준화된 4개의 붉은 장기 알(1″ 직경)을 올려놓음
• 테이블 끝으로부터 5″ 앞에 위치함
• 판의 끝에(board cramped) 붙여놓음
② 중심으로부터 양쪽으로 두 개씩 ‘○○○’모양으로 정렬함
③ 시간은 “시작”과 함께 측정되며, 4번째 장기 알이 3번째 장기알과 접촉할 때까지 측정함
④ 4번째 장기 알이 제 위치에 정렬될 필요는 없음
⑤ 우세손도 반복 평가함
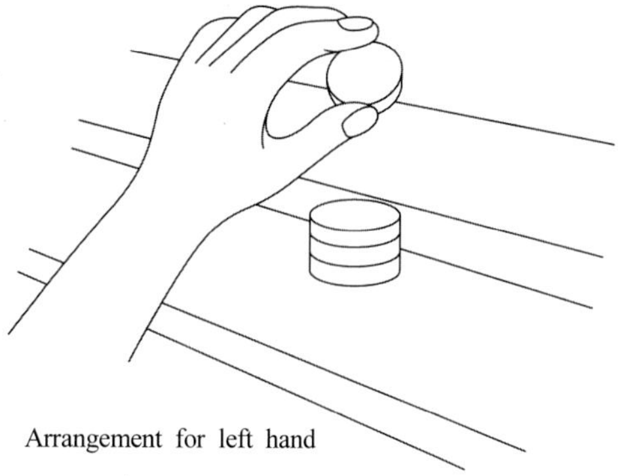

그림 2-5 장기 알 쌓기 왼손 평가</td></tr>
<tr><td>언어적 지시
(verbal instructions)</td><td>① 비우세손(non-dominant hand)
“테이블 위에 당신의 ( )손을 올려놓으세요. 제가 “시작”이라고 말할 때 ( )손을 이용해 가능한 빨리 당신 앞의 판 위에 장기 알을 쌓으세요(시범을 보임). 어떤 장기 알부터 시작해도 관계없습니다. 이해하셨나요? 준비. 시작.”
② 우세손(dominant hand)
“자, 이제 앞서 실시한 ( )손과 똑같이 반복하세요. 준비. 시작.”</td></tr>
</table>

6) 크고 가벼운 물건 들어올리기(lifting large light objets)

<table>
<tr><td>과정
(procedure)</td><td>① 테이블 끝에서부터 전방으로 5″ 떨어진 곳에 판을 고정시킴
② 판의 앞쪽에 빈 ‘#303 캔’을 위치시킴
• 캔은 2″ 씩 떨어져 있고, 캔의 열린 면이 아래쪽으로 향함
③ 시간 측정은 “시작”과 함께 시작하며, 다섯 번째 캔이 손에서 떨어질 때까지 측정함
④ 우세손을 반복 평가함</td></tr>
</table>

과정 (procedure)	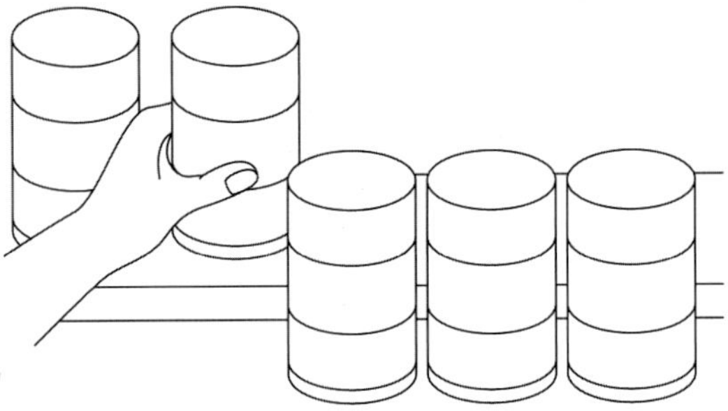 Arrangement for left hand **그림 2-6** 크고 가벼운 물건 들어올리기 왼손 평가
언어적 지시 (verbal instructions)	① 비우세손(non-dominant hand) "당신의 ( )손을 테이블 위에 올려놓으세요. 제가 "시작"이라고 말할 때 여기 앞에 있는 캔을 판위에 올려놓으세요(시범을 보임). 이것부터 시작하세요(비우세손 쪽의 캔을 가리킴). 이해하셨나요? 준비. 시작." ② 우세손(dominant hand) "자, 이제 여기부터 시작해서(우세손 쪽의 캔을 가리킴) 앞서 실시한 ( )손과 똑같이 반복하세요. 준비. 시작."

7) 크고 무거운 물건 들어올리기(lifting large heavy objects)

과정 (procedure)	① 테이블 끝에서부터 전방으로 5″ 떨어진 곳에 판을 고정시킴 ② 판의 앞쪽에 속이 찬 1파운드의 '#303 캔'을 위치시킴 • 캔은 2″ 씩 떨어져 있음 ③ 시간 측정은 "시작"과 함께 시작하며, 다섯 번째 캔이 손에서 떨어질 때까지 측정함 ④ 우세손을 반복 평가함 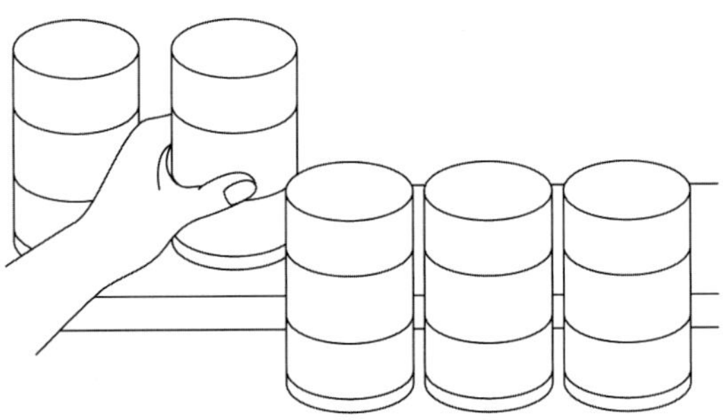 Arrangement for left hand **그림 2-7** 크고 무거운 물건 들어올리기 왼손 평가

언어적 지시 (verbal instructions)	① 비우세손(non-dominant hand) "지금은 보다 무거운 캔으로 같은 평가를 반복할 것입니다. 당신의 ( )손을 테이블 위에 올려놓으세요. 제가 "×시작"이라고 말할 때 여기 앞에 있는 캔을 판위에 올려놓으세요(시범을 보임). 이것부터 시작하세요(비우세손 쪽의 캔을 가리킴). 이해하셨나요? 준비. 시작." ② 우세손(dominant hand) "자, 이제 여기부터 시작해서(우세손 쪽의 캔을 가리킴) 앞서 실시한 ( )손과 똑같이 반복하세요. 준비. 시작."

2.2 Purdue Pegboard Test

1. 개요

저자	• Joseph Tiffin, 1948
목적	① 손가락, 손과 팔의 대움직을 평가 ② 소운동 기민성의 평가 및 기본 자료 제시
대상	• 5세 이상 아동~성인

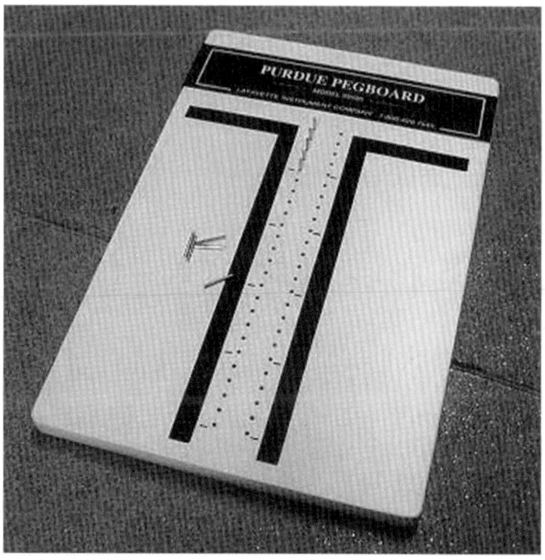

그림 2-8 Purdue Pegboard Test

2. 내용

<table>
<tr><td>테스트 구성 및 시간 측정
(test batteries and timing)</td><td>① 평가자는 각각의 평가를 완전히 마친 후 다음 5개의 분리된 점수를 조합해야 함
• 오른손(30초)
• 왼손(30초)
• 양손(30초)
• 오른손+왼손+양손(Note : 실제로 평가하지 않음 : 수학적인 점수 합산)
• 조립(60초)
② 이 테스트 조합(test batteries)은 연속적 순서로 진행함
• 왼손잡이의 경우는 예외(1번과 2번이 반대로 진행)
• 왼손이 먼저, 그 다음에 오른손을 실시함
③ 3회 수행을 권장함</td></tr>
<tr><td>도구
(equipment required)</td><td>① Purdue Peyboard test(Model#3020)
• 매뉴얼(instruction manual)
• 1개 테스트 판(1test board)
• 핀, 콜라, 와셔(pins, collars, washers)
• 점수지(score sheets)
② 높이 30인치 이상의 평가 테이블
• 대상자는 테스트 수행 내내 앉아 있어야 함
③ 초를 잴 수 있는 초시계(stopwatch) 또는 시계
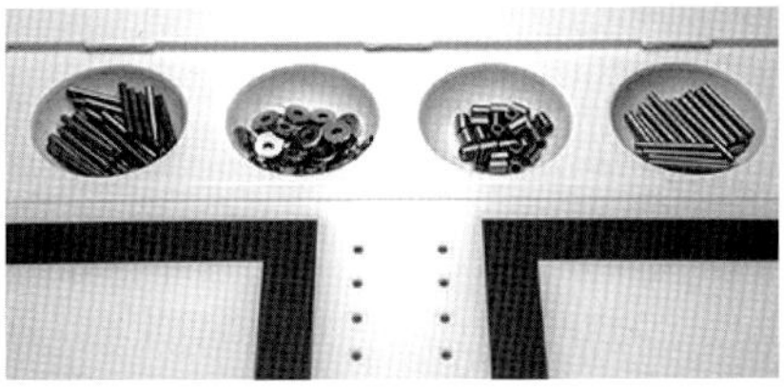
그림 2-9 핀, 콜라, 와셔</td></tr>
</table>

3. 평가(Test procedure)

1) 일반적 내용(general instructions)

- 대상자는 'pegboard' 전면에 수직자세로 테이블에 편안하게 착석함
- 'pegboard' 위쪽에 위치한 컵(cup)이 위를 향하도록 위치함
- 오른쪽 끝과 왼쪽 끝에 있는 컵에 총 50개의 핀(pin)을 넣어 둠
  - 각각 25개의 핀을 위치시킴
- 오른손잡이의 경우
  - 중앙의 오른쪽 컵에 20개의 콜라(collar)를 위치시킴
  - 중앙의 왼쪽 컵에 40개의 와셔(washer)를 위치시킴
- 왼손잡이의 경우
  - 콜라(collar)와 와셔(washer)의 위치를 반대로 배치함

2) 지시(direction)

- 개인 평가를 위한 내용이며, 그룹 평가를 위해서는 적절히 수정되어야 함

- 대상자가 앉아있고, 시작할 준비가 되었을 때 다음과 같이 말함
  "이 평가는 여러분들(또는 당신)의 손이 얼마나 빠르고 정확한지를 알아보기 위한 평가입니다. 평가를 시작하기 전 여러분들(또는 당신)이 무엇을 해야 하는지를 소개받게 됩니다. 그 후 여러분들(또는 당신)은 연습을 할 수 있는 기회를 가지게 될 것입니다. 여러분들이 무엇을 해야 할지 잘 확인하시기 바랍니다."

오른손(right hand) : 30초	① 지시 및 시범 "오른쪽에 있는 컵에서 오른손을 사용하여 한 번에 한 개씩 핀을 집어 올리세요. 오른쪽 가장 위쪽 구멍을 시작으로 그 줄에 핀을 넣으세요(시범 보인 핀은 구멍에서 제거함). 지금부터 연습 삼아 몇 개의 핀을 넣도록 하겠습니다. 만약 평가도중 핀을 떨어뜨렸다면 그것을 줍기 위해 멈추지 마세요. 그냥 컵 속의 다른 핀을 집어 올려 계속 진행하세요." • 핀을 꽂을 때 실수가 있다면 수정해주며, 어떤 질문이든지 대답해줌 • 대상자가 3개 또는 4개의 핀을 넣고 방법을 이해했다고 판단되면 다음과 같이 말함 "멈추세요. 이제 연습한 핀을 빼내고 그것을 다시 오른쪽 컵에 넣으세요." • 대상자가 이를 완수했을 때 다음과 같이 말함 "제가 '시작'이라고 말할 때 오른손 줄 가장 위쪽에 위치한 구멍부터 가능한 많은 핀을 넣어보세요. 제가 '그만'이라고 할 때까지 할 수 있는 한 빠르게 수행하세요. 준비되셨나요? 시작." • 평가자는 "시작"이라고 말과 동시에 시간 측정을 시작함 • 정확히 30초가 되면 다음과 같이 말함 "멈추세요." • 꽂혀진 핀의 개수를 세고 오른손 점수를 기록함 – 오른손으로 꽂은 핀의 총 개수를 의미함 • 구멍에서 핀을 제거함 • 오른손과 왼손 평가를 모두 수행한 후 대상자는 모두 핀을 원래의 컵에 되돌려 놓음
왼손(left hand) : 30초	① 지시 및 시범 "왼쪽에 있는 컵에서 왼손을 사용하여 한 번에 한 개씩 핀을 집어 올리세요. 왼쪽가장 위쪽 구멍을 시작으로 그 줄에 핀을 넣으세요. 연습 삼아 몇 개의 핀을 넣도록 하겠습니다." • 대상자가 3개 또는 4개의 핀을 끼워 넣고 조작을 이해했다고 여겨지면 다음과 같이 말함 "멈추세요. 이제 연습한 핀을 빼내고 그것을 다시 왼쪽 컵에 넣으세요."

왼손(left hand) : 30초	• 대상자가 이를 완수했을 때 다음과 같이 말함 "제가 '시작'이라고 말할 때 왼손 줄 가장 위쪽에 위치한 구멍부터 가능한 많은 핀을 넣어보세요. 제가 '그만'이라고 할 때까지 할 수 있는 한 빠르게 수행하세요. 준비되셨나요? 시작." • 평가자는 "시작"이라고 말과 동시에 시간 측정을 시작함 • 정확히 30초가 되면 다음과 같이 말함 "멈추세요." • 꽂혀진 핀의 개수를 세고 왼손 점수를 기록함 – 왼손으로 꽂은 핀의 총 개수를 의미함 • 구멍에서 핀을 제거함 • 오른손과 왼손 평가를 모두 수행한 후 대상자는 모든 핀을 원래의 컵에 되돌려 놓음
양손(both hands) : 30초	① 지시 및 시범 • 이 평가는 양손을 같이 사용하는 테스트임 • 다음과 같은 말로 시작함 "이번에는 양손을 동시에 사용할 것입니다. 오른손으로 오른쪽 컵의 핀을 들어 올리고 동시에 왼손으로 왼쪽 컵의 핀을 들어 올립니다. 그 다음 각 방향의 줄 아래로 핀을 꽂습니다. 양쪽 줄의 가장 위쪽 구멍부터 시작하세요(시범을 보인 후 시범을 위해 사용된 핀을 제자리로 위치시킴). 지금부터 양손 연습을 위해 몇 개의 핀을 끼워 넣도록 하겠습니다." • 대상자가 연습을 통해 3쌍 또는 4쌍의 핀을 올바르게 끼워 넣은 후 말함 "멈추세요. 연습한 핀을 빼내고 그것들을 원래의 컵에 돌려놓으세요." • 그런 뒤 다음과 같이 말함 "제가 '시작'이라고 말할 때 양손으로 가능한 한 많은 핀을 넣으세요. 양쪽 줄의 가장 위쪽 구멍에서부터 시작합니다. 제가 멈추라고 말할 때까지 최대한 빠르게 수행하세요. 준비되셨나요? 시작." • 평가자는 "시작"이라고 말과 동시에 시간 측정을 시작함 • 정확히 30초가 되면 다음과 같이 말함 "멈추세요." • 끼워진 핀의 쌍을 개수로 세고(핀의 총 개수가 아님) 점수를 기록함 • 대상자는 본래의 컵에 핀을 되돌려 놓음
오른손 + 왼손 + 양손 (right + left + both) : 점수의 합산 (sum of scores)	• 독립된 평가가 아님 • 이전 3개의 평가점수를 합산하여 얻어짐 – 오른손, 왼손, 양손에 기록된 점수를 모두 합산함

오른손+왼손+양손 (right+left+both) : 점수의 합산 (sum of scores)	• 이 점수는 실제 평가 동안 기록하지 않음 – 조립(assembly) 평가 후 기록 – 양손으로 조립 검사를 즉시 시작할 수 있음
조립(assembly) : 1분	① 핀(pin), 콜라(collar), 그리고 와셔(washer)를 조립하는 것으로 구성됨 ② 언어적 지시 후 시범을 보임 "오른손으로 오른손 컵의 핀을 하나 집으세요. 오른손 줄의 가장 위쪽에 있는 구멍에 핀을 넣음과 동시에 왼손으로 와셔(washer)를 집으세요. 핀을 넣자마자 핀 위에 와셔를 넣습니다. 와셔를 핀 위에 위치시키는 동시에 오른손으로 콜라(collar)를 집으세요. 그리고 핀 위로 콜라(collar)를 넣으면서 동시에 왼손으로 또 다른 와셔(washer)를 집어 콜라(collar) 위에 넣습니다. 이것이 첫 번째 조립의 완성입니다. 핀, 와셔, 콜라, 그리고 와셔의 순으로 구성됩니다. 첫 조립을 위해 왼손으로 와셔(washer)를 조작하는 동안 오른손으로 새로운 핀을 집으므로 두 번째 조립이 시작됩니다. 핀을 다음 구멍에 위치시키고 왼손으로 다시 와셔를 핀 위에 떨어뜨리는 등 새로운 조립을 완성하게 됩니다. 지금부터 조립 연습을 조금하도록 시간을 주겠습니다." • 매 시간 양손 조작을 강조해야 함 – 한 개의 핀을 집어올리고, 한 개의 와셔, 그리고 한 개의 콜라……. • 대상자가 "교차" 과정을 충분히 이해했다는 것을 확인하기 위해 평가 전에 4개 또는 5개의 완전 조립을 허용해야 함 – 대상자는 반드시 양손의 동시 사용이 유지되어야 함 • 주의 – 대상자가 왼손잡이일 경우 와셔와 콜라의 컵 위치를 바꿔줌 • 대상자는 왼손으로 핀 집어 올리기부터 시작함 – 오른손으로는 와셔를, 왼손으로는 콜라를, 다른 와셔는 오른손으로 집어 올림 – 모든 조립이 같은 방식으로 진행됨 • 대상자가 조립 연습을 마친 후 다음과 같이 말함 "멈추세요. 지금부터 핀, 콜라, 와셔를 본래의 컵으로 되돌려 놓으세요." • 다시 말함 "제가 '시작'이라고 말하면 가능한 한 많은 조립을 만드세요. 가장 위쪽 구멍부터 시작하세요. 제가 '그만'이라고 할 때까지 빠르게 수행하세요." • 시간 측정은 "시작"이라고 말할 때부터 시작함 • 정확히 1분(60초) 후 다음과 같이 말함 "멈추세요."

조립(assembly) : 1분	• 조립된 부분의 개수를 세고 조립 점수를 기록함 • 각각의 조립은 네 부분으로 되어있음 • 점수의 예 – 대상자가 8개의 완전한 조립을 만들었을 경우 – 8(개수) × 4(부분) = 32점 • 만약 1분 후 정확한 위치에 추가 부분이 있을 경우 역시 조립 점수에 포함됨 예 핀과 첫 번째 와셔에서 멈췄을 경우 2를 더해 줌 • 평가 후 평가자는 점수를 기록하며, 대상자는 핀, 콜라, 와셔를 제자에 돌려놓음

2.3 Grooved Pegboard Test

1. 개요

저자	• Ronald Trites
목적	• 손의 조작 및 기민성 평가
대상	• 성인 : 15세 이상 • 청소년기 : 9~14세 12개월 • 아동기 : 5~8세 12개월
특징	• 손끝을 이용한 민첩성 평가 • 모양이 일정치 않은 25개의 구멍으로 구성됨 • 페그(peg)의 한 쪽에 키가 있음 • 구멍에 키를 맞추기 위해 페그를 회전시켜야 함 – 다른 페그보드(pegboard)보다 더 복잡한 시운동 협응이 요구됨

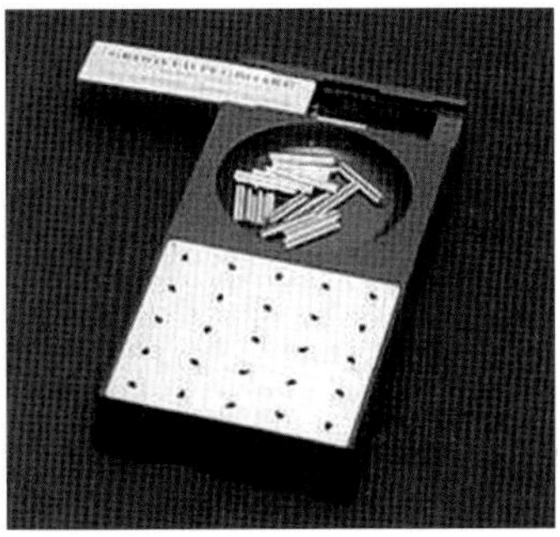

그림 2-10 Grooved Pegboard Test

2. 내용

<table>
<tr><td>평가 방법</td><td>① 페그보드(pegboard)를 테이블 가장자리에 대상자의 중심에 위치시킴
• 페그의 트레이(tray)를 위로 위치시킴
② 평가자는 평가에 대한 설명을 제공함
“이것은 페그보드(pegboard)이고, 이것들은 페그(peg)입니다(평가자는 손으로 각각을 지적하며 페그 하나를 잡고 지속함). 모든 페그는 똑같습니다. 그것은 볼록 튀어나온 부분을 가지고 있습니다. 그것은 둥근면에 네모진 모양을 가졌으며, 그 모양이 보드의 구멍(hole)과 일치합니다. 당신이 해야 할 일은 페그의 돌출 부위와 보드의 돌출부위를 맞추는 것입니다. 이 페그(peg)를 이렇게 구멍에 끼워 넣습니다(평가자는 가장 위쪽 줄을 채우므로 시범을 보임).”
• 페그를 제거하고, 그것을 다시 트레이에 넣음
“제가 ‘시작’이라고 말하면 여기부터 시작하며, 당신이 할 수 있는 한 최대로 빠르게 보드에 페그를 넣으세요. 오직 우세손만을 사용하세요. 이쪽에서부터 저쪽까지 윗줄을 완전히 채우세요. 건너뛰어 채우지 말고, 윗줄을 채운 것과 같은 방식으로 각각의 줄을 채워 넣으세요. 질문이 있나요? 준비. 당신이 할 수 있는 한 최대로 빨리 수행하세요. 시작.”</td></tr>
<tr><td>성인 및 청소년을 위한 평가 안내
(supplementary instruction : adult, adolescent)</td><td>① 시범보이기
• 오른손 검사 시 평가자는 페그(peg)를 대상자의 왼쪽에서 오른쪽으로 넣기를 시범보임
• 왼손 검사 시 오른쪽에서 왼쪽으로 넣기를 시범보임
② 우세 손을 먼저 실시하고 비우세 손을 다음에 시행함
③ 평가자는 대상자가 가능한 빠르게 수행할 수 있도록 격려함
• 필요할 경우 속도를 올리기 위해 조언을 할 수 있음
④ 페그는 반드시 정확한 순서와 정확한 방향으로 보드에 넣어야 함
• 새롭게 시작되는 줄의 첫 번째 구멍을 지적해줄 수 있음
– 특히 비우세손 검사 시 필요함
⑤ 한 번에 한 개의 페그만을 집어 들어야함
• 대상자가 1개 이상을 집어 들었을 경우 즉시 알려주어야 함
⑥ 오직 한 손만을 사용해야 함
• 페그를 돌리기 위해 다른 손을 사용하려는 시도를 보인다면 무릎 위에 손을 유지하도록 유도함
⑦ 필요할 경우 환자를 위해 보드(board)가 흔들리지 않도록 잡아줄 수 있음
⑧ 심한 운동 손상을 지닌 대상자의 경우
• 하나의 페그(peg)라도 넣을 수 있는지 없는지를 보기 위해 이 검사를 수행함</td></tr>
</table>

성인 및 청소년을 위한 평가 안내 (supplementary instruction : adult, adolescent)	⑨ 수행에 영향을 미칠 수 있는 모든 요소들이 기록되어야 함 예 손가락의 통증, 붕대 등 ⑩ 페그가 바닥에 떨어졌을 경우 • 평가자는 검사가 진행되는 동안 그것을 대상자가 집어 들지 않도록 함 • 이미 보드에 정확하게 넣어진 페그를 꺼내서 다시 사용하게 함 – 보통 첫 번째 또는 두 번째 페그를 이용함
아동을 위한 평가 안내 (supplementary instruction : kiddie)	• 성인용(version)과 동일한 내용 – 설명(description), 필요한 도구, 평가안내(instruction) 및 채점 • 성인용과 다른 내용 – 모든 면에서 동일하지만 요구되는 페그의 수가 보다 적음 – 오직 페그보드(pegboard)의 첫 번째 줄과 두 번째 줄을 채움 → 페그의 총 개수는 10개임 • 정확한 순서와 방향을 지적하기 위해 특별한 주의가 필요함 – 정확한 순서의 수행이 어려운 아동이 10개의 페그를 틀린 순서로 진행할 경우 → 비표준화된 검사를 의미하는 'D'를 받게 됨
채점 (scoring)	① 시간 기록 • 초로 기록 • 각 수행 때마다 측정 • 시작부터 대상자가 마지막 페그(peg)를 넣을 때까지 또는 평가가 중단될 때까지 ② 수행의 중단 • 5분 후에 중단됨 • 수행을 완수하지 못했을 경우 'A'를 받음 ③ 두 번째 점수 • 각 수행동안 발생한 '떨어진 핀(drop)'의 개수를 말함 • '떨어진 핀(drop)'의 정의 – 트레이(tray)에서 페그 집기부터 구멍에 정확히 위치하기까지의 과정 중 떨어진 모든 페그를 말함 – 예외 → 한 개 이상의 페그를 트레이에서 집어 들었다가 의도적으로 한 개를 떨어뜨릴 경우는 제외함 → 페그를 의도적으로 조작하기 위하여 페그를 접시 또는 테이블에 내려놓을 경우는 제외함 → 다른 손(평가 대상이 아닌 손)을 사용하여 페그를 돌릴 경우 ◦ 기록해야 함 ◦ 1회 이상 나타날 경우 '(비표준화된 평가를 의미)'를 줌

채점 (scoring)	④ 세 번째 점수 • 각 수행 동안 구멍에 정확하게 위치된 페그의 개수를 말함 • 우세손 수행 후 비우세손 수행 – 각각 3회의 수행 • 세 가지 점수가 수합됨 – 총 시간, 떨어진 페그의 총 개수, 보드에 정확히 위치한 페그의 총 개수

2.4 Box & Block Test(BBT)

1. 개요

목적	• 상지의 대운동 협응 기능을 측정하기 위해
특징	• 빠르고 간편하게 실시할 수 있음 • 1분간 측정하여 결과를 얻음

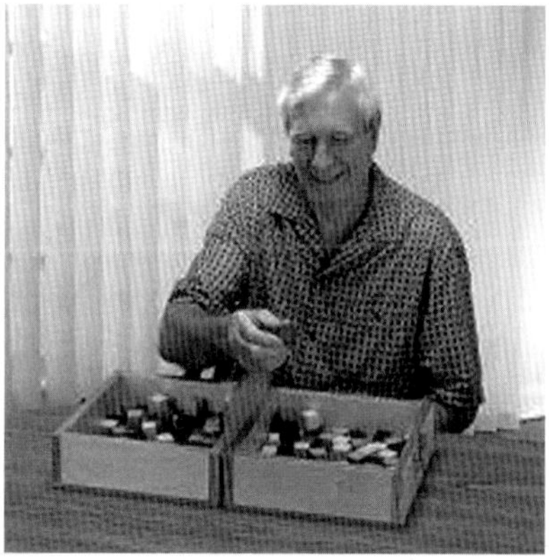

그림 2-11 BBT

2. 평가 방법

준비	• 박스(box)를 열어 놓음 • 분리대(partition)를 세워 신체의 중심에 놓음 • 박스의 위치는 표준 테이블의 끝선에 놓음 • 대상자는 박스를 마주보고 앉음 : 표준 높이의 의자 • 평가자는 대상자의 정면에 앉음

<table>
<tr><td>우세손 평가</td><td>① 우세손을 먼저 평가함 : 적목의 개수는 150개
② 평가자는 다음과 같이 말함
"당신의 우세손을 이용해 한 번에 한 개씩 가능한 빨리 적목을 집어 박스의 다른 쪽으로 옮기세요. 옮긴 후에는 그것을 놓으세요. 그리고 반드시 당신의 손가락이 분리대(partition)를 넘어야 합니다. 제가 어떻게 하는지 보여 드리겠습니다."
③ 평가자는 3개의 적목을 같은 방향으로 이동시킴
④ 다음 평가자는 대상자에게 같은 방식으로 옮길 것을 요구함
⑤ 시범이 다 끝난 후 적목들을 제 위치로 이동시킴
⑥ 평가자는 다음과 같이 말함
"만약 당신이 한 번에 두 개의 큐브를 집게 되더라도 그것을 하나로 간주할 것입니다. 당신이 테이블이나 바닥에 적목을 떨어뜨리게 된다면 신경쓰지 말고 그대로 진행하세요. 그것을 집기 위해 시간을 낭비하지 마세요. 그리고 당신의 손가락이 분리대를 넘어가지 않는다면 그것은 개수에 포함하지 않습니다. 시작 전 당신에게 15초의 연습시간을 제공할 것입니다. 질문이 있습니까? 자, 그럼 당신의 손을 박스의 옆에 내려놓으세요. 시작할 때 제가 '준비. 시작.'이라고 말할 것입니다."
• 15초간 연습을 실시함
  – 초시계를 이용하여 15초가 종료되면 "그만 하세요."라고 말함
  – 만약 어떤 문제점이 발생되었다면 연습을 통해 그것을 수정해 줌
• 연습 후 적목들을 시작한 위치로 옮겨 놓음
  – 적목은 무작위로 배치함(섞음)
• 다음과 같은 지시사항을 알려줌
  – "이 평가는 정확도를 요구합니다. 지시사항은 연습 전과 동일합니다. 가능한 빨리 수행하세요. 준비(3초 대기). 시작."
  – "멈추세요(1분 뒤)."
  – 옮겨진 적목의 개수를 기록함
    → 만약 대상자가 한 번에 두 개 이상의 큐브를 옮겼거나 대상자의 손가락 끝이 분리대를 넘지 않았다면 총점에서 그것을 빼줌</td></tr>
<tr><td>비우세손 평가</td><td>• 반대로 박스를 돌려놓음
• 우세손과 같은 방식으로 실시함</td></tr>
</table>

2.5 O'connor Finger Dexterity Test

1. 개요

목적	• 손의 미세 조작 측정
구성	• 직경이 3/16″인 100개의 구멍을 지닌 판(board) – 보드의 구성 → 각 줄은 10개의 구멍을 가지며 10개의 줄로 배열됨 → 아래가 얕게 뚫려 있는 구멍이 100개 → 11 × 5½ Formica-topped masonite 판 → 구멍의 간격은 1/2″ – 길이 1″이고 직경이 1/16″인 핀 315개 – 초시계, 평가기록지

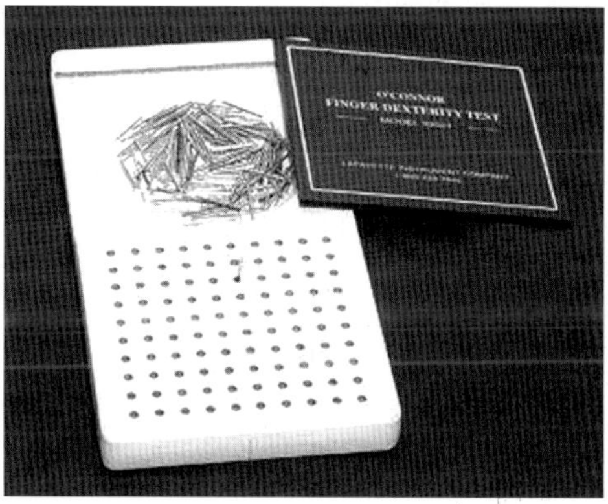

그림 2-12 O'connor Finger Dexterity Test

2. 평가 방법

대상자의 자세	• 대략 30″ 높이의 테이블에 편안히 앉음 • 오른손잡일 경우 대상자의 오른쪽에서 평가도구를 배치함 – 평가자의 앞에 대략 테이블 끝에서 12″ 거리 즈음에 위치시킴 • 왼손잡이일 경우 왼쪽에 배치함 • 주의사항 – 핀 바꾸기의 속도가 손톱의 상태에 의해 영향을 받기 때문에 모든 대상자들은 손톱을 고르며 짧게 깎을 것이 요구됨

평가자는 다음과 같은 지시사항을 알려줌	"당신의 앞에 놓여진 판에는 100개의 구멍이 있습니다. 각 구멍은 3개의 핀을 담을 만큼 큽니다. 한 번에 세 개의 핀을 집어 각 구멍에 세 개의 핀을 가능한 빨리 넣으세요. 오직 한 손만을 사용할 수 있습니다. 당신에게 가장 먼 왼쪽 코너에서 시작해 오른쪽으로 진행하세요(왼손잡이의 경우 오른쪽에서 왼쪽으로). 이렇게 당신 쪽으로 진행하세요(시범을 보임). 만약 당신이 가장 가까운 코너에서부터 시작하게 된다면 소매나 손가락이 걸릴 수 있습니다. 다음 줄을 시작하기 전에 그 줄이 완전히 채워졌는지 확인하세요. 대충 뛰어 넘어가지 마세요. 만약 바닥에 한 두 개의 핀을 떨어뜨렸어도 이 트레이(tray) 속에 충분히 핀이 많이 들어 있습니다. 그것을 집기 위해 멈추지 마세요. 제가 당신에게 '시작'이라고 말하면 시작하고 완전히 판이 채워지기 전까지는 멈추지 마세요."
연습	• 대상자는 30개 핀을 가지고 연습함 • 가장 윗줄의 10개 구멍을 채움 • 연습이 테스트 수행에 영향을 미치기 때문에 반드시 10개의 구멍만을 채움 • 핀을 놓고 잠깐의 휴식시간을 제공해줌

평가 실시	① 대상자에게 시작을 지시함
	② 시간은 정확하게 초시계로 측정함
	③ 판을 채우는 데 요구되는 초를 측정함
	④ 두 가지 시간 측정을 기록
	  • 첫 5개의 구멍 채우기 시간
	  • 50개의 구멍을 채우는 시간
	⑤ 시간은 사람에 따라 다양하게 나타남
	  • 대략 8~16분

원점수 계산	• $\frac{(\text{전반 시간})+(1.1\times\text{후반 시간})}{2}$ =원 점수 • 예) 대상자가 전반을 채우는 데 243초가 걸렸고, 후반을 채우는 데 255초가 걸림 − 245.25(원점수)=243+1.1(225) / 2

2.6 9-Hole Pegboard Test

목적	• 신경정신학적 평가 • 시각-운동 협응 능력 평가 • 직업평가 • 조작적 기민성 평가	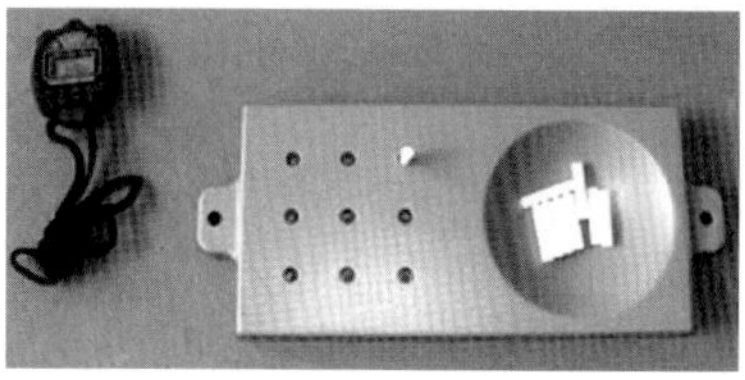 그림 2-13 9 Hole
평가대상	• 성인, 아동 모두에게 적용 가능	
준비물	• 9개의 구멍이 뚫린 나무 상자, 9개의 나무 핀, 초시계	
검사자세	• 앉은 자세	
주의사항	• 검사의 순서는 우세손을 먼저 검사한 후 비우세손을 검사함 • 양손잡이인 경우 우측손을 먼저 측정함 • 학습효과를 고려하여 검사는 양측 1회만 실시함	
실시방법	• 조용한 치료실에서 피검사자를 의자에 앉히고 정중앙에 pegboard를 놓음 • 피검사자는 우세손으로 먼저 pegboard의 1줄(3개의 구멍)을 연습함 • 피검사자는 검사자의 '시작' 지시와 동시에 끼우기를 시작하고 다 끼운 후에는 다시 핀을 뽑는 것까지 수행함 • 'pegboard'에 핀을 다 끼우고 그것을 다시 뺄 때까지의 시간을 초시계로 측정함	
기타	• 손가락의 민첩성 및 협응력 증진을 연습하기 위해 사용하기도 함	

2.7 The Minnesota Manual Dexterity(MMDT)

1. 개요

대상	• 검사 지시를 이해할 수 있는 13세 이상에게 적용 가능함	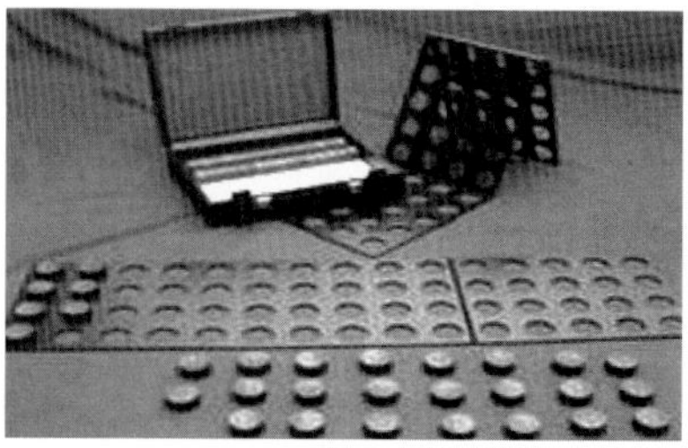 그림 2-14 MMDT
검사 준비물	• 테이블, 스톱워치, 검사 보드(board) 1개, 60개의 검정 / 빨강 블록, 점수 기록지, 기록용 펜, 지시 안내서	

이론과 적용	• 눈과 손의 협응력 뿐만 아니라 팔과 손의 기민성을 측정하기 위해 사용함 • 일반적으로 대근육 운동기술들을 측정함 ① 평가 목적 • 주체적 능력과 직업 적성을 위해 사용함 • 손의 기민성을 측정하기 위해 사용함 ② 회사채용 전 신체검사로서 MMDT • 직업과 업무를 수행할 때 요구되는 손의 기민성을 평가하기 위해 적용함 • 개인의 주체적 능력과 특정한 직업 업무를 수행하는 능력과의 상호관련성을 보여줌 • 특정한 직업 업무를 수행할 때 기량이 높은 수행자와 낮은 수행자를 알 수 있게 해줌
평가 수행 시 검사자	• 매뉴얼을 충분히 숙지하고 주의사항을 알려주어야 함 • 지시를 할 때는 매우 명료하게 해야 함 • 만약 고용을 기초로 한 검사일 경우 표준화된 검사 절차를 따라야 함 • 검사 과정을 충분히 숙지할 수 있도록 연습해야 함 • 시범을 위해 각각의 검사를 평균 속도 이상으로 수행할 수 있도록 연습해야 함 – 각각의 검사 전 시범을 보여야 함
시간	• 스톱워치나 초시계를 사용함 • 일반 시계나 벽시계를 사용할 수도 있음
연습 및 수행	• 첫 번째 시도는 항상 연습을 위한 시도임 • 검사자는 피검사자에게 연습 전 먼저 시범을 보여주어야 함 • 수행은 최소 2회 수행(연습 1회는 제외) 시간의 합산으로 결과를 해석함
평가의 진행 (Test procedure)	• 일반적 지침(general instruction) – 테스트 관리자 → 시작 위치에 MMDT가 있어야 함 – 채점지 → 대상 바로 앞의 테이블에 배치함

2. 평가의 수행

놓기 테스트 (Placing Test)

① 준비

- 테이블의 끝으로부터 22.4cm를 떨어뜨려 보드를 놓음
- 보드의 구멍 속에 블록들을 모두 채워 넣음
- 채워진 보드를 들어 올려 블록 앞에 놓음
- 보드는 탁자의 모서리에서 2.24cm 떨어져 있게 됨

② 수행 순서

- 검사자는 피검자의 맞은편에 앉아 천천히 검사 방법과 목적을 설명하기
  - 한 손을 사용하여 얼마나 빨리 블록들을 보드의 구멍 안에 넣는지에 대한 설명
- 시범을 보이기
  - 블록을 넣는 방향과 위치를 알려 줌
  - 오른손이 우세 손일 경우
    → 피검사자의 오른쪽 맨 아래의 블록을 집어 보드의 첫 줄 오른쪽 위에부터 왼쪽 방향으로 진행함
- 스톱워치로 시간 측정하기 및 시작하기
  - 검사자는 "시작"이라는 말을 하고, 스톱워치로 시간을 측정하기 시작함
  - 지시
    → "손을 첫 번째 디스크 위에 올려놓으세요. 준비, 시작"
- 수행 격려하기
  - 검사자는 피검사자의 수행에 대해 적절한 문장으로 격려하며 평가를 진행해 나감
    → "잘하고 있어요. 좀 더 빠르게 끝낼 수 있습니다."
- placing test 완료하기
  - 테스트가 완료되면 보드와 디스크 조각들은 다음 평가인 'turning test'를 위해 놓여있게 됨

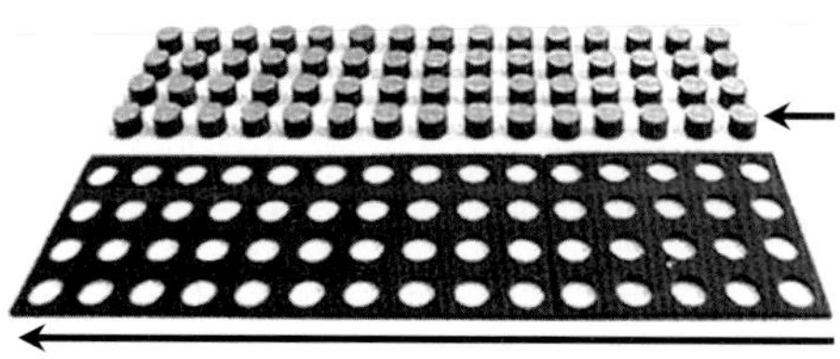

그림 2-15 옮겨놓기 검사(Placing Test)

뒤집기 검사 (Turning Test)

① 준비

- 보드는 피검사자 쪽 테이블 끝에서부터 2.24cm 떨어져 있음
- 디스크의 색깔은 모두 똑같게 채워져 있음

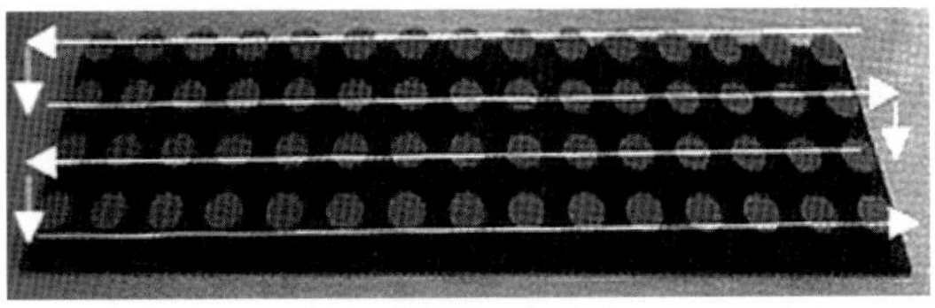

첫째, 셋째 줄은
왼손으로 잡고,
오른손으로 돌림
둘째, 넷째 줄은 반대

그림 2-16 뒤집기 검사(Turning Test)

② 수행 순서

- 평가자는 피검사자의 맞은편에 앉아 검사 방법과 목적을 설명하기
  - 한 손으로 블록을 집고, 다른 한 손으로는 블록을 뒤집어 원래의 구멍에 넣기에 대해 설명함
- 연습하기
  - 방법을 알려주고 연습으로 Test를 실시함
  - 지시
    → "당신의 왼 손으로 오른쪽 상단 끝에 있는 블록을 집어 올리세요. 디스크를 오른손으로 옮기면서 뒤집으세요. 바닥면이 위로 올라오도록 뒤집어 원래의 구멍에 내려놓으세요. 당신의 왼쪽 맨위쪽 줄을 따라가며 수행해야 합니다."
- 첫 번째 줄을 모두 마친 후 두 번째 줄의 실행방법 설명하기
  - 지시
    → "자 이제 오른손으로 두 번째 줄의 첫 번째 블록을 집어 드세요. 디스크를 왼손으로 옮기면서 뒤집으세요. 바닥면이 위로 올라오도록 뒤집어 원래의 구멍에 내려놓으세요. 이 줄 전체를 마칠 때까지 오른쪽으로 진행해야합니다."
- 검사의 방법과 자세에 대해 다시 한 번 설명하기
  - 지시
    → "당신은 끝마치기 전 보드 구멍에 모든 조각들이 끼워져 있는지 확인해야 합니다. 만약 조각을 떨어뜨릴 경우 그것을 집어 올바른 구멍에 끼워넣으세요. 점수는 몇 번의 평가를 마치는데 걸리는 시간의 합으로 만들어 집니다. 저는 개별적인 각각의 평가 시간을 기록할 것입니다. 한 번의 평가를 마쳤을 때 보드와 디스크는 다음 평가를 위해 시작지점으로 다시 위치시켜야 합니다. 다시 말하면, 반대쪽 디스크의 색상이 보이게 되는 것입니다. 다음 지시가 있을 때까지 디스크 조각들을 만지지 마세요."

뒤집기 검사 (Turning Test)	• 연습이 끝난 후 실제 평가 진행하기 – "시작"이라고 말하는 동시에 초시계(스톱워치)로 측정을 시작함 – 지시 → "당신의 왼손을 보드 오른쪽의 가장 윗부분의 디스크 조각 위에 두세요. 준비, 시작." • 첫 번째 줄 평가를 마치고 점수를 기록한 후 다음 평가 진행하기 – 보드를 테이블 끝에서 약 1인치 정도 떨어지게 놓음 – 지시 → "당신의 왼손을 보드의 오른쪽 가장 윗부분의 디스크 조각 위에 두세요. 준비, 시작." → 보드의 끝까지 디스크를 채움 • 마지막까지 같은 방법으로 평가 진행하기 – 진행하는 동안 격려의 말을 제공함
MMDT 사용 시 주의사항	• 시작 자세가 정확히 준비된 다음 검사를 시작함 • 검사 중 디스크를 떨어뜨려도 멈추지 않고 계속 시간을 측정함 • '시작'이라는 말을 하자마자 시간을 측정함 • 속도를 측정하는 테스트라는 것을 꼭 명심해야 함 • 검사 중 디스크를 놓치더라도 다시 집어넣거나 뒤집어서 점수에 포함시켜야 함 • 뒤집기(turning) 평가 시 1, 3열과 2, 4열의 진행방향이 같아야 함 – 정확한 측정이 이루어져야 함

2.8 Manual Function Test(MFT)

1. 개요

목적	• 뇌졸중 환자의 조기 재활치료의 신경학적 회복의 시기에 있어 상지운동기능의 변화를 측정하고 기록하기 위해 – 증상 발생 후 기간과 MFT 점수를 쌍곡선으로 나타낼 수 있음 → 초기 단기간의 기능수준 변화와 이후 기능회복 수준을 예측할 수 있음 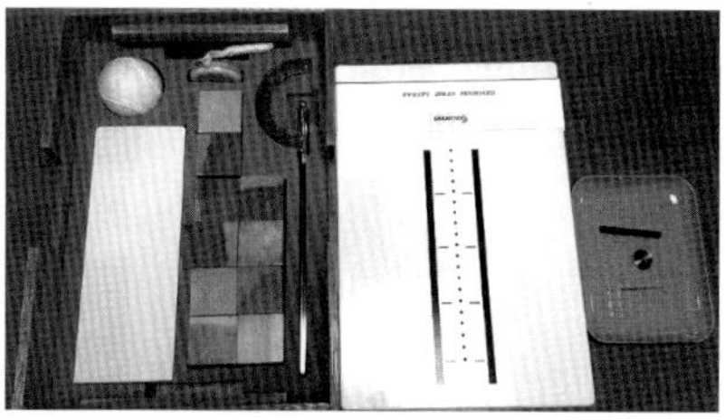 **그림 2-17** MFT

대상	• 뇌졸중 환자
검사시간	• 약 10분
검사도구	• 각도계, 공, 동전, 바늘, 연필, CC보드, 적목, 페그보드, 페그, 초시계
구성	① 영역 및 항목 : 3영역 8항목 32개 소검사로 구성됨 • 상지운동 4항목 • 장악력 2항목 • 손가락 조작 2항목 ② 하위검사 • 32개
점수	① 득점 • 각 하위검사가 가능한 경우 1점 • 각 하위검사가 불가능한 경우 0점 ② 총점 • 최고점 : 32점 • 환산 점수 – 32점을 100점으로 환산함 – 획득한 총점에 3.125를 곱함
검사–재검사 신뢰도	• 환측 0.99, 건측 0.84
주의사항	① 환자가 최고의 능력을 발휘할 수 있는 환경을 만들어 줌 ② 지시는 말로하며 시범을 보임 ③ 기본적으로 양쪽 상지 모두를 검사함 ④ 지시를 충분히 이해할 수 있도록 원칙적으로 건측 상지를 먼저 수행함 ⑤ 환측의 지각능력이 낮고 감각장애가 심한 경우 검사자는 환자의 손을 잡고 먼저 운동방향을 가르쳐준 후 수행시킴 ⑥ 검사 중에 환측 상지의 경련이 심한 경우에는 경련이 감소되도록 외부적 처치를 실시한 검사함 ⑦ 검사는 원칙적으로 A에서 D로 진행되며, 각 항목은 순서대로 진행함 ⑧ 각 항목은 쉬운 수행부터 어려운 수행의 순으로 구성된다. 높은 수준을 수행하면 그 이하의 수준은 가능한 것으로 간주함

2. 측정방법

1) 상지의 운동

(1) 검사내용

- 어깨 / 팔꿈치 / 손목 / 손가락 관절의 운동에 있어 그 가동범위와 회복력을 검사함

(2) 검사자세

- 앉은 자세에서 검사를 시작할 때 상지는 양쪽 모두 아래로 내려놓음
- 의자는 다리가 낮으며, 등을 완전히 펼 수 있으며 팔걸이가 없는 것을 원칙적으로 함
  - 앉기가 불안전할 경우에는 팔걸이가 있는 것을 사용할 수 있음

(3) 4항목

상지 앞으로 올리기(FE)	① 지시 "팔을 앞으로 올리세요. 팔꿈치를 펴고 할 수 있는 높이까지 올려보세요." ② 측정 • 어깨관절의 굽힘 각도를 측정함 – 시작 시 약간의 팔꿉관절 굽힘(약 60°)과 어깨관절의 굽힘(약 45°)은 허락함 – 등은 기댈 수 없음 • 측정기준 – 1점 : 어깨관절 굽히기 운동을 약간만이라도 한 경우 – 2점 : 어깨관절 굽힘 각도가 45° 이상, 90° 미만인 경우 – 3점 : 어깨관절의 굽힘 각도가 90° 이상, 135° 미만일 경우 – 4점 : 어깨관절 굽힘 각도가 135° 이상일 경우
상지 옆으로 올리기(LE)	① 지시 "팔을 옆으로 올려보세요. 팔꿈치를 펴고 할 수 있는 한 최대로 높이 올려보세요." ② 측정 • 어깨관절의 벌림 각도를 측정한다. 시작할 때 약간의 펌 굽힘(60° 정도)과 어깨관절의 굽힘(45° 정도)은 허락한다. • 측정 기준 – 1점 : 어깨관절의 벌림 운동이 약간 있을 경우 – 2점 : 어깨관절의 벌림 각도가 45° 이상, 90° 미만인 경우 – 3점 : 어깨관절 벌림 각도가 90° 이상, 135° 미만인 경우 – 4점 : 어깨관절 벌림 각도가 135° 이상인 경우

손바닥을 뒷머리로 가져가기(PO)	① 지시 "손바닥을 머리 뒤에 붙여주세요(머리에 도달하지 못한 경우에는 "손을 이마에 가깝게 붙여보세요." 또는 "손을 귀에 가져가 보세요."라고 말함)." ② 측정 • 손이 머리에 도달한 정도를 관찰함 • 측정기준 – 1점 : 어깨관절 벌림, 팔꿉관절 굽힘 중 어느 하나라도 나타날 경우 – 2점 : 손이 흉부(검상돌기)보다 위로 올라갈 경우 – 3점 : 손의 일부가 머리 뒤쪽, 옆쪽(귀 포함), 앞쪽(이마 포함) 중 어느 부위라도 닿을 경우 – 4점 : 손의 MP관절이 후두결절을 지나가는 경우 또는 손바닥이 머리 뒤에 붙을 경우
손바닥을 등으로 가져가기(PD)	① 지시 "손을 펴서 등에 붙여주세요." ② 측정 • 손이 등까지 도달하는 것을 관찰함 • 몸을 앞으로 기울일 수 있지만 일어서기는 허용되지 않음 • 측정기준 – 1점 : 어깨관절의 폄을 약간이라도 할 경우 – 2점 : 손이 몸의 옆을 지나고, 손가락, 손등 등 손의 일부가 같은 쪽 측면 전부에 닿는 경우 – 3점 : 손가락, 손등이 등줄기까지 도달하는 경우 – 4점 : MP관절이 등줄기를 지나가는 경우 또는 손바닥이 등줄기에 딱 달라붙는 경우

2) 장악력

(1) 검사내용

- 물건 쥐기, 놓기, 손끝으로 쥐기

(2) 검사

- 책상 앞에 의자를 놓고 앉음
  - 의자 : 발이 책상에 닿을 정도의 높이, 등은 기댈 수 있음
  - 책상 : 환자가 앞팔을 뻗을 경우 팔꿉관절이 90° 굽힘을 할 수 있는 높이

(3) 유의점

- 검사물건은 책상 위에 환자가 편하게 닿을 수 있는 위치에 순서대로 1개씩 배치함
- 상지를 들어 올리는 능력이 부족해 손이 검사물건에 닿지 않은 경우(또는 상지를 올리는 데 드는

노력으로 인해 손가락이 구부러지는 경우)

- 검사자는 환자의 상지를 가볍게 보조해주며 실시할 수 있음
- 쥐기를 쉽게 할 수 있도록 방향을 유도하거나 조절해주어서는 안 됨
- 물건을 잡아당겨서 책상 밖으로 튀어나오게 한 후 쥐기를 시도하는 것도 안 됨

(4) 2항목

쥐기(GR)	① 지시 "공을 쥐고 들어보세요.(공을 쥔 상태에서) 공을 놓아보세요." ② 측정 • 공 쥐기와 놓기를 관찰함 • 측정기준 - 1점 : 검사자의 도움으로 공을 쥐며, 쥔 공을 지속해서 쥘 수 있으며, 손바닥을 아래로 향하게 하고 팔꿈치를 들어 올릴 경우 공을 놓을 수 있음 - 2점 : 공을 쥔 상태로 스스로 놓을 수 있음 - 3점 : 책상 위에 놓인 공을 스스로 잡고 놓을 수 있음
집기(PI)	① 지시 "연필(동전, 바늘)을 집어 올리세요." ② 측정 • 연필, 동전, 바늘을 집어 올리는지 관찰함 • 측정기준 - 1점 : 연필을 집어 올릴 수 있음(lateral pinch 또는 pad to pad pinch를 사용할 수 있음) - 2점 : 동전을 집어 올릴 수 있음 - 3점 : 바늘을 집어 올릴 수 있음

3) 손가락조작

(1) 검사내용

• 손과 손가락 기본 수행능력을 검사함

(2) 검사자세

• 책상 앞에 의자를 놓고 앉음

(3) 유의점

① 말로 설명을 한 후 시범을 보이고 연습 기회를 제공하므로 대상자가 내용을 충분히 이해했는지 확인해야 함

② 검사는 "준비, 시작"이라고 말로 시작하며 초시계로 시간을 측정함

③ 적목(5초)과 페그(30초)의 이동은 제한시간 내 완성한 것만 인정함

④ 양손을 각각 3회씩 실시하며, 가장 많이 수행한 결과를 사용함

(4) 2항목

입방체 옮기기 (CC)	① 검사도구의 배치 • CC보드를 펴고 환자의 정면에 가로로 위치시킴 – 책상의 모서리에서 안쪽으로 10cm 정도 떨어지게 위치시킴 • 보드 앞에는 입방체 8개를 위치시킴(가로로 나란히 위치시킴) ② 지시(오른손일 경우) • "오른쪽부터 오른손을 사용해 적목을 하나씩 보드 건너편으로 옮기세요. 적목이 보드 위에 약간이라도 올려져있으면 안 됩니다. 던져서도 안 됩니다. 보드의 방향에 맞게 놓으세요. 그럼 연습을 시작해 보겠습니다." • 입방체를 다시 제자리에 옮겨놓은 후 검사를 시작함 • "오른손을 책상 위에 올려놓으세요. 제가 시작이라고 말하면 그만이라고 말할 때까지 최대한 빨리 적목을 옮기세요." ③ 측정 • 5초 후 옮겨진 적목의 수를 계산함 • 측정기준 – 1점 : 1～2개 – 2점 : 3～4개 – 3점 : 5～6개 – 4점 : 7～8개
페그보드 (PP)	① 검사도구의 배치 • 페그보드를 환자 정면에 위치시킴(먼 방향을 향하게 위치시킴) • 보드의 용기에 각 20개의 페그를 넣어 둠 ② 지시(오른손일 경우) • "오른쪽 용기의 페그를 오른손을 이용해 하나씩 집어 맨 위에 위치함 구멍에 차례로 끼우세요. 페그를 떨어뜨렸을 경우 그것을 줍지 말고 새 페그를 집어서 끼우세요. 페그는 반드시 한 번에 하나씩 집으세요. 자, 그러면 연습을 시작해보겠습니다." • 페그를 제자리에 다시 넣고 검사를 시작함 • "오른손을 책상 위에 올려놓으세요. 제가 시작이라고 말하면 그만이라고 말할 때까지 최대한 빨리 페그를 구멍에 넣으세요." ③ 측정 • 30초 동안 넣은 페그의 수를 계산함 • 측정기준 – 1점 : 1～3개 – 2점 : 4～6개 – 3점 : 7～9개 – 4점 : 10～12개 – 5점 : 13～15개 – 6점 : 16개 이상

※ 뇌졸중상지기능검사(MFT)의 기록용지

NO ______ 이름 ______ 발병일 ____ 년 __ 월 __ 일(검사자 ______)											
검사일시											
		좌	우	좌	우	좌	우	좌	우	좌	우
상지앞으로 올리기(FE)	1. 45° 미만										
	2. 45°~90° 미만										
	3. 90°~135° 미만										
	4. 135° 미만										
상지옆으로 올리기(LE)	1. 45° 미만										
	2. 45°~90° 미만										
	3. 90°~135° 미만										
	4. 135° 미만										
손바닥을 뒷머리로(PO)	1. 약간 움직임										
	2. 손이 가슴보다 높이 올라감										
	3. 손이 머리에 닿음										
	4. 손바닥을 뒷머리에 붙임										
손바닥을 등으로(PD)	1. 약간 움직임										
	2. 손이 같은 쪽 측전부에 닿음										
	3. 손가락, 손등이 등줄기에 닿음										
	4. 손바닥이 등줄기에 닿음										
쥐기(GR)	1. 공을 잡음										
	2. 공을 놓음										
	3. 공을 스스로 쥐어 올림										
집기(PI)	1. 연필을 집어 올림										
	2. 동전을 집어 올림										
	3. 바늘을 집어 올림										
입방체 옮기기 (CC)	1. 5초 이내에 1~2개										
	2. 5초 이내에 3~4개										
	3. 5초 이내에 5~6개										
	4. 5초 이내에 7~8개										
페그보드(PP)	1. 30초 이내에 1~3개										
	2. 30초 이내에 4~6개										
	3. 30초 이내에 7~9개										
	4. 30초 이내에 10~12개										
	5. 30초 이내에 13~15개										
	6. 30초 이내에 16개 이상										
총계(32점 만점)											
MFS(100점 환산)											

2.9 Fugl Meyer assessment of motor function

1. 개요

목적	• 브론스트롬 회복 단계에 부합하는 운동 기능을 평가하기 위해
대상	• 뇌졸중 중 중추신경계 손상 환자
평가 및 구성 방법	• 대상에게 움직임을 지시하고 반응을 평가함 • 50개의 평가 항목으로 구성됨
점수	• 항목별 점수 – 0점 : 전혀 수행 못함 – 1점 : 부분적 수행 – 2점 : 완전한 수행 • 최고 점수 – 50항목×2점=100점 • 최하 점수 – 50항목×0점=0점

2. 평가 항목 : 상지(어깨/팔꿈치/아래팔)의 사례

브론스트롬 단계	검사자의 지시	피검자의 반응(항목)	점수
1,2 단계 (반사활동)	• 손가락굽힘근 및 위팔두갈래근의 힘줄을 탭핑함(tapping)	• 팔꿈치 관절 및 손가락 관절에 폄 반사가 나타남	• 0점 : 반사가 없음 • 2점 : 반사가 나타남
	• 위팔세가래근의 힘줄을 가볍게 탭핑함	• 팔꿈치 관절에 폄반사가 나타남	
3단계 (시너지가 동반된 움직임)	• 손상된 쪽의 손으로 손상된 쪽의 귀를 만지세요.	• Shoulder retraction	• 0점 : 수행 못함 • 1점 : 부분적 수행 • 2점 : 완전한 수행
		• Shoulder elevation	
		• shoulder abduction(90도)	
		• Shoulder external rotation	
		• elbow flexion	
		• forearm supination	

브론스트롬 단계	검사자의 지시	피검자의 반응(항목)	점수
4단계 (굽힘 시너지와 폄 시너지의 혼합된 움직임)	• 앞치마 끈 매기를 보여주세요.	• 허리뒤로 손을 가져감	• 0점 : 수행 못함 • 1점 : ASIS를 지남 • 2점 : 완전한 수행
	• 앞에 있는 물건을 향해 팔을 뻗어 보세요.	• 팔꿉관절의 폄 및 아래팔의 중립 상태로 어깨 굽힘 90도를 수행함	• 0점 : 움직임이 시작될 때 팔꿉관절의 굽힘 및 어깨관절의 벌림이 나타남 • 1점 : 움직임의 마지막 단계에 팔꿉관절 굽힘 및 어깨관절의 벌림이 나타남 • 2점 : 완전한 수행
	• 팔을 몸통에 붙이고 팔꿈치를 굽힘시킨 후 손바닥을 뒤집어 보세요.	• 어깨관절 굽힘 0도 및 팔꿉관절굽힘 90도 상태에서 아래팔의 엎침과 뒤침을 수행함	• 0점 : 상지의 자세 및 엎침과 뒤침을 수행하지 못함 • 1점 : 자세는 수행 하지만 엎침과 뒤침을 수행하지 못함 • 2점 : 완전한 수행
5단계 (시너지를 벗어난 수의적 움직임)	• 손바닥을 아래로 향한 상태로 팔을 뻗어 이곳(측면에 물건을 위치시킴)에 닿아 보세요.	• 아래팔의 엎침, 팔꿉관절의 완전 폄, 어깨 관절의 90도 벌림을 수행함	• 1점 : 움직임이 시작될 때 팔꿉관절의 굽힘이 나타나고 엎침이 어려움 • 2점 : 움직임의 마지막 단계에 아래팔에 엎침이 나타나거나 팔굽관절의 굽힘이 나타남 • 3점 : 완전한 수행
	• 천장을 향해 최대한 높게 팔을 뻗으세요.	• 팔꿉관절의 폄을 유지하면서 어깨관절 굽힘을 90～180도까지 수행함	• 0점 : 움직임이 시작될 때 팔꿉관절에 굽힘이 나타나거나 위팔의 벌림이 나타남

브론스트롬 단계	검사자의 지시	피검자의 반응(항목)	점수
			• 1점 : 움직임의 마지막 단계에서 팔꿉관절의 굽힘 또는 위팔의 벌림이 나타남 • 2점 : 완전한 수행
5단계 **(시너지를 벗어난 수의적 움직임)**	• 손바닥을 위/아래로 회전시키며 앞으로 팔을 뻗으세요.	• 팔꿉관절이 완전 폄을 유지하며 어깨관절을 30∼90도까지 굽히는 동시에 아래팔의 엎침과 뒤침을 반복함	• 0점 : 팔의 자세를 취하지 못하거나 아래팔을 회전시키지 못함 • 1점 : 자세를 정확하게 취할 수 있지만 지속적인 회전을 수행하지 못함 • 2점 : 완전한 수행
6단계 **정상적인 반사활동** **(5단계 평가에서 6점을 받은 대상자에게만 적용)**	• 위팔두갈래근, 위팔세갈래근, 손가락굽힘근의 힘줄을 태핑(tapping)을 제공함	• 정상 • 반사	• 0점 : 최소 두 군데 이상에서 과반응이 나타남 • 1점 : 한 군데의 과반응과 최소 두 군데 이상에서 정상보다 강한 반응이 나타남 • 2점 : 과반응이 없거나 한 군데에서 정상보다 강한 반응이 나타남

2.10 균형 평가

1. 롬베르그 검사(Romberg Test)

1) 개요

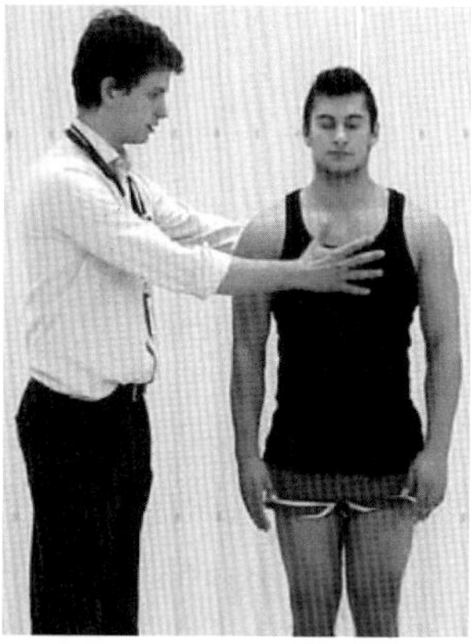

- 고유수용성감각(position sense)을 평가함
- 운동실조(Ataxia)의 종류를 판별하는 쉬운 평가 방법 중 하나임
  - 소뇌성 실조증 vs 감각성 실조증

2) 평가 자세

- 환자는 눈을 뜨고 발을 모아 붙이고지지 없이 30초 동안 서 있게 함
- 다음으로 눈을 감고 같은 방법으로 서 있게 함

3) 평가 결과

- 눈을 뜨고 있을 때나 감았을 때 별 차이가 없으면 음성(negative)
  - 뇌성 실조증을 의심함 : 눈을 감거나 뜬것에 관계 없이 흔들림이 나타남
- 눈을 뜨고 시행했을 때보다 감고 시행했을 때 흔들림이 심하면 양성(positive)
  - 감각성 실조증을 의심함
  - 등 기둥(dorsal column) 질환, 자세감각(position sense) 손상
  - 시각적 보상이 있었음을 의미함

2. 텐덤 보행 평가(tandem gait test)

1) 방법

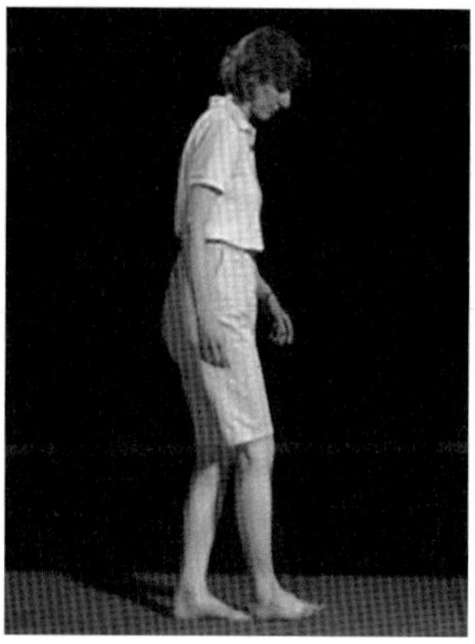

- 앞발의 뒤꿈치가 서있는 발의 발가락에 닿도록 직선으로 걷기

2) 목적

- 소뇌 질환의 하위 유형을 구별하는 데 사용
- 법 집행 기관에서 중독 여부를 테스트하는 데 사용됨

3) 원인

- 벌레의 병변(소뇌의 정중선 병변)
  - 한쪽 병변 : 한쪽(병변의 측면)으로 흔들리거나 넘어짐
  - 양쪽 병변 : 양쪽으로 흔들리거나 넘어질 수 있음

4) 결과

- 정상적인 보행
  - 부드럽고 지속적인 리듬
- 운동실조
  - 움직임을 조정하는 근육 제어 문제로 조정되지 않은 움직임이 나타남
    - ▹ 몸 중앙(몸통)의 갑작스럽고 불안정한 앞뒤 움직임
    - ▹ 불안정한 보행이 나타나며 한쪽 또는 양쪽으로 넘어짐

3. 한발서기 검사(Single Leg Stance test)

1) 개요

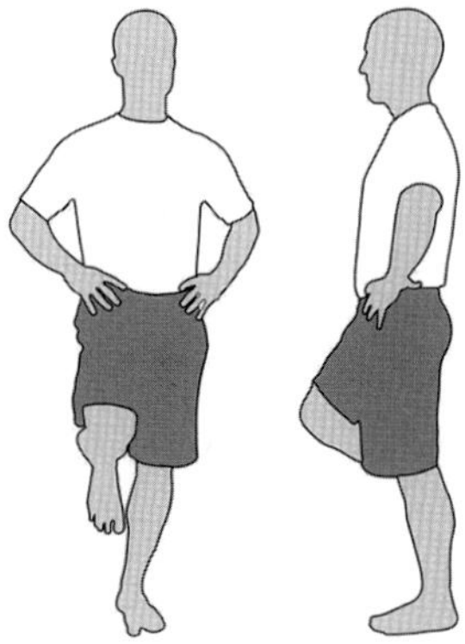

- 정적 자세와 균형 조절을 평가하기 위해 사용함
- 신경학적 상태 또는 근골격계 상태를 모니터링하기 위해 널리 사용됨
- 넘어질 위험이 높은 사람들의 균형 상태를 정량화함

2) 방법

- 눈을 뜨고 엉덩이에 손을 얹고 수행함
- 도움 없이 한쪽 다리로 서 있기를 수행함
- 반대쪽 발이 땅에서 떨어질 때부터 시간을 측정함
- 반대쪽 발이 땅에 닿거나 손이 엉덩이에서 떨어지면 시간 측정을 즉시 멈춤
- 5초 이하로 서 있을 수 없는 경우 추락으로 인한 부상 위험이 더 커짐

4. 일어서서 걷기 검사(Timed up and go test)

1) 개요

- 노인들의 낙상 위험도를 평가하기 위한 검사
- 일종의 동적균형능력 감사임

2) 준비물

- 높이 46cm 의자(팔걸이 높이 65cm)
- 칼라 콘(3m 지점에 위치)
- 초시계
- 기타 : 지팡이, 케인과 같은 보조도구 사용이 가능

3) 방법

- 구성 일어서기 → 3m 걷기 → 회전하기 → 3m 걷기 → 의자에 앉기

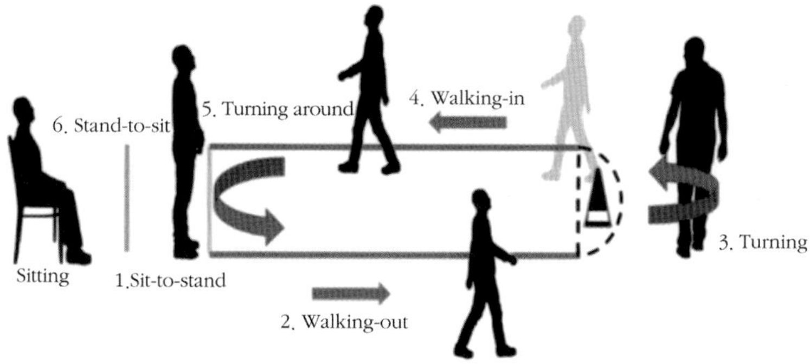

4) 종류

- TUG(Timed Up and Go) alone: 정상은 13.5초 이내
  - 평소 착용하던 신발 착용 후 평소 걷던 방식으로 진행함
  - 시작 전 등받이에 등을 기대고 팔걸이에 팔을 올린 상태 유지 후 시작함
    - ▹ "시작(go)" 지시를 받고 3m를 평소 걷던 속도로 걸어가서 콘을 돌아 의자로 돌아옴
  - 실제 측정 전 한 번의 연습을 수행함
- TUG cognitive: 정상은 15초 이내
  - "시작(go)"이라는 지시와 함께 20～100 사이의 숫자를 선정하여 거꾸로 세면서(count) 수행함
- TUG manual: 정상은 14.5초 이내
  - "시작(go)"이라는 지시와 함께 물 컵(1cm 아래까지 가득 찬 상태)을 들고 수행함

5. 기능적 팔 뻗기 검사(Functional Reach Test, FRT)

1) 개요

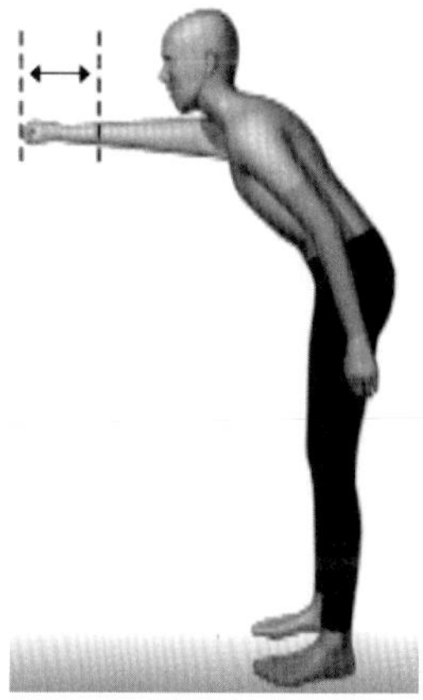

- 균형 및 유연성을 측정
- 노인의 기능적 능력을 평가

2) 시작자세

- 고정된 지지면 위에 양발을 어깨 너비로 벌린 기립 자세를 유지함
- 상지의 자세
  - 주먹 쥐기+팔꿉관절 폄+어깨관절 90도 전방 굽힘
- 시작 자세에서 어깨 높이에 수평의 막대를 향해 팔을 최대한 뻗으면서 균형을 유함
  - 5초간 유지한 상태로 세 번째 손바닥뼈 먼 부위가 최대로 닿은 지점을 기록함
  - 처음과 마지막 지점간의 거리차를 측정함

3) 결과 해석

- 10인치(25cm) 이상 : 정상범위
- 6～7(15cm)보다 낮음 : 기능적 균형에 제한이 있음

3

C·H·A·P·T·E·R

MMT·근 긴장도·ROM 평가

2024 OCCUPATIONAL THERAPY

꼭! 알고 넘어가기!!

- MMT의 등급과 기준을 반드시 숙지한다.
- 근 긴장도의 기준을 이해한다.
- 장악력 평가 도구와 방법을 이해한다.
- MMT의 등급 및 기준이 국가고시에 빈번히 출제되고 있다.
- 측정자세, 저항, 보상자세 등을 잘 이해해야 한다.
- 각 관절의 ROM 정상범위를 반드시 숙지해야 한다.
- 측정자세와 축을 묻는 문제들이 국가고시에 빈번히 출제되고 있다.

3.1 Manual Muscle Testing(MMT)

1. 개요

저자	• Lucille Danies, Catherine Worthingham(1986)
목적	• 질병으로 인하여 약화된 근육의 손상 정도를 평가하기 위한 것
대상	• 근골격계 손상 및 근력에 문제가 있는 환자

2. 내용

- 피검자가 정해진 자세를 취하였을 때 저항 및 중력에 견디는 정도를 검사함

※ MMT(muscle manual test) 점수 기준

0	zero(Z)	• 근수축이 보이지도 만져지지도 않음
1	trace(T)	• 근수축이 일어나지만 움직임(motion)은 없음
2^-	poor minus(P^-)	• 중력을 제거해도 'full ROM'을 못함
2	poor(P)	• 중력을 제거하고 'full ROM' 가능
2^+	poor plus(P^+)	• 중력을 이기지만 ROM은 50% 미만 • 중력을 제거하고 약간의 저항을 이기고 'full ROM' 가능
3^-	fair minus(F^-)	• 중력을 이기고 50% 이상의 ROM 가능(full ROM 불가능)
3	fair(F)	• 중력을 이기고 'full ROM' 가능
3^+	fair plus(F^+)	• 중력과 함께 약간의 저항을 이기고 'full ROM' 가능
4	good(G)	• 중력과 함께 중도(moderate)의 저항을 이기고 'full ROM' 가능
5	normal(N)	• 중력과 함께 최대(maximal)의 저항을 이기고 'full ROM' 가능

3. 금기 및 주의가 필요한 경우

금기	• 검사부위에 염증, 통증이 있을 때 • 탈구나 치유되지 않은 골절이 있을 때 • 최근에 근골격계 수술을 받았을 때
특별한 주의	• 골다공증이 있을 때 • 관절이 불완전 탈구 되었거나 과운동성일 때 • 혈우병이나 여러 형태의 심혈관계 질환이 있을 때 • 복부수술이나 탈장이 있을 때 • 클라이언트의 상태를 악화시킬 정도의 피로 • 근이완제를 복용했을 때
기타	• 상위운동신경원의 문제로 원시반사 또는 시너지(synergy)가 나타나는 경우는 측정할 수 없음

3.2 근 긴장도

※ Modified Ashworth Scale

0	근 긴장도 또는 저항의 증가 없음
1	관절가동범위의 끝부분에서 약간의 저항을 느낌
1+	전체 관절가동범위 반 이하에서 저항을 느낌
2	관절가동범위 대부분에서 저항을 느낌
3	수동적으로 움직이기 힘들 정도로 저항을 느낌
4	전 및 굽힘에서의 강직(rigidity)

3.3 악력(Grip strength)

목적	• 손의 장악력(grip strength) 측정
도구	• 표준형 'djustable-handle dynamometer'를 사용(그림 3-1)
측정 자세	① 어깨관절 모음(shoulder adduction) ② 중립 돌림(neutrally rotation) ③ 팔꿉관절 90° 굽힘(elbow 90° flexion) ④ 아래팔의 중립(forearm neutral position) ⑤ 손목 관절 0~30° 폄(wrist extension) ⑥ 자뼈쪽 편위 0~15°(ulnar deviation) ⑦ 의자 또는 서서(standing) 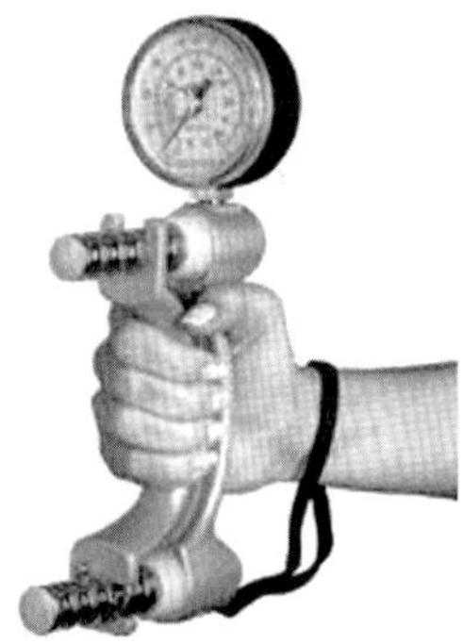 **그림 3-1** Jamar hand dynamometer
측정결과	• 각 손을 3번 측정 후 평균

3.4 집기 힘(Pinch strength)

1. 손의 집기(Pinch) 근력 평가

- 손가락을 이용한 집기 힘을 측정함

2. 세 종류의 집기(Pinch)를 평가함

- 이점 집기(two-point pinch) / 손끝 집기(tip pinch)
- 측면 집기(lateral pinch) / 키 집기(key pinch)
- 삼점 집기(three-point pinch) / three jaw chuck

3. 도구

- pinch gauge(그림 3-2)

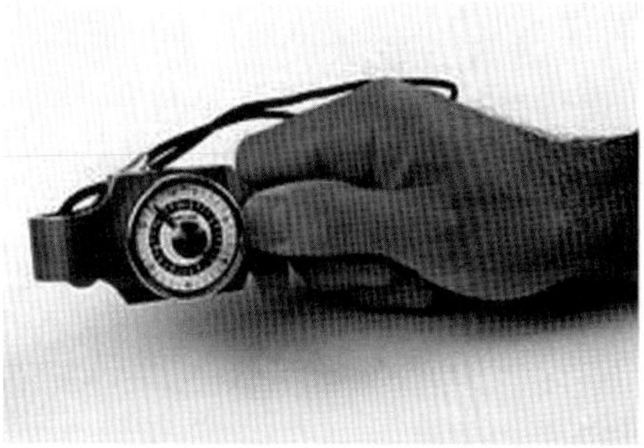

그림 3-2 pinch gauge

3.5 기타 근력측정 도구

1. Hand Held Dynamometer(HHD)

- 적용범위가 넓은 근력측정 도구

2. Modified Sphygmomanometer(MSM)

- 손의 장악력 측정

3.6 관절가동범위(ROM) 측정

1. 관절각도계(Goniometer)

- 해당 관절의 ROM 측정

1) 종류

- axial rotation gravity goniometer
- cervical ROM instrumental(CROM)
- inclinometer
- finger goniometer
- 일반 goniometer

2. 주의 및 금기사항

- 관절염의 염증이 있는 경우
- 통증감소를 위한 약이나 근육 이완제를 처방받은 경우
- 골다공증, 관절에 불완전 탈구가 있는 경우
- 혈우병이 있는 경우
- 관절경직이 의심되는 경우
- 뼈의 종양이 있거나 뼈가 취약상태인 경우
- 연골에 상처가 있는 경우

3. 정상 관절 가동 범위

팔꿉(elbow)	각도
팔꿉 굽힘(elbow flexion) 및 폄(extension)	0~150°
아래팔 뒤침(forearm supination)	80°
아래팜 엎침(forearm pronation)	80°

손(hand)	각도
엄지손가락 CMC 굽힘(thumb CMC flexion)	15°
엄지손가락 CMC 폄(thumb CMC extension)	20°
엄지손가락 MP 굽힘 / 폄(thumb MP flexion / extension)	50°
엄지손가락 IP굽힘 / 폄(thumb IP flexion / extension)	80°
손가락 MCP 굽힘 / 폄(finger MCP flexion / extension)	90°
손가락 PIP 굽힘 / 폄(finger PIP flexion / extension)	100°
손가락 DIP 굽힘 / 폄(finger DIP flexion / extension)	90°

손목(wrist)	각도
손목 굽힘(wrist flexion)	80°
손목 폄(wrist exetension)	70°
손목 자쪽 편위(wrist ulnar deviation)	30°
손목 노쪽 편위(wrist radial deviation)	20°

무릎(Knee)	각도
무릅 굽힘(knee flexion)	135°

엉덩관절(hip joint)	각도
엉덩관절 굽힘(flexion)	110~130°
엉덩관절 폄(extension)	30°
엉덩관절 벌림(abduction)	40°
엉덩관절 모음(adduction)	20~30°
엉덩관절 안쪽돌림(internal rotation)	40°
엉덩관절 가쪽돌림(external rotation)	45°

발목(ankle)	각도
발목 발등굽힘(ankle dorsiflexion) – talocural joint)	20°
발목 발바닥쪽 굽힘(ankle plantar flexion) – talocrual joint	40～50°
발목 안쪽번짐(ankle inversion) – 눈꺼풀판밑 관절(subtarsal joint)	5°
발목 가쪽번짐(ankle eversion) – 눈꺼풀판밑 관절(subtarsal joint)	5°
발목 안쪽번짐(ankle inversion) – 가로발목뼈관절(tranverse tarsal joint)	30～37°
발목 가쪽번짐(ankle eversion) – 가로발목뼈관절(tranverse tarsal joint)	15～21°

발(foot)	각도
1번 MTP(metatarsophalangeal) 관절의 굽힘(flexion)	30～45°
1번 MTP(metatarsophalangeal) 관절의 폄(extension)	50～70°
MTP(metatarsophalangeal) 관절의 벌림(abduction)	
엄지발가락 IP(interphalangeal) 관절의 굽힘(flwxion)	30～90°
2번～5번 발가락 IP(interphalangeal) 관절의 굽힘(flexion)	35～65°
2번～5번 DIP(distal interphalangeal) 관절의 굽힘(flexion)	0～30°

4. 기타

- 소형 줄자를 이용한 측정

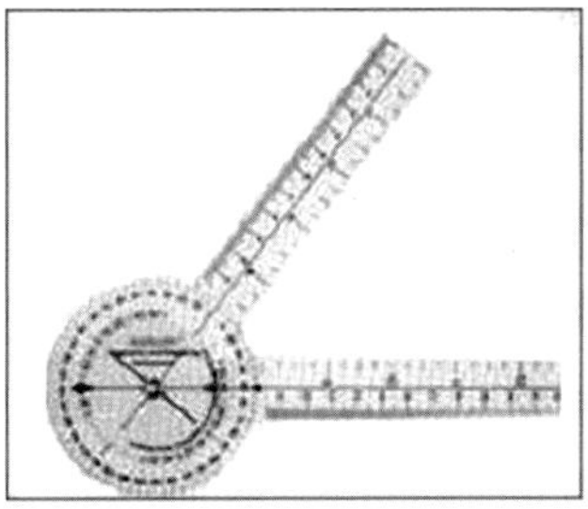

그림 3-3 Goniometer

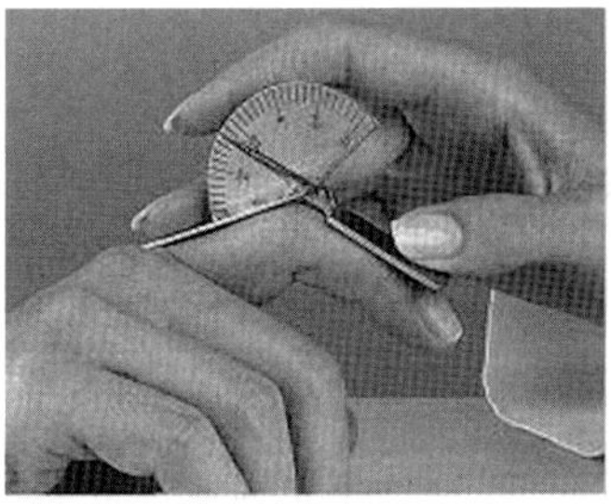

그림 3-4 Finger goniometer

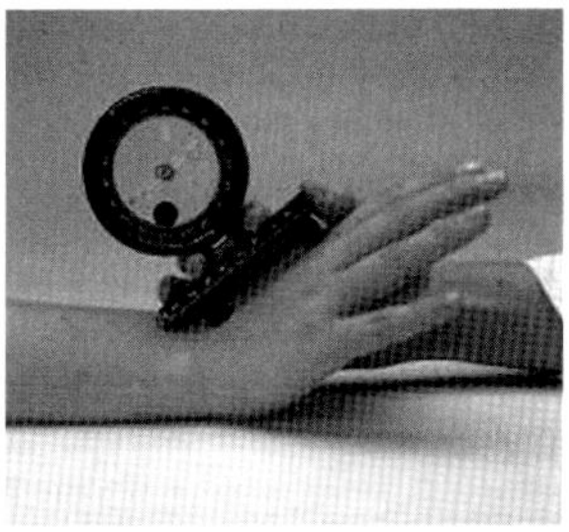

그림 3-5 Inclinometer

3.7 MMT

※ 기준 및 등급

등급		기준
0	zero(Z)	• 근수축이 보이지도 만져지지도 않음
1	trace(T)	• 근수축이 일어나지만 움직임은 없음
2^-	poor minus(P^-)	• 중력을 제거했지만 완전(full) ROM을 수행 못함
2	poor(P)	• 중력을 제거하고 완전 ROM을 수행함
2^+	poor plus(P^+)	• 중력은 이기지만 ROM이 50% 미만 • 중력은 없지만 약간의 저항을 이기며 완전 ROM을 수행함
3^-	air minus(F^-)	• 중력을 이기고 50% 이상의 ROM을 수행함(완전 ROM은 불가능함)
3	fair(F)	• 중력을 이기며 완전 ROM이 가능함
3^+	fair plus(F^+)	• 중력을 이기며 동시에 약간의 저항을 이기고 완전 ROM이 가능함
4	good(G)	• 중력을 이기며 동시에 중도(moderate)의 저항을 이기고 완전 ROM이 가능함
5	normal(N)	• 중력을 이기며 동시에 최대(maximal)의 저항을 이기고 완전 ROM이 가능함

ROM : Range of Motion

1. 어깨뼈(Scapular)

1) 어깨뼈 올림(scapular elevation)

- 주동근(prime movers)
  - 위 등세모근(upper trapezius)
  - 어깨올림근(levator scapular)

(1) 항중력 자세(against-gravity position)

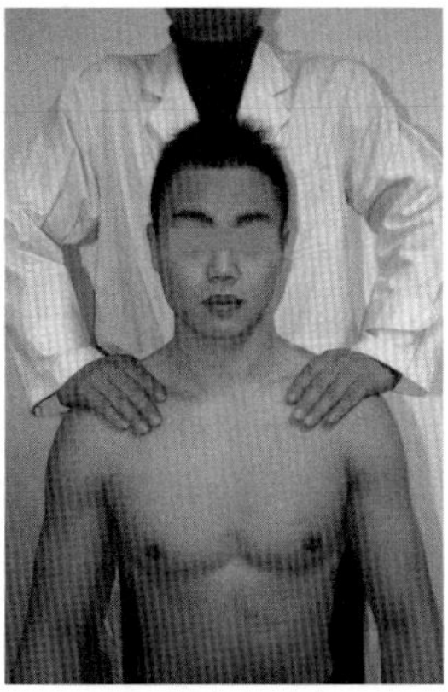

그림 3-6 어깨뼈 올림

① 시작 자세(start position)

- 직립자세로 앉기
- 양 팔은 몸통(trunk)의 양 가쪽(lateral)에 위치함

② 안정화(stabilize)

- 몸통(trunk)을 등받이 의자에 기대고 안정시킴

③ 지시(instruction)

- "당신의 귀 쪽으로 어깨를 올리세요. 제가 당신의 팔을 밀면 내려가지 않도록 유지하세요."

④ 저항(resistance)

- 평가자의 손은 대상자의 봉우리(acromion)에 각각 위치함
- 어깨뼈(scapular)를 내림(depression) : 아래로 밀어줌

(2) 중력제거 자세(gravity-eliminated position)

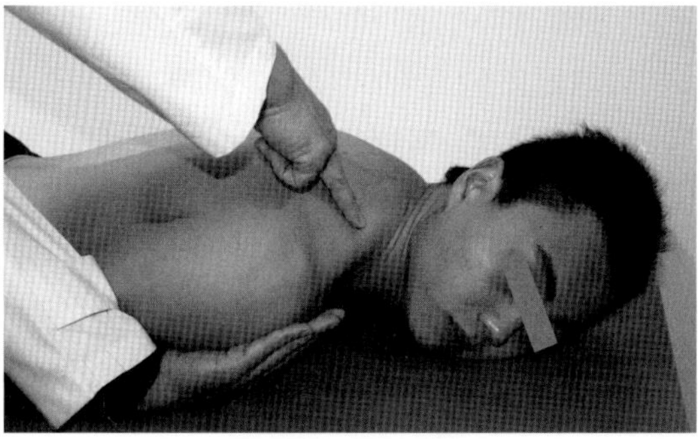

그림 3-7 어깨뼈 올림

① 시작 자세

- 양 팔은 몸통(trunk)의 가쪽(lateral)에 위치함
- 대상자는 엎드려 눕고 평가자는 대상자의 어깨 하부를 지지함

② 안정화

- 몸통(trunk)을 매트 위에 안정시킴

③ 지시

- "당신의 귀 쪽으로 어깨를 당기세요."

2) 어깨뼈 내림(scapular depression)

- 주동근
  - 아래 등세모근(lower trapezius)
  - 넓은 등근(latissimus dorsi)
- 이 동작은 중력제거 자세로 테스트를 실시함
  - 환자는 중력에 대항하는 움직임을 할 수 없음

(1) 저항 테스트(resistance test)

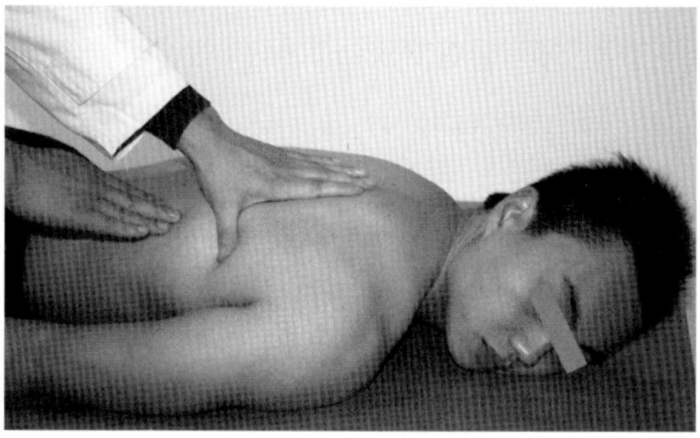

그림 3-8 어깨뼈 내림

① 시작 자세
- 배를 바닥에 대고 엎드려 누움
- 몸통(trunk) 가쪽(lateral)에 양 팔을 위치시킴

② 안정화
- 몸통(trunk)을 매트 위에 안정시킴

③ 저항
- 평가자의 손은 어깨뼈의 아래각(inferior angle)을 감싸 잡음
- 평가자는 어깨뼈 올림(scapular elevation) 방향으로 밀어 올림

3) 어깨뼈 모음 : 뒤당김(scapular adduction : retraction)

- 주동근
  - 중간 등세모근(middle trapezius)
  - 마름근(rhomboids)

(1) 항중력 자세

① 중간 등세모근(middle trapezius)

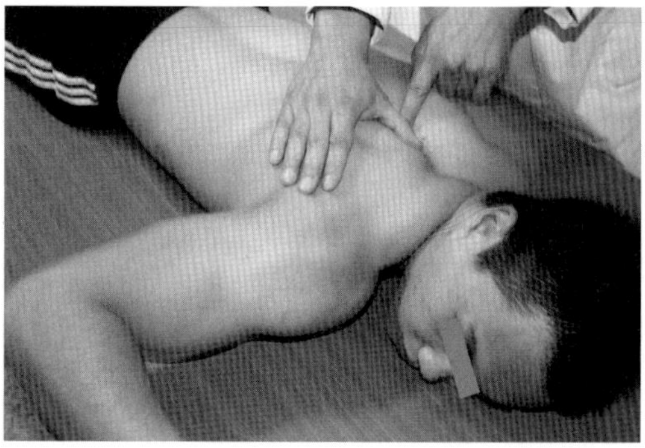

그림 3-9 어깨뼈 모음 : middle trapezius

- 시작 자세
  - 매트에 배를 대고 누움(prone)
  - 팔꿉(elbow) 관절은 90° 굽힘(flexion)
  - 어깨 관절은 90° 벌림(abduction)
- 안정화
  - 몸통(trunk)을 매트 위에 안정시킴
- 지시
  - "천장을 향해 팔꿈치를 들어보세요. 제가 저항을 가하더라도 그대로 유지하세요."
- 저항
  - 어깨뼈(scapular)의 추골모서리(vertebral border) 가쪽(lateral)에 저항을 제공함
  - 어깨 관절이 안정되고 통증이 없다면 먼 위팔뼈(distal humerus)를 하강시킴

② 마름근(rhomboids)

- 시작 자세
  - 매트에 배를 대고 누움(prone)
    - ◦ 어깨 관절의 안쪽돌림(internal rotation)
    - ◦ 요추부위에 손을 올려놓음

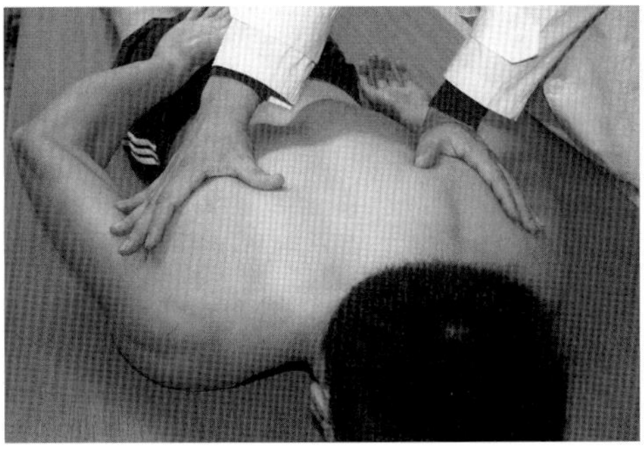

그림 3-10 어깨뼈 모음 : rhomboids

- 안정화
  - 몸통(trunk)을 매트 위에 안정시킴
- 지시
  - "손을 등에서 떼고 들어 올리세요. 그리고 제가 아래쪽으로 밀 때 그것을 유지하세요."
- 저항(resistance)
  - 먼 위팔뼈(distal humerus)에 대항하는 아래 방향의 저항을 제공함
  - 어깨 관절이 불안정하거나 통증이 있는 경우
    - ◦ 어깨뼈 벌림(scapular abduction) 방향으로 저항을 제공함
    - ◦ 어깨뼈의 추골모서리(vetebral border) 반대쪽으로 저항을 제공함

(2) 중력제거 자세

① 중간 등세모근(middle trapezius)과 마름근(rhomboids)

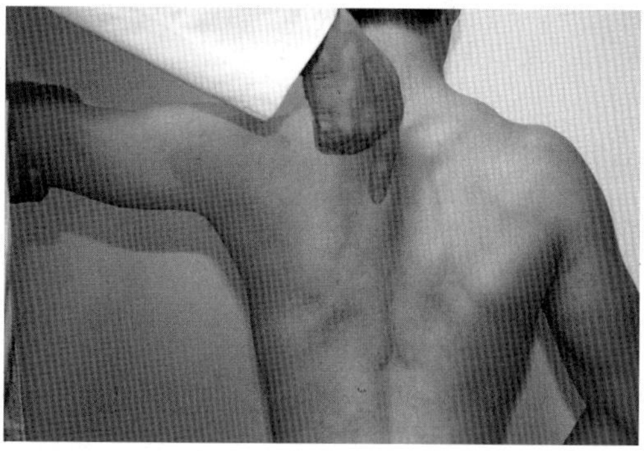

그림 3-11 어깨뼈 모음(scapular adduction) : 중력제거

- 시작 자세
  - 바르게 앉음
  - 위팔뼈(humerus)의 90° 벌림(abduction)과 외부지지를 제공함
- 안정화
  - 몸통(trunk)을 의자에 안정시킴
- 지시
  - "당신의 팔을 뒤쪽으로 움직이세요."

4) 어깨뼈 벌림 : 내밈(scapular abduction : protraction)

- 주동근
  - 앞톱니근(serratus anterior)

(1) 항중력 자세

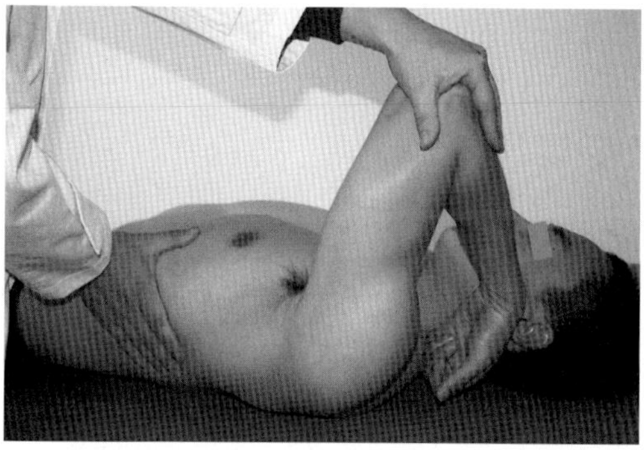

그림 3-12 어깨뼈 벌림(scapular abduction)

① 시작 자세

- 등으로 누운 자세(supine)
- 위팔뼈(humerus)는 90° 굽힘(flexion)
- 팔꿈(elbow) 관절은 굽힘(flexion) 또는 폄(extension)

② 안정화

- 몸통(trunk)을 매트 위에 안정시킴

③ 지시

- "천장 쪽을 향해 팔을 뻗어보세요."

④ 저항

- 저항은 어깨뼈(scapular)의 가쪽 모서리(axillary border)를 따라 적용함
- 저항의 적용이 어려우므로 평가자는 다음의 두 가지 방법을 사용함
  - 환자의 팔꿈(elbow)에 손을 얹어 아래로 밀거나 어깨뼈 모음(scapular adduction) 방향인 뒤쪽으로 밀기
  - 먼 위팔뼈(distal humerus)를 잡고 아래로 밀거나 어깨뼈 모음(scapular adduction) 방향인 뒤쪽으로 밀기

(2) 중력제거 자세

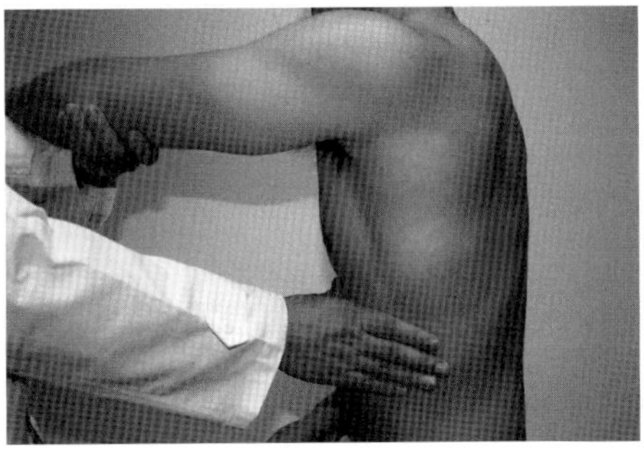

그림 3-13 어깨뼈 벌림(scapular abduction) : **중력제거**

① 시작 자세

- 바르게 앉음
- 위팔뼈(humerus)의 90° 굽힘(flexion)과 외부지지를 제공함

② 안정화

- 몸통(trunk)을 의자에 기대어 안정시킴

③ 지시

- "팔을 앞쪽을 향해 뻗으세요."

④ 등급(grading)

- 어깨뼈 벌림(scapular abduction) 동작이 있는 경우 2점
- 움직임이 없는 경우 앞톱니근(serratus anterior)을 촉지함

⑤ 보상(substitution)

• 외부지지가 있는 상태에서 손가락 굽힘근들(finger flexors)을 이용하여 팔을 앞쪽으로 움직여 이 동작을 만들 수 있음

2. 어깨(Shoulder)

1) 어깨 굽힘(shoulder flexion)

• 주동근
- 앞 어깨세모근(anterior deltoid)
- 부리위팔근(coracobrachialis)
- 큰가슴근 : 빗장뼈의 머리(pectoralis major : clavicular head)
- 위팔두갈래근 : 양쪽 머리(biceps : both heads)

(1) 항중력 자세

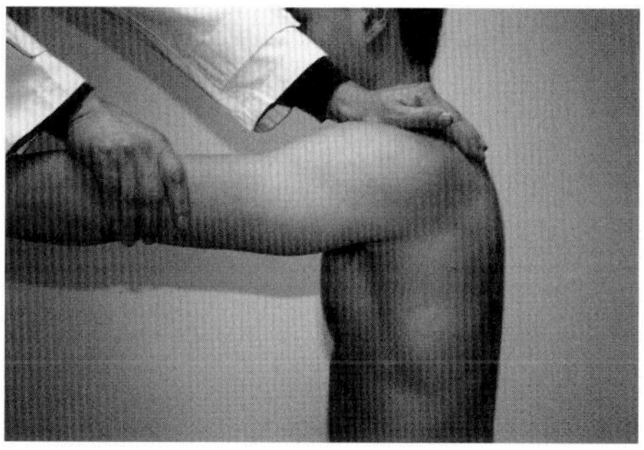

그림 3-14 어깨 굽힘(shoulder flexion)

① 시작 자세
• 의자에 앉음
• 양 팔을 가쪽(lateral) 중앙에 위치시킴

② 안정화
• 빗장뼈(clavicle)와 어깨뼈(scapular) 위에 평가자의 손을 올림

③ 지시
• "당신의 어깨 높이까지 팔을 앞으로 들어 올리세요. 제가 저항을 줄 때 팔이 내려가지 않도록 유지하세요."

④ 저항
• 가자의 손을 위팔뼈(humerus)의 먼 끝(distal end) 위에 위치하고 폄(extension) 방향으로 밀어줌
• 90° 이상의 움직임 시에는 어깨뼈 돌림(scapular rotation)이 포함됨

⑤ 보상
• 어깨의 벌림근(abductor)
• 어깨뼈 올림(scapular elevation)
• 몸통(trunk)의 폄(extension)

(2) 중력제거 자세

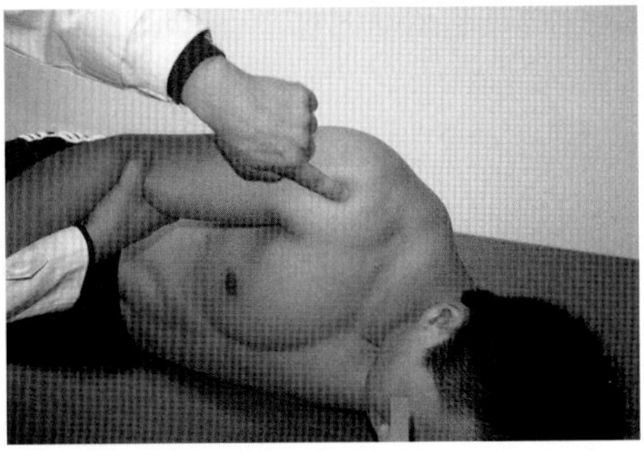

그림 3-15 어깨 굽힘(shoulder flexion) : 중력제거

① 시작 자세

- 옆으로 누움(side lying)
- 팔은 몸통(trunk)의 가쪽(lateral)을 따라 중심에 위치함
- 평가자는 팔꿉(elbow) 아래를 지지해 줌

② 지시

- "손이 어깨 수준까지 올라올 수 있도록 팔을 들어 보세요."

2) 어깨 폄(shoulder extension)

- 주동근
  - 넓은등근(latissimus dorsi)
  - 큰원근(teres major)
  - 뒤 어깨세모근(posterior deltoid)
  - 위팔세갈래근 : 긴 머리(triceps : long head)

(1) 항중력 자세

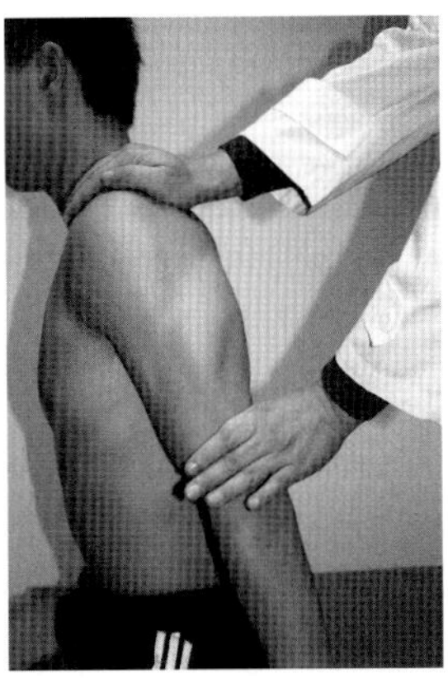

그림 3-16 어깨 폄(shoulder extension)

① 시작 자세
- 의자에 앉음
- 팔을 가쪽(lateral) 중앙에 위치시킴
- 위팔뼈(humerus)는 안쪽돌림(internal rotation)

② 안정화
- 어깨뼈(scapular)와 빗장뼈(clavicle) 위에 평가자의 손을 올림

③ 지시
- "당신의 팔을 최대로 뒤쪽으로 뻗어 보세요. 그리고 손바닥이 뒤에 있는 벽을 향하도록 유지하세요."

④ 저항
- 평가자의 손은 위팔뼈(humerus)의 먼 끝(distal end)에 위치함
- 평가자는 굽힘(flexion) 방향으로 저항을 제공함

⑤ 보상
- 어깨 관절의 벌림근들(abductors)
- 어깨를 앞쪽으로 기울이기
- 몸통(trunk)을 앞쪽으로 구부리기

(2) 중력제거 자세

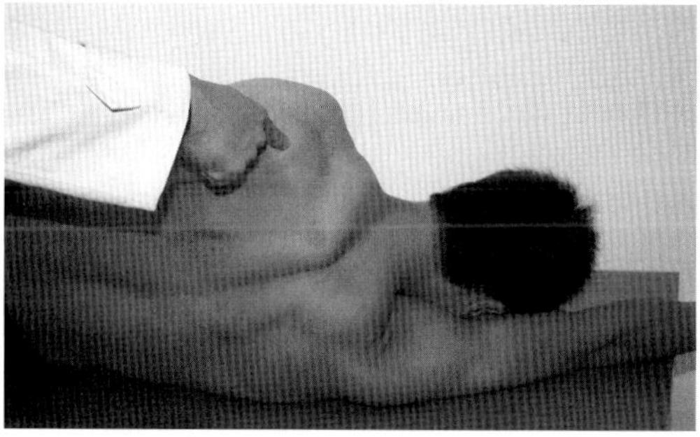

그림 3-17 어깨 폄(shoulder extension) : 중력제거

① 시작 자세
- 옆으로 누움(side lying)
  - 팔은 몸통(trunk)의 가쪽(lateral) 중심부에 위치함
  - 위팔뼈(humerus)의 안쪽돌림(internal rotation)을 유지함
- 동작이 일어나는 동안 평가자는 팔꿉(elbow) 아래를 지지함

② 지시
- "당신의 팔을 뒤쪽으로 움직이세요."

3) 어깨 벌림(shoulder abduction)

- 주동근
  - 가시위근(supraspinatus)
  - 중간 어깨세모근(middle deltoid)

(1) 항중력 자세

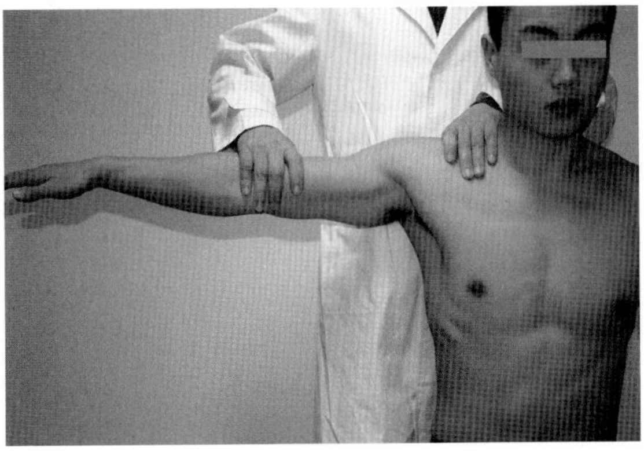

그림 3-18 어깨 벌림(shoulder abduction)

① 시작 자세
- 의자에 앉음
- 팔은 중립자세로 가쪽(lateral)에 위치시킴

② 안정화
- 빗장뼈(clavicle)와 어깨뼈(scapular) 위에 평가자의 손을 올려 안정시킴

③ 지시
- "팔을 옆으로 올려 어깨 높이까지 가져오세요. 그리고 제가 저항을 주면 팔이 내려가지 않도록 유지하세요."

④ 저항
- 평가자의 손은 위팔뼈(humerus)의 먼 끝(distal end)에 위치함
- 평가자는 아래 방향으로 저항을 제공함

⑤ 보상
- 위팔두갈래근(biceps)의 긴 머리(long head)가 보상을 만듦
- 위팔뼈(humerus)의 가쪽돌림(external rotation)이 허용될 경우
- 몸통(trunk)의 가쪽굽힘(lateral flexion)이 나타날 경우

(2) 중력제거 자세

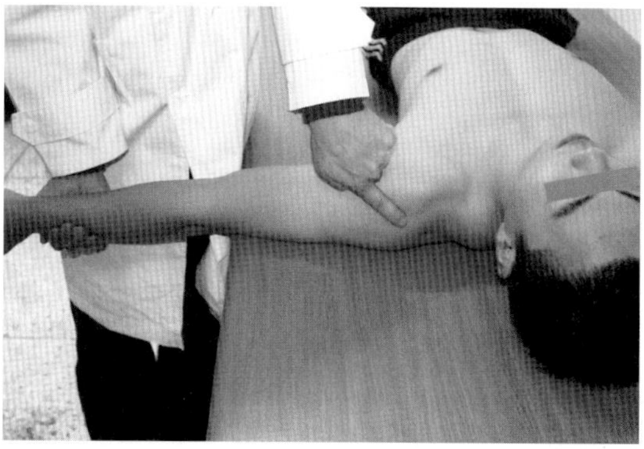

그림 3-19 어깨 벌림(shoulder abduction) : 중력제거

① 시작 자세
- 등으로 누운 자세(supine)
- 팔은 지지되어 가쪽(lateral)에 위치함
  - 움직임이 일어나는 동안 평가자는 팔꿉(elbow)을 지지해줌

② 지시
- "당신의 팔을 바깥쪽(lateral)으로 보내세요."

4) 어깨 모음(shoulder adduction)

- 주동근
  - 큰가슴근(pectoralis)
  - 작은원근(teres minor)
  - 넓은등근(latissimus dorsi)

(1) 중력제거 자세

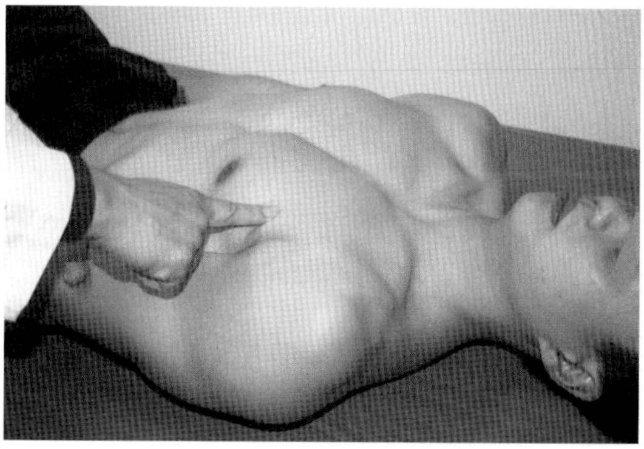

그림 3-20 어깨 모음(shoulder adduction)

① 시작 자세
- 등으로 누운 자세(supine)
- 위팔뼈(humerus)의 90° 벌림(abduction)
- 아래팔(forearm)의 중립자세 유지

② 안정화
- 몸통(trunk)이 매트에 안정됨

③ 지시
- "팔을 당겨 측면 아래로 가져오세요. 그리고 제가 팔을 당길 때 그 팔이 당겨지지 않도록 유지하세요."

④ 저항
- 평가자의 손은 위팔뼈(humerus) 먼 끝(distal end) 안쪽(medial)의 가쪽(lateral)에 위치함
- 환자의 팔을 신체에서 가쪽(lateral) 방향으로 당김

⑤ 등급
- 항중력 등급만 측정 가능함

⑥ 보상
- 지지면을 이용하여 손가락 굽힘근(finger flexor)을 사용하여 조금씩 아래로 움직일 수 있음

5) 어깨 수평 벌림(shoulder horizontal abduction)

- 주동근
  - 뒤 어깨세모근(posterior deltoid)

(1) 항중력 자세

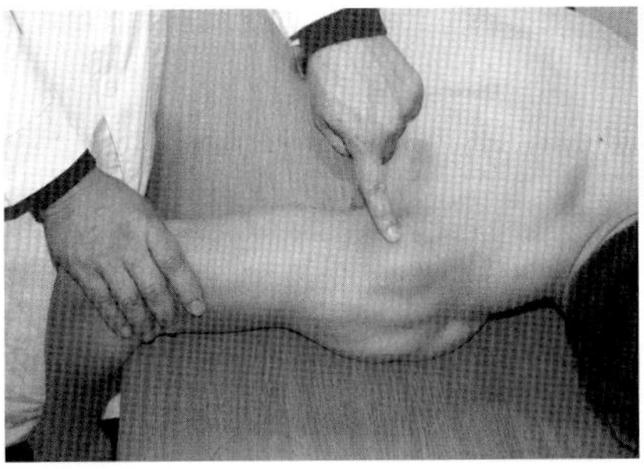

그림 3-21 어깨 수평 벌림(shoulder horizontal abduction)

① 시작 자세
- 배를 대고 누움(prone)
- 매트 가장자리 위에 대상자의 팔을 위치시킴
  - 어깨 관절의 90° 벌림(abduction)
  - 팔꿉(elbow) 관절의 90° 굽힘(flexion)

② 안정화

- 어깨뼈(scapula)와 몸통(trunk)을 매트로 안정시킴

③ 지시

- "천장을 향해 팔꿈치를 드세요."

④ 저항

- 평가자의 손은 위팔뼈(humerus)의 먼 끝(distal end) 뒷부분에 위치함
- 수평모음(horizontal adduction) 방향으로 저항을 줌

(2) 중력제거 자세

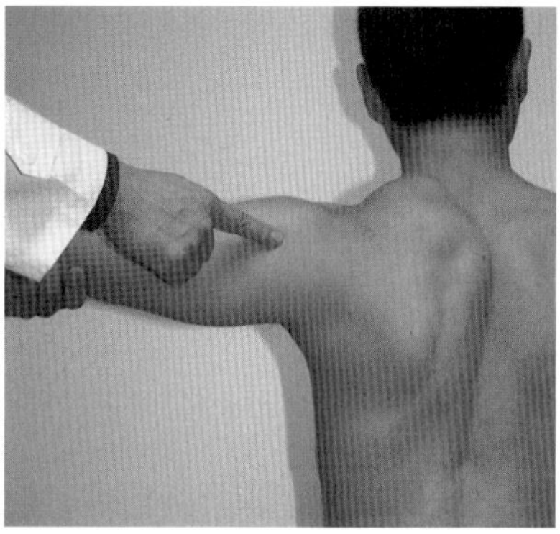

그림 3-22 어깨 수평 벌림(shoulder horizontal abduction) : 중력제거

① 시작 자세

- 의자에 앉음
- 팔꿉(elbow) 관절의 폄(extension)
- 위팔뼈(humerus)의 90° 굽힘(flexion)
  - 평가자에 의해 지지됨

② 안정화

- 몸통(trunk)을 의자 등받이에 안정시킴

③ 지시

- "바깥쪽으로 팔을 보내세요."

④ 보상

- 몸통(trunk)의 회전

6) 어깨 수평 모음(shoulder horizontal adduction)

- 주동근
  - 큰가슴근(pectoralis major)
  - 앞 어깨세모근(anterior deltoid)

(1) 항중력 자세

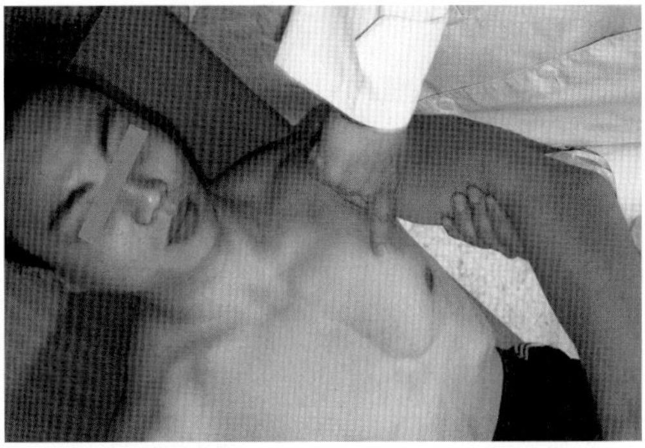

그림 3-23 어깨 수평 모음(shoulder horizontal adduction)

① 시작 자세
- 등으로 누움(supine)
- 팔꿉(elbow) 관절의 폄(extension)
- 위팔뼈(humerus)는 자연스런 돌림(rotation)으로 90° 벌림(abduction) 유지함

② 안정화
- 테이블에 어깨뼈(scapular)와 몸통(trunk)을 안정시킴

③ 지시
- "당신의 팔이 가슴을 지나 앞으로 오도록 움직이세요."

④ 저항
- 평가자의 손은 위팔뼈(humerus)의 먼 끝(distal end) 앞부분에 위치함
- 평가자는 수평 벌림(horizontal abduction) 방향으로 잡아당김

(2) 중력제거 자세

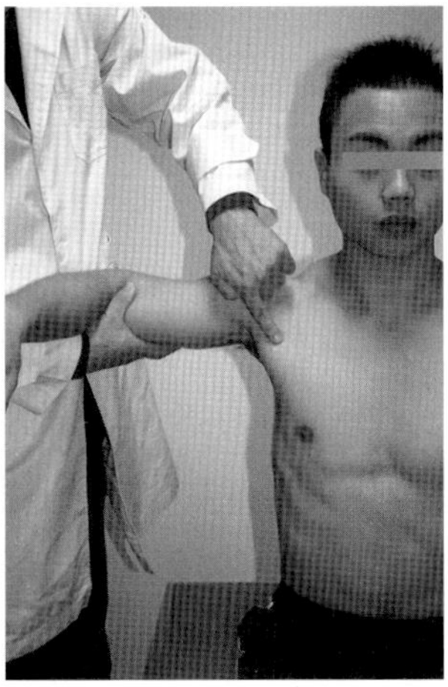

그림 3-24 어깨 수평 모음(shoulder horizontal adduction) : 중력제거

① 시작 자세
- 의자에 앉음
- 위팔뼈(humerus)의 90° 벌림(abduction)

② 안정화
- 몸통(trunk)은 의자 등받이에 안정됨
- 평가자는 팔꿉(elbow) 아래를 지지해 줌

③ 지시
- "당신의 팔이 가슴 앞쪽을 가로질러 지나가도록 움직이세요."

④ 보상
- 몸통(trunk) 돌림(rotation)
- 지지면을 이용하여 팔을 움직일 수 있음

7) 어깨 가쪽돌림(shoulder external rotation)

- 주동근
  - 가시아래근(infraspinatus)
  - 작은원근(teres minor)
  - 뒤 어깨세모근(posterior deltoid)

(1) 항중력 자세

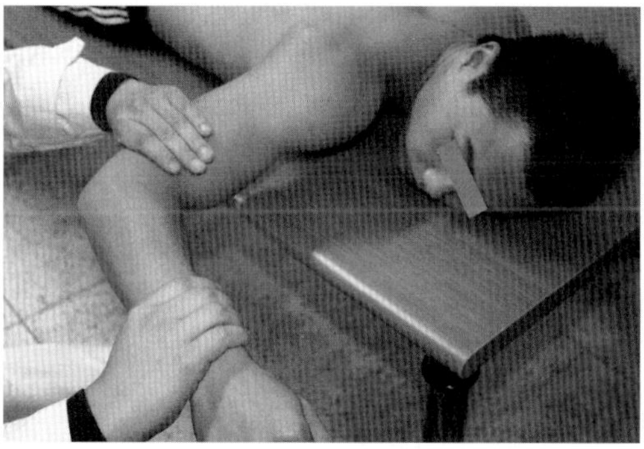

그림 3-25 어깨 가쪽돌림(shoulder external rotation)

① 시작 자세
- 엎드려 누움(prone)
- 위팔뼈(humerus)가 매트에 지지됨
  - 90° 벌림(abduction)
- 팔꿉(elbow) 관절의 90° 굽힘(flexion)

② 안정화
- 위팔뼈(humerus)에 돌림(rotation)만이 허용되도록 고정함

③ 지시

- "손등이 천장을 향하도록 들어보세요."

④ 저항

- 한 손을 아래팔(forearm)의 먼 끝(distal end) 뒷부분에 위치시킴
  - 바닥 쪽으로 밀어줌
- 다른 한 손은 환자의 팔꿈(elbow) 관절을 지지함
- 뒤침(supination) 방지를 위해 팔꿈(elbow) 관절을 90° 굽힘

⑤ 보상

- 어깨뼈(scapular)의 하방돌림(downward rotation)과 모음(adduction)의 복합적 움직임
- 저항이 가해질 때 위팔세갈래근(triceps)이 보상작용을 할 수 있음

(2) 중력제거 자세

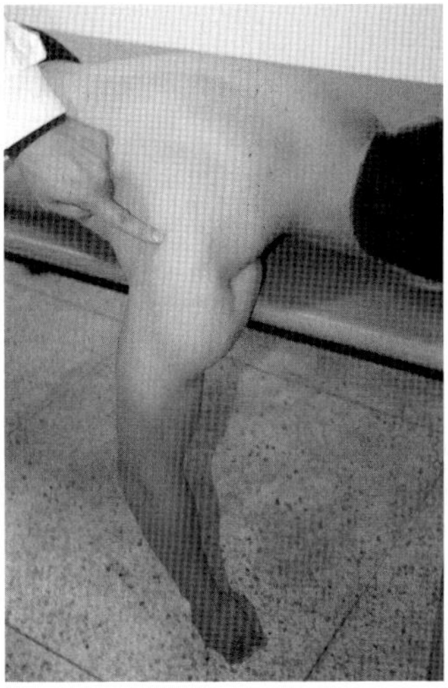

그림 3-26 어깨 가쪽돌림(shoulder external rotation) : 중력제거

① 시작 자세

- 엎드려 누움(prone)
- 매트의 가장자리에 팔 전체를 걸침
  - 안쪽돌림(internal rotation) 상태

② 안정화

- 몸통(trunk)과 어깨뼈(scapular)를 매트에 안정시킴

③ 지시

- "손바닥을 바깥쪽으로 돌리세요."

④ 보상

- 뒤침(supination)을 가쪽돌림(external rotation)으로 착각할 수 있음

(3) 대체 중력제거 자세(alternative gravity-eliminated position)

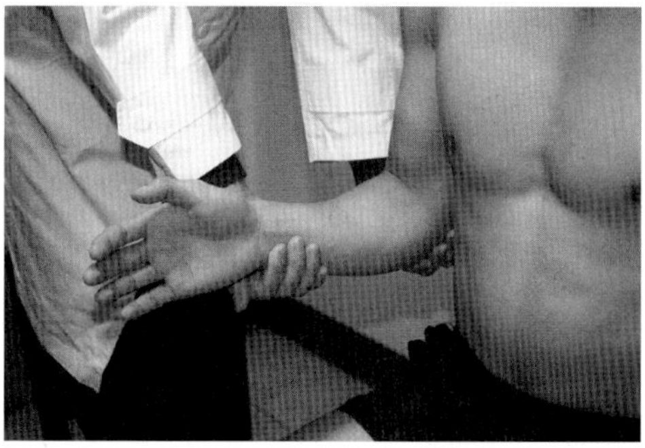

그림 3-27 어깨 가쪽돌림(shoulder external rotation) : 중력제거 보상방법

① 시작 자세
- 의자에 앉음
- 위팔뼈(humerus)의 모음(adduction)
- 팔꿉(elbow) 관절의 90° 굽힘(flexion)

② 안정화
- 위팔뼈(humerus)의 먼 끝(distal end)을 고정함
- 돌림(rotation)만을 허용함

③ 지시
- "손등 방향으로 움직이세요."

8) 어깨 안쪽돌림(shoulder internal rotation)

- 주동근
  - 어깨밑근(subscapularis)
  - 큰원근(teres major)
  - 넓은등근(latissimus dorsi)
  - 큰가슴근(pectoralis major)
  - 앞 어깨세모근(anterior deltoid)

(1) 항중력 자세

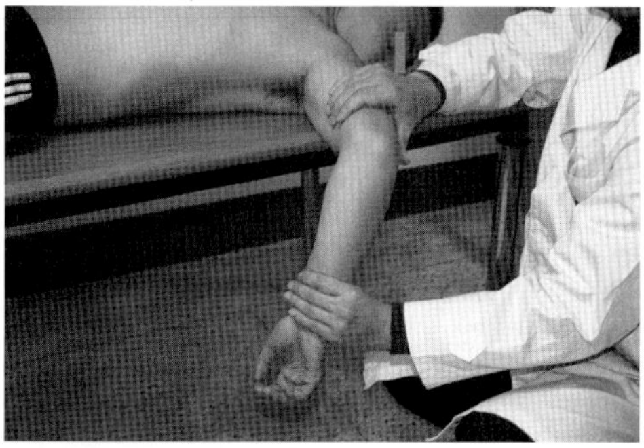

그림 3-28 어깨 안쪽돌림(shoulder internal rotation)

① 시작 자세
- 엎드려 누움(prone)
- 위팔뼈(humerus)의 90° 벌림(abduction)
- 팔꿉(elbow) 관절의 90° 굽힘(flexion)

② 안정화
- 위팔뼈(humerus)에서 팔꿉(elbow)까지 고정함
- 돌림(rotation)만을 허용함

③ 지시
- "천장을 향해 손바닥을 드세요."

④ 저항
- 평가자의 한 손
  - 아래팔(forearm)의 먼 끝(distal end) 아랫면에 위치하므로 바닥 쪽으로 저항 제공함
- 평가자의 다른 손
  - 팔꿉(elbow) 관절의 지지 및 뒤침(supination) 방지를 위해 90° 굽힘을 만듦

⑤ 보상
- 상향 돌림(upward rotation)과 어깨뼈 벌림(scapular abduction)의 협동 움직임을 나타낼 수 있음
- 위팔세갈래근(triceps)은 가쪽돌림(external rotation)에서의 보상과 같은 움직임을 나타낼 수 있음

(2) 중력제거 자세

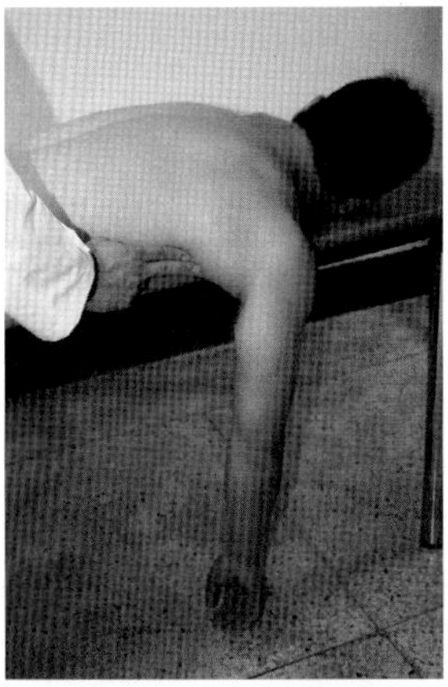

그림 3-29 어깨 안쪽돌림(shoulder internal rotation) : **중력제거**

① 시작 자세
- 엎드려 누움(prone)
- 팔 전체를 매트의 가장자리에 걸침
- 팔의 가쪽돌림(external rotation)

② 안정화
- 몸통(trunk)과 어깨뼈(scapula)를 매트에 안정시킴

③ 지시
- "손바닥을 안쪽으로 돌리세요."

④ 보상
- 상향 돌림(upward rotation)과 어깨뼈 벌림(scapular abduction)의 협동 움직임
- 엎침(pronation)은 중력제거 자세에서 안쪽돌림(internal rotation)으로 오해할 수 있음

(3) 대체 중력제거 자세(alternative gravity-eliminated position)

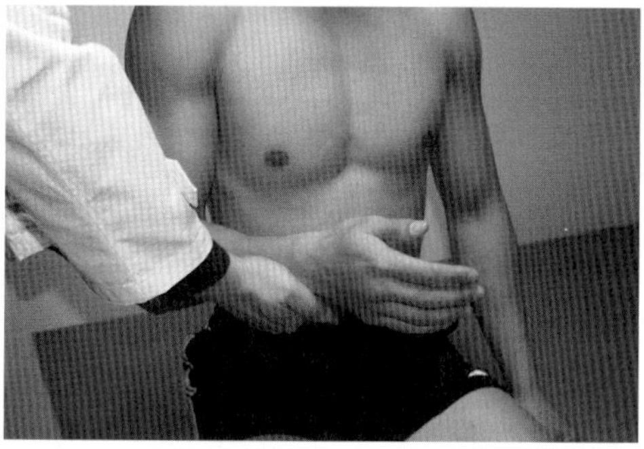

그림 3-30 어깨 안쪽돌림(shoulder internal rotation) : 중력제거

① 시작 자세
- 의자에 앉음
- 위팔뼈(humerus)의 모음(adduction)
- 팔꿉(elbow) 관절의 90° 굽힘(flexion)

② 안정화
- 위팔뼈(humerus)의 먼 끝(distal end)을 고정함
- 돌림만을 허용함

③ 지시
- "손바닥을 복부 쪽으로 움직이세요."

3. 팔꿉(Elbow)

1) 팔꿉 굽힘(elbow flexion)

- 주동근
  - 위팔두갈래근(biceps)
  - 위팔근(brachialis)
  - 위팔노근(brachioradialis)

(1) 항중력 자세

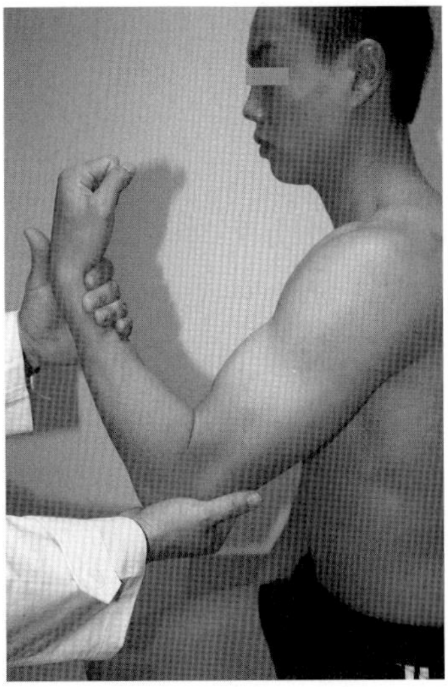

그림 3-31 팔꿉 굽힘(elbow flexion)

① 시작 자세
- 의자에 앉음
- 가쪽(lateral)에 팔을 위치시킴

② 안정화
- 위팔뼈(humerus)의 먼 끝(distal end)을 안정시킴

③ 지시
- "어깨에 손이 닿도록 팔꿈치를 굽혀보세요. 그리고 제가 팔을 당길 때 팔이 뒤로 물러나지 않도록 유지하세요."

④ 저항
- 평가자의 손은 아래팔(forearm)의 먼 끝(distal end)을 잡고 폄 방향으로 당김

(2) 중력제거 자세

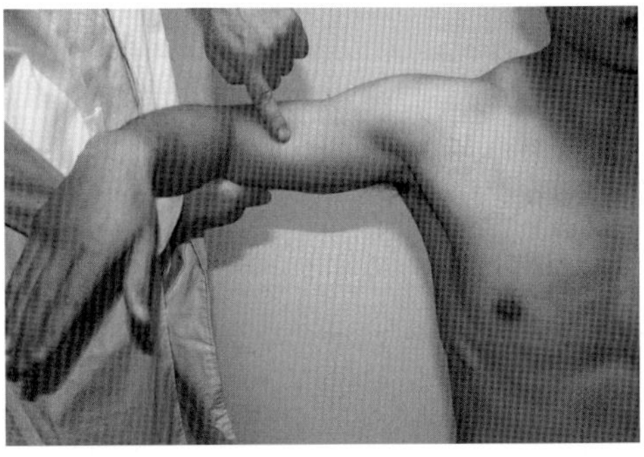

그림 3-32 팔꿉 굽힘(elbow flexion) **: 중력제거**

① 시작 자세
- 의자에 앉음
- 평가자의 지지
  - 위팔뼈(humerus)의 90° 벌림(abduction)
  - 팔꿉(elbow)의 폄(extension)

② 안정화
- 먼 위팔뼈(distal humerus)를 안정시킴

③ 지시
- "손을 당신의 어깨 쪽으로 움직이세요."

④ 보상
- 팔목 굽힘근(wrist flexor)

2) 팔꿉 폄(elbow extension)

- 주동근
  - 위팔세갈래근(triceps)

(1) 항중력 자세

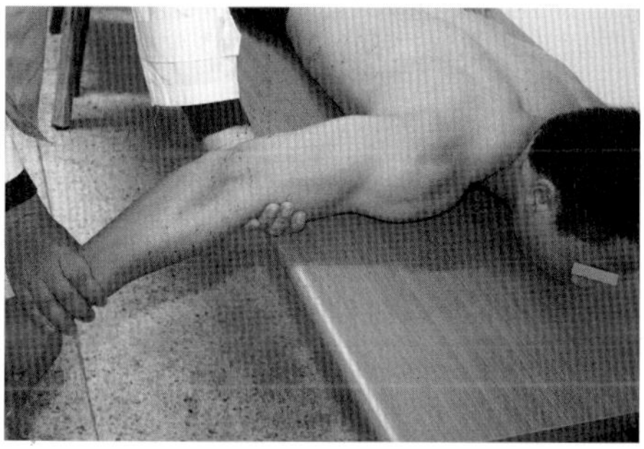

그림 3-33 팔꿉 폄(elbow extension)

① 시작 자세
- 엎드려 누움(prone)
- 위팔뼈(humerus)는 90° 벌림(abduction)으로 지지면에 지지됨
  - 팔꿉(elbow)의 굽힘(flexion)
- 아래팔(forearm)은 침대의 가장자리 끝에 매달려 있음

② 안정화
- 먼 위팔뼈(distal humerus) 하부를 지지해 줌

③ 지시
- "팔을 펴세요, 그리고 제가 아래로 저항을 줄 때 견디세요."

④ 저항
- 완전 폄(full extension)보다는 약 10∼15° 사이의 범위에서 저항을 제공함

- 평가자의 손은 환자의 아래팔(forearm) 상부에 위치함
- 저항은 굽힘(flexion) 방향으로 제공함

(2) 중력제거 자세

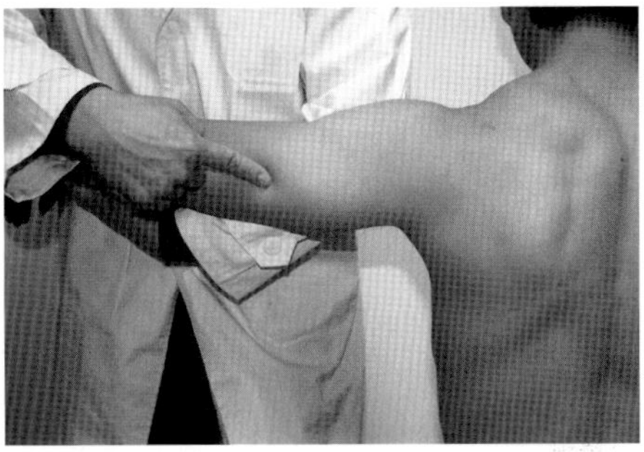

그림 3-34 팔꿉 폄(elbow extension) : 중력제거

① 시작 자세
- 의자에 앉음
- 평가자의 지지
  - 위팔뼈(humerus)의 90° 벌림(abduction)
  - 팔꿉(elbow) 관절의 완전 굽힘(full flexion)

② 안정화
- 위팔뼈(humerus)가 지지되고 안정화됨

③ 지시
- "팔꿈치를 펴세요."

3) 엎침(pronation)

- 주동근
  - 엎침근(pronator)
  - 네모엎침근(pronator qudratus)

(1) 항중력 자세

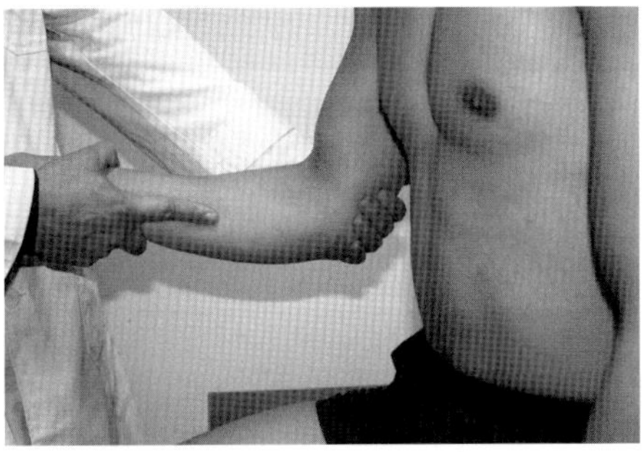

그림 3-35 엎침(pronation)

① 시작 자세

- 의자에 앉음
- 위팔뼈(humerus)의 모음(adduction)
- 팔꿉(elbow) 관절의 90° 굽힘(flexion)
- 아래팔(forearm)의 뒤침(supination)

② 안정화

- 먼 위팔뼈(distal humerus)가 모음(adduction)이 되도록 고정함

③ 지시

- "바닥을 향해 손바닥을 돌려보세요. 그리고 제가 저항을 가할 때 그것을 유지하세요."

④ 저항

- 평가자는 손바닥 쪽의 손목을 감싸 쥐고 뒤침(supination) 방향으로 저항을 가함

⑤ 보상

- 어깨의 벌림(abduction) 또는 손목과 손가락의 굽힘(flexion)

(2) 중력제거 자세

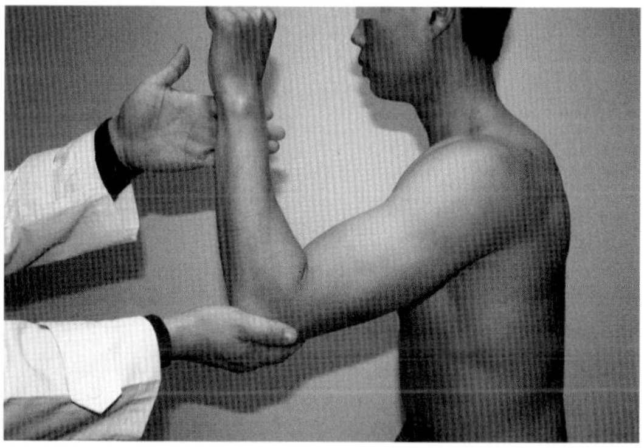

그림 3-36 엎침(pronation) : **중력제거**

① 시작 자세

- 의자에 앉음
- 평가자의 지지로 위팔뼈(humerus)는 90° 굽힘(flexion)
  - 팔꿉(elbow) 관절의 90° 굽힘(flexion)
  - 아래팔(forearm)의 완전한 뒤침(supination)

② 안정화

- 위팔뼈(humerus)를 안정시킴

③ 지시

- "손바닥을 돌려 당신의 얼굴과 멀어지게 만드세요."

4) 뒤침(supination)

- 주동근
  - 뒤침근(supinator)
  - 위팔두갈래근(biceps)

(1) 항중력 자세

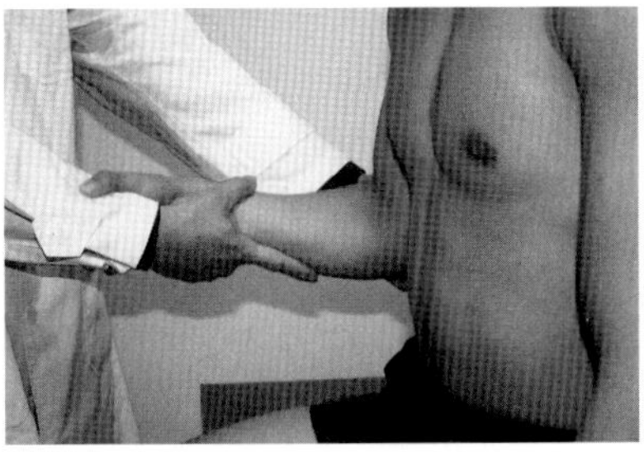

그림 3-37 뒤침(supination)

① 시작 자세
- 의자에 앉음
- 위팔뼈(humerus)의 모음(adduction)
- 팔꿉(elbow) 관절의 90° 굽힘(flexion)
- 아래팔(forearm)의 엎침(pronation)

② 안정화
- 먼 위팔뼈(distal humerus)를 안정시킴

③ 지시
- "손바닥을 천장을 향해 돌리세요. 그리고 제가 저항을 가할 때 그것을 유지하세요."

④ 저항
- 저항 방향을 제외하고는 뒤침(supination)의 방법과 동일함
- 손목 및 손가락의 폄근(extensor)

(2) 중력제거 자세

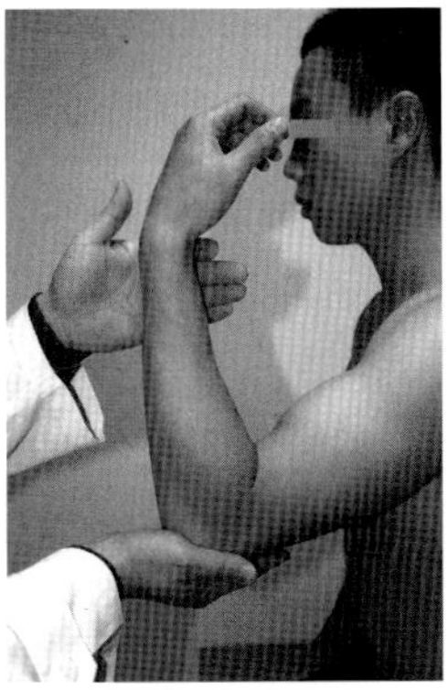

그림 3-38 뒤침(supination) : 중력제거

① 시작 자세

- 의자에 앉음
- 평가자의 지지를 통해 위팔뼈(humerus)를 90° 굽힘(flexion)
  - 팔꿉(elbow) 관절의 90° 굽힘(flexion)
  - 아래팔(forearm)의 완전한 엎침(pronation)
  - 손목과 손가락의 자연스런 자세

② 안정화

- 아래팔(forearm)을 안정시킴

③ 지시

- "손바닥을 당신의 얼굴 쪽으로 돌리세요."

4. 손목과 손(Wrist & Hand)

1) 손목 폄(wrist extension)

- 주동근
  - 긴노쪽손목폄근(ECRL : extensor carpi radialis longus)
  - 짧은노쪽손목폄근(ECRB : extensor carpi radialis brevis)
  - 자쪽손목폄근(ECU : extensor carpi ulnaris)

(1) 항중력 자세

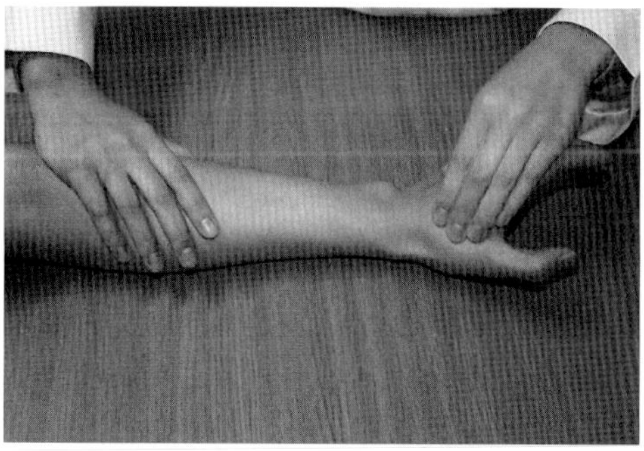

그림 3-39 손목 폄(wrist extension) : ECR

① 시작 자세

- 아래팔(forearm)을 테이블 위에 안정시킴
  - 완전한 엎침(pronation)
  - 엄지손가락과 기타 손가락들은 이완(relax) 또는 약간 굽힘(flexion) 자세

② 안정화

- 아래팔(forearm)을 테이블 위에 안정시킴

③ 지시

- "당신이 할 수 있는 한 최대로 손목을 들어보세요. 그리고 제가 저항을 가할 때 그것을 유지하세요."

④ 저항

- 긴노쪽손목폄근(ECRL)
  - 평가자는 자쪽 편위(ulnar deviation) 및 손목 굽힘(flexion) 방향의 저항을 가함
- 짧은노쪽손목폄근(ECRB)
  - 손목 굽힘(wrist flexion) 방향으로 저항을 가하거나 손등에 저항을 가함
- 자쪽손목폄근(ECU)
  - 자쪽(ulnar) 손등 부위에 저항을 가함
  - 노쪽 편위(radial deviation) 및 손목 굽힘(wrist flexion) 방향으로 저항을 가함

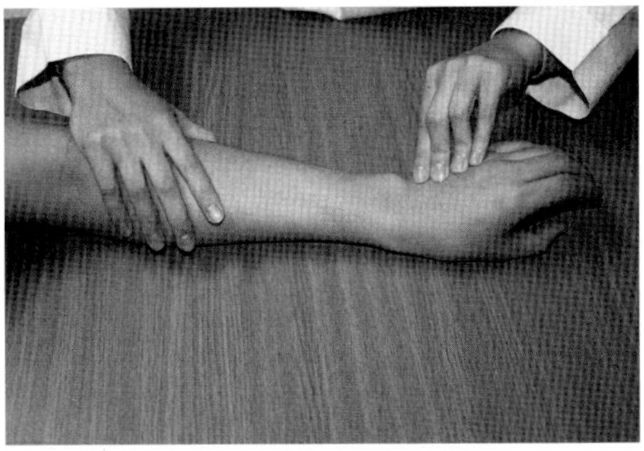

그림 3-40 손목 폄(wrist extension) : ECU

⑤ 보상

- 긴엄지폄근(extensor pollicis longus)
- 손가락폄근(extensor digitorum)

(2) 중력제거 자세

① 시작 자세

- 평가자의 지지로 아래팔(forearm)을 테이블 위에 안정시킴
  - 중간위(midposition)를 지지함
  - 손목은 약간의 굽힘(flexion) 자세를 취함

② 지시

- "손목을 뒤로 젖히세요."

2) 손목 굽힘(wrist flexion)

- 주동근
  - 노쪽손목굽힘근(FCR : flexor carpi radialis)
  - 긴손바닥근(palmaris longus)
  - 자쪽손목굽힘근(FCU : flexor carpi ulnaris)

측정 및 평가

(1) 항중력 자세

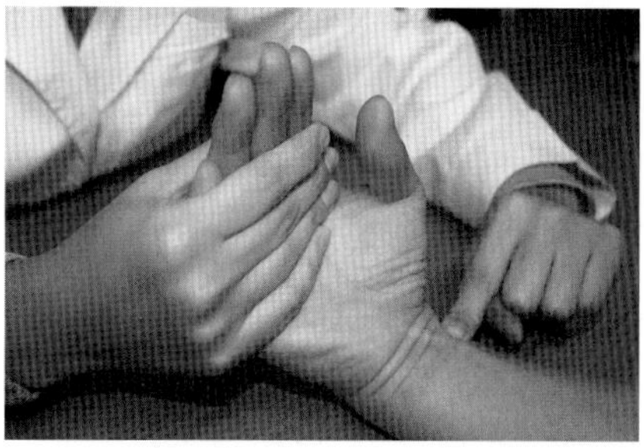

그림 3-41 손목 굽힘(flexion) : FCR과 긴손바닥근(palmaris longus)

① 시작 자세

- 아래팔(forearm)의 뒤침(supination)
- 손목의 폄(extension)
- 손가락과 엄지의 이완(relaxation)

② 안정화

- 아래팔(forearm)을 테이블 위에 안정시킴
- 손등이 테이블에 위에 놓임
  - 손목은 약간의 폄(extension) 상태

③ 지시

- "손목을 앞쪽 방향으로 굽혀보세요. 그리고 제가 저항을 가할 때 그것을 유지하세요."

④ 저항

- 노쪽손목굽힘근(FCR)과 긴손바닥근(palmaris longus)
  - 평가자는 손목 폄(wrist extension) 방향으로 손바닥 쪽의 손허리뼈 머리(metacarpal head) 위에 저항을 가함
- 자쪽손목굽힘근(FCU)
  - 평가자는 손바닥 쪽의 4번째 손허리뼈 머리(metacarpal head) 위에 저항을 가함
  - 노쪽 편위(radial deviation) 및 손목 폄(wrist extension) 방향으로 저항을 가함

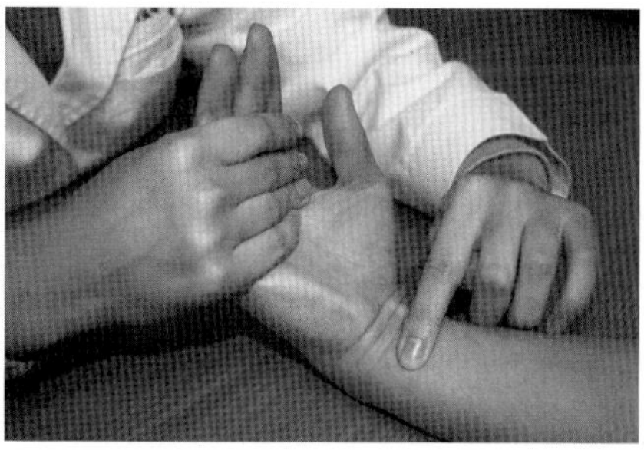

그림 3-42 손목 굽힘(flexion) : FCU

⑤ 보상

- 긴엄지벌림근(abductor pollicis longus)
- 긴엄지굽힘근(flexor pollicis longus)
- 얕은손가락굽힘근(flexor digitorum superficialis)
- 깊은손가락굽힘근(flexor digitorum profundus)

(2) 중력제거 자세

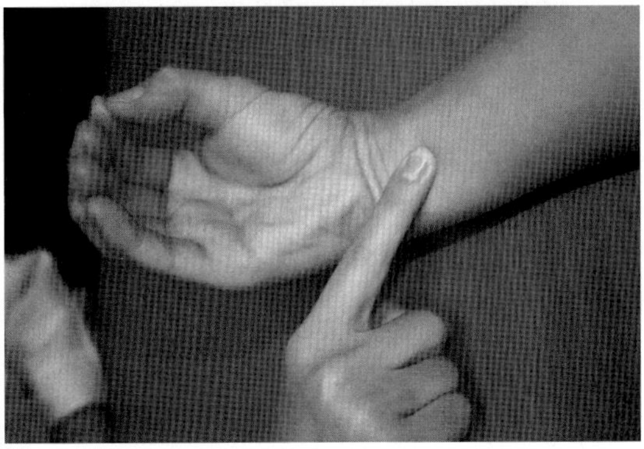

그림 3-43 긴손바닥근(palmaris longus)

① 시작 자세

- 아래팔(forearm)의 중립
- 손목의 폄(extension)
- 손가락과 엄지의 이완

② 안정화

- 아래팔(forearm)을 테이블 위에 안정시킴

③ 지시

- "당신의 손목을 앞쪽으로 굽히세요."

④ 촉지

- 노쪽손목굽힘근(FCR)
  - 손목의 손바닥 면(volar surface)
    - 긴손바닥근(palmaris longus)의 노쪽(radial side)
    - 2번째 손허리뼈(metacarpal)
- 자쪽손목굽힘근(FCU)
  - 손목의 손바닥 면(volar surface) : 콩알뼈(pisiform) 근처
- 긴손바닥근(palmaris longus)
  - 손목의 손바닥 면(volar surface)의 중심

3) 손가락 MP 관절의 폄(finger MP extension)

- 주동근
  - 손가락폄근(ED : extensor digitorum)
  - 집게폄근(extensor indicis proprius)
  - 새끼폄근(extensor digiti minimi)

(1) 항중력 자세

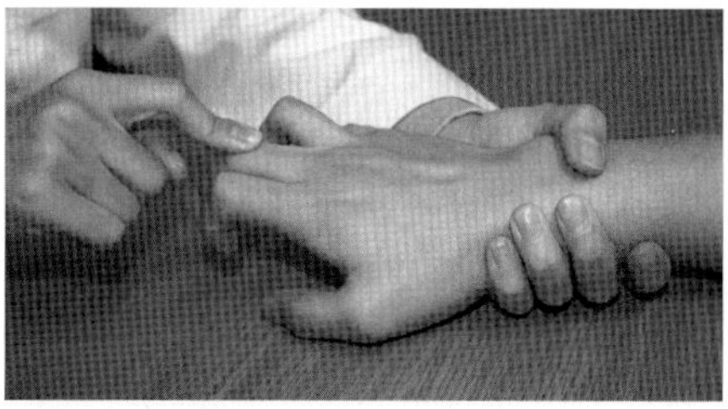

그림 3-44 손가락 MP 관절의 폄(finger MP extension)

① 시작 자세
- 손을 테이블 위에 안정시킴
- 아래팔(forearm)의 엎침(pronation)
- 손목의 중립
  - 평가자에 의해 지지됨
  - MP와 IP관절은 이완

② 안정화
- 손목과 손허리뼈(metacarpal)를 안정시킴

③ 지시
- "굽혀진 손가락들을 최대로 펴보세요(knuckle straight). 그리고 제가 저항을 가할 때 그것이 내려가지 않도록 유지하세요."

④ 저항
- 평가자는 하나의 손가락만을 사용함
- 한 번에 하나씩 굽힘(flexion) 방향으로 저항을 가함
  - 각 손가락뼈 머리(head of phalanx)의 몸쪽(proximal) 부위에 저항을 가함
- 보상
- 손가락의 굽힘(flexion) 후 반동으로 자연스런 폄(extension)이 나타남 : 반동효과(rebound effect)
- 힘줄고정(tenodesis) 동작을 통해 손가락 폄(extension)이 발생될 수 있음

(2) 중력제거 자세

① 시작 자세
- 아래팔(forearm)이 중간위(midposition)에서 지지됨
- 손목의 중립
- 손가락의 이완

② 안정화

- 손목과 손허리뼈들(metarcarpals)이 고정됨

③ 지시

- "한 번에 하나씩 구부린(knuckle) 손가락을 뒤로 미세요. 나머지 손가락들은 구부린 상태를 유지하세요."

④ 촉지

- 손가락폄근(ED : extensor digitorum)
  - 근육 힘살(belly)은 아래팔(forearm) 등(dorsal)쪽에서 촉지함
    → 자쪽 면(ulnar side)을 촉지함
  - 힘줄(tendon)은 손등에서 촉지함
- 집게폄근(extensor indicis proprius)
  - 근육 힘살(belly)은 아래팔(forearm)의 먼(diatal) 손등(dorsal) 중심부를 촉지함
- 새끼폄근(extensor digiti minimi)
  - 자쪽(ulnar)에서 ED까지 촉지함

4) 손가락 IP 관절의 폄(finger IP extension)

- 주동근
  - 벌레근(lumbricales)
  - 뼈사이근(interossei)
  - 손가락폄근(extensor digitorum)
  - 집게폄근(extensor indicis proprius)
  - 새끼폄근(extensor digiti minimi)

(1) 항중력 자세

① 시작 자세

- 아래팔(forearm)은 뒤침(supination) 자세로 지지됨
- 손목의 중립자세(neutral position)
- 2종류의 테스트
  - 테스트 1
    - 전형적인 방법
    - 측정자세 : MP 관절의 폄(extension)과 IP 관절의 굽힘
  - 테스트 2
    - 근전도 검사 시 사용함
    - MP 관절의 굽힘(flexion)과 IP 관절의 폄(extension)

② 안정화

- 손허리뼈들(metacarpals)과 손목의 안정

③ 지시

- 테스트 1
  - "손가락을 굽힌(knuckle) 뒤 손가락을 동시에 펴세요."
- 테스트 2
  - "굽힌(knuckle) 손가락을 펴고, 펴져있는(straight) 상태를 유지하세요."

④ 저항

- 테스트 1
  - 평가자는 테스트 받는 손가락의 끝을 잡고 시작 자세 방향으로 밀어 줌
- 테스트 2
  - 평가자는 대상자의 손톱 위에 자신의 손가락을 놓음
    - 굽힘(flexion) 방향으로 밀어줌

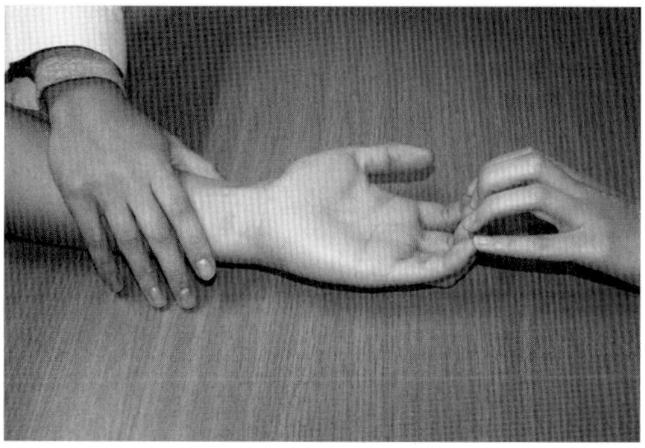

그림 3-45 손가락 IP 관절 폄(finger IP extension) : 테스트 2

5) 손가락 DIP 관절의 굽힘(finger DIP flexion)

- 주동근
  - 깊은손가락굽힘근(flexor digitorum profundus)

(1) 항중력 자세

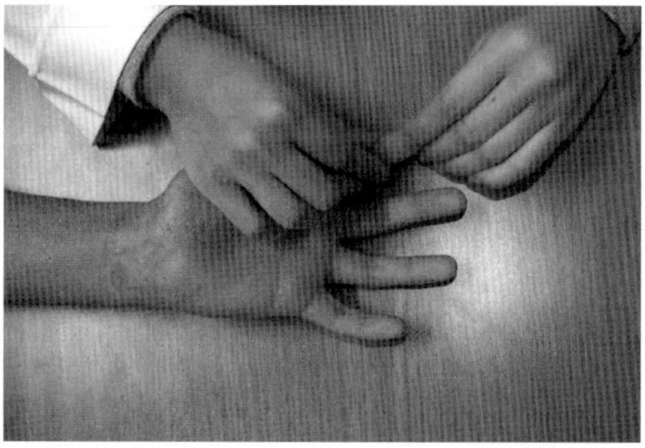

그림 3-46 손가락 DIP 관절의 굽힘(flexion)

① 시작 자세

- 아래팔(forearm)은 테이블 위에서 뒤침(supination)이 됨
- 손목과 IP 관절은 이완 상태

② 안정화

- 각 손가락의 중간 손가락뼈(middle phalanx)를 확고히 지지함
  - DIP 관절의 굽힘(flexion) 방지를 목적으로 함

③ 지시

- "당신이 할 수 있는 한 최대로 손가락을 구부리세요."

④ 저항

- 환자의 손가락 패드(pad)에 평가자의 한 손가락을 위치시킴
  - 폄(extension) 방향으로 저항을 가함

⑤ 보상

- 폄근(extensor)의 수축 후 자연스런 굽힘 현상을 만듦 : 반동효과(rebound effect)
- 손목 폄(extension)은 힘줄고정(tenodesis) 동작을 만듦

(2) 중력제거 자세

① 시작 자세

- 아래팔(forearm)을 테이블 위에 위치시킴
  - 아래팔(forearm)은 중립자세
  - 손목과 IP 관절은 중립자세 또는 이완

② 안정화

- 항중력 자세와 같음

③ 지시

- 중력 자세와 같음

④ 촉지

- 몸쪽 아래팔(proximal forearm)의 1/3지점
  → 자쪽(ulnar)의 손바닥(volar) 면이 시작되는 부위

6) 손가락 PIP 관절의 굽힘(finger PIP flexion)

- 주동근
  - 얕은손가락굽힘근(FDS : flexor digitorum superficialis)
  - 깊은손가락굽힘근(FDP : flexor digitorum profundus)

(1) 항중력 자세

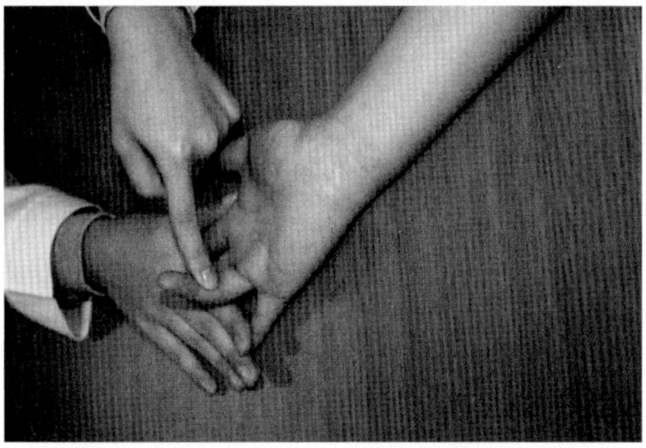

그림 3-47 손가락 PIP 관절의 굽힘(finger PIP flexion)

① 시작 자세
- 아래팔(forearm)을 테이블 위에 위치시킴
- 아래팔(forearm)의 뒤침(supination)
- 손목과 MP 관절의 이완

② 안정화
- 나머지 손가락들의 IP 관절을 안정시킴

③ 지시
- PIP 관절을 지적하며 "이 관절만 굽히세요."라고 지시함

④ 저항
- 평가자는 한 손가락만을 사용함
- 평가자는 폄(extension) 방향으로 중간 손가락뼈의 머리(head of middle phalanx)에 저항을 가함

⑤ 보상
- 깊은손가락굽힘근(flexor digitorum profundus)
- 손목 폄(extension)은 힘줄고정(tenodesis) 동작을 만듦

(2) 중력제거 자세

① 시작 자세
- 아래팔(forearm)은 중립자세에서 지지됨
- 손목과 MP 관절은 중립자세로 이완됨

② 안정화
- 테스트 받는 손가락의 몸쪽 손가락(proximal phalanx)을 안정시킴

③ 지시
- PIP 관절을 지적하며 "관절을 굽히세요."라고 지시함

7) 손가락 MP 관절의 굽힘(finger MP flexion)

- 주동근
  - 깊은손가락굽힘근(flexor digitorum profundus)
  - 얕은손가락굽힘근(flexor digitorum superficialis)
  - 등쪽 뼈사이근(dorsal interossei)
  - 손바닥쪽 뼈사이근(volar interossei)
  - 새끼굽힘근(flexor digiti minimi)

(1) 항중력 자세

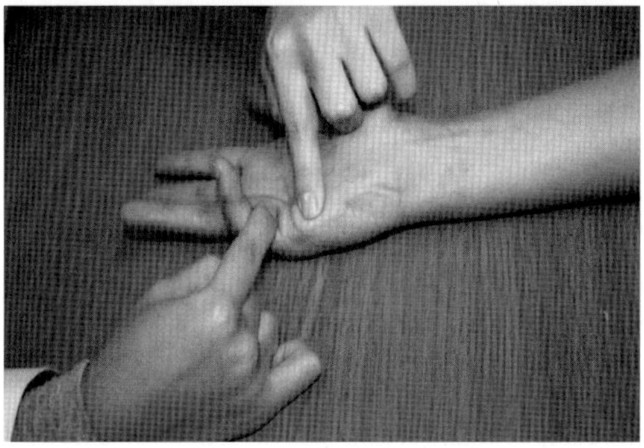

그림 3-48 손가락 MP 관절의 굽힘(finger MP flexion)

① 시작 자세
- 아래팔(forearm)은 뒤침(supination) 상태로 지지됨

② 안정화
- 나머지 손가락들의 폄(extension)

③ 지시
- "나머지 손가락이 폄(extension) 상태를 유지하는 동안 새끼손가락(little finger)을 손바닥 쪽으로 구부리세요."

④ 저항
- 평가자의 한 손가락을 사용해 폄(extension) 방향으로 제공함
  - 몸쪽(proximal) 손가락뼈의 머리(head of phalanx)를 밀어줌

⑤ 보상
- 깊은손가락굽힘근(flexor digitorum profundus)
- 얕은손가락굽힘근(flexor digitorum superficialis)

(2) 중력제거 자세

① 시작 자세
- 아래팔(forearm)은 중립자세에서 지지됨

② 안정화

- 펴진(extension) 나머지 손가락들을 안정시킴

③ 지시

- 항중력 자세와 같음

8) 손가락 벌림(finger abduction)

- 주동근
  - 등쪽 뼈사이근(dorsal interossei)
  - 새끼벌림근(abductor digiti minimi)

(1) 항중력 자세

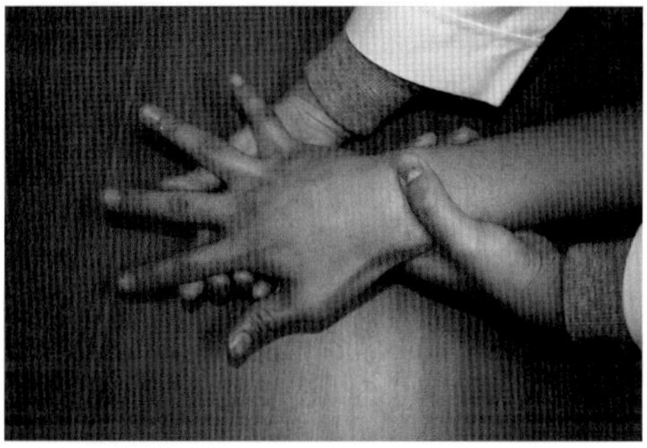

그림 3-49 손가락 벌림(finger abduction)

① 시작 자세

- 아래팔(forearm)은 엎침(pronation) 상태로 지지됨
- 손목은 중립자세
- 손가락은 폄(extension)과 모음(adduction)
- MP 관절은 중립자세를 취하거나 약간의 굽힘(flexion)

② 안정화

- 손목과 MP를 부드럽게 지지함

③ 지시

- "손가락을 벌리세요. 그리고 제가 저항을 가할 때 손가락이 제자리로 돌아가지 않도록 버티세요."

④ 동작(action)

- 1번 등쪽 뼈사이근(dorsal interosseus)
  - 엄지 쪽으로 집게손가락(index finger)을 벌림(abduction)
- 2번 DAB
  - 엄지 쪽으로 가운데손가락(middle finger)을 벌림(abduction)
- 3번 DAB
  - 새끼손가락(little finger) 쪽으로 가운데손가락(middle finger)을 벌림(abduction)

- 4번 DAB
  - 새끼손가락(little finger) 쪽으로 반지손가락(ring finger)을 벌림(abduction)

⑤ 저항

- 평가자의 엄지와 집게손가락을 핀서(pincer) 모양으로 만듦
- 평가자는 몸쪽(proximal) 손가락뼈의 머리(head of phalanx)에 저항을 가함
  - 중간선(midline)을 향해 양 손가락을 밀어줌

⑥ 보상

- 손가락폄근(extensor digitorum)

⑦ 등급

- 5 : 저항을 이기며 나아가지는 못하나 저항을 제거하면 스프링처럼 튕겨 돌아옴
- 4 : 약간의 저항을 이기고 수행함
- 3 : 완전한 AROM을 수행함
- 2 : 부분적으로 AROM을 수행함
- 1 : 촉지 시 수축이 느껴짐
- 0 : 수축 활동을 촉지할 수 없음

9) 손가락 모음(finger adduction)

- 주동근
  - 손바닥쪽 뼈사이근(volar introssei)

(1) 항중력 자세

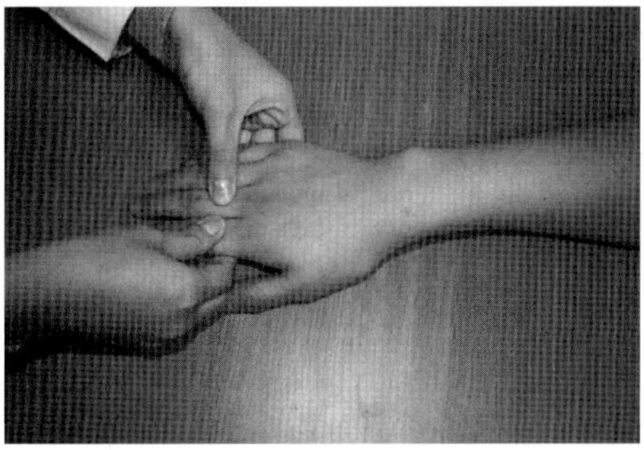

그림 3-50 손가락 모음(finger adduction)

① 시작 자세

- 아래팔(forearm)은 엎침(pronation)
- MP는 벌림(abduction) 및 폄(extension)

② 안정화

- 평가자의 두 손이 저항을 가하는 데 사용됨
- 아래팔(forearm)과 손목은 테이블 위에 안정됨

③ 지시

- "손가락을 모아주세요. 제가 저항을 가할 때 손가락이 벌어지지 않도록 견디세요."

④ 동작

- 1번 손바닥쪽 뼈사이근(PAD : palmar introsseus)
  - 가운데손가락 쪽으로 집게손가락(index finger)을 모음(adduction)
- 2번 PAD
  - 가운데손가락 쪽으로 반지손가락(ring finger)을 모음(adduction)
- 3번 PAD
  - 가운데손가락 쪽으로 새끼손가락(little finger)을 모음(adduction)

⑤ 저항

- 각 손가락들을 벌림(abduction) 방향으로 잡아당김
  - 집게손가락과 가운데손가락
    - 1번 PAD 테스트
  - 가운데손가락과 반지손가락
    - 2번 PAD 테스트
  - 반지손가락과 새끼손가락
    - 3번 PAD 테스트

⑥ 보상

- 외인성 손가락 굽힘근들(extrinsic finger flexors)

⑦ 등급

- 손가락의 벌림(abduction)과 같음

5. 엄지손가락(Thumb)

1) 엄지손가락의 IP 폄(thumb IP extension)

- 주동근
  - 긴엄지폄근(EPL : extensor pollicis longus)

(1) 항중력 자세

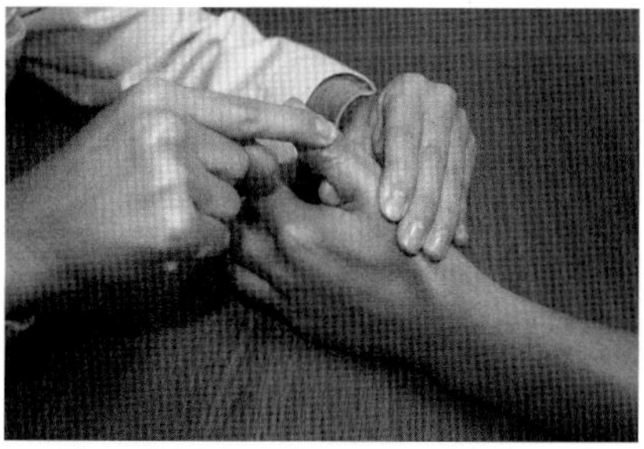

그림 3-51 엄지손가락의 IP 폄(thumb IP extension)

① 시작 자세
- 아래팔(forearm)은 중립자세에서 지지됨
- 손목은 10~20° 굽힘(flexion)
- 엄지손가락의 MP와 IP는 굽힘(flexion)

② 안정
- 몸쪽 손가락뼈(proximal phalanx)를 안정시킴

③ 지시
- "엄지 끝을 곧게 펴세요."

④ 저항
- 평가자는 엄지의 손톱 위에 손가락을 올려놓음
- 굽힘(flexion) 방향으로 DIP 관절만을 밀어줌

⑤ 보상
- 긴엄지굽힘근(flexor pollicis longus)의 이완
  - 폄근(extensor)의 움직임이 만들어짐 : 반동효과(rebound effect)

(2) 중력제거 자세

① 시작 자세
- 아래팔(forearm)은 뒤침(supination)
- 엄지는 굽힘(flexion)

② 지시
- "엄지의 끝을 곧게 펴세요."

2) 엄지손가락의 MP 폄(extension)

- 주동근
  - 짧은엄지폄근(EPB : extensor pollicis brevis)
  - 긴엄지폄근(EPL : extensor pollicis longus)

(1) 짧은엄지폄근(extensor pollicis brevis)을 위한 항중력 자세

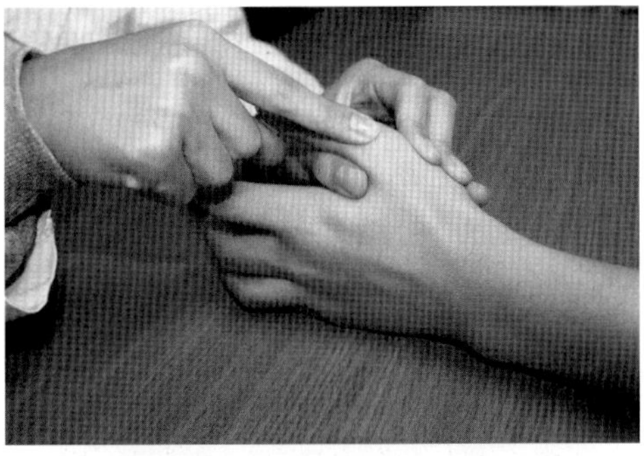

그림 3-52 EPB를 위한 항중력 자세

① 시작 자세

- 아래팔(forearm)은 중립자세에서 지지됨
- MP와 IP관절의 굽힘(flexion)

② 안정화

- 벌림(abduction)이 있는 1번 손허리뼈(metacarpal)를 확고히 지지함

③ 지시

- "굽힌 엄지를 곧게 펴세요."

④ 저항

- 평가자의 집게손가락은 몸쪽(proximal) 손가락뼈 머리(head of phalanx)의 등쪽(dorsal)에 위치함
- 굽힘(flexion) 방향으로 밀어줌

⑤ 보상

- 긴엄지폄근(extensor pollicis longus)

(2) 중력제거 자세

① 시작 자세

- 아래팔(forearm)의 뒤침(supination)
- MP와 IP관절의 굽힘(flexion)

② 안정화

- 벌림(abduction)이 있는 1번 손허리뼈(metacarpal)를 안정시킴

③ 지시

- 항중력 자세와 동일함

3) 엄지손가락 벌림(thumb abduction)

- 주동근
  - 긴엄지벌림근(abductor pollicis longus)
  - 짧은엄지벌림근(abductor pollicis brevis)

(1) 긴엄지벌림근(abductor pollicis longus)을 위한 항중력 자세

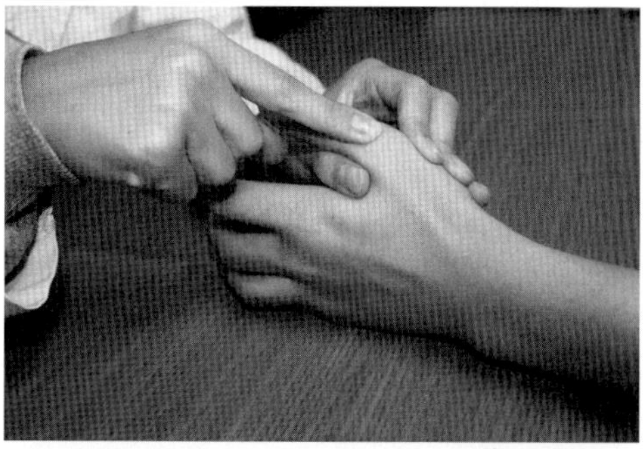

그림 3-53 긴엄지벌림근(abductor pollicis longus)을 위한 항중력 자세

① 시작 자세
- 아래팔(forearm)의 뒤침(supination)
- 손목의 중립
- 엄지의 모음(adduction)

② 안정화
- 중립자세에서 고정
- 자쪽(ulnar)에서 손목을 지지함

③ 지시
- "손바닥에서 엄지가 멀어지게 하세요. 제가 저항을 가할 때 다시 제자리로 돌아가지 않도록 유지하세요."

④ 저항
- 평가자는 1번 손허리뼈의 머리(head of metacarpal)를 모음(adduction) 방향으로 밀어줌

⑤ 보상
- 짧은엄지벌림근(abductor pollicis brevis)
- 짧은엄지폄근(extensor pollicis brevis)

(2) 중력제거 자세

① 시작 자세
- 아래팔(forearm)은 중립에서 지지됨
- 손목은 중립
- 엄지는 모음(adduction)

② 안정화
- 중립자세를 유지
- 자쪽(ulnar)에서 손목을 지지함

③ 지시
- 항중력 자세와 동일함

(3) 짧은엄지벌림근(abductor pollicis brevis)을 위한 항중력 자세

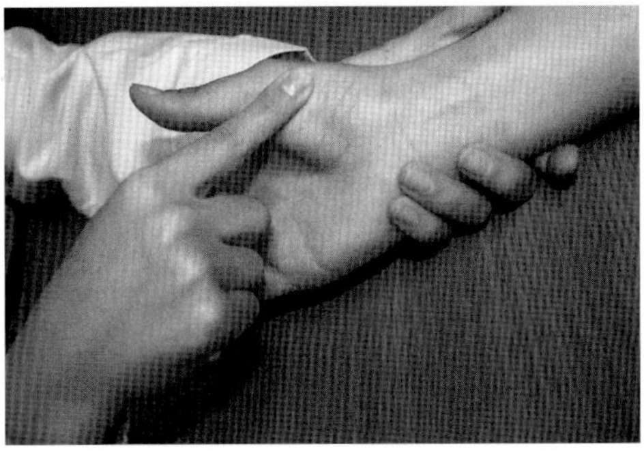

그림 3-54 짧은엄지벌림근(abductor pollicis brevis)을 위한 항중력 자세

① 시작 자세

- 아래팔(forearm)은 뒤침(supination)되어 지지됨
- 손목은 중립
- 엄지는 모음(adduction)

② 안정

- 손목의 중립자세를 지지해 줌

③ 지시

- "손바닥의 반대 방향으로 엄지를 들어 올리세요. 제가 저항을 가할 때 그것을 견디세요."

④ 저항

- 평가자의 손가락은 모음(adduction) 방향으로 1번 손허리뼈의 머리(head of metacarpal)를 누름

⑤ 보상

- 긴엄지벌림근(abductor pollicis longus)

(4) 중력제거 자세

① 시작 자세

- 아래팔(forearm)은 중립자세에서 지지됨
- 손목은 중립
- 엄지는 모음(adduction)

② 안정화

- 손목의 중립자세를 지지함

③ 지시

- 항중력 자세와 동일함

4) 엄지손가락 IP 굽힘(thumb IP flexion)

- 주동근
  - 긴엄지굽힘근(flexor pollicis longus)

(1) 항중력 자세

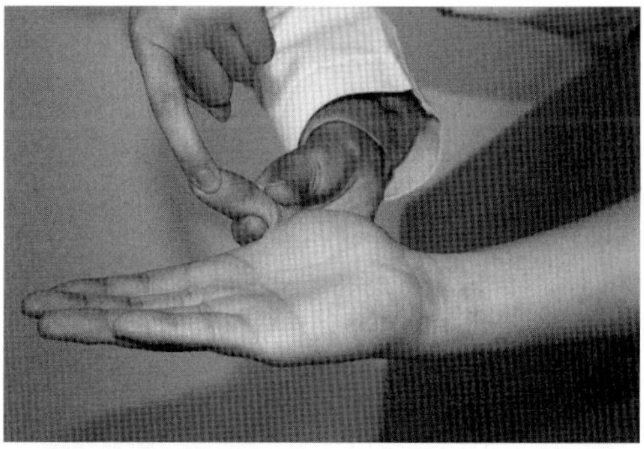

그림 3-55 엄지손가락 IP 굽힘(thumb IP flexion)

① 시작 자세

- 팔꿉(elbow) 관절은 굽힘(flexion)이 되어 테이블에 지지됨
- 아래팔(forearm)은 뒤침(supination)
- 엄지손가락의 MP 관절과 IP 관절의 폄(extension)

② 안정화

- 몸쪽 손가락뼈(proximal phalanx)를 안정시킴
- 펴진(extension) MP 관절을 고정함

③ 지시

- "엄지의 끝을 최대로 굽히세요. 제가 저항을 가할 때 엄지가 펴지지 않도록 견디세요."

④ 저항

- 평가자의 손가락은 폄(extension)방향으로 먼 손가락뼈의 머리(head of distal phalanx)를 밀어줌

⑤ 보상

- 긴엄지폄근(extensor pollicis longus)의 이완
  - 자연스런 굽힘(flexion) 발생 : 반동효과(rebound effect)

(2) 중력제거 자세

① 시작 자세

- 아래팔(forearm)은 90° 뒤침(supination)

② 안정화

- 몸쪽 손가락뼈(proximal phalanx)가 안정됨
- 펴진(extension) MP 관절의 고정

③ 지시

- "엄지의 끝을 최대로 굽혀 보세요."

5) 엄지손가락 MP 굽힘(thumb MP flexion)

- 주동근
  - 짧은엄지굽힘근(flexor pollicis brevis)
  - 긴엄지굽힘근(flexor pollicis longus)

(1) 짧은엄지굽힘근(flexor pollicis brevis)의 항중력 자세

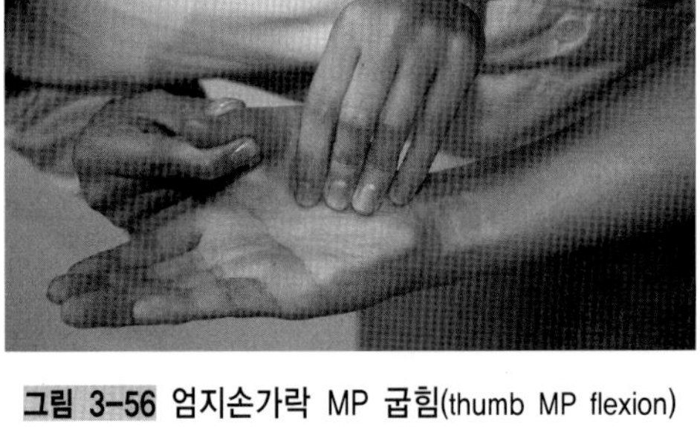

그림 3-56 엄지손가락 MP 굽힘(thumb MP flexion)

① 시작 자세

- 팔꿉(elbow) 관절은 테이블 위에서 굽혀져(flexion) 지지됨
- 아래팔(forearm)은 뒤침(supination)
- 엄지손가락의 MP 및 IP 관절의 폄(extension)

② 안정화

- 1번 손허리뼈(metacarpal)를 확고히 지지함

③ 지시

- "엄지가 손바닥 위로 지나(교차)가도록 굽히세요. 엄지의 끝을 곧게 펴서 유지하세요. 제가 저항을 가할 때 엄지가 뒤로 돌아가지 못하도록 견디세요."

④ 저항

- 평가자의 손가락은 폄(extension) 방향으로 몸쪽(proximal) 손가락뼈의 머리(head of phalanx)에 저항을 가함

⑤ 보상

- 긴엄지굽힘근(flexor pollicis longus)
- 짧은엄지벌림근(abductor pollicis brevis)
- 엄지모음근(adductor pollicis)

(2) 중력제거 자세

① 시작 자세

- 아래팔(forearm)은 90° 뒤침(supination)

② 안정화

- 1번 손허리뼈(metacarpal)를 안정시킴

③ 지시

- "엄지가 손바닥을 지나(교차)도록 굽히세요. 엄지의 끝이 곧게 펴지도록 유지하세요."

6) 엄지손가락 모음(thumb adduction)

- 주동근
  - 엄지모음근(adductor pollicis)

(1) 항중력 자세

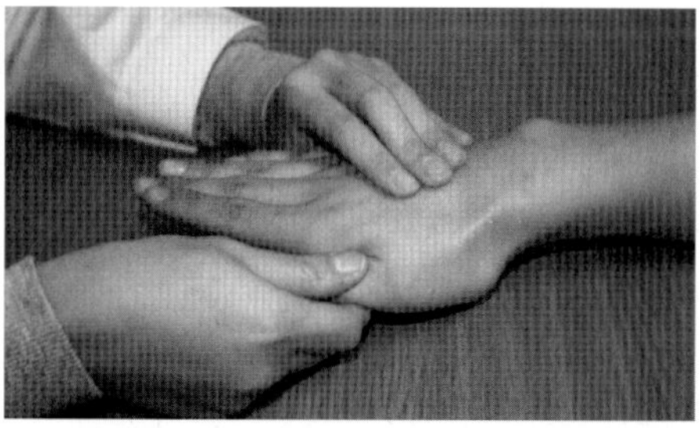

그림 3-57 엄지손가락 모음(thumb adduction)

① 시작 자세
- 아래팔(forearm)의 엎침(pronation)
- 손목과 손가락의 중립
- 엄지의 벌림(abduction)
- 엄지의 MP 및 IP 관절의 폄(extension)

② 안정화
- 손가락의 손허리뼈(metacarpal)를 안정시킴
- MP 관절을 중립상태로 유지시킴

③ 지시
- 손바닥 쪽으로 당기세요. 그리고 제가 당길 때 그것을 유지하세요."

④ 저항
- 평가자는 몸쪽(proximal) 손가락뼈의 머리(head of phalanx)를 감싸쥠
- 엄지를 손바닥 벌림(abduction) 방향으로 당김

⑤ 보상
- 긴엄지폄근(extensor pollicis longus)
- 긴엄지굽힘근(flexor pollicis longus)
- 짧은엄지굽힘근(flexor pollicis brevis)

(2) 중력제거 자세

① 시작 자세
- 아래팔(forearm)의 중립을 제외하고는 항중력 자세와 같음

② 안정화
- 손가락의 손허리뼈들(metarcarpals)을 안정시킴
- MP 관절을 중립으로 유지

③ 지시
- "당신의 엄지를 손바닥 쪽을 향해 당기세요."

7) 맞섬(opposition)

- 주동근
  - 엄지손가락맞섬근(opponens pollicis)
  - 새끼맞섬근(opponens digiti minimi)

(1) 항중력 자세

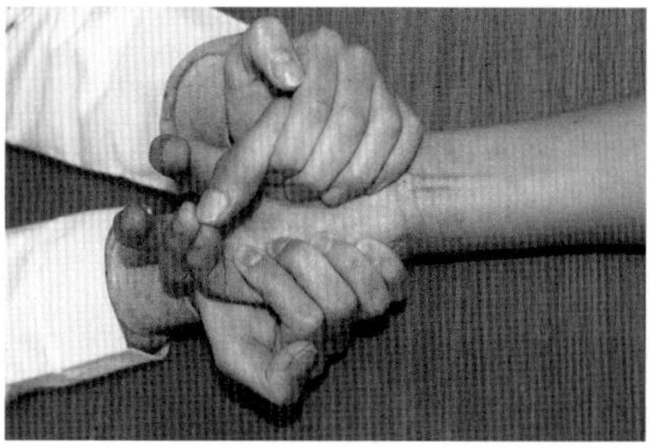

그림 3-58 맞섬(opposition)

① 시작 자세
- 아래팔(forearm)은 뒤침(supination)되어 지지됨
- 손목은 중립
- 엄지는 모음(adduction)과 폄(extension)

② 안정화
- 중립 자세에서 손목을 고정함

③ 지시
- "엄지의 끝을 새끼손가락 끝에 접촉하세요. 제가 저항을 가할 때 그것이 떨어지지 않도록 유지하세요."

④ 저항
- 평가자의 저항은 두 손을 사용하여 1번 손허리뼈(metacarpal)와 5번 손허리뼈를 잡고 저항을 제공함

⑤ 보상
- 짧은엄지모음근(adductor pollicis brevis)
- 짧은엄지굽힘근(flexor pollicis breivis)
- 긴엄지굽힘근(flexor pollicis longus)

(2) 중력제거 자세

① 시작 자세
- 팔꿉(elbow)을 테이블 위에 놓음
- 아래팔(forearm)을 테이블과 수직으로 위치시킴
- 손목의 중립자세
- 엄지의 모음(adduction) 및 폄(extension)

② 안정화
- 중립으로 손목을 고정함

③ 지시
- "엄지 끝을 새끼손가락 끝에 접촉하세요."

6. 엉덩관절(Hip joint)

1) 엉덩관절 굽힘(flexion)

• 주동근
  - 엉덩허리근(iliopsoas)
  - 엉덩근(iliacus)
  - 큰허리근(psoas major)

(1) 항중력 자세

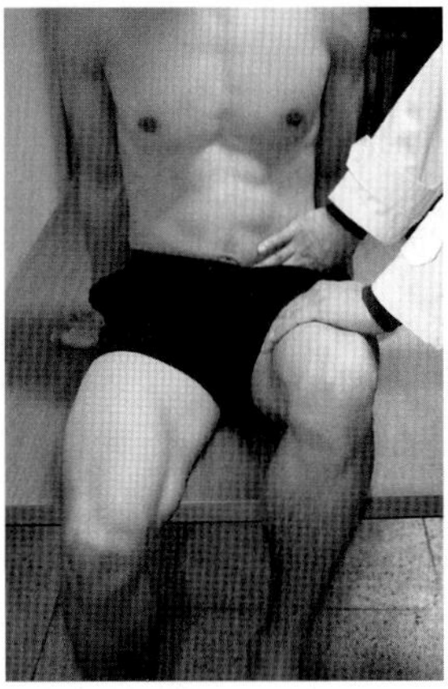

그림 3-59 엉덩관절 굽힘(hip flexion)

① 시작 자세
- 매트에 앉음
- 다리는 아래로 내림

② 안정화
- 골반(pelvis)을 넓은 매트에 안정시킴

③ 지시
- "천장을 향해 당신의 무릎을 들어 올리세요. 그리고 제가 저항을 가할 때 다리가 내려가지 않도록 견디세요."

④ 저항
- 평가자는 폄(extension) 방향으로 먼 넙다리(distal thigh) 전면에 저항을 가함

(2) 중력제거 자세

① 작 자세
- 매트 위에 누움
  - 측면(side lying) 자세
- 몸통(trunk)은 자연스런 정렬(alignment)을 유지함

② 안정화
- 평가자의 한 손은 대상자의 무릎을 지지함
- 다른 한 손은 몸통(trunk)의 정렬유지를 위해 엉덩관절에 위치함

③ 지시
- "당신의 무릎을 가슴을 향해 들어 올리세요."

④ 촉지(palpation)
- 바로 누운 자세(supine)
- 평가자는 대상자의 무릎 뒤쪽 종아리(calf)를 지지함

2) 엉덩관절 폄(extension)

- 주동근
  - 큰볼기근(gluteus maximus)
  - 뒤넙다리근들(hamstrings)

(1) 항중력 자세

① 큰볼기근(gluteus maximus)을 위한 항중력 자세

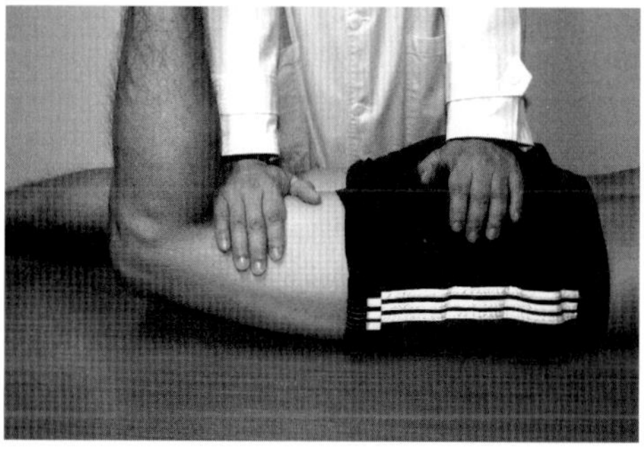

그림 3-60 **엉덩 관절 폄**(hip extension)

- 시작 자세
  - 엎드려 누움(prone)
  - 90° 이상 무릎을 굽힘(flexion)
- 안정화
  - 골반(pelvis)과 허리 척추(lumbar spine)를 매트에 안정시킴
- 지시
  - "다리를 위쪽으로 최대한 높게 들어보세요. 그리고 무릎은 구부린 상태를 유지하세요."
- 저항
  - 평가자는 굽힌 쪽 넙다리(thigh)의 먼(distal) 부위를 뒤쪽 아래로 밀어줌
- 보상
  - 허리 척추(lumbar spine)의 폄(extension)

- 반막모양근(semimembranosus) 및 반힘줄근(semitendinosus)
  - ◦ 폄(extension)을 도울 수 있음

② 큰볼기근(gluteus maximus)과 넙다리근들(hamstrings)이 복합된 자세

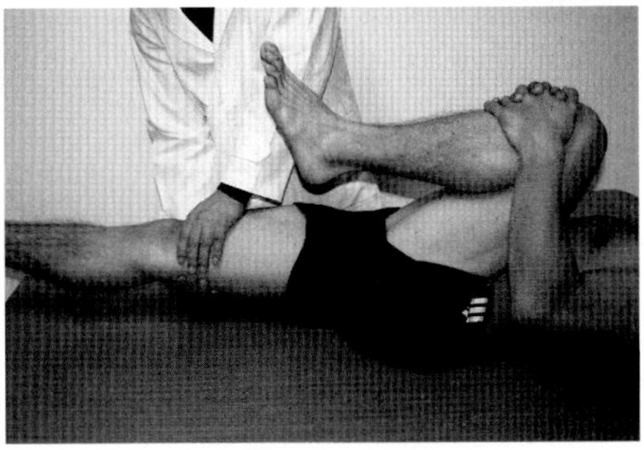

그림 3-61 큰볼기근(gluteus maximus)과 넙다리근들(hamstrings)의 복합 자세

- 시작 자세
  - 뒤로 누움(supine) 또는 바로 누움(prone)
  - 테스트를 받는 다리는 완전히 폄(extension)
    - ◦ 반대편 다리의 무릎과 엉덩(hip) 관절은 굽힘(flexion) 후 고정
- 안정화
  - 골반(pelvis)과 허리 척추(lumbar spine)를 매트에 안정시킴
- 지시 : 두 자세에 맞는 지시를 선택함
  - "제가 다리를 들어 올릴 때 다리가 매트에서 떨어지지 않도록 유지하세요."
  - "위쪽으로 당신의 다리를 최대한 높게 드세요."
- 저항 : 자세에 따른 두 가지 방법
  - 바로 누운 자세 : 평가자는 다리를 들어 올림
    - ◦ 무릎 바로 위의 넙다리(thigh)를 잡고 들어 올림
  - 뒤로 누운 자세 : 평가자는 아래 방향으로 저항을 제공함
    - ◦ 발목 위 또는 먼 넙다리 부위를 밀어줌

③ 기타

- 선 자세(standing)

(2) 중력제거 자세

① 시작 자세

- 매트위에 측면(side lying) 자세로 누움

② 안정화

- 평가자는 대상자의 무릎을 한 손으로 지지함
  - 다른 한 손은 골반(pelvis)과 엉덩(hip) 관절의 정렬을 유지하기 위해 골반 능선(pelvic crest)에 올려짐

③ 지시

- "당신의 무릎을 곧게 유지하면서 다리를 뒤로(저를 향해) 보내세요."

④ 촉지(palpation)

- 엎드려 누운 자세(prone)

3) 엉덩관절 벌림 1(abduction 1)

- 주동근
  - 중간볼기근(gluteus medius)
  - 작은볼기근(gluteus minimus)

(1) 항중력 자세

① 시작 자세

- 매트 위에 측면(side lying)으로 누움
- 다리는 중간선(midline)보다 약간 더 폄(extension) 상태이며 골반(pelvis)은 약간 앞쪽으로 기울어짐

② 안정화

- 골반(pelvis)이 매트 위에 안정됨

③ 지시

- "당신의 다리를 천장을 향해 드세요. 그리고 제가 저항을 가할 때 그것을 유지하세요."

④ 저항

- 무릎의 가쪽(lateral)에서 아래 방향으로 저항을 제공함

⑤ 보상

- 엉덩(hip) 관절 차기(hip hike)
- 엉덩(hip) 관절 가쪽돌림(external rotation)과 굽힘(flexion)
- 대퇴근막장근(tensor fasciae latae)

(2) 중력제거 자세

① 시작 자세

- 매트 위에 바로(supine) 누움

② 안정화

- 매트 위에 골반을 안정시킴
- 평가자의 한 손이 발목을 들어 줌
  - 마찰을 제거하기 위해

③ 지시

- "당신의 다리를 밖으로 움직이세요. 그리고 당신의 무릎(knee cap)이 천장을 향하도록 유지하세요."

4) 엉덩관절 벌림 2(abduction 2)

- 주동근
  - 대퇴근막장근(tensor fasciae latae)

(1) 항중력 자세

① 시작 자세
- 측면(side lying)으로 누움
- 위쪽 다리를 45° 굽힘(flexion)
  - 아래쪽 다리와 교차함
  - 발은 매트 위에 안정됨

② 안정화
- 골반이 매트 위에서 안정화 됨
- 발이 매트 위에서 지지됨

③ 지시
- "당신의 다리를 천장을 향해 드세요. 그리고 제가 저항을 가할 때 그것을 유지하세요."

④ 저항
- 무릎의 가쪽(lateral)에서 아래 방향으로 저항 제공

(2) 중력제거 자세

① 시작 자세
- 매트 위에 길게 다리를 뻗고 앉음(long sitting)
  - 양 손이 몸통(trunk) 지지를 위해 매트 위에 놓임
  - 몸통(trunk)은 약 45° 정도 뒤쪽으로 기울어짐

② 안정화
- 양 손이 매트를 지지하고 있음
- 골반이 매트 위에 안정됨

③ 지시
- "당신의 다리를 밖으로 움직이세요."

5) 엉덩관절 모음(adduction)

- 주동근
  - 큰모음근(adductor magnus)
  - 짧은모음근(adductor brevis)
  - 긴모음근(adductor longus)
  - 두덩근(pectineus)
  - 두덩정강근(gracilis)

(1) **항중력 자세**

① 시작 자세

- 매트 위에서 측면(side lying)으로 누움
- 위쪽 다리는 평가자의 지지에 의해 25° 벌림(abduction)이 됨
  - 평가자는 자신의 아래팔(forearm)을 이용하여 대상자의 다리를 감싸며 안정시킴
  - 평가자의 손은 무릎 안쪽 면(medial surface)에 위치함

② 안정화

- 몸통(trunk)과 골반(pelvis)이 매트 위에 안정됨

③ 지시

- "당신의 아래쪽 다리를 위쪽 다리를 향해 들어 올리세요. 그리고 제가 저항을 가할 때 그것을 견디세요."

④ 저항

- 매트를 향해 수직으로 저항을 제공

⑤ 보상

- 엉덩관절 굽힘근(flexor) : 안쪽돌림(internal rotation) 동작으로 보상을 만듦
- 뒤넙다리근(hamstring) : 가쪽돌림(external rotation) 동작으로 보상을 만듦

(2) **중력제거 자세**

① 시작 자세

- 바로 누운(supine)자세
- 평가자는 대상자의 발목 부위를 약간 들어줌
  - 매트와의 마찰을 제거하기 위해

② 안정화

- 매트 위에 몸통(trunk)과 골반(pelvis)이 안정됨
- 평가자의 손을 이용하여 대상자의 발목을 들어 올림

③ 지시

- "당신의 다리를 반대쪽 다리를 향해 움직이세요."

6) 엉덩관절 가쪽돌림(external rotation)

- 주동근
  - 바깥폐쇄근(obturator externus)
  - 궁둥구멍근(piriformis)
  - 속폐쇄근(obturator internus)
  - 위쌍둥이근(gemellus superior)
  - 넙다리네모근(quadratus femoris)
  - 아래쌍둥이근(gemellus inferior)
  - 큰볼기근(gluteus maximus)

(1) 항중력 자세

① 시작 자세

- 매트 위에 앉음(short sitting)

② 안정화

- 매트 위에 골반(pelvis)이 지지됨
- 양 손이 매트를 지지함
  - 손바닥이나 주먹을 이용함
- 평가자의 한 손이 무릎 위 먼 넙다리(distal thigh)의 가쪽면(lateral aspect)을 지지함

③ 지시

- "제가 당신의 다리를 당길 때 당겨지지 않도록 견디세요."

④ 저항

- 대상자의 발목에 가쪽(lateral) 방향의 저항을 제공함

(2) 중력제거 자세

① 시작 자세

- 바로 누운(supine)자세

② 안정화

- 몸통(trunk)과 골반(pelvis)이 매트 위에 안정됨
- 평가자의 한 손은 골반 정렬(pelvic alignment)을 위해 사용될 수 있음

③ 지시

- "당신의 다리를 밖으로 돌리세요."

7) 엉덩관절 안쪽돌림(internal rotation)

- 주동근
  - 작은볼기근(gluteus minimus)
  - 중간볼기근(gluteus medius)
  - 대퇴근막장근(tensor fasciae latae)

(1) 항중력 자세

① 시작 자세

- 매트 위에 앉음(short sitting)

② 안정화

- 매트 위에 골반(pelvis)이 안정됨
  - 양 손을 이용하여 매트를 지지할 수 있음
- 평가자의 한손이 무릎 위 넙다리(distal thigh)의 안쪽(medial)을 지지함

③ 지시

- "제가 당신의 다리를 당길 때 당겨지지 않도록 유지하세요."

④ 저항

- 대상자의 발목에 안쪽(medial) 방향의 저항을 제공함

(2) 중력제거 자세

① 시작 자세

- 바로 누운(supine)자세
- 평가 받는 다리는 약간 가쪽돌림(external rotation) 상태를 유지함

② 안정화

- 몸통(trunk)과 골반(pelvis)은 매트 위에 안정됨

③ 지시

- "당신의 다리를 안쪽으로 회전시키세요."

7. 무릎(Knee)

1) 무릎 굽힘(knee flexion)

- 주동근
  - 뒤넙다리근(hamstrings)
    → 반막모양근(semimembranosus)
  - 반힘줄근(semitendinosus)
  - 넙다리두갈래근(biceps femoris)

(1) 항중력 자세

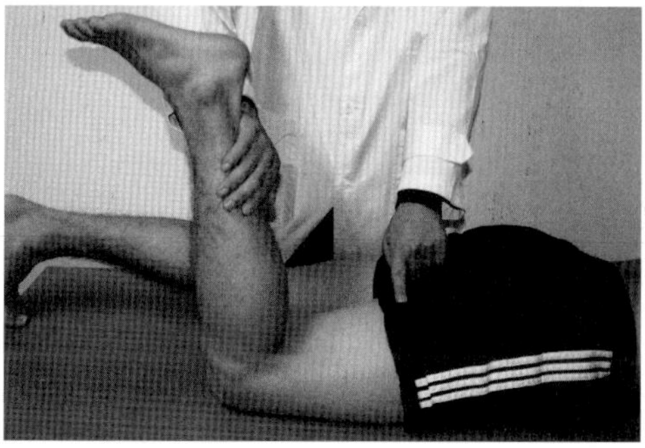

그림 3-62 무릎 굽힘(knee flexion)

① 시작 자세

- 엎드려 누움(prone)
- 무릎(knee) 관절 및 엉덩(hip) 관절의 폄(extension)

② 안정화

• 넙다리(thigh)를 매트에 안정시킴

③ 지시

• “제가 저항을 가할 때 무릎을 굽힌 상태로 유지하세요.”

④ 저항

• 평가자의 손은 정강뼈(tibia)의 먼(distal) 끝 뒷부분에 위치함

• 폄(extension)방향으로 저항 제공

⑤ 보상

• 중력이 90° 이상의 굽힘(flexion)을 조장할 수 있음

• 중력이 앉은 상태에서 무릎 굽힘(flexion)을 만들 수 있음

• 넙다리빗근(sartorius)의 보상작용이 발생될 수 있음

• 두덩정강근(gracilis)과 장딴지근(gastrocnemius)의 보상작용이 발생될 수 있음

(2) 중력제거 자세 : 2(poor)

① 시작 자세

• 측면으로 누운 자세(side lying)

– 위쪽 다리가 평가자에 의해 지지됨

② 안정화

• 아래쪽 다리는 엉덩(hip) 관절과 무릎(knee) 관절의 굽힘(flexion)으로 안정화됨

• 위쪽 다리는 평가자의 손에 의해 지지됨

– 한 손은 무릎의 안쪽 면(medial side)에 위치함

– 다른 한손은 복사뼈(malleolus) 바로 윗부분의 발목에 위치함

③ 지시

• “무릎을 구부리세요.”

(3) 중력제거 자세 : 1～0(T～Z)

① 시작 자세

• 엎드려 누움(prone)

• 무릎을 약간 굽힘(flexion)

② 안정화

• 매트위에 다리를 안정시킴

③ 지시

• “무릎을 구부리세요.”

2) 무릎 폄(knee extension)

• 주동근

– 넙다리네갈래근(quadriceps)

→ 넙다리곧은근(rectus femoris)

→ 안쪽넓은근(vastus medialis)

→ 중간넓은근(vastus intermedius)

→ 가쪽넓은근(vastus lateralis)

(1) 항중력 자세

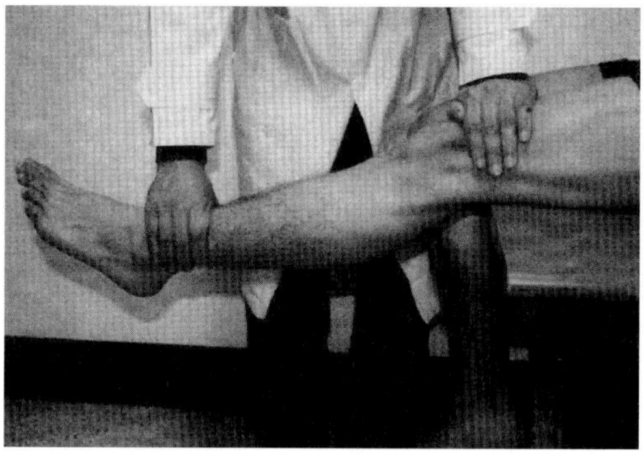

그림 3-63 무릎 폄(knee extension)

① 시작 자세

- 매트에 앉음
  - 다리는 아래로 걸쳐져 무릎 관절이 굽혀진(flexion) 상태

② 안정화

- 넙다리(thigh)를 매트에 안정시킴

③ 지시

- "무릎을 곧게 펴세요. 제가 저항을 가할 때 그것을 견디세요."

④ 저항

- 저항을 적용하기 전 무릎 관절을 10~15° 굽힘(flexion)
  - 완전 폄(extension) 이후에 실시함
- 평가자의 손은 정강뼈(tibia)의 먼(distal) 끝 전면에 위치함
- 환자가 최대의 힘을 발휘하도록 천천히 저항을 가함
  - 손상을 피하기 위함

(2) 중력제거 자세 : 2(poor)

① 시작 자세

- 측면으로 눕기(side lying)
  - 측정되는 다리가 위에 위치함
- 측정되는 다리는 약 90° 굽힘(flexion)이 되어 지지됨
  - 엉덩(hip) 관절은 완전 폄(full extension) 상태

② 안정화

- 매트 위에 몸통(trunk)과 골반(pelvis)이 안정됨
- 평가자의 팔과 손에 의해 지지됨
  - 한 손은 무릎아래를 지지함
  - 다른 한 손은 복사뼈(malleolus) 바로 위를 지지함

③ 지시

- "무릎을 곧게 펴세요."

(3) 중력제거 자세 : 1~0(T~Z)

① 시작 자세

- 바로 눕기(supine)

② 안정화

- 매트 위에 다리를 안정시킴

③ 지시

- "무릎 뒤쪽을 매트 방향(아래쪽)으로 미세요."

8. 발목과 발(Ankle & Foot)

1) 발목 발등굽힘(ankle dorsiflexion)

- 주동근
  - 앞정강근(tibialis anterior)
  - 긴엄지폄근(extensor hallucis longus)
  - 긴발가락폄근(extensor digitorum longus)

(1) 항중력 자세

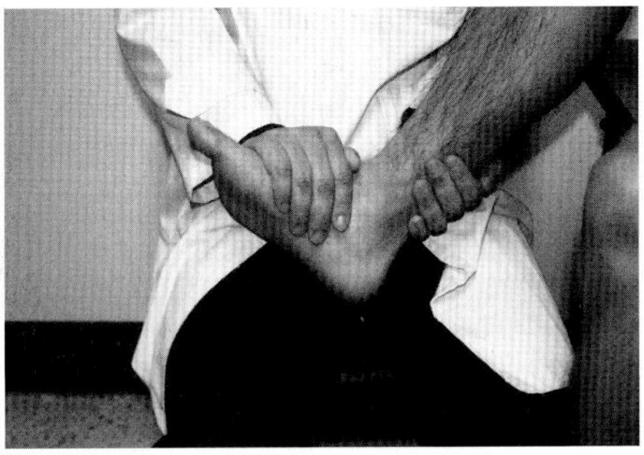

그림 3-64 발목 발등굽힘(ankle dorsiflexion)

① 시작 자세

- 매트에 앉음(short sitting)
  - 다리를 아래로 걸침
  - 발을 다리와 수직으로 만듦

② 안정화
- 아래쪽 다리와 발목(ankle)을 안정시킴

③ 지시
- "발가락이 천장을 향하도록 발을 드세요."

④ 저항
- 평가자의 손은 발 앞쪽(forefoot)에 위치함
- 발바닥쪽 굽힘(plantar flexion)을 허용하지 않음
  - 안쪽번짐(invert)이나 가쪽번짐(evert)을 허용하지 않음

(2) 중력제거 자세

① 시작 자세(항중력 자세와 같음)
- 매트에 앉음(short sitting)
  → 다리를 아래로 걸침
  → 발을 다리와 수직으로 만듦

② 안정화
- 매트에 앉기

③ 지시(항중력 자세와 같음)
- "발가락이 천장을 향하도록 발을 드세요."

2) 발목 발바닥쪽 굽힘(ankle plantar flexion)

- 주동근
  - 장딴지근(GCM : gastrocnemius)
  - 가자미근(soleus)

(1) 항중력 자세

- 시작 자세 : 2가지 자세

① 선 자세(standing) : 1~2개의 손가락을 사용할 수 있음

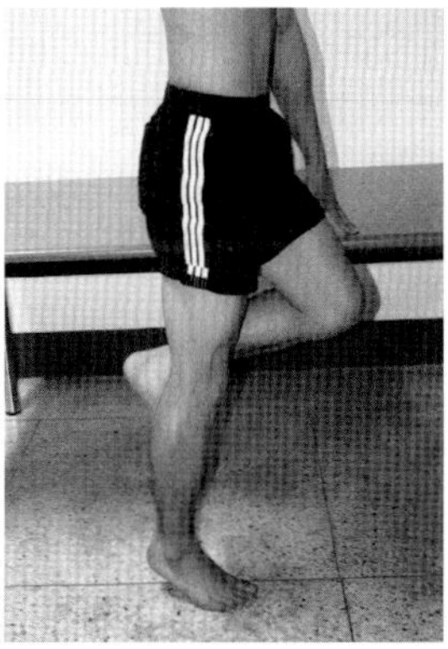

그림 3-65 선 자세(standing)

② 매트 끝에 발을 놓고 엎드려 누운 자세 : prone test

→ 설 수 없는 환자에게 적용

- 안정화
  - 선 자세
    - ◦ 환자는 균형을 위해 지지할 것이 필요함 : 1~2개의 손가락으로 매트를 지지할 수 있음
  - 엎드린 자세
    - ◦ 발목 바로 위를 매트에 안정시킴
  - 지시
    - ◦ 선 자세

      → "발가락 끝으로 서세요."
    - ◦ 엎드린 자세

      → "마치 차의 가속 페달을 밟는 것처럼 발을 아래 방향으로 누르세요. 그리고 제가 저항을 가할 때 그것을 유지하세요."
- 저항
  - 선 자세
    - ◦ 몸 전체의 체중이 저항이 됨
  - 엎드린 자세
    - ◦ 평가자는 발등굽힘(dorsiflexion) 방향으로 저항을 줌
    - ◦ 발의 먼(distal) 쪽을 검사자의 손으로 저항을 줌
- 등급
  - 5 : 피로나 휴식 없이 완전한 ROM으로 발꿈치 들기를 20회 수행함
  - 4 : 피로나 휴식 없이 완전한 ROM으로 발꿈치 들기를 10~19번 수행함
  - 3 : 피로나 휴식 없이 명확한 발꿈치 들기를 1~9회 수행함
    - ◦ 환자가 1회 수행이 어려울 경우 다음 단계의 낮은 등급을 받게 됨
    - ◦ 엎드린 자세(prone) : 발꿈치를 들 수 없거나 3점 이하임
  - 2+(poor plus) : 완전한 ROM의 수행 및 최대저항을 견딜 수 있음

    −2(poor) : 완전한 ROM을 수행하지만 특정 저항을 이겨낼 수 없음
- 보상
  - 중력 자체가 보상이 될 수 있음
    - ◦ 바로 누울 때(supine)
    - ◦ 지지면에서 발을 떼고 앉아 있을 때

(2) 중력제거 자세 : 2(poor)

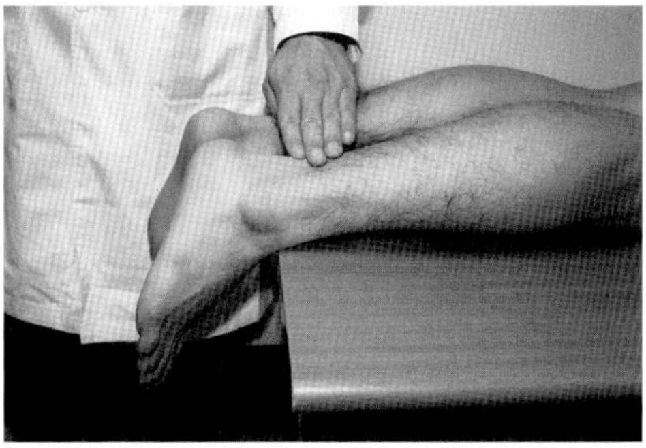

그림 3-66 발목 발바닥쪽 굽힘(ankle plantar flexion) : 중력제거

① 시작 자세

- 엎드린 자세(prone)

② 안정화

- 발목 바로 위까지 매트에 안정시킴
- 평가자의 손이 발목을 지지함

③ 지시

- "마치 차의 엑셀페달을 밟은 것처럼 발을 아래 방향으로 누르세요. 그리고 제가 저항을 가질 때 그것을 유지하세요."

④ 등급

- 2+ : 완전한 발바닥쪽 굽힘(plantar flexion)을 수행하며 잠시 저항을 견딤
- 2 : 완전한 발바닥쪽 굽힘(plantar flexion)을 수행하지만 어떤 저항은 이길 수 없음
- 2- : 특정 범위에서만 발바닥쪽 굽힘(plantar flexion)을 수행함

(3) 중력제거 자세 : 1~0(T~Z)

① 시작 자세

- 엎드린 자세(prone)

② 안정화

- 발목 바로 위까지 매트에 안정시킴

③ 지시

- "무용수처럼 발끝을 밀어보세요."

3) 발 안쪽번짐(foot inversion)

- 주동근
  - 뒤정강근(tibialis posterior)
  - 긴발가락굽힘근(flexor digitorum longus)

(1) 항중력 자세

① 시작 자세

- 매트에 앉기(short sitting)
  - 발목의 약간의 발바닥쪽 굽힘(plantar flexion)

② 안정화

- 평가자는 발목 바로 위를 지지함

③ 지시

- "안쪽으로 발을 뒤집어 보세요. 그리고 제가 저항을 가할 때 그것을 견디세요."

④ 저항

- 가쪽번짐(eversion) 방향으로 저항 제공
  - 약간 발등굽힘(dorsiflexion) 방향

(2) 중력제거 자세

① 시작 자세

- 매트에 앉기(short sitting)
  - 발목의 약간의 발바닥쪽 굽힘(plantar flexion) 자세

② 안정화

- 매트에 앉기

③ 지시

- "안쪽으로 발을 뒤집어 보세요."

4) 발 가쪽번짐(foot eversion)

- 주동근
  - 긴종아리근(peroneus longus)
  - 짧은종아리근(peroneus brevis)

(1) 항중력자세

① 시작 자세

- 매트에 앉음(short sitting)
  - 발목은 중립자세(neutral position)
- 바로 누운(supine) 자세도 가능함

② 안정화

- 아래쪽 다리와 발목을 안정시킴
  - 평가자는 복사뼈(malleolus) 바로 위를 지지함

③ 지시

- "바깥쪽으로 발을 뒤집어 보세요. 그리고 제가 저항을 가할 때 그것을 유지하세요."

④ 저항

- 안쪽번짐(inversion) 방향으로 저항 제공
  - 약간의 발등굽힘(dorsiflexion) 방향

(2) 중력제거 자세

① 시작 자세(항중력 자세와 같음)

- 매트에 앉음(short sitting)
  - 발목은 중립자세(neutral position)
- 바로누운(supine)자세도 가능함

② 안정화

- 매트에 앉기

③ 지시

- "바깥쪽으로 발을 뒤집어 보세요."

5) 엄지발가락 MP 굽힘(hallux MP flexion)

- 주동근
  - 짧은엄지굽힘근(flexor hallucis brevis)

(1) 항중력 자세

① 시작 자세

- 의자에 앉기(short sitting)
  - 매트 위에 걸쳐 앉음
- 발목은 중립 자세

② 안정화

- 평가자는 대상자의 다리를 자신의 넙다리(thigh)에 안정시킴
- 평가자의 손이 발등을 잡아 발목을 안정시킴

③ 지시

- "당신의 엄지발가락을 제 손가락 쪽으로 굽히세요."

④ 저항

- 평가자의 집게손가락(index)을 이용하여 몸쪽 손가락뼈(proximal phalanx) 아래에 위치시킴
  - 폄(extension) 방향으로 저항을 가함

6) 발가락 MP 굽힘(toe MP flexion)

- 주동근
  - 벌레근(lumbricales)

(1) 항중력자세

① 시작 자세

- 의자에 앉기(short sitting) 또는 바로 누운 자세(supine)

• 평가자의 손
  – 한 손은 발목 아래의 발등에 위치함
  – 다른 한손은 집게손가락(index)을 이용하여 MP 관절 아래에 위치함

② 안정화
• 평가자의 넙다리(thigh) 위에 다리를 안정시킴 또는 매트 위에 다리를 안정시킴
• 평가자의 손으로 다리를 안정시킴
  – 한 손은 발등을 잡아 발목을 안정시킴

③ 지시
• "발가락을 구부리세요."

④ 저항
• 폄(extension) 방향으로 저항 제공

(2) 중력제거 자세

① 시작 자세
• 항중력 자세와 같음
• 집게손가락(index)의 사용은 제외

② 지시
• "발가락을 구부리세요."

7) 엄지발가락과 나머지 발가락의 DIP / PIP 굽힘

• 주동근
  – 긴발가락굽힘근(flexor digitorum longus)
  – 짧은발가락굽힘근(flexor digitorom brevis)
  – 긴엄지굽힘근(flexor hallucis longus)

(1) 항중력 자세

① 시작 자세 : 발가락 MP 굽힘과 같음
• 의자에 앉기(short sitting) 또는 바로 누운 자세(supine)
• 평가자의 손
  – 한 손은 발목 아래의 발등에 위치함
  – 다른 한 손은 집게손가락(index)을 이용하여 MP 관절 아래에 위치함

② 안정화
• 평가자의 넙다리(thigh) 위에 다리를 안정시킴 또는 매트 위에 다리를 안정시킴
• 평가자의 손으로 다리를 안정시킴
  – 한 손은 발등을 잡아 발목을 안정시킴

③ 지시
• "당신의 발가락을 구부리세요."

④ 저항

- 폄(extension) 방향으로 저항 제공

⑤ 기타

- 엄지발가락만을 측정할 수 있음

8) 엄지발가락과 나머지 발가락의 DIP / PIP 폄

- 주동근
  - 긴발가락폄근(extensor digitorum longus)
  - 짧은발가락폄근(extensor digitorum brevis)
  - 긴엄지폄근(extensor hallucis longus)

(1) 항중력 자세

① 시작 자세 : 발가락 MP 굽힘과 같음

- 의자에 앉기(short sitting) 또는 바로누운자세(supine)
- 평가자의 손
  - 한 손은 발목 아래의 발등에 위치함
  - 다른 한손은 집게손가락(index)을 이용하여 MP 관절 아래에 위치함

② 안정화

- 엄지발가락(hallux)
  - 뒤꿈치(heel)를 안정시킴
- 가쪽(lateral) 발가락들(toes)
  - 양 손을 이용하여 발을 안정시킴

③ 지시

- "당신의 발가락을 펴세요."

④ 저항

- 엄지발가락(hallux)
  - 발등에 엄지손가락을 적용하여 굽힘(flexion) 방향으로 저항 제공
- 가쪽(lateral) 발가락(toes)
  - 발등에 엄지를 사용해 굽힘(flexion) 방향으로 저항 제공

⑤ 기타

- 엄지발가락만을 측정할 수 있음

3.8 안면(Face) 근력 측정

등급		내용
0	Zero	근 수축 없음
1	Trace	근 수축이 촉진되거나 관찰됨
3	Fair	움직임에 문제가 있거나 ROM 특정 부위에서만 움직임
5	Normal	문제 없이 ROM 전체에서 움직임이 나타남

1. 이마와 코의 근육

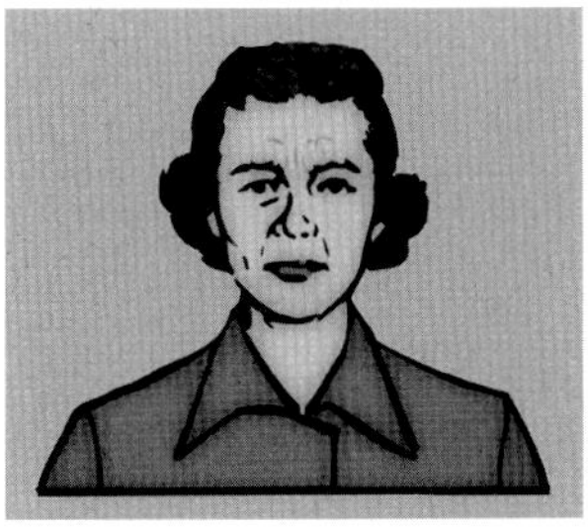

1) occipitofrontalis(frontal belly)

- 양측의 눈썹을 올림
- 앞이마(forehead)에 수평 주름 잡기
- 놀란 표정(expression of surprise)

2) corrugator supercilii

- 양측의 눈썹을 내측하방으로 잡아당김
- 눈썹사이의 수직주름 잡기
- 눈살을 찌푸린 표정(frowning)

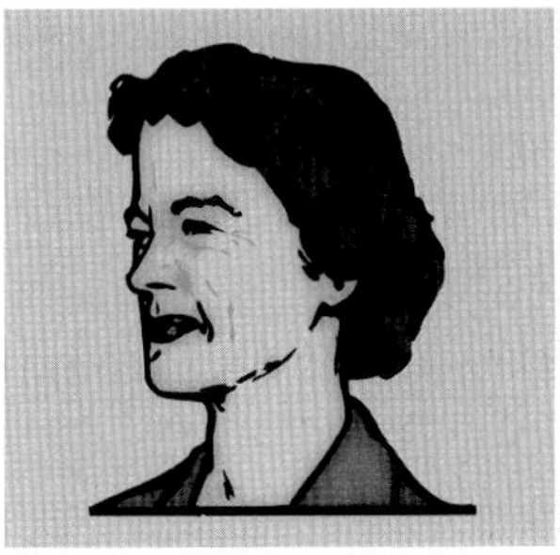

3) procerus

- 양측의 외측연(lateral border)을 들어 올림
- 콧날(bridge of nose)에 대각으로 주름 잡기
- 싫은 표정(expression of distaste)

4) nasalis

- 압축에 의해 비공(nostrils)을 확장시킴

2. 눈의 근육

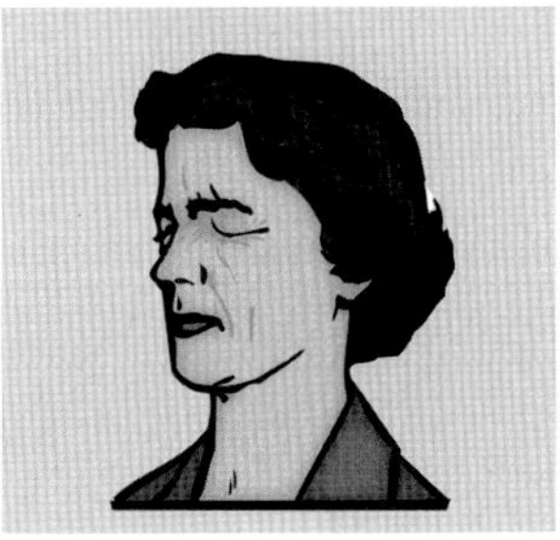

1) orbicularis oculi

- 눈 감기

2) levator palpebrae superioris

- 안구를 상방으로 움직임

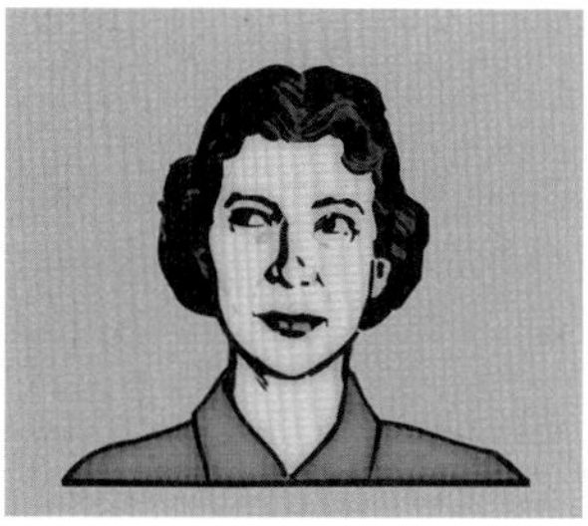

3) right superior rectus and left inferior oblique

- 안구를 상방 및 우측으로 움직이게 함

4) right superior oblique and left inferior rectus

- 안구를 하방 및 좌측으로 움직이게 함

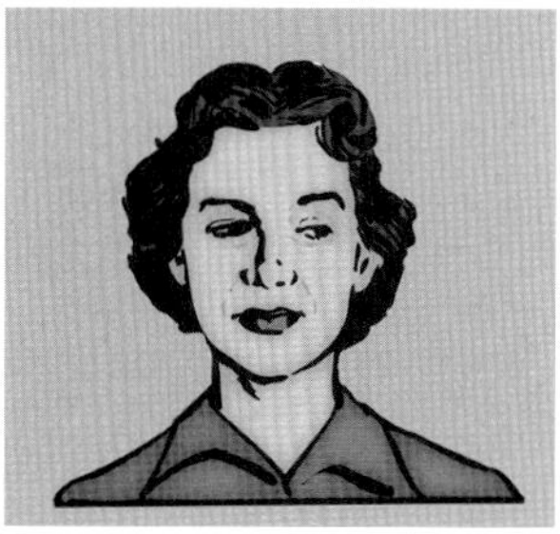

3. 입의 근육

1) orbicularis oris

- 입술을 좁히고 압축함

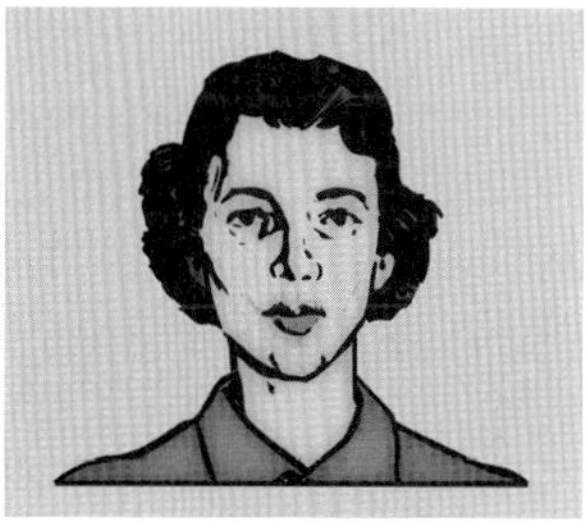

2) levator labil superioris and zygomaticus minor

- 윗입술을 내밀고 들어올림

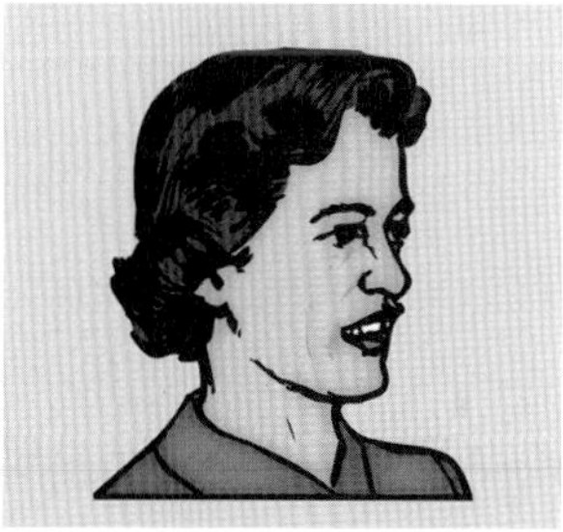

3) zygomaticus major

- 입의 외각을 상방과 외방으로 끌어올림
- 미소(smiling)

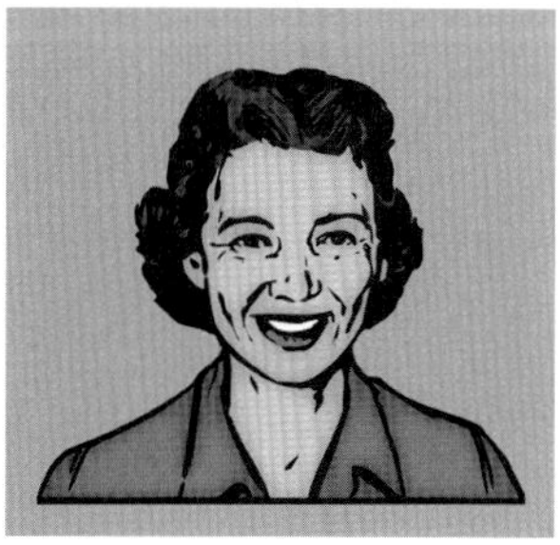

4) risorius

- 입술을 좁히고 입 끝을 외방으로 당김
- 삐쭉거리는 표정(grimacing)

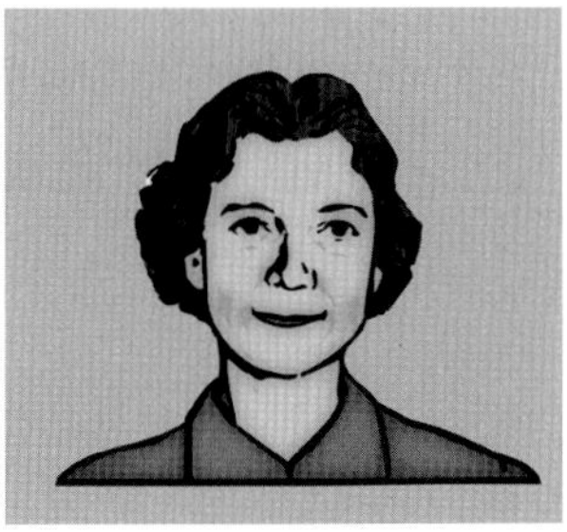

5) buccinator

- 입술을 좁히고 뺨을 압축함
- 휘파람 부는 표정(blowing)

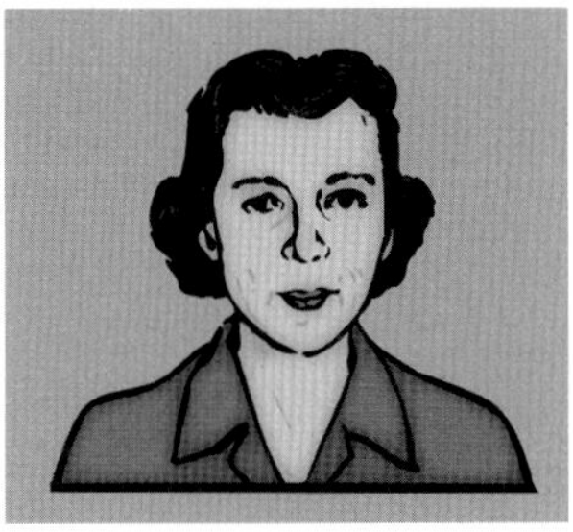

6) depressor labii inferioris and mentalis

- 턱 끝을 들어 올려 아랫입술을 내밈
- 뾰로통한 표정(pouting)

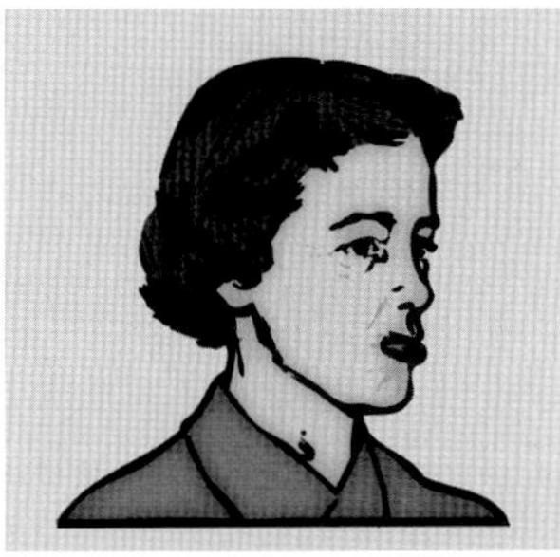

7) depressor anguli oris and platysma

- 구각을 강하게 하방으로 잡아당김

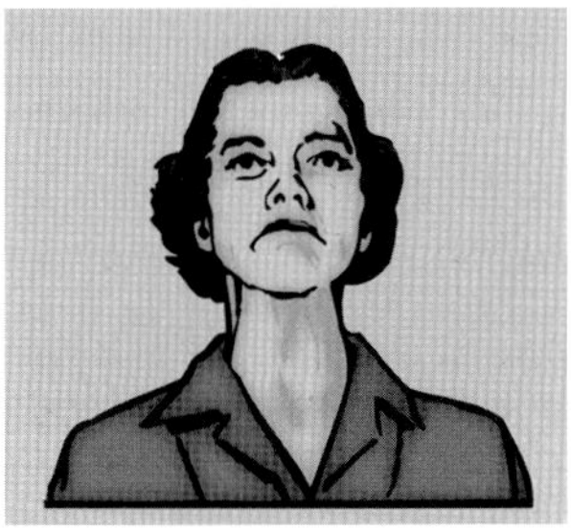

4. 저작(Mastication) 근육

1) temporalis, masseter, medial pterygoid

- 어금니 꽉 물기

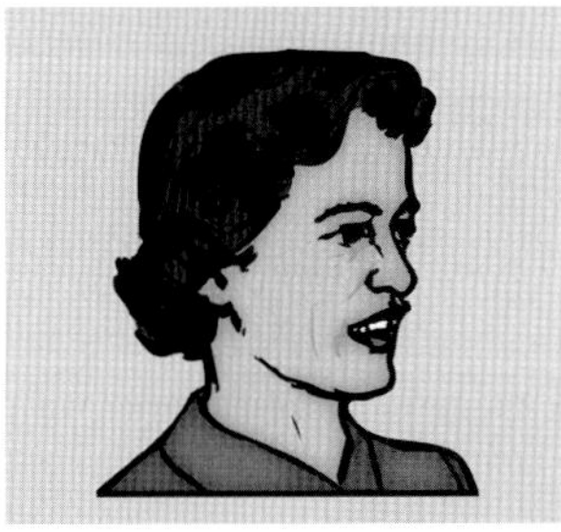

2) lateral and medial pterygoids

• 하악을 외측 및 우측전방으로 나오게 함

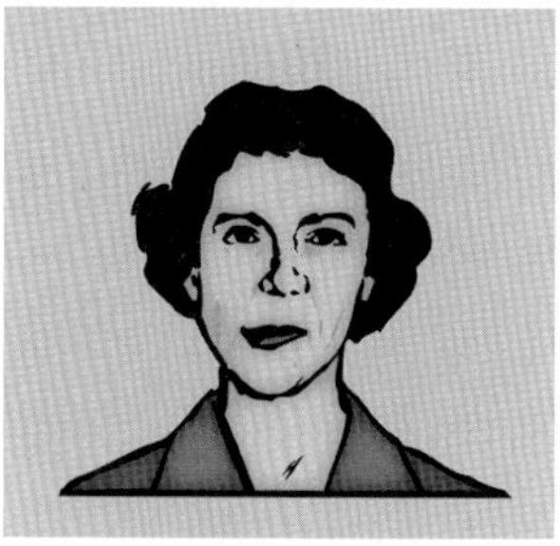

3) diagastric and suprahyoid muscles

• 하악(mandible)을 아래로 잡아당김

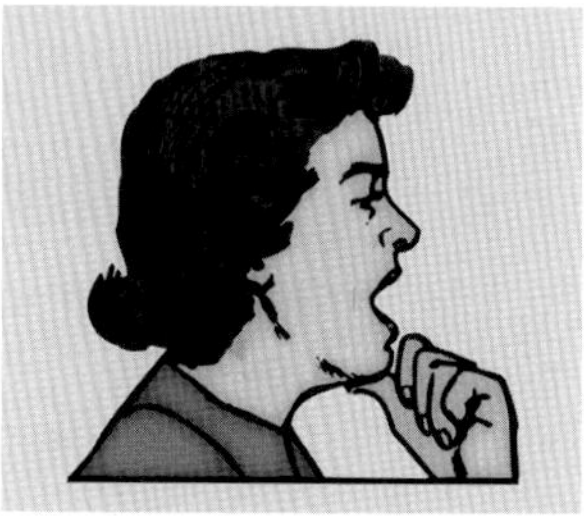

3.9 ROM

1. 어깨(Shoulder)

1) 굽힘(flexion) : 0~180°

(1) 각도계 위치(goniometer placement)

① 축(axis)

• 어깨 관절의 가쪽 면(lateral aspect) : 봉우리 돌기(acromion process)에서 약 1인치 아래

② 정적 레버(stationary arm)

• 몸통(trunk)의 가쪽 면(lateral aspect) 중간선(midline)과 평행함

③ 동적 레버(movable arm)

• 가쪽 면(lateral aspect)의 위팔뼈(humerus)의 세로축(longitudinal axis)과 평행함

(2) 보상(possible substitutions)

① 몸통(trunk)의 폄(extension)

② 어깨 벌림(shoulder abduction)

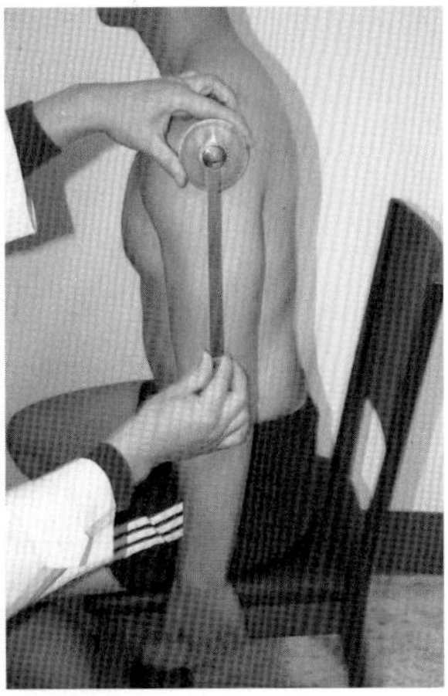

그림 3-67 어깨 굽힘(flexion) : 시작 자세

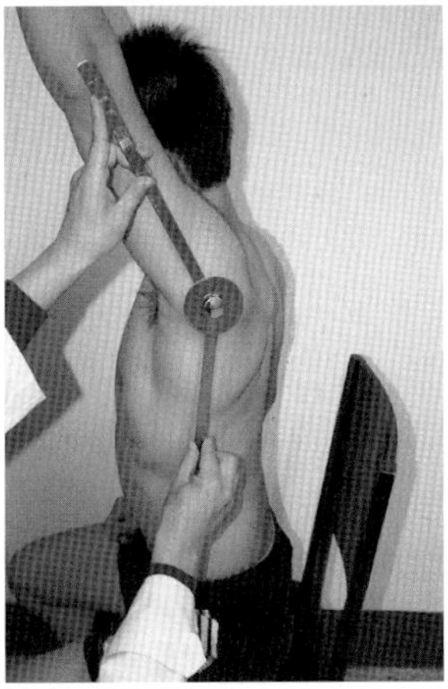

그림 3-68 어깨 굽힘(flexion) : 끝 자세

2) 어깨 폄(shoulder extension) : 60°

(1) 각도계 위치(goniometer placement)

① 축(axis)

- 어깨 관절의 가쪽 면(lateral aspect) : 봉우리 돌기(acromion process)에서 아래로 약 1인치

② 정적 레버(stationary arm)

- 몸통(trunk)의 가쪽 면(lateral aspect) 중간선(midline)에 평행함

③ 동적 레버(movable arm)

- 가쪽 면(lateral aspect)의 위팔뼈(humerus)의 세로축(longitudinal axis)에 평행함

(2) 보상

① 몸통(trunk)의 굽힘(flexion)

② 어깨뼈 올림(scapular elevation)과 하방돌림(downward rotation)

③ 어깨 벌림(shoulder abduction)

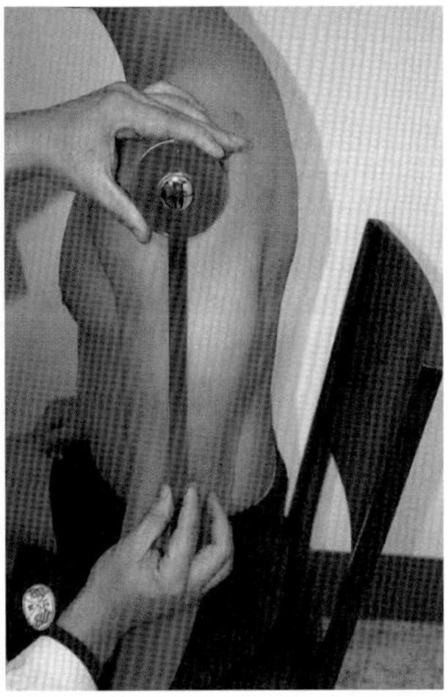

그림 3-69 어깨 폄(shoulder extension) : 시작 자세

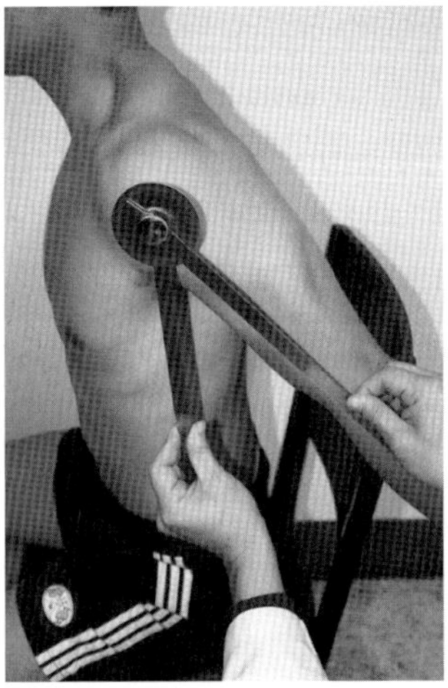

그림 3-70 어깨 폄(shoulder extension) : 끝 자세

3) 어깨 벌림(shoulder abduction) : 180°

(1) 각도계 위치(goniometer placement)

① 축(axis)

- 어깨관절의 앞쪽 또는 뒤쪽 면

② 정적 레버(stationary arm)

- 몸통(trunk)의 가쪽 면(lateral aspect)
- 척주(spine)와 평행하게 위치함

③ 동적 레버(movable arm)

- 위팔뼈(humerus)의 장축(longitudinal axis)과 평행함

(2) 보상

① 몸통(trunk)의 가쪽 면(lateral aspect) 굽힘(flexion)

② 어깨뼈 올림(scapular elevation)

③ 어깨 굽힘(flexion) 또는 폄(extension)

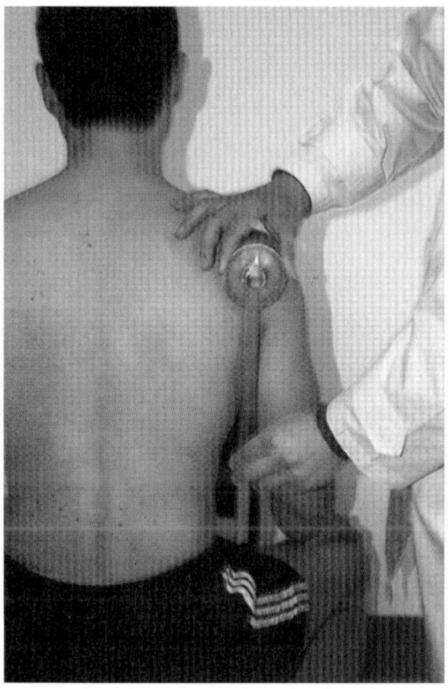

그림 3-71 어깨 벌림(shoulder abduction) : 시작 자세

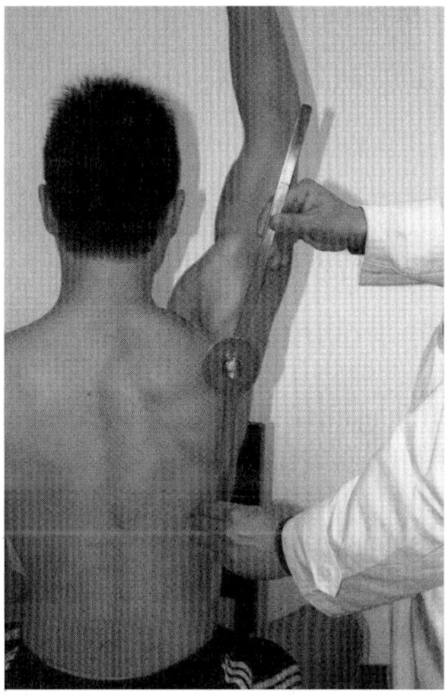

그림 3-72 어깨 벌림(shoulder abduction) : 끝 자세

4) 수평 벌림(horizontal abduction) : 90°

(1) 각도계 위치(goniometer placement)

① 축(axis)

- 봉우리 돌기(acromion process)의 윗부분

② 정적 레버(stationary arm)

- 위팔뼈(humerus)의 윗면(superior aspect)과 평행하게 위치함
  - 신체와 수직 자세를 유지

③ 동적 레버(movable arm)

- 위팔뼈(humerus)의 세로축과 평행하게 움직임

(2) 보상

- 몸통(trunk)의 돌림(rotation) 또는 굽힘(flexion)

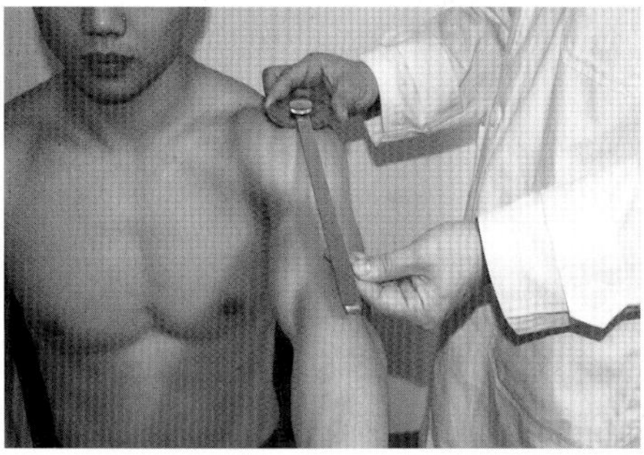

그림 3-73 수평 벌림(horizontal abduction) : 시작 자세

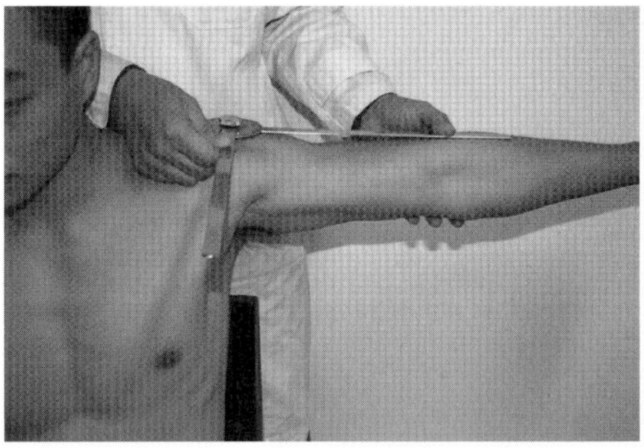

그림 3-74 수평 벌림(horizontal abduction) : 끝 자세

5) 수평 모음(horizontal adduction) : 45°

(1) 각도계 위치(goniometer placement)

① 축(axis)

- 봉우리 돌기(acromion process)의 윗부분

② 정적 레버(stationary arm)

- 아래팔(forearm)의 윗면(superior aspect)과 평행하게 위치함
  - 신체와 수직 자세를 유지

③ 동적 레버(movable arm)

- 윗면(superior aspect)의 세로축과 평행하게 움직임

(2) 보상

- 몸통(trunk)의 돌림(rotation)

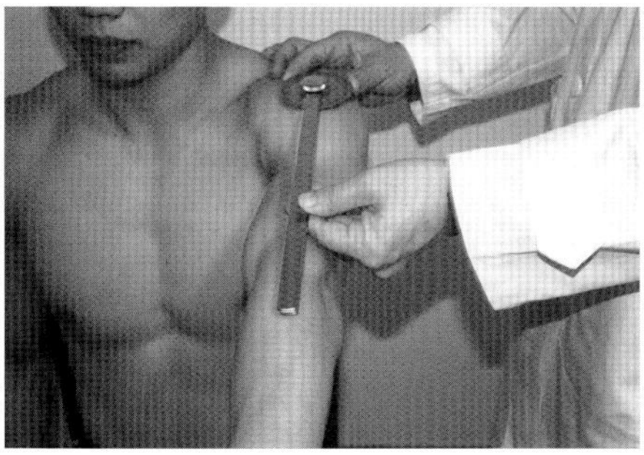

그림 3-75 수평 모음(horizontal adduction) : 시작 자세

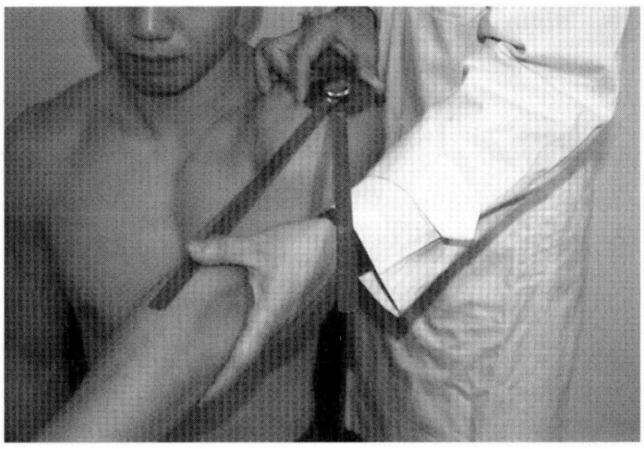

그림 3-76 수평 모음(horizontal adduction) : 끝 자세

6) 안쪽돌림(internal rotation) : 70°

(1) 각도계 위치(goniometer placement)

① 축(axis)

- 팔꿈치 머리 가시돌기(olecrenon process)

② 정적 레버(stationary arm)

- 90° 직각 자세로 앉음
  - 몸통(trunk)의 가쪽 면(lateral aspect)과 평행함
  - 바닥과 수직
  - 엉덩(hip) 관절은 90° 굽힘
- 각도계의 시작점은 90°
  - ROM 기록 시 최종 점수로부터 빼기

③ 동적 레버(movable arm)

- 자쪽(ulnar)의 장축과 평행함

(2) 보상(possible substitutions)

① 어깨뼈 올림(scapular elevation)과 하방돌림(downward rotation)

② 몸통(trunk)의 굽힘(flexion), 팔꿉 폄(elbow extension)

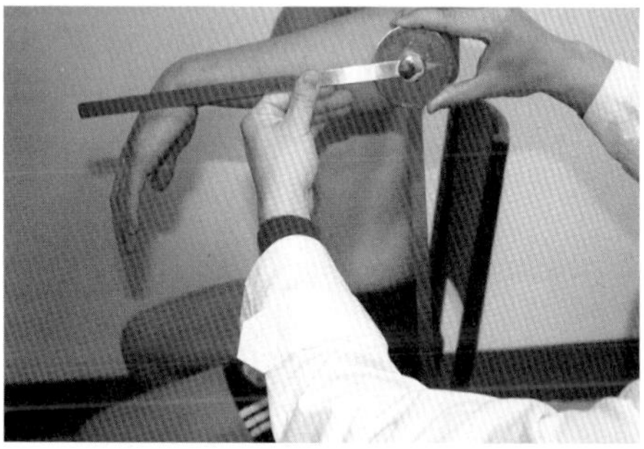

그림 3-77 안쪽돌림(internal rotation) : 시작 자세

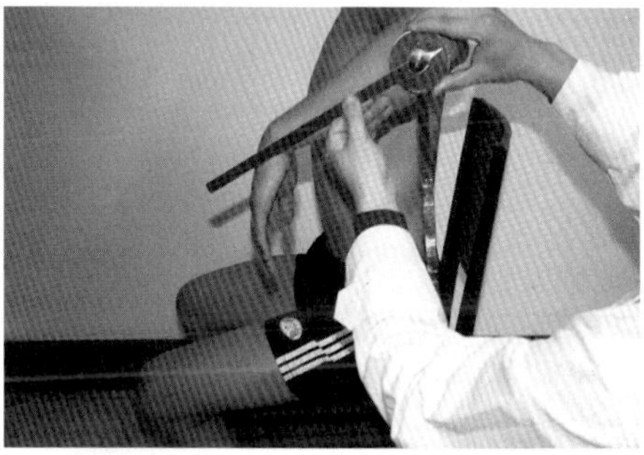

그림 3-78 안쪽돌림(internal rotation) : 끝 자세

7) 가쪽돌림(external rotation) : 90°

(1) 각도계 위치(goniometer placement)

① 축(axis)

- 자뼈(ulna)의 팔꿈치 머리 가시돌기(olecranon process)

② 정적 레버(stationary arm)

- 90° 직각 자세로 앉음
  - 몸통(trunk)의 가쪽 면(lateral aspect)과 평행함
  - 바닥과 수직
  - 엉덩(hip) 관절은 90° 굽힘

• 각도계 시작점은 90°

– ROM 기록 시 최종 점수로부터 빼기

③ 동적 레버(movable arm)

• 자뼈(ulnar)의 장축과 평행함

(2) **보상**(possible substitutions)

① 어깨뼈(scapular)의 내림(depression)과 상향 돌림(upward rotation)

② 몸통(trunk)의 폄(extension)

③ 팔꿉(elbow) 관절의 폄(extension)

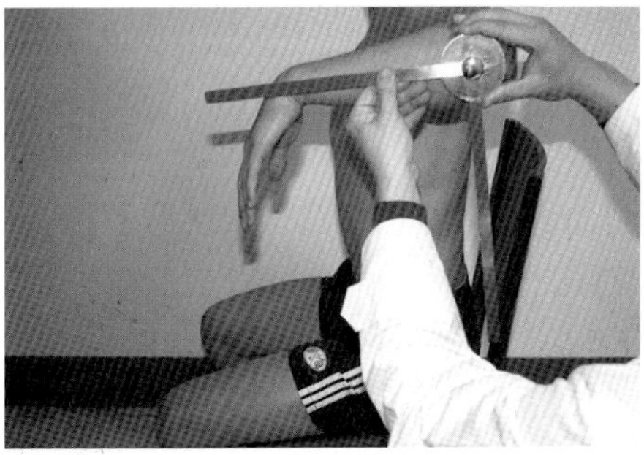

그림 3-79 가쪽돌림(exteranl rotation) : 시작 자세

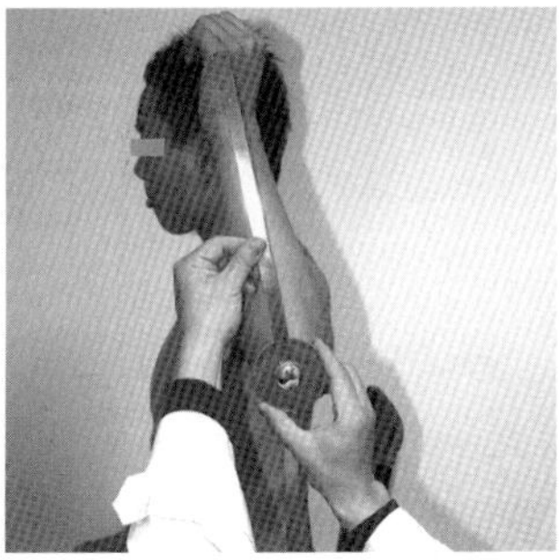

그림 3-80 가쪽돌림(exteranl rotation) : 끝 자세

8) 안쪽돌림 및 가쪽돌림(internal and external rotation) : 대체방법(alternative method)

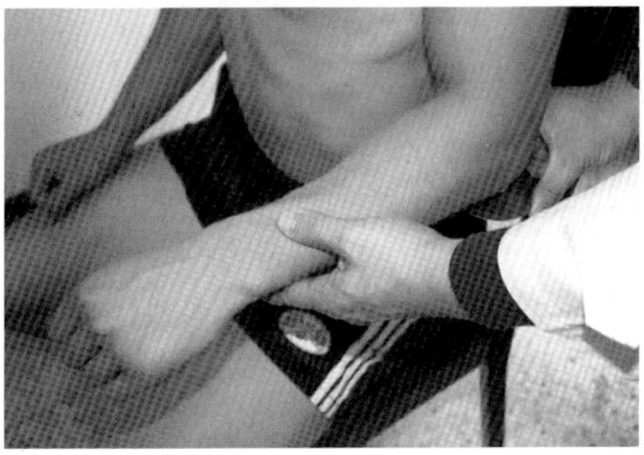

그림 3-81 대체방법 : 시작 자세

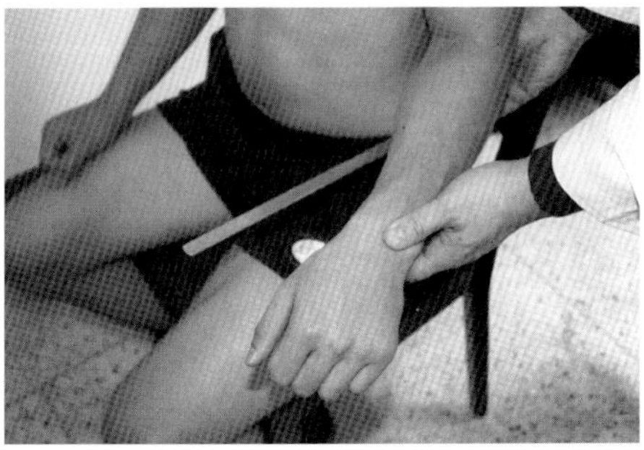

그림 3-82 대체방법 : 끝 자세

(1) 어깨 관절의 제한이 있는 경우

① 팔꿉(elbow) 굽힘(flexion) 90°

② 위팔뼈(humerus) 모음(adduction)

(2) 이 방법은 큰 복부(abdomen)를 지닌 환자에게 안쪽돌림(internal rotation) 측정이 부정확할 수 있음

① 안쪽돌림 : 0∼80°

② 가쪽돌림 : 0∼60°

2. 팔꿉(Elbow)

1) 팔꿉 굽힘(elbow flexion) 및 폄(extension) : 0~150°

(1) 각도계 위치(goniometer placement)

① 축(axis)

- 위팔뼈(humerus)의 가쪽(lateral) 위관절융기(epicondyle)

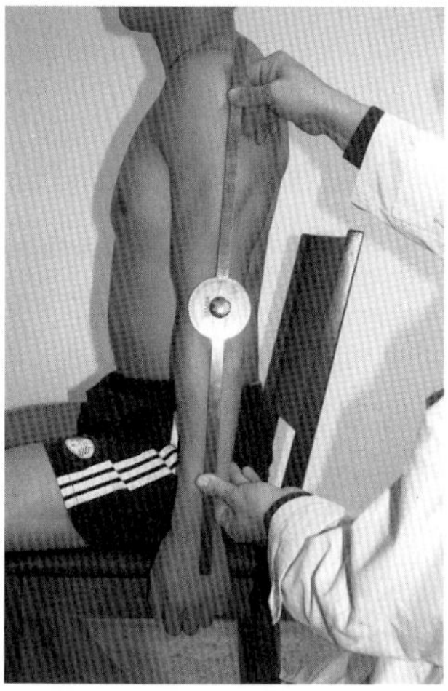

그림 3-83 팔꿉 굽힘(elbow flexion) : 시작 자세

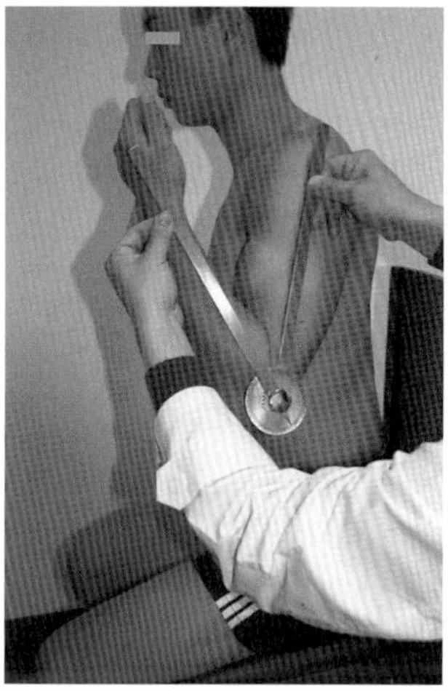

그림 3-84 팔꿉 굽힘(elbow flexion) : 끝 자세

2) 아래팔 뒤침(forearm supination) : 80°

(1) 각도계 위치(goniometer placement)

① 축(axis)

- 자뼈(ulnar)

② 정적 레버(stationary arm)

- 바닥으로부터 수직

③ 동적 레버(movable arm)

- 먼 노뼈(distal radius)의 교차
- 바닥쪽 면을 향하는 자뼈(ulnar)

(2) 보상(possible substitutions)

- 어깨 관절의 가쪽돌림(external rotation) 및 모음(adduction)

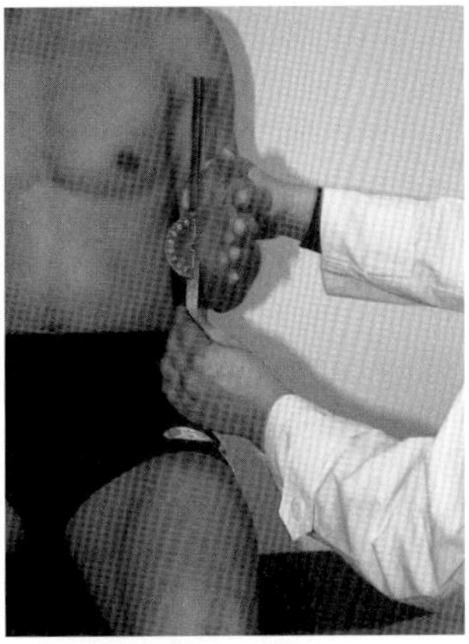

그림 3-85 아래팔 뒤침(forearm supination) : 시작 자세

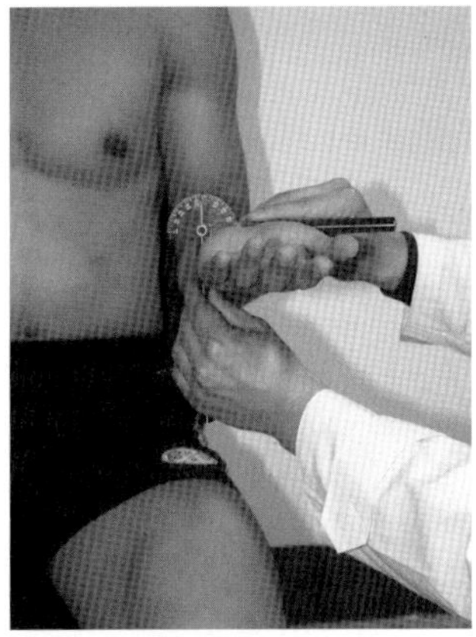

그림 3-86 아래팔 뒤침(forearm supination) : 끝 자세

3) 아래팔 엎침(forearm pronation) : 80°

(1) 각도계 위치(goniometer placement)

① 축(axis)

- 자뼈(ulnar)

② 정적 레버(stationary arm)

- 바닥으로부터 수직

③ 동적 레버(movable arm)

- 먼 노뼈(distal radius)의 교차

(2) 보상(possible substitutions)

- 어깨 관절의 안쪽돌림(internal rotation) 및 벌림(abduction)

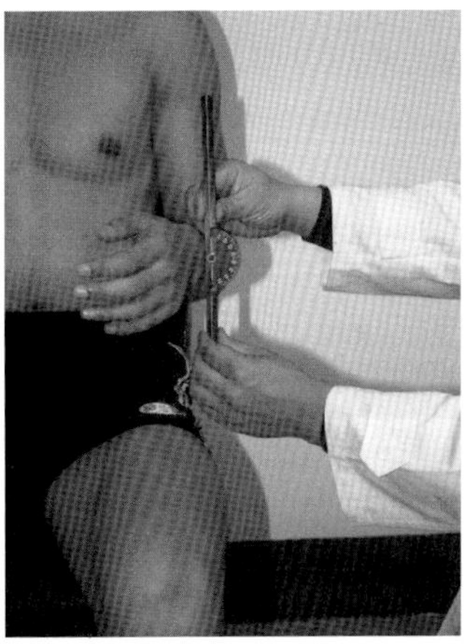

그림 3-87 아래팔 엎침(forearm pronation) : 시작 자세

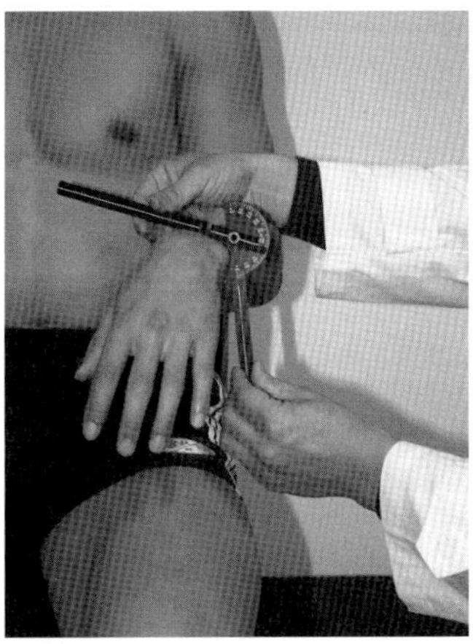

그림 3-88 아래팔 엎침(forearm pronation) : 끝 자세

3. 손목(Wrist)

1) 손목 굽힘(flexion) : 80°

(1) 각도계 위치(goniometer placement)

① 축(axis)

- 3번 손허리뼈 저부(metacarpal base)를 따라 손목관절의 등쪽(dorsal)면 윗부분까지

② 정적 레버(stationary arm)

- 아래팔(forearm)의 등쪽(dorsal) 면 중간선(midline)을 따라 적용함

③ 동적 레버(movable arm)

- 3번 손허리뼈(metacarpal)의 세로축과 평행함

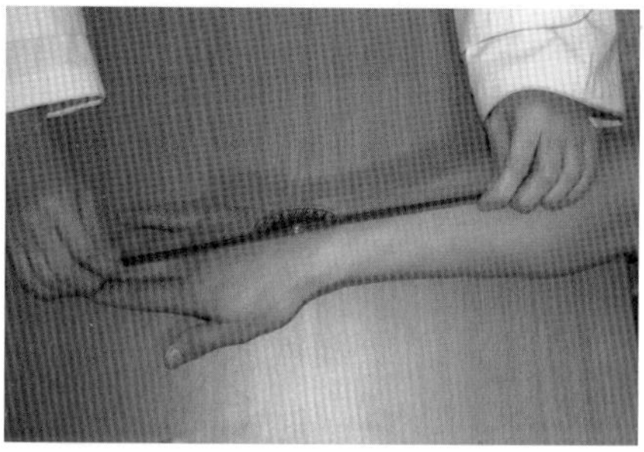

그림 3-89 손목 굽힘(flexion) : 시작 자세

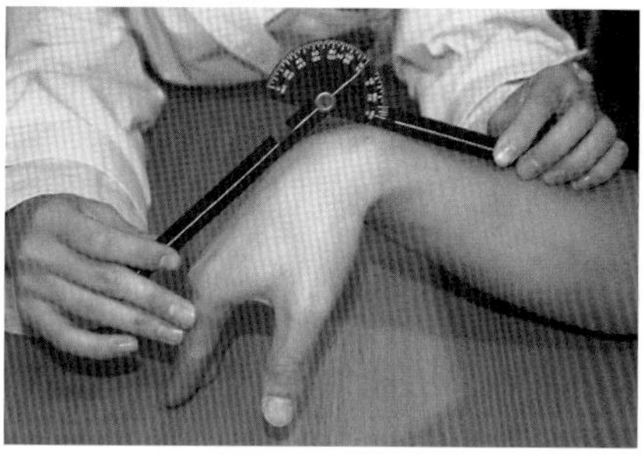

그림 3-90 손목 굽힘(flexion) : 끝 자세

2) 손목 폄(wrist extension) : 70°

(1) 각도계 위치(goniometer placement)

① 축(axis)

- 긴손바닥근(palmaris longus)의 힘줄을 따라 손바닥 면을 지남

② 정적 레버(stationary arm)

- 아래팔(forearm)의 바닥 쪽 중간선(midline)을 지나감

③ 동적 레버(movable arm)

- 3번 손허리뼈(metacarpal)의 장축과 평행함

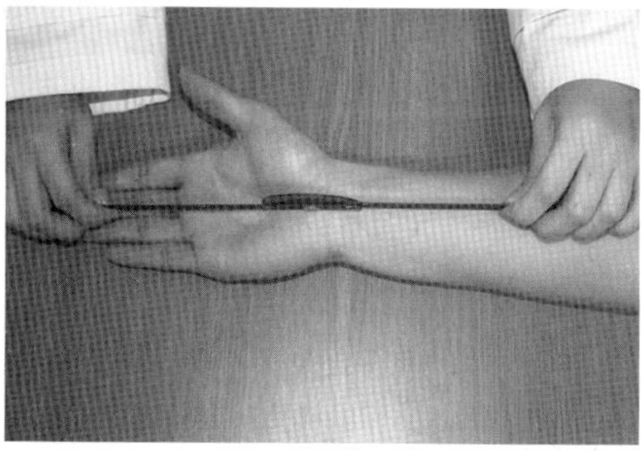

그림 3-91 손목 폄(wrist extension) : 시작 자세

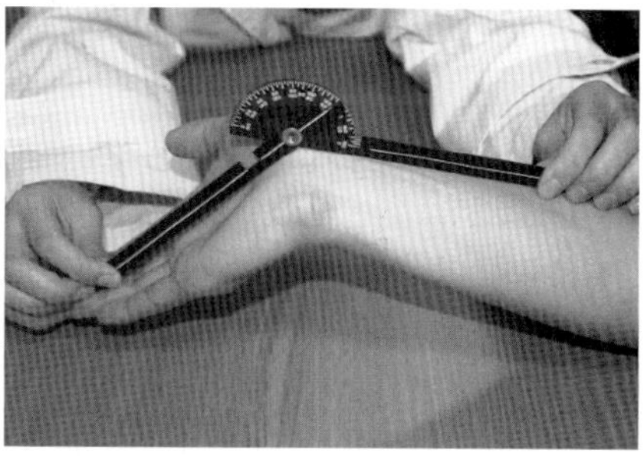

그림 3-92 손목 폄(wrist extension) : 끝 자세

3) 손목 자쪽 편위(wrist ulnar deviation) : 30°

(1) 각도계 위치(goniometer placement)

① 축(axis)

- 3번 손허리뼈 저부(metacarpal base)를 따라 손목 관절의 등쪽 윗부분까지

② 한 쪽 레버(one arm)

- 아래팔(forearm)의 등쪽(dorsal) 중간선(midline)을 따라감

③ 다른 쪽 레버(other arm)

- 3번 손허리뼈(metacarpal)의 중간선(midline)을 따라감

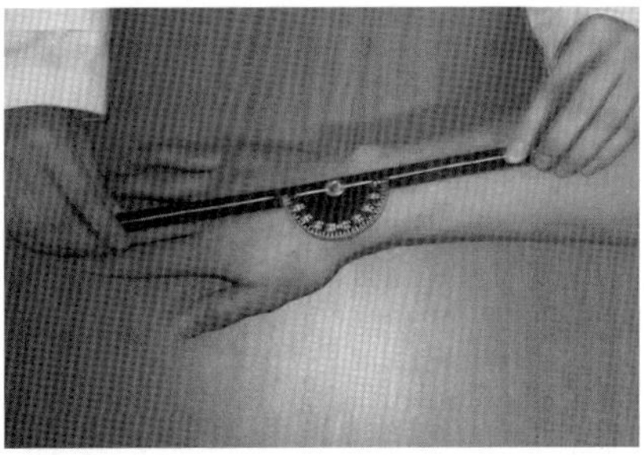

그림 3-93 자쪽 편위(ulnar deviation) : 시작 자세

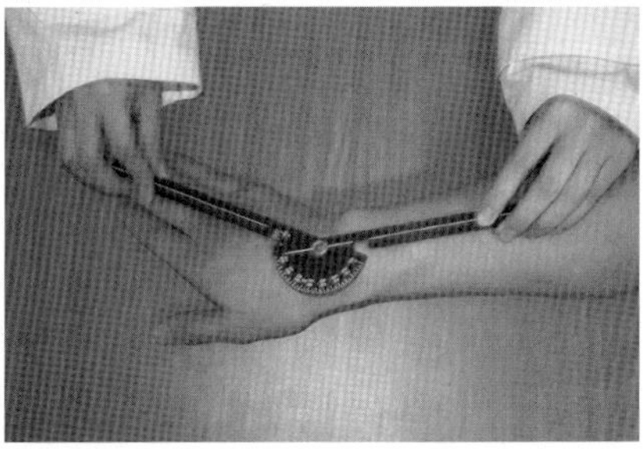

그림 3-94 자쪽 편위(ulnar deviation) : 끝 자세

4) 손목 노쪽 편위(wrist radial deviation) : 20°

(1) 각도계 위치(goniometer placement)

① 축(axis)

- 3번 손허리뼈 저부(metacarpal base)를 따라 손목관절의 등쪽 윗부분까지

② 정적 레버(stationary arm)

- 아래팔(forearm)의 중간선(midline)을 따라감

③ 동적 레버(movable arm)

- 3번 손허리뼈(metacarpal)의 중간선(midline)을 따라감

(2) 보상(possible substitutions)

- 손목 폄(wrist extension)

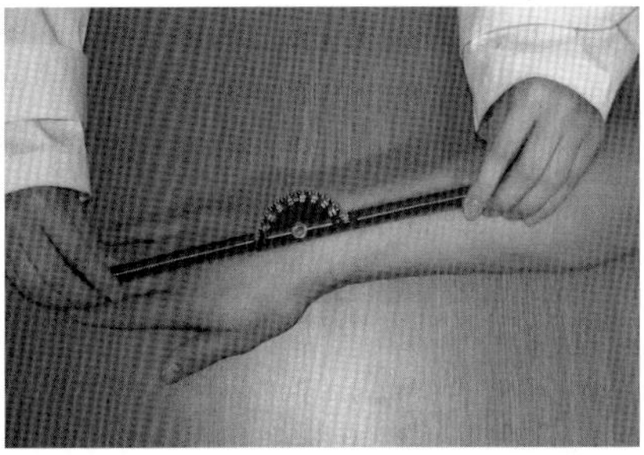

그림 3-95 노쪽 편위(radial deviation) : 시작 자세

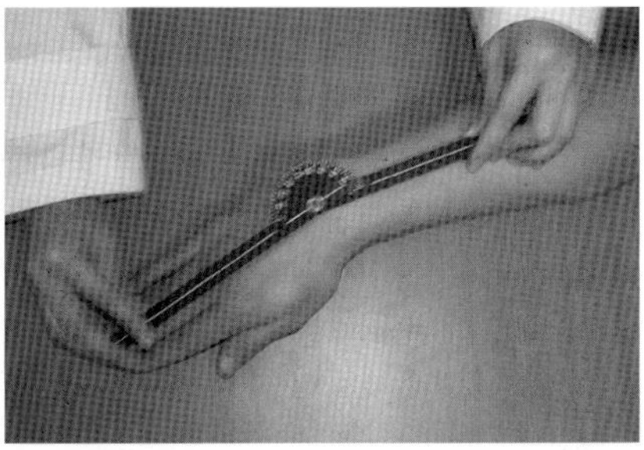

그림 3-96 손목 폄(wrist extension) : 끝 자세

4. 손(Hand)

1) 엄지손가락 CMC 굽힘(thumb CMC flexion) : 15°

(1) 축(axis)

- MCP 관절의 등쪽(dorsal) 면

(2) 정적 레버(stationary arm)

- 노뼈(radius)의 장축(longitudinal axis)과 평행

(3) 동적 레버(movable arm)

- 1번 손허리뼈(metacarpal)의 장축(longitudinal axis)과 평행

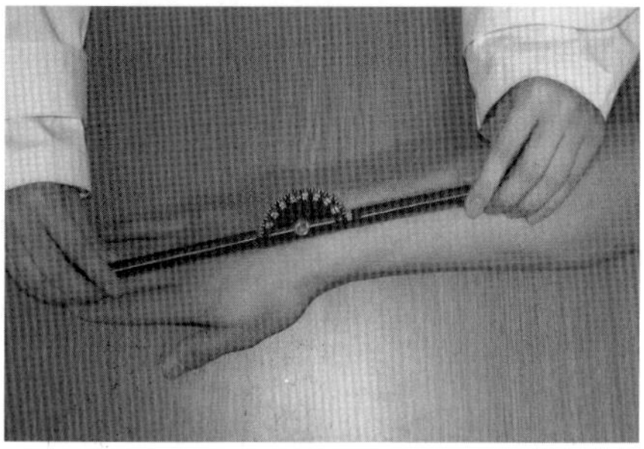

그림 3-97 CMC 굽힘(flexion) : 시작 자세

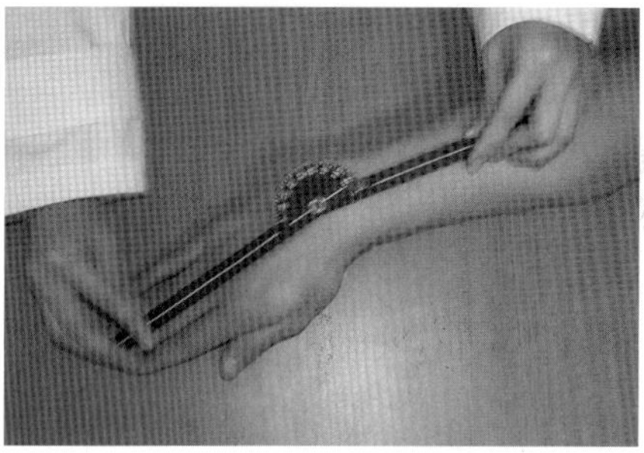

그림 3-98 CMC 굽힘(flexion) : 끝 자세

2) 엄지손가락 CMC 폄(thumb CMC extension) : 20°

(1) 축(axis)

- 1번 CMC 관절의 손바닥(palmar) 면

(2) 정적 레버(stationary arm)

- 노뼈(radius)의 바닥(ventral) 중간선(midline)

(3) 동적 레버(movable arm)

- 1번 손허리뼈(metacarpal)의 중간선

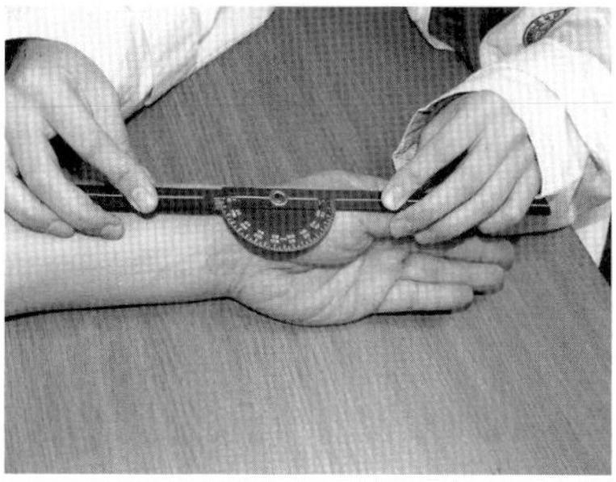

그림 3-99 CMC 폄(extension) : 시작 자세

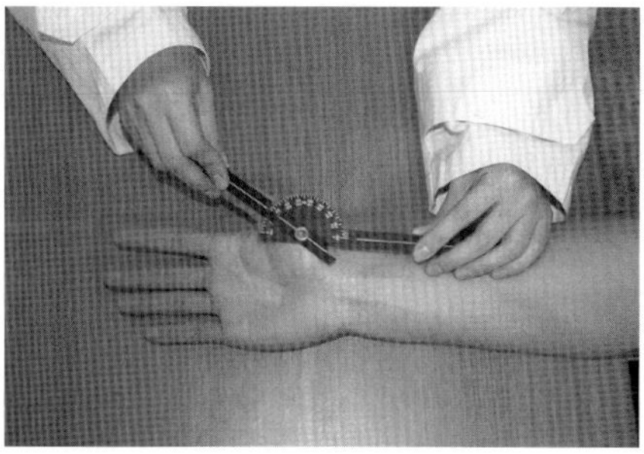

그림 3-100 CMC 폄(extension) : 끝 자세

3) 엄지손가락 MP 굽힘 / 폄(thumb MP flexion / extension) : 50°

(1) 축(axis)

- CMC 관절의 등쪽(dorsal) 면

(2) 정적 레버(stationary arm)

- 손허리뼈(metacarpal)의 등쪽 중간선(dorsal midline)

(3) 동적 레버(movable arm)

- 몸쪽 손가락뼈(proximal phalanx)의 등쪽 중간선(dorsal midline)

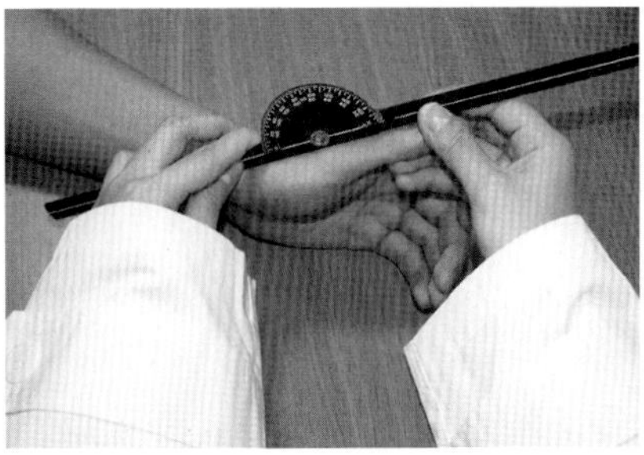

그림 3-101 MP 굽힘(flexion) : 시작 자세

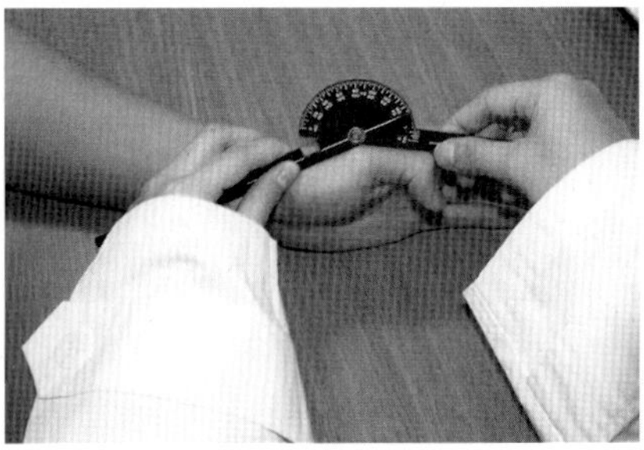

그림 3-102 MP 굽힘(flexion) : 끝 자세

4) 엄지손가락 IP 굽힘 / 폄(thumb IP flexion / extension) : 80°

(1) 축(axis)

- IP 관절의 등쪽 중간선(dorsal midline)

(2) 정적 레버(stationary arm)

- 몸쪽 손가락뼈(proximal phalanx)의 등쪽 중간선(dorsal midline)

(3) 동적 레버(movable arm)

- 먼 손가락뼈(distal phalanx)의 등쪽 중간선(dorsal midline)

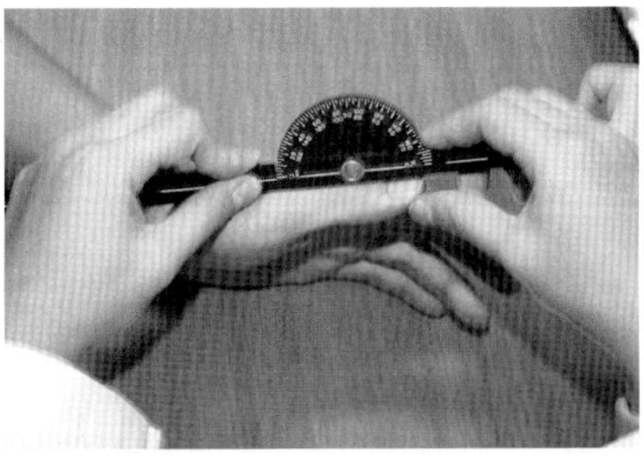

그림 3-103 IP 굽힘(flexion) : 시작 자세

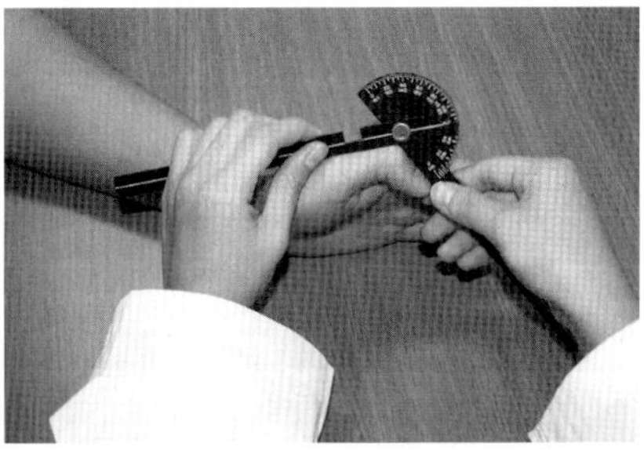

그림 3-104 IP 굽힘(flexion) : 끝 자세

5) 엄지손가락 벌림(thumb abduction) 및 맞섬(opposition) : 줄자를 이용한 거리 측정

(1) 엄지손가락 벌림(thumb abduction)

① 축(axis)

- 노쪽 붓돌기(radial styloid process)

② 정적 레버(stationary arm)

- 2번 손허리뼈(metacarpal)의 가쪽 중간선(lateral midline)

③ 동적 레버(movable arm)

- 1번 손허리뼈(metacarpal)의 가쪽 중간선(lateral midline)

(2) **맞섬**(opposition)

- 거리측정 : 엄지손가락과 새끼손가락의 가쪽 끝(lateral tip) 사이를 측정

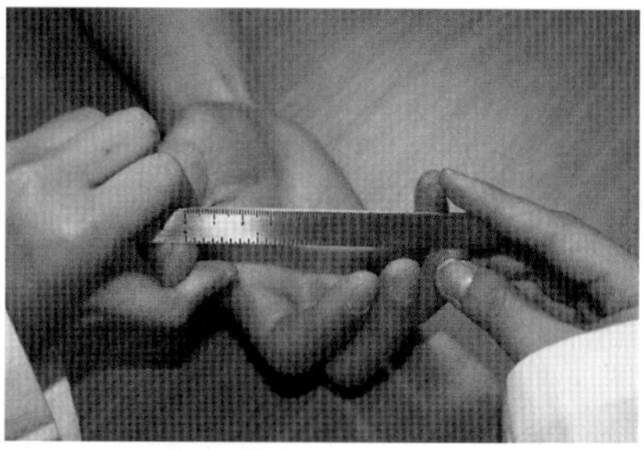

그림 3-105 맞섬(opposition)

6) 손가락 MCP 굽힘 / 폄(finger MCP flexion / extension) : 90°

(1) **축**(axis)

- MCP 관절의 등쪽(dorsal) 면

(2) **정적 레버**(stationary arm)

- 손허리뼈(metacarpal)의 등쪽 중간선(dorsal midline)

(3) **동적 레버**(movable arm)

- 몸쪽 손가락뼈(proximal phalanx)의 등쪽 중간선(dorsal midline)

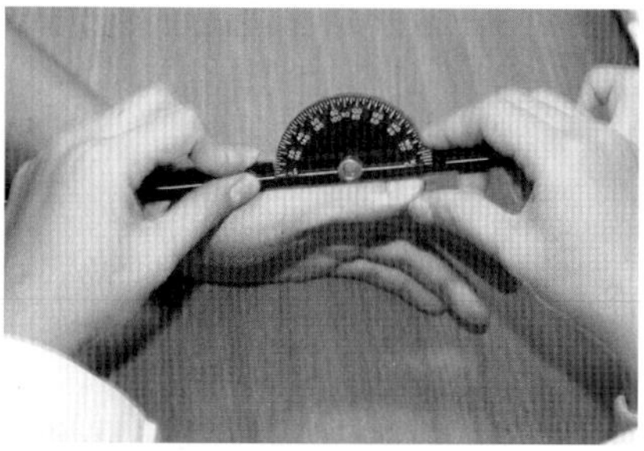

그림 3-106 MCP 굽힘(flexion) : 시작 자세

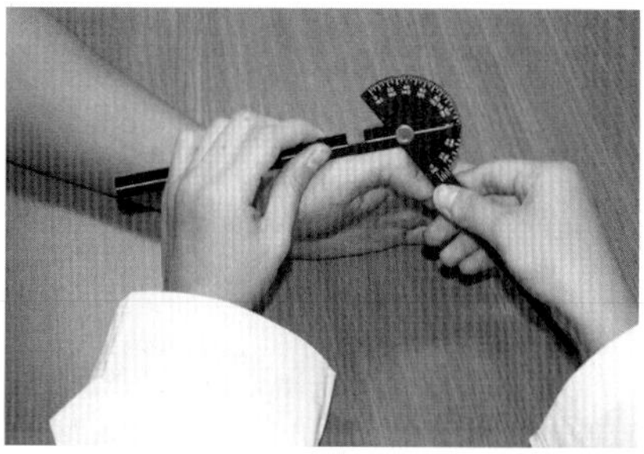

그림 3-107 MCP 굽힘(flexion) : 끝 자세

7) 손가락 PIP 굽힘 / 폄(finger PIP flexion / extension) : 100°

(1) **축**(axis)

- PIP 관절의 등쪽(dorsal) 면

(2) **정적 레버**(stationary arm)

- 몸쪽 손가락뼈(proximal phalanx)의 등쪽 중간선(dorsal midline)

(3) **동적 레버**(movable arm)

- 중간 손가락뼈(middle phalanx)의 등쪽 중간선(dorsal midline)

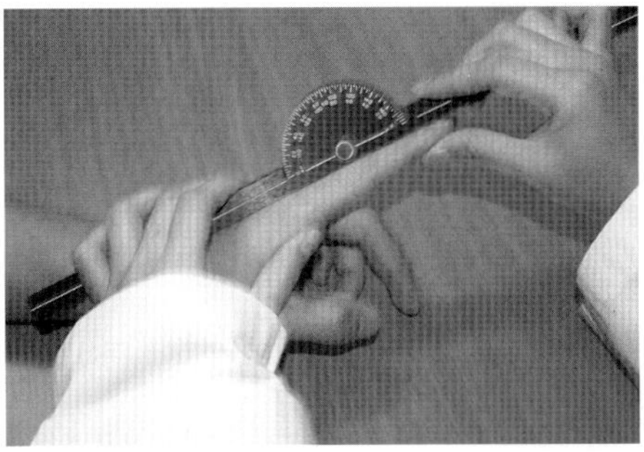

그림 3-108 PIP 굽힘(flexion) : 시작 자세

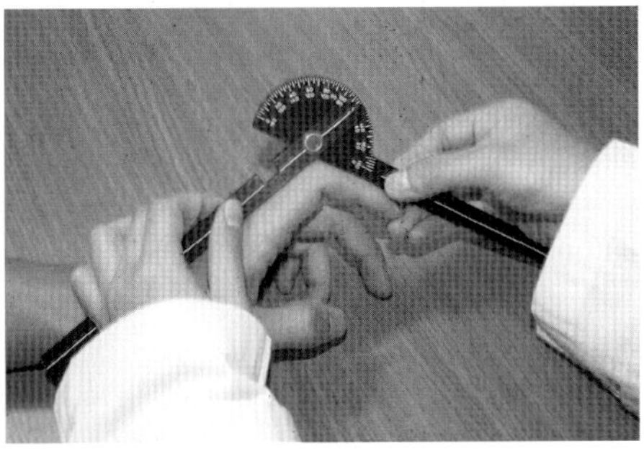

그림 3-109 PIP 굽힘(flexion) : 끝 자세

8) 손가락 DIP 굽힘 / 폄(finger DIP flexion / extension) : 90°

(1) **축**(axis)

- DIP 관절의 등쪽(dorsal) 면

(2) **정적 레버**(stationary arm)

- 중간 손가락뼈(middle phalanx)의 등쪽 중간선(dorsal midline)

(3) **동적 레버**(movable arm)

- 먼 손가락뼈(distal phalanx)의 등쪽 중간선(dorsal midline)

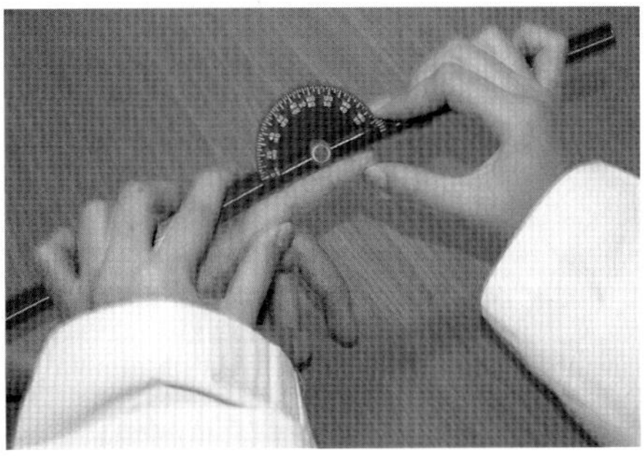

그림 3-110 PIP 굽힘(flexion) : 시작 자세

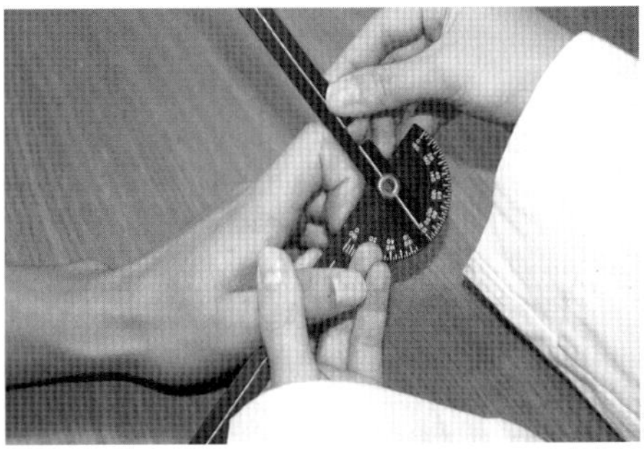

그림 3-111 PIP 굽힘(flexion) : 끝 자세

9) 전체 손가락 굽힘(total finger flexion)

(1) 복합된 손가락 동작을 기록하는 방법

(2) TAM(total active motion) 또는 TPM(total passive motion)을 숫자로 나타냄

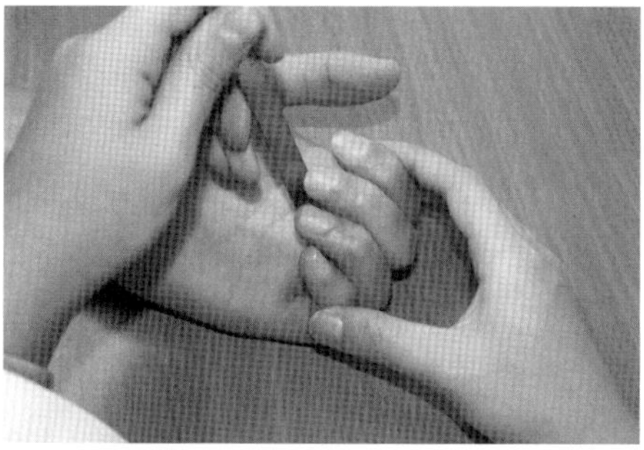

그림 3-112 PIP와 DIP가 복합된 굽힘(flexion)

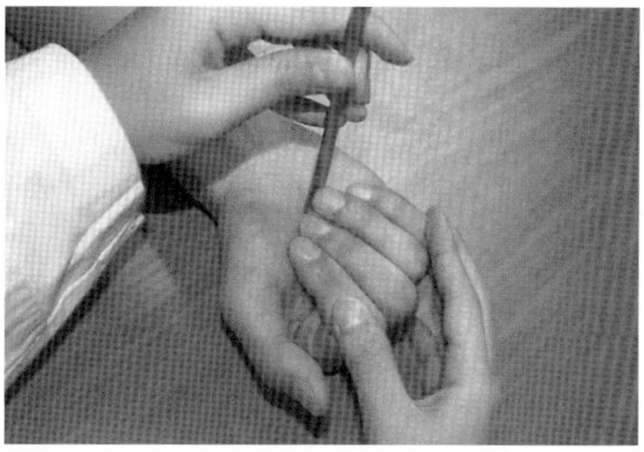

그림 3-113 MP, PIP, DIP가 복합된 굽힘(flexion)

10) 손가락 벌림(finger abduction)

(1) 축(axis)

- MCP 관절의 등쪽(dorsal) 면

(2) 정적 레버(stationary arm)

- 손허리뼈(metacarpal)의 가쪽(lateral) 등쪽 중간선(dorsal midline)

(3) 동적 레버(movable arm)

- 몸쪽 손가락뼈(proximal phalanx)의 등쪽 중간선(dorsal midline)

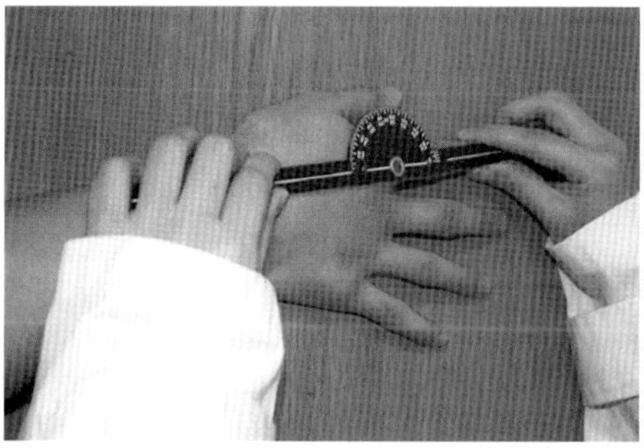

그림 3-114 손가락 벌림(finger abduction) : 시작 자세

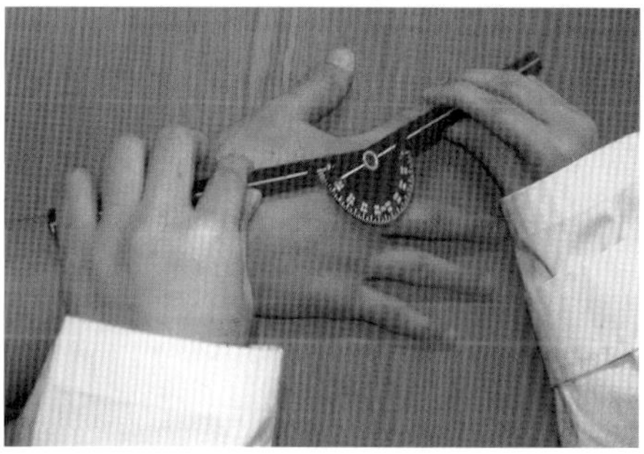

그림 3-115 손가락 벌림(finger abduction) : 끝 자세

11) 손가락 모음(finger adduction)

(1) 축(axis)

- MCP 관절의 등쪽(dorsal) 면

(2) 정적 레버(stationary arm)

- 손허리뼈(metacarpal)의 가쪽 등쪽 중간선(dorsal midline)

(3) 동적 레버(movable arm)

- 몸쪽 손가락뼈(proximal phalanx)의 등쪽 중간선(dorsal midline)

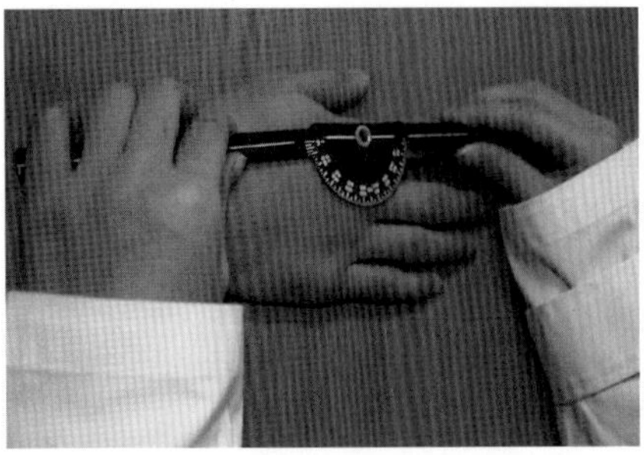

그림 3-116 손가락 모음(finger adduction) : 시작 자세

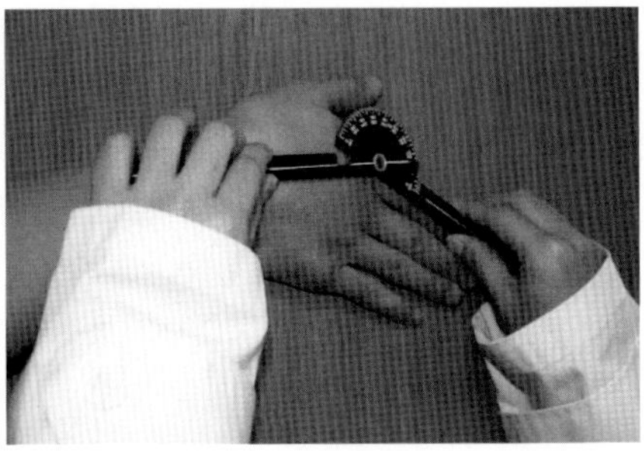

그림 3-117 손가락 모음(finger adduction) : 끝 자세

5. 엉덩관절(Hip joint)

1) 엉덩관절 굽힘(flexion) : 100~120°

(1) 각도계 위치(goniometer placement)

① 축(axis)

- 엉덩관절(hip joint) 가쪽(lateral) 위

② 정적 레버(stationary arm)

- 골반(pelvis)의 가쪽(lateral) 중간선(midline)

③ 동적 레버(movable arm)

- 넙다리뼈(femur)의 가쪽(lateral) 중간선(midline)
- 가쪽(lateral) 위관절융기(epicondyle)를 이용함 : 기준(reference)

2) 엉덩관절 폄(extension) : 19~30°

(1) 각도계 위치(goniometer placement)

① 축(axis)

- 엉덩관절(hip joint)의 가쪽(lateral) 위

② 정적 레버(stationary arm)

- 골반(pelvis)의 가쪽(lateral) 중간선(midline)

③ 동적 레버(movable arm)

- 넙다리뼈(femur)의 가쪽(lateral) 중간선(midline)
- 가쪽(lateral) 위관절융기(epicondyle)를 이용 : 기준(reference)

3) 엉덩관절 벌림(abduction) : 40~42°

(1) 각도계 위치(goniometer placement)

① 축(axis)

- 측정 대상이 되는 다리의 ASIS(anterior superior iliac spine)의 위

② 정적 레버(stationary arm)

- 측정되는 다리의 ASIS와 반대편 ASIS를 연장한 가상의 수평선(horizontal line)

③ 동적 레버(movable arm)

- 넙다리뼈(femur)의 앞(anterior) 중간선(midline)
- 무릎뼈(patella)의 중간선(midline)을 이용 : 기준(reference)

4) 엉덩관절 모음(adduction) : 20~30°

(1) 각도계 위치(goniometer placement)

① 축(axis)

- 측정 대상이 되는 다리의 ASIS(anterior superior iliac spine)의 위

② 정적 레버(stationary arm)

- 측정되는 다리의 ASIS와 반대편 ASIS를 연장한 가상의 수평선(horizontal line)

③ 동적 레버(movable arm)

- 넙다리뼈(femur)의 앞(anterior) 중간선(midline)
- 무릎뼈(patella)의 중간선(midline)을 이용 : 기준(reference)

5) 엉덩관절 안쪽돌림(internal rotation) : 32~40°

(1) 각도계 위치(goniometer placement)

① 축(axis)

- 무릎뼈(patella)의 앞(anterior) 면

② 정적 레버(stationary arm)

- 지지면 또는 바닥과 직각을 이룸

③ 동적 레버(movable arm)

- 다리(lower leg)의 앞(anterior) 중간선(midline)
- 정강뼈(tibia)의 능선(crest) 또는 두 복사뼈(malleoli) 사이의 중간 지점을 이용 : 기준(reference)

6) 엉덩관절 가쪽돌림(external rotation) : 32~50°

(1) 각도계 위치(goniometer placement)

① 축(axis)

- 무릎뼈(patella)의 앞(anterior) 면

② 정적 레버(stationary arm)

- 지지면 또는 바닥과 직각을 이룸

③ 동적 레버(movable arm)

- 다리(lower leg)의 앞(anterior) 중간선(midline)
- 정강뼈(tibia)의 능선(crest) 또는 두 복사뼈(malleoli) 사이의 중간 지점을 이용 : 기준(reference)

6. 무릎(Knee)

1) 무릎 굽힘(knee flexion) : 135°

(1) 각도계 위치(goniometer placement)

① 축(axis)

- 넙다리뼈(femur)의 가쪽(lateral) 위관절융기(epicondyle) 위

② 정적 레버(stationary arm)

- 넙다리뼈(femur)의 가쪽(lateral) 중간선(midline)
- 큰돌기(greater trochanter)를 이용 : 기준(reference)

③ 동적 레버(movable arm)

- 종아리뼈(fibula)의 가쪽(lateral) 중간선(midline)
- 종아리뼈(fibula)의 머리(head)와 가쪽(lateral) 복사뼈(malleoulus)를 이용 : 기준(reference)

2) 무릎 폄(knee extension)

(1) 각도계 위치(goniometer placement)

① 축(axis)

- 넙다리뼈(femur)의 가쪽(lateral) 위관절융기(epicondyle) 위

② 정적 레버(stationary arm)

- 넙다리뼈(femur)의 가쪽(lateral) 중간선(midline)
- 큰돌기(greater trochanter)를 이용 : 기준(reference)

③ 동적 레버(movable arm)

- 종아리뼈(fibula)의 가쪽(lateral) 중간선(midline)
- 종아리뼈(fibula)의 머리(head)와 가쪽(lateral) 복사뼈(malleoulus)를 이용 : 기준(reference)

7. 발목(Ankle)

1) 발목 발등굽힘(ankle dorsiflexion) – talocrural joint : 20°

(1) 각도계 위치(goniometer placement)

① 축(axis)

- 가쪽(lateral) 복사뼈(malleolus)의 가쪽 면(lateral aspect) 위

② 정적 레버(stationary arm)

- 종아리뼈(fibula)의 가쪽(lateral) 중간선(midline)
- 종아리뼈(fibula)의 머리(head)를 사용 : 기준(reference)

③ 동적 레버(movable arm)

- 5번 발허리뼈(metatarsal)의 가쪽 면(lateral aspect)과 평행
  - 대체방법 : 발꿈치뼈(calcaneus)의 아랫면(inferior aspect)과 평행

(2) 세 가지 대체방법(alternative position for measuring dorsiflexion ROM)

① 바로 누움(supine)

- 무릎 굽힘(knee flexion)을 30° 만든 후 바로 누운(supine) 자세로 누움
  - 베개를 이용
- 측정 방법은 위와 동일

② 엎드림(prone)

- 엎드린(prone) 자세로 누워 평가 받는 다리를 90° 굽힘(flexion)
- 발(foot)의 자세
  - 안쪽번짐(inversion) 및 가쪽번짐(eversion) : 0°

③ 서기(standing)

- 선(standing) 상태로 무릎 굽힘(knee flexion)

2) 발목 발바닥쪽 굽힘(ankle plantar flexion) – talocrural joint : 40~50°

(1) 각도계 위치(goniometer placement)

① 축(axis)

- 가쪽(lateral) 복사뼈(malleolus)의 가쪽 면(lateral aspect) 위

② 정적 레버(stationary arm)

- 종아리뼈(fibula)의 가쪽(lateral) 중간선(midline)
- 종아리뼈(fibula)의 머리(head)를 사용 : 기준(reference)

③ 동적 레버(movable arm)

- 5번 발허리뼈(metatarsal)의 가쪽 면(lateral aspect)과 평행
  - 대체방법 : 발꿈치뼈(calcaneus)의 아랫면(inferior aspect)과 평행

3) 발목 안쪽번짐(ankle inversion) – tarsal joints

(1) 각도계 위치(goniometer placement)

① 축(axis)

- 발목 앞면(anterior aspect)의 복사뼈(malleoli) 사이 중간 지점

② 정적 레버(stationary arm)

- 다리(lower leg)의 앞(anterior) 중간선(midline)
- 경골거친면(tibial tuberosity)을 이용 : 기준(reference)

③ 동적 레버(movable arm)

- 2번 발허리뼈(metatarsal)의 앞(anterior) 중간선(midline)

4) 발목 가쪽번짐(ankle eversion) – tarsal joints

(1) 각도계 위치(goniometer placement)

① 축(axis)

- 발목 앞면(anterior aspect)의 복사뼈(malleoli) 사이 중간 지점

② 정적 레버(stationary arm)

- 다리(lower leg)의 앞(anterior) 중간선(midline)
- 경골거친면(tibial tuberosity)을 이용 : 기준(reference)

③ 동적 레버(movable arm)

- 2번 발허리뼈(metatarsal)의 앞(anterior) 중간선(midline)

5) 발목 안쪽번짐(ankle inversion) – 눈꺼풀판밑 관절(subtarsal joints) : 5°

(1) 각도계 위치(goniometer placement)

① 축(axis)

- 발목 뒷면(posterior aspect)의 복사뼈(malleoli) 사이 중간 지점

② 정적 레버(stationary arm)

- 다리(lower leg)의 뒤(posterior) 중간선(midline)

③ 동적 레버(movable arm)

- 발꿈치뼈(calcaneus)의 뒤(posterior) 중간선(midline)

6) 발목 가쪽번짐(ankle eversion) – 눈꺼풀판밑 관절(subtarsal joints) : 5°

(1) 각도계 위치(goniometer placement)

① 축(axis)

- 발목 뒷면(posterior aspect)의 복사뼈(malleoli) 사이 중간 지점

② 정적 레버(stationary arm)

- 다리(lower leg)의 뒤(posterior) 중간선(midline)

③ 동적 레버(movable arm)

- 발꿈치뼈(calcaneus)의 뒤(posterior) 중간선(midline)

7) 발목 안쪽번짐(ankle inversion) – 가로발목뼈관절(transverse tarsal joint) : 30~37°

(1) 각도계 위치(goniometer placement)

① 축(axis)

- 발목의 앞면(anterior aspect)
  - 복사뼈(malleoli) 사이의 중간지점에서 약간 먼(distal) 쪽으로

② 정적 레버(stationary arm)

- 다리(lower leg)의 앞(anterior) 중간선(midline)
- 경골거친면(tibial tuberosity)을 이용 : 기준(reference)

③ 동적 레버(movable arm)

- 2번 발허리뼈(metatarsal)의 앞(anterior) 중간선(midline)

8) 발목 가쪽번짐(ankle eversion) – 가로발목뼈관절(transverse tarsal joint) : 15~21°

(1) 각도계 위치(goniometer placement)

① 축(axis)
- 발목의 앞면(anterior aspect)
  - 복사뼈(malleoli) 사이의 중간지점에서 약간 먼(distal) 쪽으로

② 정적 레버(stationary arm)
- 다리(lower leg)의 앞(anterior) 중간선(midline)
- 경골거친면(tibial tuberosity)을 이용 : 기준(reference)

③ 동적 레버(movable arm)
- 2번 발허리뼈(metatarsal)의 앞(anterior) 중간선(midline)

(2) 대체방법

① 축(axis)
- 1번 발허리뼈(metatarsal) 머리(head)의 안쪽 면(medial aspect)

② 정적 레버(stationary arm)
- 다리(lower leg)의 앞(anterior) 중간선(midline)

③ 동적 레버(movable arm)
- 1~5번 발허리뼈(metatarsal) 머리(head)의 발바닥 면(plantar aspect)

8. 발(Foot)

1) 1번 MTP(metatarsophalangeal) 관절의 굽힘(flexion) : 30~45°

(1) 각도계 위치(goniometer placement)

① 축(axis)
- MTP 관절의 발등 면(dorsal aspect)

② 정적 레버(stationary arm)
- 발허리뼈(metatarsal)의 발등 중간선(dorsal midline)

③ 동적 레버(movable arm)
- 몸쪽 발가락(proximal phalanx)의 발등 중간선(dorsal midline)

(2) 대체방법 – 1번 MTP 관절

① 축(axis)
- 1번 MTP 관절의 안쪽 면(medial aspect)

② 정적 레버(stationary arm)
- 1번 발허리뼈(metatarsal)의 안쪽 중간선(medial aspect)

③ 동적 레버(movable arm)
- 1번 몸쪽 발가락(proximal phalanx)의 안쪽 중간선(medial aspect)

2) 1번 MTP(metatarsophalangeal) 관절의 폄(extension) : 50~70°

(1) 각도계 위치(goniometer placement)

① 축(axis)

- MTP 관절의 발등 면(dorsal aspect)

② 정적 레버(stationary arm)

- 발허리뼈(metatarsal)의 발등 중간선(dorsal midline)

③ 동적 레버(movable arm)

- 몸쪽 발가락(proximal phalanx)의 발등 중간선(dorsal midline)

(2) 대체방법 – 1번 MTP 관절

① 축(axis)

- 1번 MTP 관절의 안쪽 면(medial aspect)

② 정적 레버(stationary arm)

- 1번 발허리뼈(metatarsal)의 안쪽 중간면(medial aspect)

③ 동적 레버(movable arm)

- 1번 몸쪽 발가락(proximal phalanx)의 안쪽 중간선(medial aspect)

3) MTP(metatarsophalangeal) 관절의 벌림(abduction)

(1) 각도계 위치(goniometer placement)

① 축(axis)

- MTP 관절의 발등 면(dorsal aspect)

② 정적 레버(stationary arm)

- 발허리뼈(metatarsal)의 발등 중간선(dorsal midline)

③ 동적 레버(movable arm)

- 몸쪽 발가락(proximal phalanx)의 발등 중간선(dorsal midline)

4) 엄지발가락 IP(interphalangeal) 관절의 굽힘(flexion) : 30~90°

(1) 각도계 위치(goniometer placement)

① 축(axis)

- IP 관절의 발등 면(dorsal aspect)

② 정적 레버(stationary arm)

- 몸쪽 발가락(proximal phalanx)의 발등 중간선(dorsal midline)

③ 동적 레버(movable arm)

- 먼 발가락(distal phalanx)의 발등 중간선(dorsal midline)

5) 2~5번 발가락 IP(interphalangeal) 관절의 굽힘(flexion) : 35~65°

(1) 각도계 위치(goniometer placement)

① 축(axis)

- IP 관절의 발등 면(dorsal aspect)

② 정적 레버(stationary arm)

- 몸쪽 발가락(proximal phalanx)의 발등 중간선(dorsal midline)

③ 동적 레버(movable arm)

- 먼 발가락(distal phalanx)의 발등 중간선(dorsal midline)

6) 2~5번 DIP(distal interphalangeal) 관절의 굽힘(flexion) : 0~30°

(1) 각도계 위치(goniometer placement)

① 축(axis)

- DIP 관절의 발등 면(dorsal aspect)

② 정적 레버(stationary arm)

- 중간 발가락뼈(middle phalanx)의 발등 중간선(dorsal midline)

③ 동적 레버(movable arm)

- 먼 발가락(distal phalanx)의 발등 중간선(dorsal midline)

2024 OCCUPATIONAL THERAPY

4

C·H·A·P·T·E·R

감각 평가 (Sensation)

꼭!
알고 넘어가기!!

- 감각평가방법과 결과를 반드시 이해해야 한다.
- 평가도구의 목적과 결과 해석을 묻는 문제들이 국가고시에 빈번히 출제되고 있다.

4.1 접촉 및 압박감(Touch and Pressure)

1. Two point discrimination

1) 목적

- 감각 평가 시 두 점 분별의 측정에 사용

2) 정상범위

- 6mm 또는 그 이하 : 손가락은 3～4mm

<table>
<tr><td>정적 방법
(static)</td><td>① 측정 방법
• 환자의 시야를 가림
• 무딘 캘리퍼(blunt calipers), 구부린 종이 클립(bent paper clip), disk discriminator, Boley gauge 등을 사용함
• 도구는 가볍고 무딘 것이어야 함
• 5mm 간격으로 시작함
• 엄지 및 손가락의 패드(pad)에만 적용함
• 가벼운 압박을 적용함
• 장축을 따라가며 적용함
• 두 점의 거리는 15mm까지만 늘림
• 정확한 반응
• 10번 중 7번을 정확히 답해야함
② 결과
• 정상(normal) : < 6mm
• Fair : 6～10mm
• Poor : 11～15mm
• Protective : 한 점으로 인식
• Anesthetic : 점을 인식하지 못함</td></tr>
</table>

동적 방법 (Moving)	• 환자의 시야를 가림 • 무딘 캘리퍼(blunt calipers), 구부린 종이 클립(bent paper clip) 등을 사용 • 8mm 간격으로 시작함 – 몸쪽(proximal)에서 먼쪽(distal)로 이동함(압박을 주며 이동) – 장축을 따라 두 점 또는 한 점으로 평행하게 적용함(압박을 적용) – 정상 간격(normal 2 point discrimination) : 2mm

3) 도구

- 무딘 캘리퍼(blunt calipers), 구부린 종이 클립(bent paper clip)
- Disk criminator
- Two Point Discriminator

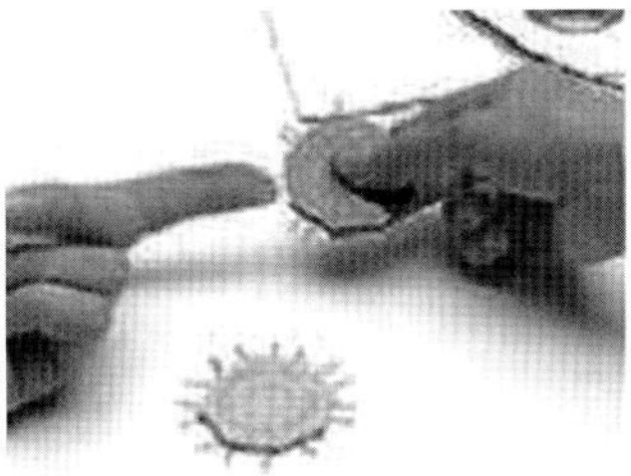

그림 4-1 Disk criminator

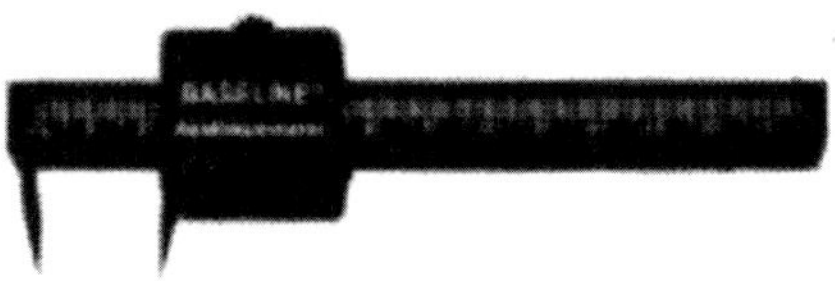

그림 4-2 Two point Discriminator

2. 가벼운 접촉(Light touch)

목적	• 손가락, 솜, 휴지 등의 피부 자극 시 느껴지는 감각을 평가 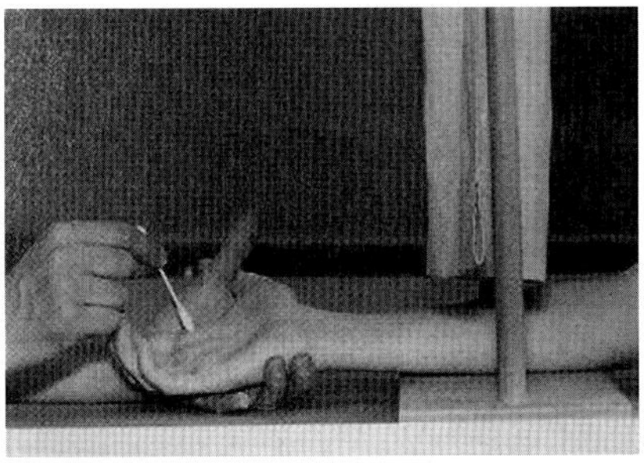 **그림 4-3** 가벼운 접촉(light touch) 평가
검사 방법	• 시각 차단 후 실시 • 솜 등으로 가볍게 피부를 접촉함 • 먼저 정상 쪽을 평가함 • 환자는 말 또는 머리의 움직임으로 반응함(nodding or saying)

점수	• + : 자극에 대해 위치를 알고 인지함 • − : 오직 인지만 가능함 • 0 : 자극에 대해 위치를 알 수 없고 인지도 할 수 없음

3. 압박(Pressure)

목적	• 'light touch'와 'deep touch'를 평가 • 피부 압박의 역치(threshold) 측정에 가장 정확한 도구 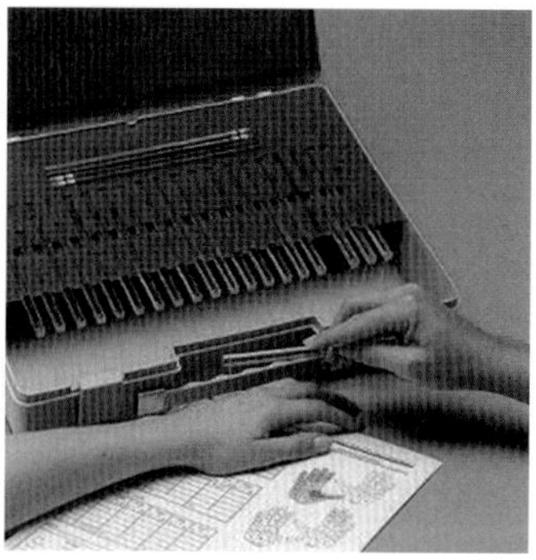 **그림 4-4** Semmes Weinstein Monofilament
도구	• Semmes Weinstein Monofilament
Semmes Weinstein Monofilament	① 구성 • 플라스틱 손잡이 막대에 20개(monofilament) ② 범위 • 1.65~6.65prob 범위 • 정상 범위(normal fingertip sensitivity) : 2.44~2.83 ③ 적용 방법 • 'monofilament'를 피부와 수직으로 적용하고 'monofilament'가 구부러질 때까지 적용함 • 피부가 창백해질 때까지 적용하면 안 됨 ④ 범위별 사용방법 • 1.65~2.83 : 세 번 통통 튀겨줌 • 3.22~4.08 : 구부러질 정도로 3번 적용 • 4.17~6.65 : 한 번 적용 ⑤ 굵은 'monofilament' 적용 시 주의 사항 • 'monofilament'가 구부러지지 않음 • 누르는 정도를 결정하기 위해 피부색을 잘 관찰해야 함

<table>
<tr><td rowspan="2">Semmes Weinstein Monofilament</td><td>⑥ 'Semmes-Weinstein monofilament' 스케일 해석</td></tr>
<tr><td>

색(color)	해석(interpretation)	범위(marking)
녹색(green)	정상(normal)	1.62~2.83 marking
청색(blue)	감소된 'light touch'	3.22~3.61 marking
보라색(purple)	감소된 'protective sensation'	3.84~4.31 marking
적색(red)	상실된 'protective sensation'	4.56~6.65 marking
붉은줄(red lined)	측정불가	> 6.65 marking

</td></tr>
</table>

4. 기타

1) ATT(Automated Tactile Tester)

- 다양한 감각 기능 평가

2) Weighted touch pressure aesthesiometer

- 'touch' 및 'pressure' 감도를 평가

4.2 통증 및 온도(Pain & Temperature)

1. 통증(Pain)

- 개인차가 있기 때문에 반응에 대한 객관적인 평가가 어려움

<table>
<tr><td>sharp & dull 평가</td><td>• 시야를 막고 손상된 전완에 둔하고 날카로운 자극 제공
• 점수

sharp	dull
• +S : 정확한 반응 • D : 날카로운 걸 둔하다고 함 • −S : 반응 없음	• +D : 정확한 반응 • S : 둔한 걸 날카롭다고 함 • −D : 반응이 없음

</td></tr>
<tr><td>기타 도구</td><td>① McGill Pain Questionnaire
② Visual analogue scale
③ Verbal rating scale
④ Numerical rating scale</td></tr>
</table>

<table>
<tr><td>기타 도구</td><td>Visual analogue scale
No Pain ______ Worst pain imaginale
The patient is shown 10 cm line marked as above. They are asked to put a mark a cross the line that dicates the severity of their pain. The doctor or nurse then measures the distance from "No pain" to the markin cm.

그림 4-5 Visual analogue scale</td><td>Numerical rating scale
No pain ▼ Worst pain imaginable ▼
0 1 2 3 4 5 6 7 8 9 10
The patient shown the scale above. They are asked to indicate which number equates to the pain they feel

그림 4-6 Numerical rating scale</td></tr>
</table>

2. 온도(Thermal)

<table>
<tr><td>도구</td><td>• 막대 시험관을 이용함
• 시험관에 찬 물과 더운 물을 담아 검사함
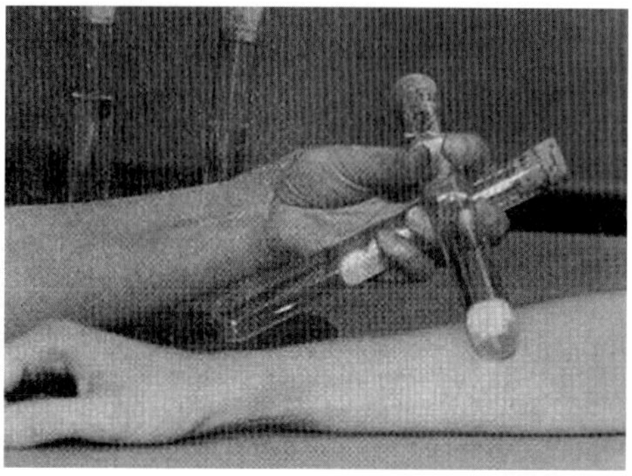
그림 4-7 온도 평가</td></tr>
<tr><td>방법 1</td><td>• 뜨거운 물과 차가운 물을 채운 2개의 시험관을 이용함
• 각 시험관의 측면을 임의의 피부 표면에 문지름</td></tr>
<tr><td>방법 2</td><td>• 뜨거운 물 / 미지근한 물 / 따뜻한 물 / 차가운 물을 채운 4개의 시험관을 이용함
• 시험관 마다 색깔을 부여해 가장 뜨거운 것부터 차가운 것까지 순서대로 배열함</td></tr>
<tr><td>방법 2</td><td>– 뜨거운 물 : 노란색
– 따뜻한 물 : 녹색
– 미지근한 물 : 주황색
– 찬물 : 빨간색</td></tr>
<tr><td>점수</td><td>• + : 온도를 정확히 구분함
• – : 구분하지 못함</td></tr>
</table>

4.3 후각과 미각

1. 후각(Olfactory)

목적	• 손상된 후각이 한쪽인지 양쪽인지를 결정함
재료	• 불투명하거나 어두운 색깔의 병 속에 커피, 아몬드, 초콜릿 등을 담아서 평가함 • 식초나 암모니아 또는 다른 자극성 강한 냄새는 피함 – 점막의 모든 수용기들을 자극하여 염증을 일으키므로 평가로 이용해서는 안 됨
방법	• 각 병속에 면봉을 넣어 적신 후 환자의 콧구멍 아래에 살짝 갖다 놓음
점수	• + : 정확하게 알고 냄새를 감지함 • – : 냄새를 감지했으나 그것이 무엇인지 모름 • 0 : 전혀 냄새를 감지할 수 없음

2. 미각(Gustatory)

목적	• 맛의 감각이 소실되었는지, 아니면 손상되었거나 완전한지를 결정
재료	• 기본적인 4가지 맛을 평가 : 탄산수, 식초, 레몬, 소금물, 설탕물 • 행굴 수 있는 용기, 물 주전자, 컵, 면봉, 맛을 상징하는 그림이나 단어 카드
방법	• 각 액체를 적신 면봉으로 단맛은 혀의 앞부분, 짠맛은 혀의 외측 가장자리, 쓴맛은 혀 뒤쪽 가장자리, 신맛은 혀의 외측 중간 가장자리를 자극함
점수	• + : 맛을 정확히 인식함 • – : 맛을 인식하지 못함

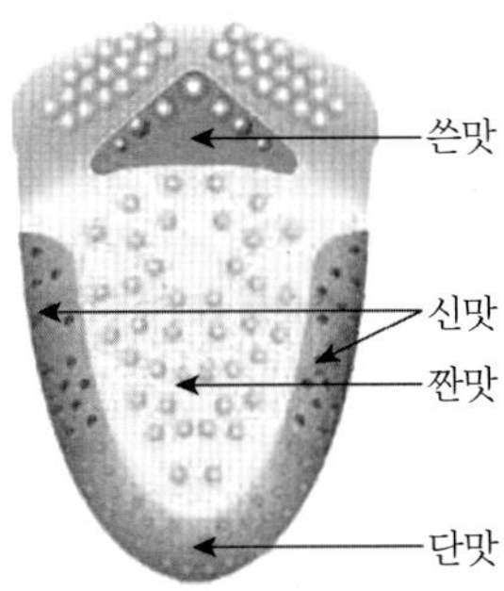

그림 4-8 미각(Gustatory)

4.4 진동(Vibration)

- 신경 복구(nerve repair) 후 진동 감각(vibratory sensation)의 회복 정도를 평가함
- 'tuning forks'를 이용함(초당 30~256 사이클)
- lundborg
  - 상업적인 진동 측정기(vibrometer)
  - 비정상 감각(abnormal sensation)을 찾아낼(defect) 수 있음

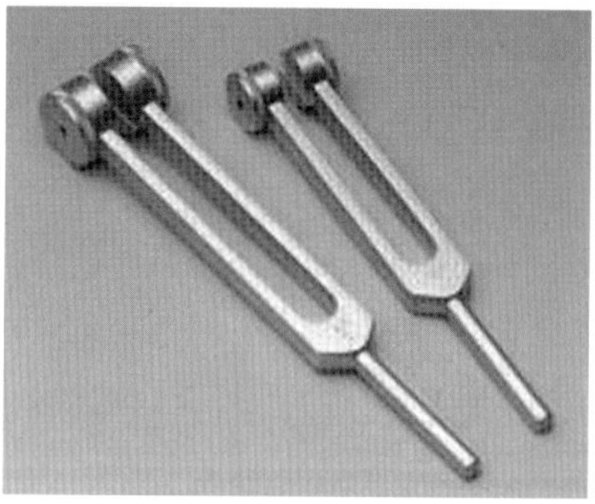

그림 4-9 tuning fork

4.5 기타

<table>
<tr><td rowspan="2">Modfied moberg pick up test</td><td colspan="2">• 사물의 재인식은 감각기능(sensory function)의 마지막 단계임
• 정중(median)신경 손상 또는 '정중 신경 및 자(ulnar) 신경'의 복합손상에 사용됨
• 첫 평가에서는 시각차단 없이 평가하며, 두 번째 평가에서는 시각차단 후 평가함</td></tr>
<tr><td>순서</td><td>• 9~10개의 작은 물체를 책상 위에 둠
• 환자에게 그것을 보면서 작은 통에 넣을 것을 지시(시각 차단 없음)
• 시간을 측정함
• 반대 손으로 반복함
• 시각 차단 후 이전 과정을 처음부터 반복함(시각 차단)
• 시각 차단 후 환자는 그 물건이 무엇인지 질문을 받게 됨 : 한 번에 하나씩</td></tr>
<tr><td>서화 감각
(Graphesthesia)</td><td colspan="2">• 피부에 글씨, 숫자, 도형 등을 그리면 환자가 그것에 반응함
• 손상 시 'agraphesthesia'라고 함
• 시각 폐쇄 후 손바닥에 무딘 연필이나 도구로 문자, 숫자, 도형 등을 그림</td></tr>
</table>

<table>
<tr><td>입체 지각
(Stereognosis)</td><td>① 개요
• 보지 않고 촉각의 느낌으로 물건들을 알아내는 것
• 여러 가지 감각의 통합
– 접촉 압박감(touch pressure), 위치감(position), 질감(texture), 무게감(weight), 온도감(temperature) 등
• 손상 시 'stereognosis'라고 함
② 평가 목적
• 촉각 방어를 통한 물건의 정체를 아는 능력을 평가함
③ 재료
• 시각 폐쇄용 커튼 또는 폴더
• 연필, 선글라스, 열쇠, 못, 클립, 동전, 단추 등
④ 방법
• 시각 차단 후 물건들을 임의대로 제공함</td></tr>
<tr><td>운동 감각
(Kinesthesia)</td><td>• 신체 관절에 수동적 움직임을 주면 그 위치를 정의할 수 있는 능력
• 관절 움직임의 방향과 움직임 정도를 구별함</td></tr>
<tr><td>고유수용성 감각
(Proprioceptive sense)</td><td>• 근육, 관절, 내부기관의 감각 자극
• 환자에게 일정 자세를 취하게 한 뒤 움직임의 방향을 말하게 하거나, 건측으로 같은 자세를 취하게 함</td></tr>
</table>

OCCUPATIONAL THERAPY

5

C·H·A·P·T·E·R

인지 평가 (Cognition)

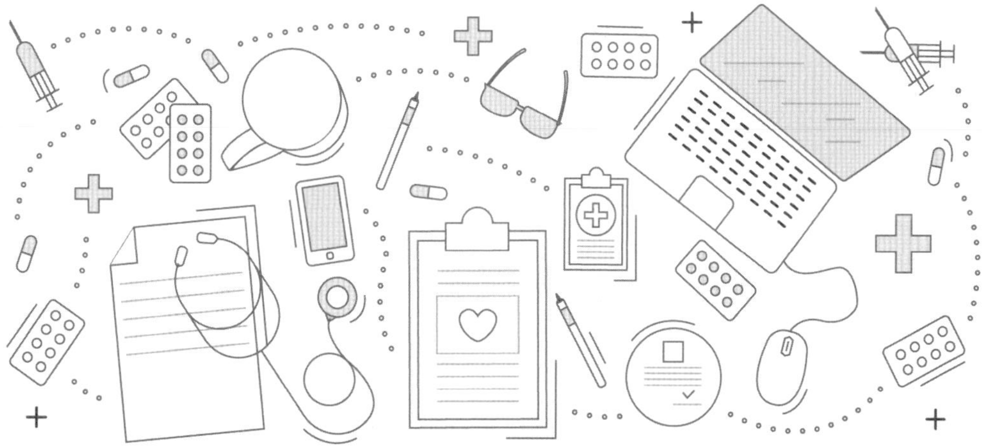

꼭! 알고 넘어가기!!

- LOTCA의 평가 방법과 내용을 이해해야 한다.
- 인지 관련 평가도구들을 묻는 문제들이 국가고시에 종종 출제되고 있다.

5.1 Lowenstein Occupational Therapy Cognitive Assessment(LOTCA)

1. 개요

저자	• Malka Itzkovich, Betty Elazar, Sarch Averbuch(1993)
검사 목적	• 지남력(orientation), 지각(perception), 시각운동 조직(visuomotor organization), 사고 조작(thinking operation) 영역의 능력과 장애를 평가함 • 치료 시작 전 환자의 한계를 알아내 치료의 시작점을 결정함 • 인지영역의 손상 정도를 파악해 치료 시작의 기초선을 결정함 • 치료 목표를 정확하고 단계적으로 세우기 위해 • 치료 효과를 평가하기 위해
대상	• 6세 이상의 아동에서~성인까지 • 뇌 손상 환자(brain damaged patients)가 대상이 됨 • 뇌졸중, 뇌종양, 뇌 손상 등
내용	① 평가 영역 • 지남력(orientation) : 2개 하위 항목 – 환경과 나와의 관계를 인식하는 능력 – 일반적으로 뇌 손상 후에 시간, 장소, 사람에 대한 지남력이 손상을 입음 – 집중력, 기지각기능이 요구됨 • 지각(perception) : 6개 하위 항목 – 정보를 받아들여 물건의 기본적인 모양을 구별하고, 다른 것과 비교하며, 위치를 알아내는 기본적 능력을 말함 • 시운동 조직(visuomotor organization) : 7개 하위 항목 – 기본적으로 지각기능, 운동 능력, 공간지각 능력을 필요로 하는 영역임 – 복사(copy), 그리기, 블록 쌓기 등의 작업으로 구성됨

내용	• 사고 조작(thinking operation) : 5개 하위 항목 – 개념화시키는 과정을 말함 – 비슷한 기능 및 크기 별로 분류하기, 순서 맞추기 등의 영역이 있음 – LOTCA에서는 '크게 분류하기'와 '순서 맞추기'를 평가함
관찰 내용	• 집중력(attention and concentration) • 총 소요 시간(time) • 검사 과정(session)
기타	• 1974년 이스라엘의 Loewenstein 재활 병원에서 개발됨 • 언어장애가 있는 경우에도 평가할 수 있음 • 집중력 정도를 기록할 수 있음 • 검사자간 신뢰도 • 0.82～0.97

2. 평가 내용

실시 방법	① 검사자가 대상을 직접 평가하고 기록함 ② 언어장애가 있는 경우 • "예, 아니오" 혹은 객관식 답가지(multiple choice)를 적용함 ③ 평가 시간 • 약 30～45분 • 필요에 따라 2～3 세션(session)으로 나누어 평가함 ④ 평가 결과 • 기록지에 기록 • 재평가 시 다른 색으로 표기함 ⑤ 각 항목의 검사 시 도구에 제시된 것 외의 큐(cue)는 제공하지 않음
채점 기준	① 점수기록 • 각 항목별 채점기준을 참고함 • 최저 1점, 최고 4점 • 예외 : 분류(categorization) – 최저 1점, 최고 5점 ② 기타 • 피검사자가 모두 수행했는지를 반드시 확인한 후 점수를 기록해야 함 • 검사 종료 후 총 소요 시간, 세션, 집중수준을 기록해야 함
주의 사항	• 뇌 손상 환자는 쉽게 피로 할 수 있으므로 환자의 상태를 파악하여 검사의 지속여부를 결정해야 함

3. 평가 수행 방법

1) ORIENTATION

(1) Orientation for Place(OP)

방법	① 검사자는 환자에게 다음의 질문을 함 • "당신은 지금 어디에 있습니까?" • "지금 있는 곳의 위치는 어디입니까?" • "당신은 어디에 거주하십니까? 정확한 주소를 말씀해 주십시오." • "당신은 이곳에 오기 전 어디에 있었습니까?"
점수	① 환자가 정확한 대답을 했을 때 각각 2점을 줌 ② 환자가 객관식 방법으로 정확하게 대답했을 경우에는 오직 1점만을 줌 • 최소 수행 : 1점 – 정확한 답을 못했거나 객관식에 의한 정확한 대답일 경우 • 최대 수행 : 8점 – 객관식 질문이 필요하지 않고 모든 질문에 정확하게 대답했을 경우

(2) Orientation for Time(OT)

방법	① 검사자는 환자에게 다음의 질문을 함 • "오늘은 몇 년, 몇 월, 며칠입니까?" • "지금은 어떤 계절입니까?" • "지금은 몇 시쯤 되었습니까?" • "병원에 입원한지 얼마나 됐습니까?" ② 만약 환자가 병원에 입원해 있지 않다면 평가자는 다음의 질문을 함 "당신은 얼마나 오랫동안 아프셨습니까?" 또는 "당신은 얼마 동안 힘드셨습니까?"
점수	① 환자가 각각 정확한 대답을 했을 때 2점을 줌 ② 환자가 객관식으로 정확하게 대답했을 경우 오직 1점만을 줌 • 최소 수행 : 1점 → 정확한 대답을 못했거나 객관식에 의한 정확한 대답이 1개일 경우 • 최대 수행 : 8점 → 객관식의 질문이 필요하지 않고 모든 질문에 정확하게 대답했을 경우

2) VISUAL PERCEPTION

(1) Objects Identification(OI)

준비물	• OI cards, Test Booklet(page 1～4)
방법	① 환자에게 여덟 가지 일상의 사물 카드를 보여 줌 • 의자, 주전자, 시계, 열쇠, 신발, 자전거, 가위, 안경 ② 환자에게 각각 사물의 명칭을 질문함 ③ 환자가 표현성 언어장애가 있을 경우와 사물의 명칭을 말하지 못할 경우 • 'Test Booklet'의 처음 두 장을 보고 사물을 지적하므로 답해야 함 ④ 평가자의 질문 • "의자는 어디에 있습니까?", "시계는 어디에 있습니까?" • 각각 여덟 가지 사물에 대해 질문함 ⑤ 환자가 수용성 언어장애가 있을 경우 • 평가자는 'booklet'의 첫 번째와 두 번째 페이지와 유사한 여덟 장의카드를 보여줌 • 평가자는 하나씩 보여주며 그 그림이 어디에 있는지 질문함 • 환자는 판에 있는 비슷한 사물을 지적함(similar matching) ⑥ 환자가 비슷한 사물을 일치시키지 못할 경우 • 평가자는 다음 'booklet'의 그림을 제시함 • 카드와 동일한 그림을 지적하게 됨 • 평가자는 제시한 카드의 그림을 찾을 것을 환자에게 요구함 → "이것은 어디에 있습니까?" • 환자는 정확하게 매치 시킬 수 있어야 함(exact matching)
점수	① 1점 – 정확한 매치(exact matching)를 통해 몇 개를 찾아냄 • 4개 미만의 정확한 매치 ② 2점 – 정확한 매치(exact matching)를 통해 5～8개의 사물을 찾아냄 ③ 3점 – 환자는 최소 4개 이상의 명칭을 찾아냄 • 방법 : 말(naming), 이해, 유사 매치(similar match) ④ 4점 – 환자는 모든 사물을 찾아냄 • 방법 : 말, 이해, 유사 매치(similar match)

(2) Shape Identification(SI)

준비물	• SI cards, Test Booklet(page 5~8)
방법	① 그림이 있는 분리된 8장의 카드를 환자에게 보여줌 • 네모, 세모 등 ② 검사자의 질문 • "이 모양의 이름은 무엇입니까?" ③ 환자가 모양의 이름을 말할 수 없을 경우 : 표현의 장애 • 'booklet'의 그림을 지적할 것을 요구함 • 평가자의 질문 → "동그라미는 어디 있습니까?" ④ 만약 평가자가 수용성 언어장애가 있을 경우, 그리고 모양 찾기를 이해하지 못 할 경우 • 유사한 모양의 카드를 제시하고 비슷한 모양을 보드(board)에서 찾을 것을 요구함(유사 매치 : similar matching) ⑤ 만약 '유사 매치'로 모양을 찾지 못할 경우 • 동일한 모양의 카드 8장을 제시하고 보드(board)에서 찾을 것을 요구함 (정확한 매치 : exact matching) ⑥ Note • 검사자는 보드와 같이 정확한 방향으로 카드를 제시함
점수	① 1점－정확한 매치(exact matching)를 통해 몇 개를 찾아냄 • 4개 미만의 정확한 매치 ② 2점－정확한 매치(exact matching)를 통해 5~8개의 모양을 찾아냄 ③ 3점－환자는 최소 4개 이상의 명칭을 찾아냄 • 방법 : 말(naming), 지적하기, 유사 매치(similar match) ④ 4점－환자는 모든 사물을 찾아냄 • 방법 : 말, 지적하기, 유사 매치(similar match)

(3) Overlapping Figures(OF)

준비물	• OF Cards, Test Booklet(pages 9~10)
방법	① 검사자는 세 개의 사물이 겹쳐져 그려진 두 장의 카드를 각각 보여줌 • 바나나, 배, 사과 • 집게, 팽이, 톱

방법	② 검사자는 환자에게 질문함 • "카드에 어떤 그림들이 있습니까?" ③ 환자가 모양을 말하는데 어려움이 있을 경우 • 검사자는 환자에게 보드의 6개 그림을 보여줌 • 평가자의 지시 → "카드에 있는 사물을 지적해보세요." • 두 번째 카드도 같은 과정을 반복함
점수	① 1점－환자가 아무 모양도 찾을 수 없거나 보드의 도움을 받아 3개 미만을 찾음 ② 2점－환자가 보드의 도움을 받아 3개의 모양을 찾음 ③ 3점－환자가 보드 없이 4개의 그림을 찾거나 보드의 도움으로 모든 모양을 찾음 ④ 4점－환자가 보드 없이 모든 모양을 찾음

(4) Object Constancy(OC)

준비물	• Test Booklet(pages 11～19)
방법	① 환자에게 특별한 각도에서 찍은 네 개의 사물(object) 사진을 보여 줌 • 자동차, 망치, 전화기, 포크 • 환자는 각각의 사진을 보고 질문을 받게 됨 → "사진 속에 무엇이 보입니까?" ② 만약 환자가 언어장애를 가졌을 경우(예 aphasia) • 이러한 경우 평가자는 사지선다형 보드를 사용함 • 검사자의 지시 → "큰 사진에서와 같은 물체를 작은 사진에서 가리켜보세요." ③ 오직 하나의 정답이 있음
점수	① 1점－환자는 아무 물체도 정의하지 못하거나, 오직 하나만 찾아냄 ② 2점－환자는 2개의 물체를 찾아냄 ③ 3점－환자는 3개의 물체를 찾아냄 ④ 4점－환자는 4개의 물체를 모두 찾아냄

3) SPATIAL PERCEPTION

※ 절차 : 검사자와 환자가 서로 마주보고 앉음

(1) Directions on C's Body(SP1)

방법	① 검사자는 환자의 신체적 문제에 따라 좌/우를 바꿀 수 있음 • 평가자의 질문 – "당신의 오른손을 저에게 보여주세요." – "당신의 왼다리를 저에게 보여주세요." – "당신의 오른손으로 왼쪽 귀를 잡아보세요." – "당신의 왼손을 오른쪽 다리 위에 올려놓으세요."
점수	① 1점 각각의 정확한 대답에 점수를 줌 • 최소 수행 1점 • 최대 수행 4점

(2) Spatial Relations : Between C. and objects in near space(SP2)

방법	① 검사자는 방안에 네 가지 방향(왼쪽, 오른쪽, 앞, 뒤)의 서로 다른 물체의 위치를 환자에게 질문함 • "당신의 어느 방향에…(예 문이 있습니까?)" • "당신의 어느 방향에…(예 창문이 있습니까?)" • "당신의 어느 방향에…(예 제가 앉아 있습니까?)" • "당신의 어느 방향에…(예 방안의 분명한 특정 사물)"
점수	① 1점 – 각각의 정확한 대답에 점수를 줌 • 최소 수행 – 1점 • 최대 수행 – 4점

(3) Spatial Relations : Represented on a picture(SP3)

방법	① 검사자는 환자에게 '테이블 앞에 앉아 있는 남자 사진'을 보여주고 질문함 • "남자의 앞에 무엇이 있습니까?" • "남자의 왼쪽에는 무엇이 있습니까?" • "남자의 어느 쪽에 컴퓨터가 있습니까?"
점수	① 1점 – 각각의 정확한 대답에 점수를 줌 • 최소 수행 – 1점 • 최대 수행 – 4점

4) MOTOR PRAXIS

※ 운동 실행은 세 가지 종류의 과제로 이루어짐
 – 운동 모방, 물건 사용, 상징적 동작

(1) Motor Imitation(P1)

방법	① 환자와 평가자는 서로 마주보고 앉음 ② 검사자는 환자에게 지시함 • "당신이 거울을 보는 것처럼 제 움직임을 따라하세요." ③ 만약 환자가 이해하지 못했다면 환자에게 시범을 보이며 말함 • "제가 왼쪽 팔을 움직일 때 당신의 오른쪽 팔을 움직이세요."
움직임 제공	① 엄지와 집게손가락으로 같은 쪽 귓불을 잡음 ② 연속적 움직임을 제공함 • 손바닥을 목 뒤로 가져간 다음 반대쪽 어깨를 만짐 ③ 손가락을 펴고 손등으로 반대쪽 뺨에 댐 ④ 엄지손가락과 중지를 대립(oppose)시킨 후 다시 약지와 대립시킴 • 검사자는 이 움직임을 세 번 반복함
점수	① 1점 – 각각의 정확한 대답에 점수를 줌 • 최소 수행 – 1점 • 최대 수행 – 4점

(2) Utilization of Objects(P2)

방법	① 검사자는 환자에게 다음의 물체를 각각 제시함 • 빗, 가위, 종이와 봉투, 연필과 지우개 ② 검사자는 대상자에게 말함 • "이것들을 어떻게 사용하는지 보여주세요." ③ 연필과 지우개의 사용 • 검사자는 "종이에 선을 긋고, 그것을 지우세요."라고 말함
점수	① 1점 – 각각의 정확한 대답에 점수를 줌 • 최소 수행 – 1점 • 최대 수행 – 4점

(3) Symbolic Action(SA)

방법	① 검사자는 환자에게 질문함(요구함) • "당신이 어떻게 이를 닦는지 보여 주세요" – 대상자는 모든 활동을 보여줌 – 칫솔에 치약 짜기부터 입으로 가져와 칫솔질하기까지 • "어떻게 열쇠로 문을 열 수 있습니까?" • "어떻게 칼로 빵 한 덩어리를 자릅니까?" • "어떻게 전화를 사용합니까?" – 검사자에게 모든 과정을 보여줌 – 수화기를 들어 귀로 가져와 번호 누르기
점수	① 1점–각각의 정확한 대답에 점수를 줌 • 최소 수행–1점 • 최대 수행–4점 ② '거울 행동(mirroring)'은 중요하지 않음 • 전체 점수는 '거울 행동'과 '반대(contralateral) 모방' 모두를 포함함 • 이 평가는 실행을 평가하는 것임 – 좌우 구별 평가가 아님

5) VISUOMOTOR ORGANIZATION

※ 이 영역의 모든 하부평가는 수행시간을 측정해 평가지 내에 기록함

(1) Copy Geometric Forms(GF)

준비물	• GF 카드
방법	① 검사자는 환자 앞에 종이 한 장과 연필 한 자루를 놓음 ② 검사자의 지시 • "지금 부터 제가 5장의 카드를 보여드리겠습니다. 종이 위에 각각의 형태를 똑같이 그리세요." ③ 평가자는 다음 순서를 따라 카드를 보여줌 • 동그라미, 삼각형, 다이아몬드, 정육면체, 다각형 ……
점수	① 1점–환자가 아무것도 그리지 못하거나 오직 한 개만을 그릴 경우 ② 2점–환자가 2~3개의 형태를 그릴 경우 ③ 3점–환자는 4개의 형태를 그릴 경우 ④ 4점–환자는 5개의 형태를 모두 그림

Note	① 정육면체 그리기의 올바른 수행 • 모든 선은 적당한 각도로 구성되어야 함 • 환자는 3차원적 시각을 인식하고 있음

(2) Reproduction of a Two-Dimensional Model(TM)

준비물	• Test Booklet(page 20)
방법	① 검사자는 환자에게 'booklet'에 그려진 디자인을 보여줌 • 하나의 원, 하나의 사각형, 2개의 삼각형 모양이 조합된 디자인 ② 검사자의 지시 • "이 디자인 옆에 모형을 구성해보세요." ③ 만약 환자가 실패 할 경우 환자에게 다시 지시함 • "이번에는 디자인 위에 모형을 구성해보세요."
점수	① 1점 – 환자는 모형을 재현할 수 없음 ② 2점 – 환자는 오직 디자인 위에만 모형을 구성함 ③ 3점 – 환자는 정확하게 모형을 구성하나 시행착오가 있음 ④ 4점 – 환자가 잘 수행함

(3) Pegboard Construction(PC)

준비물	• Test Booklet(page 21)
방법	① 검사자는 환자 앞에 삼각형 디자인, 페그, 페그보드를 놓음 ② 검사자는 다음과 같이 지시함 • "이 모형(pattern)을 구성해 보세요."
점수	① 1점 – 환자는 전혀 수행할 수 없음 ② 2점 – 환자는 오로지 수직선과 수평선만을 재구성할 수 있음 • 환자는 대각선 구성을 실패하거나 꼭지점을 완전히 닫지 못함 ③ 3점 – 환자는 모양을 정확히 재구성 하지만 보드 위 정확한 장소에는 위치시키지 못함 ④ 4점 – 잘 수행함

(4) Colored Block Design(CB)

준비물	• Test Booklet(page 22)
방법	① 검사자는 환자에게 색이 있는 적목 디자인과 실제 적목을 보여줌 ② 검사자의 지시 • "이 디자인을 만드세요."
점수	① 1점 – 환자는 디자인을 재구성할 수 없음 ② 2점 – 환자는 테이블 위에 편평하게 구성함 • 부분적으로 편평하거나 깊이와 높이가 없음 ③ 3점 – 환자는 오직 높이만 구성하거나 또는 깊이만 구성함 ④ 4점 – 잘 수행함

(5) Plain Block Design(PB)

준비물	• Test Booklet(page 23)
방법	① 검사자는 환자에게 10개의 적목과 'booklet'의 디자인을 보여줌 ② 검사자의 질문 및 지시 • "이 디자인을 구성하는데 몇 개의 적목이 필요합니까?" • "지금 그것을 만들어보세요"
점수	① 1점 – 환자는 디자인을 재구성하지 못하며, 정확한 적목의 수를 계산하지 못함 ② 2점 – 환자는 보이는 부분만 구성하며, 보이지 않는 부분은 구성하지 못함 ③ 3점 – 환자가 정확한 수를 계산하지 못하지만 올바르게 재구성함(또는 반대로 구성함) ④ 4점 – 잘 수행함

(6) Reproduction of a Puzzle(RP)

준비물	• Test Booklet(page 24)
방법	① 검사자는 환자에게 채색된 나비와 유사한 디자인과 9장의 조각을 보여줌 ② 평가자의 지시 • "디자인 위에 퍼즐을 맞추세요."
점수	① 1점 – 환자는 전혀 수행할 수 없음 ② 2점 – 환자는 오로지 수직방향의 중심 세 조각을 맞춤 ③ 3점 – 환자는 시행착오를 통해 수행하지만, 잘 수행함 ④ 4점 – 시행착오 없이 잘 수행함

(7) Drawing a Clock(DC)

준비물	• Test Booklet(page 25)
방법	① 검사자는 환자에게 펜과 원이 그려진 그림을 제공함('booklet'의 25페이지) ② 검사자의 지시 : "시계 안에 숫자를 채우세요. 그리고 10시 15분이 되도록 시계 바늘을 그려 넣으세요."
점수	① 1점－환자는 수행할 수 없음 ② 2점－환자는 일반적인 구조를 그릴 수 있지만 내부 구조는 정확히 그리지 못함 ③ 3점－환자는 숫자를 올바르게 구성하지만, 시간 그리기는 실패함(또는 반대로 시간은 정확하지만 숫자의 위치가 정확하지 않음) ④ 4점－잘 수행함
Note	원본의 사용 : 테스트를 위해 복사본을 만들어야 함

6) THINKING OPERATION

(1) Categorization(CA)

방법	① 검사자는 그림이 그려진 14장의 카드를 테이블 위에 무작위로 다 펼쳐놓음 • 보트, 헬리콥터, 비행기, 자전거, 배, 기차, 자동차, 망치, 가위, 바늘, 드라이버, 손수레, 괭이, 갈퀴, 재봉틀 ② 검사자의 지시 • "카드를 그룹별로 나눠보세요." • "그 그룹의 이름을 말해보세요." ③ 첫 분류 후 검사자는 환자에게 다시 질문함 • "이것들이 다른 방법으로 분류될 수 있을까요?" • "이 그룹의 이름을 말해보세요."
점수	① 1점－환자는 전혀 수행할 수 없음 ② 2점－환자는 부분적으로 분류가 가능함 • 큰 것 또는 작은 것으로 분류 ③ 3점－환자는 두 가지 분류 기준으로 수행할 수는 있지만, 큐(cue)를 받아 수행하거나 완벽한 분류를 할 수 없음 ④ 4점－환자는 큐를 받을 수도 안 받을 수도 있지만 분류를 수행할 수 있음 • 말로 그 기준을 개념화할 수 없음 ⑤ 5점－잘 수행함 • 기준을 말로 표현할 수 있음 ⑥ 만약 환자가 언어장애 때문에 최대점수를 얻지 못할 경우 • 검사자는 점수 옆에 부가설명을 추가함

(2) Riska Object Classification(ROC), Unstructured(RU)

방법	① 18개의 다른 모양과 색을 지닌 조각을 환자에게 보여줌 • 3가지 색 : 진한 갈색, 엷은 갈색, 크림색 • 3가지 형태 : 화살표, 타원, 1/4 도넛 모양 ② 18개 조각을 테이블 위에 무작위로 놓음 ③ 검사자의 지시 • "이 조각들을 같은 것끼리 나눠보세요." ④ 분류 후 지시 • "어떤 기준으로 만들었는지 말해보세요." ⑤ 환자가 그 기준에 대해 답하면 다시 지시함 • "이제 다른 기준으로 나눠보세요."
Note	① 오지리널 ROC 점수가 LOTCA의 점수를 통해 간소화됨 ② 언어 문제로 인해 최대 점수를 얻지 못할 경우 • 점수 옆에 부가설명을 추가함
점수	① 1점 • 동일하게 배치함 • 정확한 매치 같은(색과 모양의 한 쌍) 수행함 • 모으기 예) 집 또는 꽃과 같은 그림을 만들기 위해 조각을 사용 ② 2점 – 하나의 불완전한 기준을 따라 수행함 • 몇 개의 조각을 남겨두거나 두 개 기준을 혼합함 ③ 3점 – 한 기준에 따라 공간적 배열을 수행함 예) 화살 모양 또는 타원 모양을 일렬로 배치함 ④ 4점 – 한 기준을 따라 무작위 배열을 수행하며, 다른 기준으로 옮길 수 있음 예) 색 다음으로 모양으로 분류 ⑤ 5점 – 두 기준 또는 그 이상의 기준을 동시에 수행함 예) 한 종류 내에서 2가지 이상의 모양과 색깔을 사용함

(3) ROC, Structured(RS)

방법	① 검사자는 앞서 사용한 동일한 조각을 사용함 ② 검사자는 환자 앞에 한 그룹을 만들어 줌 • 진한 갈색 화살, 크림색 1/4 도넛, 연한갈색의 타원 ③ 검사자의 지시 • "제가 이것을 만들었습니다. 제가 만든 것처럼 당신도 할 수 있는 한 많은 종류의 그룹을 만들어보세요." ④ 만약 환자가 그룹들로 나눌 수 있다면 다음과 같이 질문함 • "당신의 그룹이 제가 구성한 것과 어떻게 동일한가요?" ⑤ 만약 환자가 세 개의 서로 다른 형태와 세 개의 서로 다른 색이라고 그룹을 설명할 수 있다면 검사를 종결함 ⑥ 만약 설명할 수 없다면 다음과 같은 지시를 줌 • "당신이 분류한 것이 어느 정도는 저와 같지만 어떤 것은 그렇지 않습니다. 다시 한 번 제가 만든 것처럼 분류해 보세요." ⑦ 만약 그룹이 약간 불완전하다면 평가자는 언어적 큐를 제공할 수 있음 • "모든 조각을 사용하세요."
점수	① 1점 • 동일하게 배치 • 정확한 매치(색깔과 모양 한 쌍)를 하기 • 모으기 예 집 또는 꽃과 같은 그림을 만들기 위해 조각을 사용 ② 2점 • 하나의 불완전한 기준을 따라 수행함 • 몇 개의 조각을 남겨두거나 두 개의 기준을 혼합함 ③ 3점 • 한 기준에 따라 분류함 ④ 4점 • 두 기준에 따라 동시에 분류하지만, 평가자의 큐를 받은 후 두 번째 수행에서 분류함 ⑤ 5점 • 두 기준에 따라 첫 번째 수행에 동시에 분류함

(4) Pictorial Sequence A(PS1)

준비물	• Test Booklet(page 25), PS Cards 2장(A, B)
방법	① 환자에게 짧은 이야기가 내포된 5장의 카드를 제공함 ② 카드는 다음의 순서대로 놓음 • 5 2 • 4 1 3 ③ 검사자는 환자에게 다음의 지시를 줌 • "그림을 올바른 순서대로 배열하세요." • "줄거리를 말해보세요." ④ 1점–환자는 전혀 수행할 수 없음 ⑤ 2점–환자는 카드 몇 개를 사용하지만 전체 순서를 제시하지는 못함 ⑥ 3점–환자는 줄거리를 모두 말하지만 카드를 정확하게 배열하지는 못함 또는 카드를 배열할 수 있으나 줄거리는 말하지 못함 ⑦ 4점–잘 수행함

(5) Pictorial Sequence B(PS2)

방법	① PS1에서 4점을 받은 환자(또는 줄거리를 말할 수 없지만 카드를 배열하는 실어증 환자)에게 실시함 ② 다음과 같은 순서로 그림이 제시됨 • 5 1 4 • 2 6 3 ③ 지시 및 채점은 PS1과 같음 ④ 만약 환자가 언어장애 때문에 최대 점수를 얻지 못할 경우에는 코멘트를 써 넣음
점수	① PS1 점수가 4점보다 작을 경우 • PS2의 점수는 없음

(6) Geometrical Sequence(GS)

준비물	• Test Booklet(page 26～27)
방법	① 치료사는 환자에게 기하학적 그림의 순서('booklet'의 26페이지)와 연필을 제공함 ② 평가자의 지시 • "이 그림은 특정 순서대로 그려져 있습니다. 이 순서를 따라 연장해 그려보세요." ③ 두 번째 과정에서도 이 과정을 반복함 ④ 첫 번째 검사의 정확한 반응 • 원과 정사각형 그리기 ⑤ 두 번째 검사의 정확한 반응 • 4개 수평선과 5개의 수직선 그리기 ⑥ 두 번째 검사에서 만약 환자가 순서를 이해하지 못했거나 올바른 방법으로 그리지 못했을 경우 예 환자가 처음부터 시작한다거나 요소 중 오직 하나만 관련시켜 그렸을 경우 • 치료사는 환자에게 지시함 → "순서를 지속할 수 있는 다른 방법은 없을까요?"
점수	① 1점－환자는 전혀 수행할 수 없음 ② 2점－환자는 오직 한 가지 순서만을 수행할 수 있음 ③ 3점－환자는 순서화가 모두 가능하나 시행착오가 있음 ④ 4점－잘 수행함 → 환자가 적어도 2개 이상의 세트(line sets)를 그렸을 때 점수를 줌

(7) Logic Questions(LQ)

방법	① 검사자는 환자에게 질문이 들어 있는 페이지를 제시함 ② 환자와 함께 한 질문씩 읽어나감 ③ 환자는 페이지를 따라 수행할 때 쓰기 또는 언어적 반응으로 문제를 풀 수 있음 ④ 언어장애를 가진 환자는 하부 테스트(sub-test)에서 어려움을 보일 수 있음
질문	① "John은 1930년에 태어났습니다. 몇 년도에 John은 35살이 됩니까?" ② "Peter는 1950년에 태어났습니다. 지금 그는 몇 살입니까?" ③ "Mary는 5개의 사과를 가지고 있고, Susan은 Mary보다 3개가 적은 사과를 가지고 있습니다. 이들이 가지고 있는 사과는 모두 몇 개입니까?" ④ "Nancy는 Janet 전에 태어났고, Sarah는 Janet 후에 태어났습니다. 누가 가장 나이가 많습니까? 중간은 누구입니까? 누가 가장 어립니까?"
점수	① 1점－각각의 정확한 대답에 점수를 줌 • 최소 수행 : 1점 • 최대 수행 : 4점

(8) Attention and Concentration

방법	• 평가하는 동안 관찰을 기초로 점수를 결정함
점수	① 1점 • 매우 짧은 집중시간으로 환자는 5분 이상 집중하지 못함 → 지속적인 지시의 반복이 요구됨 → 평가를 중단시킴 ② 2점 • 환자는 짧은 시간 동안 주의집중(attention)할 수 있으며, 15분 이상 집중(concentration)할 수 있음 → 가끔 지시의 반복이 요구됨 → 2회로 나누어 평가함 ③ 3점 • 환자는 약간의 주의집중에 어려움을 보이지만 매번 다시 집중시켜 테스트를 지속할 수 있음 ④ 4점 • 주의집중(또는 집중)에 문제가 없음

5.2 Allen Cognitive Level Screen-5 And Large Allen Cognitive Level Screen-5

1. 개요

ACLS-5	• Allen이 개발한 평가도구로 인지기능 수준을 단계별로 측정하는 도구임
LACLS-5	• 노인 또는 시각적 손상이 있는 환자에게 적용함
구성	• ACLS-5 – 4 × 5inch 직사각형 가죽 판 1개 – 무딘 바늘 1개 – 앞뒤가 다른 가죽 끈 1개 – 린넨(linen) 끈 1개 – Locking－바늘 2개 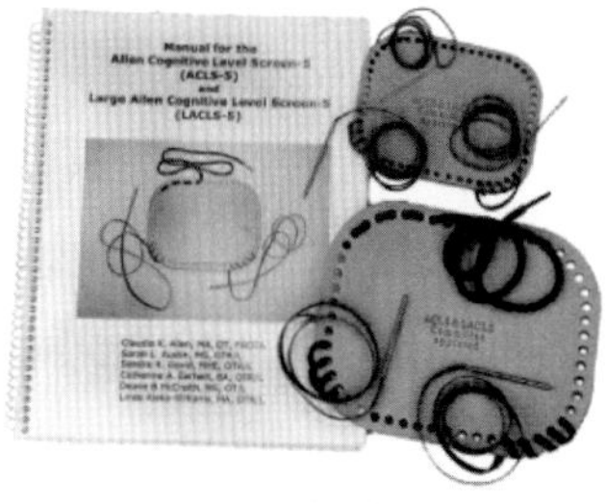 그림 5-1 ACLS-5 And LACLS-5

구성	• LACLS-5 – 6×7 inch 직사각형 가죽 판 1개 – 갈색 구두 끈 1개 – 앞뒤가 다른 넓은 가죽 끈 1개 – Locking–바늘 2개
평가 목적	• 인지장애이론을 근거로 일상적으로 많이 사용되는 도구를 이용하여 환자의 인지 수준을 평가하기 위함
평가 대상	• 인지검사가 필요한 사람 예 정신과 환자, 인지장애를 동반한 성인, 시각장애 환자, 노인 등

2. 평가 실행

평가 자세	• 검사자는 대상자 왼쪽에 앉거나 서서, 가죽 판을 환자의 앞에 두고 시행함
시범보이기	• 홈질(Running Stitch), 감침질(Whipstitch), 코도반 바느질(Single Cordovan Stitch) 최대 3회 시범을 함 – ACLS-5에서 최대 2회 보여줬으면 LACLS-5에서 1회 보여줌 • 언어지시와 함께 시범을 보임 • 첫 번째 바느질을 수행하지 못 할 경우 – 다시 시범을 보여줌
수행 횟수	• 최소 3번 이상의 바느질을 수행하도록 함
홈질과 감침질	• 홈질(Running Stitch) – 시작할 때 가죽 판의 구멍이 보이는지 환자의 시각 상태를 확인함 • 감침질(Whipstitch) – 시작할 때 밝고 어두운 면, 거칠고 부드러운 면이 보이는지 환자의 시각상태를 확인함
초기 세팅	• 홈질(Running Stitch) 3땀 • 감침질(Whipstitch) 4땀 • 코도반 바느질(Single Cordovan Stitch) 4땀 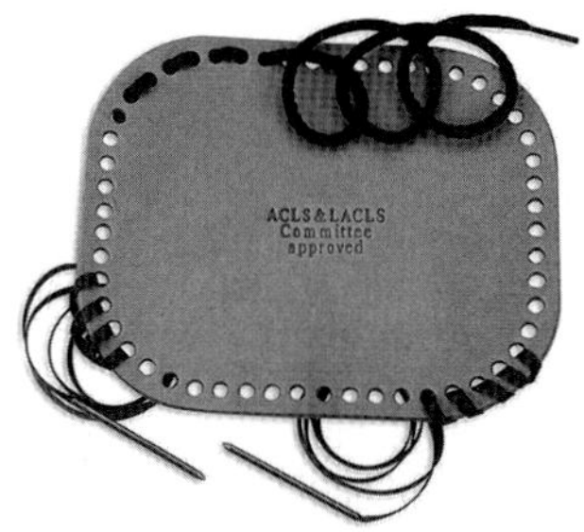 **그림 5-2** 초기 세팅

평가 중단	• 실수를 하거나 수정하지 못 할 경우 해당하는 수준의 점수를 부여함
지시	• 유동적으로 변경 가능함 • "이 구멍이 보이세요? 환자분께서 얼마나 지시를 잘 따르고 집중하는 지를 보고자 합니다. 제가 어떻게 하는지 잘 보시고 따라 해보세요."
실수가 있을 경우	• 재시도 기회를 주거나 시범을 다시 보여줌

3. 세부 평가 방법

<table>
<tr>
<td>홈질
(Running Stitch)</td>
<td>

• 지시어

– "바늘을 구멍에 넣고, 다시 잡아당기세요. 그리고 다음 구멍에 뒤쪽으로 넣고, 다시 팽팽하게 하세요. 구멍을 빠뜨리고 해서는 안됩니다. 이제 3땀을 해보세요."

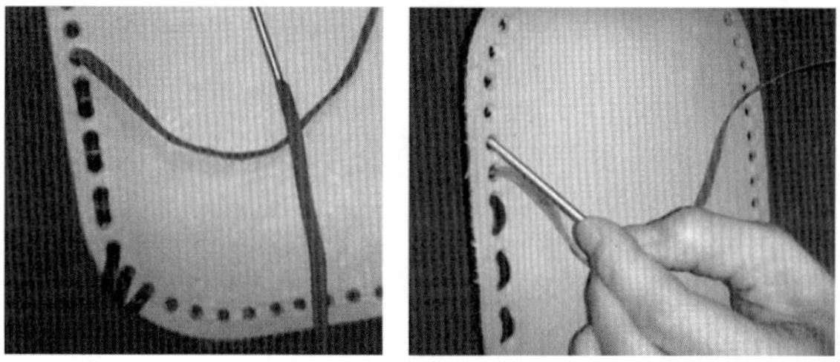

그림 5-3 홈질

※ 홈질(Running Stitch)

<table>
<tr><th>인지 수준(Cognitive Level)</th><th>평가 기준(Rating Criteria)</th></tr>
<tr><td>3.0 이하</td><td>• 손을 뻗지 못함
• 가죽 판이나 바늘 실을 잡을 수 없음</td></tr>
<tr><td>3.0</td><td>• 능동적으로 손을 뻗을 수 있음
• 가죽 끈이나 바늘의 끝을 잡을 수 있음</td></tr>
<tr><td>3.2</td><td>• 가죽 판 구멍에 바늘을 집어넣음(1회 이상)</td></tr>
<tr><td>3.4</td><td>• 시범 없이 3땀의 바느질을 정확히 수행함
• 과제 수행 시 구멍 뛰어 넘기 없음</td></tr>
</table>

</td>
</tr>
<tr>
<td>감침질
(Whipstitch)</td>
<td>

• 홈질(Running Stitch)을 완성한 경우 실시함

• 지시어

– 시각 확인

→ "가죽 끈이 한쪽은 어둡고 매끄러운데 다른 쪽은 거칠고 밝은 색 입니다. 보이세요?"

– 홈질과 동일함

</td>
</tr>
</table>

감침질
(Whipstitch)

• 인지 장애가 있는 경우
  – X자로 꼬이는 실수(Cross), 실 꼬임(Twist)을 해결하는지 확인함

① X자로 꼬이는 실수(Cross)에 대한 인위적 실수 지시어
  • "제가 틀리게 할 테니 한번 고쳐보세요."
  안 보이도록 가죽 판을 가져다가 뒤쪽에서 끝을 X 모양으로 겹치도록 만든 후
  "실수한 것이 보이세요? 고칠 수 있나요?"
  • 끈을 풀어서 고치려 할 경우
    – "실을 빼지 않고 고칠 수 있나요?"

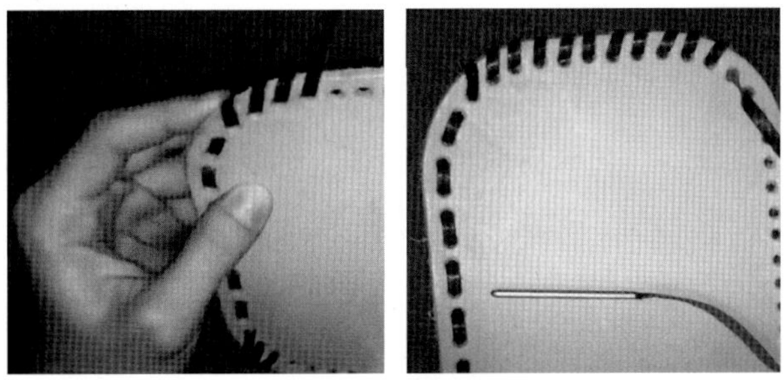

그림 5-4 감침질

② 실 꼬임(Twist)에 대한 인위적 실수 지시어
  • X자로 꼬이는 실수(Cross)를 해결한다면, 실이 꼬이는 실수를 만들어 줌
  • 확인할 수 있도록, 끈을 꼬아서 다른 면이 나오도록 함
  • "다른 실수를 하나 더 만들었어요. 고칠 수 있나요?"

※ **감침질**(Whipstitch)

인지 수준(Cognitive Level)	평가 기준(Rating Criteria)
3.4	• 적어도 1개 이상의 감침질을 수행함
3.6	• 적어도 2개 이상의 감침질을 수행함(구멍을 건너뛰면 안됨) • 홈질과 감침질의 차이점을 이해함
3.8	• 단서(cue)를 제공해도 실수를 인식 못함 • 감침질 완료 후 반신반의 함
4.0	• 실수를 인식하지만 수정은 못함
4.2	• 실수를 수정할 때 끈을 모두 풀어서 수정함
4.4	• 끈을 풀지 않고 실수를 수정할 수 있음

③ 평가의 진행
  • 4.0 이하의 수준
    – 평가를 중단 함

<table>
<tr><td>감침질
(Whipstitch)</td><td>• 4.2~4.4 수준
– 코도반 바느질로 진행함
• 감침질과 코도반 바느질의 점수가 다른 경우, 최고 점수를 줌</td></tr>
<tr><td>코도반 바느질
(Single Cordovan Stitch)</td><td>• 시범 없이 과제를 배우는 능력 관찰함
• ACLS-5 수준
– 4.4~5.8
• 시범 없이 해보도록 요구한 후, 수행이 어려울 때 최대 2번 시범을 보임
• 지시어
– "환자분께서 이 바느질을 하실 수 있으시겠어요?"
– 환자가 어려워할 경우
→ "잘 보세요. 바늘을 가죽 판 뒤쪽으로 집어넣으세요. 작은 구멍이 남을 수 있도록, 끈을 꽉 당기지 마세요. 끈을 다시 앞으로 가져와서 구멍의 왼쪽에서 바늘을 넣으세요. 팽팽하게 잡아당기고 끈이 꼬이지 않도록 하세요. 이제 3땀을 해보세요."
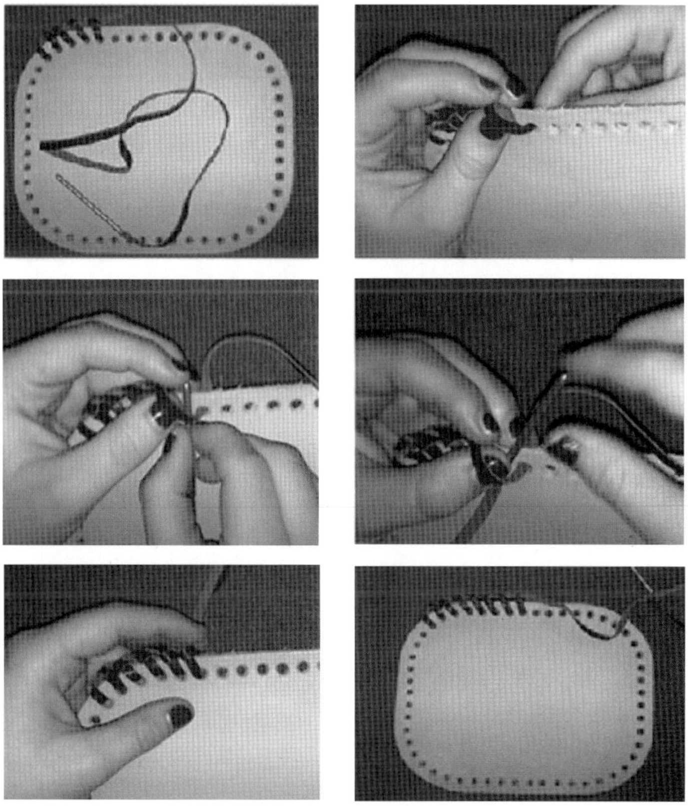
그림 5-5 코도반 바느질</td></tr>
</table>

코도반 바느질 (Single Cordovan Stitch)

※ **코도반 바느질(Single Cordovan Stitch)－두 번 시범**

인지 수준(Cognitive Level)	평가 기준(Rating Criteria)
4.2	• 감침질을 반복함 • 두 번의 시범이 도움이 되지 않음
4.4	• 구멍을 앞에서 뒤로 통과하지만 다시 앞으로 오지 못하거나 다른 곳으로 감 • 두 번의 시범이 도움이 되지 않음
4.6	• 만든 고리에 바늘을 넣을 때, 좌우 구별이 어려움 • 두 번의 시범이 약간 도움 됨
4.8	• 끈을 팽팽하게 하지 못함 • 실수를 인식함 • 두 번의 시범이 약간 도움 됨
5.0	• 실수에 대한 해결방법을 반복하지 못함 • 두 번의 시범 후 수행의 증진이 나타남
5.2	• 실수를 고치고, 줄을 팽팽하게 할 수 있음 • 두 번의 시범 후 실수를 고칠 수 있음

※ **코도반 바느질(Single Cordovan Stitch)－한 번 시범**

인지 수준(Cognitive Level)	평가 기준(Rating Criteria)
5.4	• 한 번의 시범 후에 실수를 고칠 수 있음 • 두 번 정도 시도한 후 완성함

※ **코도반 바느질(Single Cordovan Stitch)－시범 없음**

인지 수준(Cognitive Level)	평가 기준(Rating Criteria)
5.6	• 시범 없이 세 번의 바느질을 정확히 수행함 • 단서(cue)제시가 필요할 수 있음
5.8	• 시범, 단서(cue)제시 없이 세 번의 바느질을 정확히 수행함

4. 이론 및 결과해석

※ Allen 인지 수준 단계

명칭(Title)	인지 수준 (Cognitive Level)	설명(Description)
운동계획	6.0	• 실행하기 전에 행동에 대해 생각할 수 있음 • 다른 사람들의 요구를 고려함 • 추상적인 단서(cue)들과 행동의 잠재적인 결과, 위험요소를 안전하게 하고 사회적인 기대를 수반함

명칭(Title)	인지 수준 (Cognitive Level)	설명(Description)
독립적 학습/탐구	5.0	• 새로운 행동들을 탐험하고 미세운동을 조절할 수 있음 • 표면특성, 공간적인 특성, 느낌을 주의함 • 새로운 활동을 배우기 위하여 사전행동을 기억함
목표 지향적 학습	4.0	• 목표를 완성하고 독립적으로 자기관리(self-care)를 수행하고 지시를 따를 수 있음 • 목표를 달성하는 행동들, 흥미를 끄는 단서(cue)들을 수반함
수동적 활동	3.0	• 대상을 다룰 수 있고, 행동 내에서 단서(cue)를 따르고 움직임을 반복하면서 배움 • 손 사용과 친숙한 대상의 크기, 모양, 기능을 전부 수반함
자세 활동	2.0	• 균형을 위해 신체를 움직일 수 있음 • 환경 속에서 장애물에 주의함
자동적 활동	1.0	• 보호반응(유해한 자극으로부터 물러나는 것)을 사용할 수 있음 • 생존에 초점을 두고 오감에 주의함

Allen의 인지장애 이론
1. 관찰된 장애를 갖는 클라이언트의 일상적 행동은 장애가 없는 사람들의 관찰된 행동과는 다름
2. 행동의 제한은 인지 단계에 따라서 계층적으로 나누어질 수 있음
3. 과제의 선택은 진단과 장애에 따라 영향을 받음
4. 환경은 자신의 행동을 조절하는 환자의 능력에 긍정적 혹은 부정적 영향을 미칠 수 있음
5. 인지장애를 갖는 사람들은 환경의 요소가 자신의 능력범위 안에 있는가에 주의를 기울임
6. 치료사는 과제를 선택하고 조정해서 과제 분석을 통해 해당 클라이언트의 능력 범위 안으로 적용할 수 있음
7. 작업치료 서비스의 효과적인 결과물은 즐거운 과제 경험에 의해서 성공적인 과제 수행이 완성 될 때에 얻어질 수 있음
8. 클라이언트의 능력 이상의 수준을 요구하는 과제 진행의 단계는 없애거나 무시 할 것임
9. 인지 단계의 평가는 권리에 대한 법적인 결정에 공헌하게 됨

5. 관련 평가 도구

1) 치매임상평가척도(Clinical Dementia Rating; CDR)

(1) 개요

내용	① 치매 정도를 평가함 ② 치매와 관련된 6가지 영역을 평가함 • 기억력, 지남력, 판단력과 문제해결능력, 사회활동, 집안생활과 취미, 위생 및 몸치장

대상	• 치매 의심 노인 및 치매 환자
특징	• 치매 환자의 인지, 사회기능 등을 전반적으로 평가할 수 있음
점수 산출 방법	① 총점 계산법 • 5단계 척도 검사 – 점수는 0~3점 – 총점은 18점 • 확장된 검사(expanded CDR) – 7단계 척도로 점수는 0~5점 – 총점은 30점 – 총점이 높을수록 치매 정도가 심하다는 것을 의미함 ② 기억력 중심의 임상단계를 설정 방법 • 치매검사에서 가장 중요한 영역인 기억력을 중심으로 임상 단계를 설정하는 것 • 기억력 이외의 다섯 영역들 중 최소한 두 가지 영역이 기억력과 같은 점수 일 때 동일한 점수가 제공됨 – 기억력 점수 등급이 전반적 CDR 등급 점수와 동일한 점수가 됨

(2) 점수 및 해석

CDR	• 0 : 치매 아님 : none • 0.5 : 치매의심 : questionable • 1 : 경도 : mild • 2 : 중등도 치매 : moderate • 3 : 심한 치매 : severe • 4 : 매우 심함 : profound • 5 : 말기 치매 : terminal

(3) CDR 점수 산정법

점수 산출 방법		설명
방법 1	점수 합계를 이용한 방법 CDR-SB	• 여섯 영역 점수의 합

점수 산출 방법		설명
방법 2	5단계 척도에서 기억력 점수를 기준으로 한 CDR 점수 판정	① 기억력 점수 = CDR • 기억력 점수 외 다섯 가지 영역 중 최소 두 가지 영역이 기억력과 같은 점수일 경우 • 한 개 또는 두 개의 영역이 기억력 점수와 일치하고, 나머지영역 점수가 기억력을 중심으로 양분되어 각각 두 개 이하로 흩어진 경우 ② 기억력 점수가 0인 경우 • CDR = 0 – 다른 영역도 모두 0이거나 한 영역이 0.5인 경우 • CDR = 0.5 – 'CDR = 0'에 해당되지 않는 경우 ③ 기억력 점수가 0.5인 경우 • CDR = 1 – 나머지 영역 중 적어도 세 가지 이상이 1인 경우 • CDR = 0.5 – 'CDR = 1'에 해당되지 않는 경우 ④ 기억력 점수가 1, 2, 3인 경우 • 기억력을 제외한 다섯 가지 영역 중 세 가지 이상에서 점수가 같을 경우 – 기억력 점수가 CDR 점수임 • 세 가지 영역의 점수가 기억력보다 클 경우/두 가지 영역이 기억력보다 작을 경우(또는 반대의 경우) – 기억력 점수를 전체 CDR 점수로 함 ⑤ 기억력 외 5가지 영역이 기억력 점수보다 크거나 작을 경우 • 기억력 점수에 가장 가까운 점수를 CDR 점수로 함 예 기억력과 한 가지 영역 3. 두 영역 2. 남은 두 영역 1인 경우 'CDR = 2' ⑥ 기억력 점수가 1이며 나머지 영역이 모두 0인 경우 • 'CDR = 0.5'가 됨 ⑦ 기억력이 0.5 이상인 경우 • 'CDR = 1'이 될 수 없음

※ 한국판 확장된 치매임상평가척도(Expanded Clinical Dementia Rating)

	CDR 0	CDR 0.5	CDR 1	CDR 2	CDR 3	CDR 4	CDR 5
기억력	기억장애가 전혀 없거나 경미한 건망증이 때때로 나타남	경미하지만 지속적인 건망증; 사건의 부분적인 회상만 가능; "양성 건망증"	중등도의 기억장애; 최근 것에 대한 기억장애가 더 심함; 일상생활에 지장이 있음	심한 기억장애; 과거에 반복적으로 많이 학습한 것만 기억; 새로운 정보는 금방 잊음	심한 기억장애; 부분적이고 단편적인 사실만 보존됨	부분적인 사실조차도 보통 잊어버림; 난해하거나 부적절한 말을 사용하기 때문에 기억력을 검사하기 힘든 경우가 잦음	의미 있는 기억 기능이 전혀 없음; 이해력이 없거나 둔한 경우가 잦음
지남력	정상	시간에 대한 경미한 장애가 있는 것 외에는 정상	시간에 대해 중등도의 장애가 있음; 사람과 장소에 대해서 검사상으로는 정상이나 실생활에서 길찾기에 장애가 있을 수 있음	시간에 대한 지남력은 상실되어 있고 장소에 대한 지남력 역시 자주 손상됨	사람에 대한 지남력만 유지되고 있음	자신의 이름에 대해서만 때때로 반응함	자신에 대한 인식이 전혀 없음
판단력과 문제해결 능력	일상생활의 문제를 잘 해결하고 사업이나 재정문제도 잘 처리함; 과거에 비해 판단력은 아직 좋음	문제해결능력, 유사성, 상이성 해석에 대한 경미한 장애	문제해결능력, 유사성, 상이성 해석에 대한 중등도의 장애; 사회생활에 대한 판단력은 대부분 유지되어 있음	문제해결, 유사성, 상이성 해석에 심한 장애; 사회생활에서의 판단력이 대부분 손상됨	판단이 문제해결이 불가능함	단순한 지시나 명령에 대해서도 수행할 능력이 없음	문제에 대한 인식이나 주변 환경에 대한 이해가 전혀 없음
사회활동	직장생활, 물건사기, 자원봉사, 사회적 활동 등에서 보통수준의 독립적 기능이 가능한	이와 같은 활동에 있어서의 장애가 의심되거나 약간의 장애가 있음	이와 같은 활동의 일부에 아직 참여하고 있고 언뜻 보기에는 정상활동을 수행하는 것처럼 보이나 사실상 독립적인 수행이 불가능함	집 밖에서 독립적인 활동을 할 수 없으나 외견상으로는 집 밖에서도 기능을 잘 할 수 있어 보임	집 밖에서 독립적인 활동을 할 수 없고 외견상으로도 가정을 떠나 외부에서는 정상적인 기능을 할 수 없어 보임	어떠한 사회적 상황에서도 의미 있는 참여를 할 수 없음	어떠한 활동에도 참여할 수 없음
집안생활과 취미	집안생활, 취미생활, 지적인 관심이 잘 유지되어 있음	집안생활, 취미생활, 지적인 관심이 다소 손상되어 있음	집안생활에 경하지만 분명한 장애가 있고, 어려운 집안일은 포기된 상태임. 복잡한 취미나 흥미(예를 들어 바둑)는 포기됨	아주 간단한 집안 일만 할 수 있고, 관심이나 흥미가 매우 제한됨	집안에서 의미 있는 기능 수행이 없음	어떠한 취미 활동이나 집안일에도 의미 있는 참여를 할 수 없음	어떠한 활동에도 전혀 참여할 수 없음

※ **한국판 확장된 치매임상평가척도**(Expanded Clinical Dementia Rating) (계속)

	CDR 0	CDR 0.5	CDR 1	CDR 2	CDR 3	CDR 4	CDR 5
위생 및 몸치장	정상	정상	가끔 개인위생에 대한 권고가 필요함	옷 입기, 개인위생, 개인 소지품의 유지에 도움이 필요함	개인위생과 몸치장의 유지에 많은 도움이 필요하며, 자주 대소변의 실금이 있음	옷 입기나 식사를 하려는 시도는 있음; 도움없이 이동하지 못함	식사 시 먹여 주어야 함; 누워 지내는 상태임

CDR ____________

CDR-SB ____________

* CDR 5점 척도(0, 0.5, 1, 2, 3)는 확장형 CDR(0, 0.5, 1, 2, 3, 4, 5)의 CDR 4와 5척도가 없는 것으로 0~3까지는 내용이 동일함

2) 전반적 퇴화척도(Global Deterioration Scale; GDS)

<table>
<tr><td>목적</td><td>• 치매 환자 또는 치매의심 환자의 인지 수준을 측정
– 임상 양상과 손상 장애 수준을 평가함</td></tr>
<tr><td>대상</td><td>• 치매 환자 또는 인지 장애가 의심되는 환자</td></tr>
<tr><td>특성</td><td>① 임상 양상 및 인지 장애를 판단함
• GDS 단계를 결정함
② 타 질환과 감별에 사용됨</td></tr>
<tr><td>결과 해석</td><td>
<table>
<tr><th>단계</th><th>결과 해석</th><th>CDR 점수</th></tr>
<tr><td>1</td><td>인지장애 없음(no cognitive decline)</td><td>CDR 0</td></tr>
<tr><td>2</td><td>매우 경미한 인지장애(very mild cognitive decline)</td><td rowspan="2">CDR 0.5</td></tr>
<tr><td>3</td><td>경미한 인지장애(mild cognitive decline)</td></tr>
<tr><td>4</td><td>중도의 인지장애(moderate cognitive decline)</td><td rowspan="2">CDR 1</td></tr>
<tr><td>5</td><td>초기 치매 수준의 인지장애(moderately cognitive decline)</td></tr>
<tr><td>6</td><td>중기 치매 수준의 인지장애(severe cognitive decline)</td><td>CDR 2</td></tr>
<tr><td>7</td><td>말기 치매 수준의 인지장애(very severe cognitive decline)</td><td>CDR 3</td></tr>
</table>
</td></tr>
</table>

GDS 단계별 특징		
GDS 단계별 특징	1 단계	• 임상적으로 정상임 • 기억장애를 호소하지 않음 • 면담 시에도 기억장애는 나타나지 않음
	2 단계	• 건망증 시기임 • 증상 – 면담 시 기억장애의 객관적 증거는 없음 – 전에 잘 알던 사람의 이름을 기억하지 못함 – 자주 사용하는 물건을 어디에 놓았는지 기억하지 못함 – 일과 사회생활에서 문제가 드러나지 않지만 환자 자신의 증상에 관심을 보이기 시작함
	3 단계	• 분명한 기억장애를 보임 • 최초로 나타나는 임상적 문제들에 직면함 • 숙련된 상담자와 면담 시 객관적인 기억장애가 관찰됨 • 증상 – 단어나 이름의 회상이 어려움 – 귀중품을 엉뚱한 곳에 두거나 잃어버림 – 처음 가는 낯선 곳에서 길을 잃어버림 – 자신의 증상들을 부인하기도 함 – 방금 전 소개 받은 사람의 이름을 기억하지 못함 – 독서 후 기억하는 양이 전보다 현저히 줄어듦 – 과거 가능했던 직업적, 사회적 기능을 수행의 어려움으로 불안이 나타남
	4 단계	• 후기 혼동 단계임 • 면담 시 분명한 인지장애가 나타남 • 증상 – 자신의 증상을 부정함 – 감정의 둔화가 나타남 – 돈 관리에 어려움이 있음 – 면담 시 과거기억의 문제가 발생함 – 순차적 숫자 뺄셈 수행 시 집중력 장애가 나타남 – 혼자 여행하는 것에 어려움이 있음 – 도전적 상황을 회피하는 경향을 보임 – 최근의 일들과 현재 사건들에 대한 정보가 감소함 – 복잡한 일에 있어 비효율적이고 수행이 어려움

<table>
<tr><td rowspan="3">단계별 특징</td><td>4 단계</td><td>• 기타
– 익숙한 길을 다닐 수 있음
– 시간과 사람에 대한 지남력이 있음
– 아는 사람과 낯선 사람을 구분할 수 있음</td></tr>
<tr><td>5 단계</td><td>• 초기 치매 단계임
– 다른 사람의 도움이 반드시 필요함
• 증상
– 시간이나 장소에 대한 기억의 손상이 나타남
예 날짜, 요일, 계절 등
– 자신의 삶과 관련된 중요한 내용들을 기억하지 못함
예 집, 주소, 전화번호, 가까운 가족의 이름, 자신이 졸업한 학교의 이름 등
– 고등교육을 받은 사람이 순차적 뺄셈을 못함
예 40에서 4씩 빼기, 20에서 2씩 빼기
– 시기에 적절한 옷 선택하기가 어려움
• 기타
– 자신이나 타인에 대한 중요한 정보는 기억함
– 자신의 이름, 배우자와 자녀의 이름은 기억함
– 화장실 사용이나 식사에 도움은 필요로 하지 않음</td></tr>
<tr><td>6 단계</td><td>• 중기의 치매 단계임
• 증상
– 최근의 사건들이나 경험들을 기억하지 못함
– 과거 기억의 일부를 기억하지만 매우 피상적임
– 자신이 의존하고 있는 배우자의 이름을 기억하지 못함
– 상황, 주변 환경, 연도, 계절을 알지 못함
– '1부터 10까지' 셀 수 없음(혹은 '10부터 1까지' 셀 수 없음)
– 일상생활에 상당한 도움이 필요함
예 대소변의 실금
– 외출 시 도움이 필요함
◦ 가끔 익숙한 곳은 혼자 갈 수도 있음
– 밤낮의 리듬이 자주 깨짐
– 성격과 감정의 변화가 심함</td></tr>
</table>

<table>
<tr><td rowspan="2">단계별 특징</td><td>6 단계</td><td>• 자주 나타나는 행동의 문제
– 망상적 행동
예 배우자가 부정하다고 믿음. 주위에 마치 사람이 있는 것처럼 대화함, 거울에 비친 자신과 대화함
– 강박적 증상
예 단순한 바닥 쓸기 행동의 반목
– 불안, 초조, 과거에 없었던 난폭한 행동
– 의지 상실
◦ 목적을 두고 행동할 만큼의 사고능력이 없기 때문
• 기타
– 대부분 자신의 이름은 기억함
– 아는 사람과 낯선 사람은 구분함</td></tr>
<tr><td>7 단계</td><td>• 후기 치매 단계임
• 증상
– 언어능력이 상실되어 말을 하지 못함
◦ 웅얼거리는 수준
– 요실금이 있고 화장실 사용과 식사에도 도움이 필요함
– 기본적 정신운동능력이 상실됨
예 걷기가 불가능함
• 뇌가 더 이상 신체를 조절하지 못하는 것처럼 보임
• 전반적인 대뇌겉질성 증상이 나타남
• 국소적 신경학적 징후나 증상도 자주 나타남</td></tr>
</table>

※ **치매 vs 섬망 비교**

	치매	섬망
발병	만성적, 점진적	급성적
초기의식	의식의 장애가 없음	의식의 문제가 발생함
각성	정상	격정, 혼미
진행	진행적(황폐화)	가역적

5.3 지능검사

1. 웩슬러 지능검사(WAIS)

<table>
<tr><td>개요</td><td>• 목적적이고 효율적으로 행동할 수 있는 개인의 잠재력을 평가하기 위한 표준화된 과제들로 구성됨
• 개인 지능검사로 웩슬러의 성인 지능검사(WAIS, 1939년)를 제작함</td></tr>
<tr><td>웩슬러 지능검사의 종류</td><td>① 성인용 : 18～65세 대상
• WIAS(1939) → WIAS(1955) 표준화 → WAIS-R(1981)
• 한국 : KWIS(korea-Wedhsler intelligence scale, 1963) → K-WAIS(1992)
② 아동용 : 7～17세 대상
• WISC(wechsler intelligence scale for children, 1949) → WISC-R(1974) → WISC-Ⅲ(1991)
• 한국 : K-WISC(11974) → KEDI-WISC(1991, 한국교육개발원) → K-WISC-Ⅲ(2001)
③ 유아용 : 5～7.5세 대상
• WPPSI(wechsler Preschool and Primary Scale of Intelligence, 1967) → WPPIS-R(1989) → WPPIS-Ⅲ(2002)
• 한국 : K-WPPIS(1996)</td></tr>
<tr><td>성인용 웩슬러 검사의 구성</td><td>
<table>
<tr><th></th><th>소 검사</th><th>문항 수</th><th>측정내용</th></tr>
<tr><td rowspan="6">언어성 검사</td><td>기본지식</td><td>29</td><td>개인이 소유한 기본지식의 정도</td></tr>
<tr><td>숫자외우기</td><td>14</td><td>청각적 단기기억, 주의력</td></tr>
<tr><td>어휘문제</td><td>35</td><td>일반지능의 주요지표, 학습능력과 일반개념의 정도</td></tr>
<tr><td>산수문제</td><td>16</td><td>수개념의 이해와 주의집중력</td></tr>
<tr><td>이해문제</td><td>16</td><td>일상경험의 응용능력이나 도덕적, 윤리적 판단능력</td></tr>
<tr><td>공통성문제</td><td>14</td><td>유사성과 파악능력과 추상적 사고능력</td></tr>
<tr><td rowspan="5">동작성 검사</td><td>빠진 곳 찾기</td><td>20</td><td>사물의 본질, 비본질적 부분을 구별하는 능력, 시각적 예민성</td></tr>
<tr><td>차례 맞추기</td><td>10</td><td>전체상황에 대한 이해력과 계획능력</td></tr>
<tr><td>토막 짜기</td><td>9</td><td>지각적 구성능력과 공간적 표상능력, 시각-운동협응능력</td></tr>
<tr><td>모양 맞추기</td><td>4</td><td>지각능력과 재구성능력, 시각-운동협응능력</td></tr>
<tr><td>바꿔 쓰기</td><td>93</td><td>단기기억 및 민첩성, 시각-운동협응능력</td></tr>
</table>
</td></tr>
</table>

신뢰도	• 언어성 지능=.93 • 동작성 지능=.88 • 전체=.91 • 재검사 신뢰도=.79～.96
해석의 일반적 주의사항	• 평가과정에서 이루어지는 개인의 반응행동을 관찰함 • 개인용 지능검사는 개인의 전체 인격을 평가하는 수단으로서 전체 인격의 일부인 정신적 기능을 평가함 • 검사 결과가 일반적 상황에 일반화될 수 있는지 검토가 필요함 • 검사결과와 반응행동 등 종합적으로 판단해야 함

2. K-ABC(Kaufman assessment Battery for children) 카우프만 지능검사

개발자	• 카우프만 부부 – 아동용 평가배터리(K-ABC), 카우프만 청소년과 성인용 지능검사(KAIT)를 포함해 여러 가지 지능검사도구를 개발함
종류	• 아동용 지능검사 – 16개 하위 검사로 이루어짐 – 아동 발달수준에 근거해 연령별로 7～13개로 분류함 • 한국판(K-ABC, Korean Kaufman Assessment Battery for children)으로 1997년에 제작함 – 지능(intelligence)과 습득도(achievement)를 측정하기 위해 개발된 개인지능검사임 – 전국적인 표집계획에 따라 2세 6개월～12세 5개월까지의 정상아동 및 특수아동들을 표집함
소요시간	• 검사실시에 소요되는 시간 – 취학 전 아동 : 약 30분 – 초등학교 취학 아동 : 약 60분
하위척도	• 4개의 하위척도 – 순차처리척도, 동시처리척도, 인지처리과정종합척도(순차처리+동시처리), 습득도척도로 구성됨 – 각 하위척도는 평균 100, 표준편차 15로 표준점수를 산출함
특징	• 청력장애, 언어장애, 한국어를 못하는 아동의 지적기능을 측정하기 위해 사용할 수 있음

특징	• 정답반응을 할 때 가능한 한 아동의 언어능력이나 어휘력의 영향이 최소가 되도록 개발됨 • 측정된 지능 – 문제를 해결하고 정보를 처리하는 개인의 인지처리 능력을 의미함 • 문화적 공정성(cultural fairness)을 유지하기 위해 모든 문화권에 공통 자극물을 사용하여 검사문항을 개발함

1) 연령별 K-ABC 하위검사의 편성

- 한국판 K-ABC는 16개의 하위검사로 이루어짐
- 아동에게 실시되는 하위검사의 수는 연령에 따라 달라짐

순차처리척도	• 손동작(2세 6개월~12세 5개월) – 검사자가 일련의 손동작을 만들어 보임 – 아동은 검사자가 보여주는 손동작을 관찰한 다음 검사자가 보여준 순서대로 똑같이 반복함 • 수회생(2세 6개월~12세 5개월) – 검사자가 아동에게 일련의 숫자들을 불러주면 아동은 검사자가 불러준 숫자들을 똑같이 따라 외움 • 단어배열(4세 0개월~12세 5개월) – 검사자는 아동에게 일련의 단어(흔히 볼 수 있는 사물의 이름)를 불러주고 난 후에 그 사물을 포함하고 있는 여러 사물의 음영 그림이 그려져 있는 그림판을 제시함 – 아동은 검사자가 불러준 순서대로 그림들을 그림판에서 찾아 지적
동시처리척도	• 마법의 창(2세 6개월~4세 11개월) – 검사자는 마법의 창틀에 붙어있는 원판을 5초간에 걸쳐 그림의 부분들이 연속적으로 노출될 수 있도록 천천히 돌림 – 아동은 창문의 틈을 통해 본 그림이 무엇인지를 검사자에게 말함 • 얼굴기억(2세 6개월~4세 11개월) – 검사자는 한 사람 또는 두 사람의 얼굴이 있는 첫 번째 사진을 아동에게 5초 동안 보여준 다음에 다시 여러 명의 얼굴이 있는 두 번째 사진을 제시함 – 아동은 첫 번째 사진에서 보았던 얼굴을 두 번째 사진에서 찾아내어 검사자에게 지적함 • 그림 통합(2세 6개월~12세 5개월) – 검사자는 부분적으로 그려진 어떤 사물의 그림을 보여주면 아동은 그 사물이 무엇인지를 말함

동시처리척도	• 삼각형(4세 0개월~12세 5개월) – 검사자는 아동에게 삼각형으로 구성된 모형 그림과 삼각형 조각들을 제시하면 아동은 삼각형 조각들을 이용하여 모형과 동일한 모양을 만듦 • 시각유추(5세 0개월~12세 5개월) – 검사자는 아동에게 한 요소가 빠져 있는 시각적 유추문제와 빠진 부분에 적합한 요소를 포함하고 있는 일련의 그림이나 도형을 보여줌 – 아동은 일련의 그림이나 도형 중에서 주어진 유추문제에 가장 적합한 것을 선택하여 검사자에게 지적함 • 위치기억(5세 0개월~12세 5개월) – 검사자는 백지판 위에 여러 개의 그림이 그려있는 사진을 5초 동안 아동에게 보여준 후 그리고 다시 그림은 없어지고 그 자리에 여러 개의 칸이 그려진 백지 판을 제시함 – 아동은 앞장의 백지판위에서 보았던 그림들이 있어 던 위치를 두 번째 백지판 위에서 찾아 지적함 • 사진순서(6세 0개월~12세 5개월) – 검사자가 일련의 사건이 일어나고 있는 과정을 찍은 여러 장의 사진들을 제시하면 아동은 시간이 일어나는 순서대로 사진들을 검사자의 손바닥 위에 놓아줌
습득도 척도	• 표현어휘(2세 6개월~4세 11개월) – 아동에게 어떤 사물의 사진을 보여주고 아동은 그 사진 속의 사물의 이름을 말함 • 인물과 장소(2세 6개월~12세 5개월) – 검사자가 아동에게 어떤 인물이나 장소의 사진을 보여주면 아동은 그 사진 속의 인물이나 장소의 이름을 말함 • 산수(3세 0개월~12세 5개월) – 검사자는 아동에게 동물원의 여러 광경을 그린 그림을 보여주면서 산수 문제를 냄 – 아동은 검사자가 제시한 문제에 대해 대답함 • 수수께끼(3세 0개월~12세 5개월) – 검사자는 아동에게 어떤 사물이나 개념의 특성을 몇 가지 읽어주면 아동은 그 대상의 이름을 말함 • 문자해독(5세 0개월~12세 5개월) – 검사자가 아동에게 문자나 단어를 보여주면 아동은 그것을 소리내어 읽음 • 문장이해(7세 0개월~12세 5개월) – 검사자는 아동에게 어떤 동작을 지시하는 문장을 제시하면 아동은 그 문장이 지시하는 동작을 만들어 보여줌

2) 개발목표

개발목표	① 확고한 이론적 기반과 연구결과에 의해 정의된 지능을 측정하기 위해 ② 새로운 문제를 해결할 수 능력과 습득된 사실적 지식을 구별하기 위해 ③ 검사결과를 교육처방과 직결될 수 있도록 하기 위해 ④ 새로운 과제를 고안하여 검사문항을 개발하기 위해 ⑤ 검사 실시가 쉽고 채점이 객관적인 검사를 개발하기 위해 ⑥ 취학 전 아동, 문화적 경험이 부족한 아동, 장애아동 등 다양한 욕구를 충족시킬 수 있는 도구를 개발하기 위해

3. 인물화 지능검사(Draw-a Man test, DAP)

1) 개요

저자 및 목적	• Goodenough에 의해 개발됨 • 지적능력을 측정함 • 시각－운동 협응력, 학령 전 준비, 감정상태(공격, 충동, 심리적 미성숙, 퇴행, 분노)를 분석함
대상	• 정상인 / 장애인 모든 연령에 적용함
검사내용	• 인물화 그리기(투사요법)
채점 및 결과 해석	• 자세히 그릴수록 유리하며 점수가 높음 • 그린 그림을 18개의 항목으로 채점 • 적당한 머리크기, 머리카락, 눈썹, 코, 코모양, 목, 어깨, 팔, 손, 손가락, 다리굵기, 발, 발모양, 신발, 단추, 혁대 등(18문항)

2) 각 신체 부분들의 상징

머리	• 자아개념과 관계됨 － 강조되면 공격적이거나 지적인 야심이 있거나 때로는 머리부분의 신체적 고통과 관련이 되기도 함 • 머리나 얼굴이 희미할 경우 － 강한 수줍음을 나타냄 • 머리가 맨 나중에 그려지는 경우 － 대인관계에 장애가 있음을 시사함 • 신체부분은 희미한데 머리만 뚜렷할 경 － 보상적 방어책으로 공상에 의존하는 경우임

머리카락	• 성적 생동력에 대한 추구를 나타냄 • 머리카락이 지나치게 강조되면 성적 부적감의 표현임
입	• 구강적 공격, 구강적 고착을 상징함
눈	• 보통 의사소통의 수단이 됨 – 눈동자가 생략되었다면 자아중심적, 자아도취적 경향으로 해석함 – 눈이 크고 강조되어 있고 응시하는 모습일 때는 대체로 망상을 지니고 있는 경우임 – 눈을 감고 있다면 현실 접촉의 회피, 정신병적 상태로의 현실 철수를 시사함
코	• 성기의 상징이며 성적 무력감이 있을 때 코가 흔히 강조되어 그려져 있음
턱	• 힘과 주도권에 대한 사회적 보편적 상징이며, 자아상의 인물에서 턱이 강조되면 강한 욕구, 공격적 경향, 무력감에 대한 보상적 강조와 관계있음
귀	• 크기와 모양의 왜곡이 중요하며 망상과 깊은 연관이 있음
목	• 충동통제를 상징하는 부분이며, 가늘고 긴 목은 충동 통제의 어려움을 시사함
팔과 손	• 팔과 손에서 손이 생략되어 있으면 현실 접촉의 어려움이나 죄책감을 엿볼 수 있음 • 손이 강조되어 있다면 현실 접촉의 불충분함에 대한 보상적 시도이거나 열등감에 대한 보상적 시도로써 조정하는 역할을 하려는 경향임 • 손이 희미한 경우 대인 접촉과 조정행동에서의 불안을 나타냄 • 팔의 방향이 신체에 가까이 붙어 있을수록 수동적, 방어적이며, 신체에서 외부로 향하여 뻗쳐 있을수록 외부로 향하는 공격적 방향의 표현임 • 손톱이 자세히 그려져 있는데 강박적 경향이 있거나 신체상의 문제가 있는 경우임 • 대체로 주먹을 쥔 손은 억제된 공격적 충동의 상징임
발과 다리	• 지나친 관심이 향하거나 다른 부분보다 먼저 그려지면 실망이나 우울과 연관시켜 볼 수 있음
옷	• 단추는 의존적, 유아적 열등감을 느끼는 성격임 • 주머니 중에 특히 가슴부분에 붙은 주머니는 애정결핍과 박탈을 상징하며 유아적이고 의존적인 성격을 드러냄

4. Leiter International Performance Scale(LIPS)

저자	• R. G. Leiter • 1927년 개발, 1952년 개정
목적	• 지능 검사
대상	• 언어적 문제를 가진 장애 아동 • 그 나라 말에 익숙하지 못한 외국아동 • 2~18세
내용	① 구체적인 연합 • 색깔, 형태, 색깔－형태, 색깔－형태－수, 분석－종합, 시각적 예민성 ② 상징의 전환 ③ 수량의 변별 ④ 공간적 심상 형성 ⑤ 추상적인 연합 ⑥ 연속성의 변별 ⑦ 즉각적인 기억 ⑧ 속도 등의 검사 영역
구성	• 여러 개의 반응 블록, 자극 그림판, 기본틀로 구성

5. 인물화에 의한 간편지능검사(DAM, draw A Man Test)

1) 검사의 개요

검사의 제작 배경	• 인물화 검사에 의해서 측정되는 지능의 개념은 지능적 성숙
	  – 인물화에 의해서 측정되는 지능은 선천적인 능력보다는 학습에 의해 수정되고 시간의 경과에 따라 반응이 풍부해진 지능적 성숙을 의미함
	• 구디나프 / 해리스 회화검사를 원본으로 하여 우리나라에 맞도록 재 표준화 한 것임
	  – 문화적 차이 등에서 오는 불분명한 채점 기준을 수정, 보완해서 만듦
	• 유아 / 초등학교 아동 및 정신박약아 / 특수학교 아동에게 적용함

검사의 대상	• 만 3세~12세 사이의 아동
검사의 장점	• 인물화 검사로써 아주 어린 아동의 일반적 지적 수준을 대충 추정할 수 있음 • 보통의 언어성 검사로 검사할 수 없는 농아의 잠재능력을 잴 수 있음 • 실기가 용이하고 문화적 차이의 영향이 비교적 덜 받음 • 교사나 부모가 주의와 관심을 가져 주어야 할 아동을 찾아내거나 지적 발달, 발달이 늦은 아동을 발견하는데 유용한 근거를 제공함

2) 검사의 내용과 실시 방법

• 아동에게 남자상가 여자상을 그리게 하여 두 그림을 각 채점 기준에 따라 채점함

검사의 지시방법 (일반적 지시)	• 학령 전 아동 및 초등학교 1학년용 지시 – "우리는 이제부터 사람 그림을 두 장 그려 보겠어요. 이쪽에는(검사용지 4p를 보이며) 남자를 그릴 겁니다. 우리 아빠나 오빠나 형이나 아저씨를 생각해서 그리면 되지요? 그 다음 이쪽에는(9p를 보이면서) 여자를 그리세요. 엄마나 언니 누나 아주머니를 생각하고 그리면 되요. 그릴 때 어느 한곳에만 그리지 말고 몸 전체를 그려야 됩니다." • 초등학교 2, 3, 4학년용 지시 – "여러분은 지금부터 그림을 두 장 그릴 터인데, 4p에는 남자 그림을 그릴 것입니다. 그리고 다음에 9p에는 여자를 그리세요. 여러분이 얼마나 그림을 잘 그릴 수 있는지 보겠어요. 사람을 그릴 때 어느 한곳에 그리지 말고 사람 전체를 그리세요. 열심히 그려 보세요." • 초등학교 5, 6학년용 지시 – "여러분은 지금부터 그림을 두 장 그리게 되어 있어요. 나누어 준 검사지를 펴서 4p에는 남자그림을 그리고 9p에는 여자 그림을 그려는 것입니다. 남자그림을 먼저 그리고 난 후에 여자 그림을 그리세요. 한 그림이 끝나면 곧 다른 그림을 그려서 두 장을 다 끝내야 합니다." • 정신지체아용 지시 – "여러분은 지금부터 그림을 두 장 그리게 되어 있어요. 이쪽에는(검사용지 4p를 보이며) 아빠를 그려요. (우리 아빠나 오빠나 형이나 아저씨 등 남자 예시) 그리고 이쪽에는(9p를 보이면서) 엄마를 그려요. (엄마나 언니 누나 아주머니 등 여자 예시) 생각나는 대로 열심히 그리면 되는 거예요." • 공동 지시 – "반드시 연필로 그려야 됩니다." – "절대로 그림을 보고 그려서는 안 됩니다." – "시간은 얼마든지 있습니다."
사전 준비 및 유의점	• 용지 처리의 확인 • 아동의 좌석 정돈 – 가능하면 개인 간의 거리를 충분히 띄어서 남의 그림을 보고 그리지 않게 함 • 연필과 받침준비 – 연필의 유무를 점검하고 책상에 흠이 많은 아동은 공책 뒷 표지를 받치도록 함 – 색연필이나 크레용은 사용하지 못하게 함 – 사람 그림이 있는 책받침은 사용하지 못하게 함

사전 준비 및 유의점	• 교실 환경물 점검 – 인물화 검사에 영향을 미칠 것으로 생각되는 사람그림은 검사 실시 동안 철거하거나 가려둠 • 검사지 배부 – 검사 보조자의 협력을 얻어 검사지를 배부 확인한 후 지시를 기다리도록 함 • 지시 이외에 불필요한 다른 이야기는 하지 않음 – 아동이 자기 그림의 어떤 모호한 부분을 똑똑히 구별하지 못할 때 "여기는 무엇을 그린 것이지?"라고 물어서 그때의 반응과 그 부분의 명칭을 그림에 기입함

3) 검사결과

검사결과의 처리	• 그림의 채점에 필요한 채점 기준은 남자 척도가 60점, 여자 척도가 60으로서, 요강의 채점기준에 따라 각 기준을 통과하는 수를 세어서 채점하고 원점수로 함 – 채점에서 주의할 구체적 사항 • 남자상과 여자상의 채점 방법을 먼저 익힘 – 채점 기준을 천천히 읽고 기준에 있는 사례를 가지고 하나하나 읽어가면서 채점함 → 각 문항은 통과해야만 1점 → 각 문항마다 '+'나 '0'으로 득점을 표시하고, 통과 못한 문항은 –기호로 표시함 → 채점 도중 전혀 채점할 수 없는 그림이 발견되는 경우 아동에게 그림에 대해 질문을 하고, 설명을 듣는 것이 좋음 → 그림에 있어 여러 가지 질적인 면(예 연필에 힘주기, 그림의 위치, 크기, 지우기 등) 채점되지 않으나 특수한 사항은 기록해 두는 것이 좋음
검사결과의 해석	• 얻어진 채점을 의미 있게 해석할 수 있도록 마련된 기준은 편차 지능지수와 백분위 두 가지임 • 편차 지능지수는 원척도를 평균 100, 표준편차 15인 척도로 바꾼 표준점수 이며 이 기준은 척도별, 아동의 설별에 따라 4가지로 구성되어 있음 • 아동의 지능 정도를 해석하는데 지역적인 특성을 고려하기 위하여 전국 기준과 지역 기준을 참고함

6. 기타 지능검사 도구들

- Stanford Binet 검사(K-B test)
- WAIS(Wechsler Adult Intelligence Scale : KWAIS)
- WISC(Wechsler Intelligence Scale for Children : KWISC, KEDIWISC)
- Wechsler Memory Scale(WMS)

5.4 치매검사

1. K-MAS(Korea version of Memory Assessment Scales)

개요	• Williams(1991)의 MAS(Memory Assessment Scales)를 한국판으로 표준화한 개인용 기억검사 도구 • 산업재해, 교통사고, 노인인구 증가에 따른 기질적 뇌손상 환자의 증가에 따라 개발됨
점수	① 전체기억(언어기억, 시각기억, 단기기억 척도) • 86점 이상 : 정상범위 • 71~85점 : 경계선 수준 • 70점 이하 : 기억장애 의심 범위 ② 소 검사 • 7점 이상 : 정상범위 • 4~6점 : 경계선 수준 • 3점 이하 : 수행결함 의심 범위
결과 해석	① 개요 • 측정의 표준오차 값에 근거해 진 점수 범위 추정함 • 전체 지능지수와 전체 기억점수와의 차이를 분석함 – 16~17점 이상 차이나면 기억장애 의심 • 소 검사 간 차이를 분석함 • 기억장애, 꾀병(난이도 쉬운 문항의 실패)과 같은 수행결함요소를 분석함 • 규준표에 근거해 언어기억과정에서의 손상이 있는지 분석함 • 질적 분석을 통해 기억과정 및 손상의 양상 파악함 ② 해석지침 • 전체기억점수가 낮을 때 – 전반적 기억장애, 치매 의심함 • 단기기억점수는 정상, 다른 기억점수 낮을 때 – 전형적 기억상시장애(특히 내측 측두엽)를 의심함 • 단기기억점수만 낮을 때 – 기억력의 문제라기보다는 주의력의 문제일 가능성이 높음 • 언어기억점수가 낮을 때 – 좌반구손상을 의심함

결과 해석	• 시각기억점수가 낮을 때 – 우반구손상을 의심함 • 얼굴기억과제의 수행이 낮을 때 – 좌반구 / 우반구 / 양쪽반구 손상을 의심함 • 침입이 유의하게 많을 때 – 전체기억점수가 정상범위라도 차후 기억장애가 나타날 가능성이 매우 높음 • 자유회상의 점수는 낮지만 단서회상이나 재인의 점수가 높은 경우 – 정보의 부호화 되나, 인출의 어려움. 단서를 제공하면 도움이 됨 – 기억점검표, 기억공식, 시각단서제시, 환경재구성과 같은 기억보상전략 필요함 • 자유회상, 단서회상, 재인의 점수가 모두 낮은 경우 – 정보의 인출, 부호화과정에서부터 어려움이 있음 – 인지 재훈련 필요 • 수행의 변산이 심할 때 의심해 볼 수 있는 상태 – 주의력집중력의 문제, 동기의 부족, 꾀병 등

2. 간이 정신상태 검사(Mini-Mental State Exam, MMSE)

1) MMSE–K

저자	① MMSE : Marshal F. Folstein ② MMSE-K : 권용철, 박종한(1989)–MMSE를 한국판으로 표준화
평가대상	• 치매, 뇌졸중, TBI 등 대뇌의 기질적 병변이 의심되는 환자
목적	• 단시간 내에 간단하게 노인이나 뇌병변 환자의 인지기능을 평가하거나 치매의 단계 정도를 파악하기 위해 개발된 선별검사 도구임
검사도구	• 평가용지, 연필, 시계, 종이 1장
검사구성 및 내용	① 문항수 • 총 30문항으로 이루어짐 ② 구성 항목(6항목) • 지남력, 기억력, 주의집중, 계산능력, 언어와 시공간 구성능력 ③ 평가 형식 • 1 : 1 인터뷰 형식 ④ 평가시간 • 시간제한 없으나 보통 10분 정도 소요됨

실시방법 및 채점	① 총점 • 0～30점 ② 각 항목별 점수 • 시간지남력 : 5점 • 기억등록 : 3점 • 기억회상 : 3점 • 주의집중과 계산능력 : 5점 • 언어와 시공간 구성능력 : 9점
해석 및 비교	1) MMSE-K ① 정상 • 24점 이상 ② 치매의심 • 20～23점 ③ 치매확정 • 19점 이하 2) K-MMSE ① 정상 • 점수가 24점 이상인 경우 ② 경도의 인지장애 • 18～23점 ③ 중등도의 인지장애 • 17점 이하 • 구체적인 치매 평가검사가 추가적으로 요구됨
평가 시 주의사항	• 나이가 많은 경우 – 음력 몇 월이냐고 질문해야 대답하는 경우도 있음 • 기억등록 평가 시 주의사항 – 주의를 기울이는지 확인한 다음 지시함 – 지시 → “조금 후에 다시 질문할 예정이오니 꼭 기억하고 있으세요.”라고 말함 → 연습할 기회를 주지 않고 바로 “100－7은 얼마죠?”라고 질문함 • 명령 시행 평가 – 3단계 명령을 분리하지 않고 전 문장을 다 불러주어야 함 • 따라 말하기를 잘못 이해한 경우 – 전체 문장을 다시 한 번 반복할 수 있음

지남력 검사[주소 및 장소]

① 올해는 몇 년? [ ] 지금은 몇 월달? [ ]
오늘은 며칠? [ ] 지금은 무슨 계절? [ ]
지금은 몇 시? [ ]

5점 중 [점]

② 당신의 주소는 무슨 시(도)? [ ] 무슨 구(군)? [ ]
무슨 동(면)? [ ] 몇 동, 호, 리? [ ]
현재 위치? [ ]

5점 중 [점]

기억등록

① 물건이름 3개대기[예 : 나무, 자동차, 모자]

3점 중 [점]

주의집중 및 계산[감산법 5회 시행]

① 100－7＝
② －7＝
③ －7＝
④ －7＝
⑤ －7＝

5점 중 [점]

기억회상

① 나무, 자동차, 모자

3점 중 [점]

언어적 기능

① 물건 이름 맞히기 [연필, 열쇠]

2점 중 [　　　점]

② 오른 손으로 종이를 집어서, 반으로 접어서, 무릎 위에 놓기
[3단계 명령－한 단계를 정확히 수행할 때마다 1점]

3점 중 [　　　점]

③ 5각형 2개를 겹쳐 그리기
검사자가 그린 그림을 보고 그대로 그리게 한다.

1점 중 [　　　점]

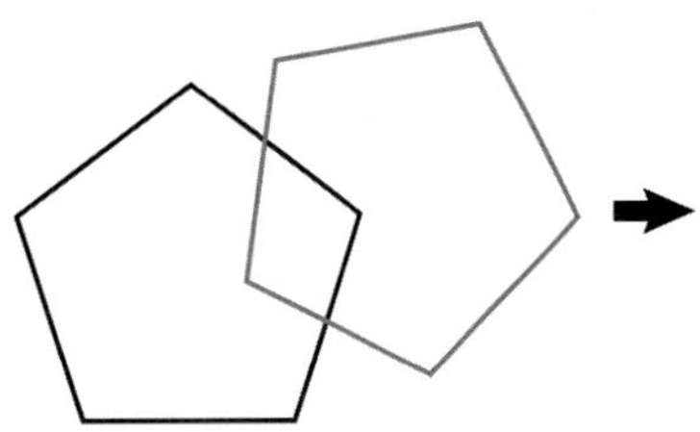

④ 「**간장 공장 공장장**」을 따라하기

판단력 검사

① 「**옷을 왜 빨아서 입습니까?**」라고 질문

1점 중 [　　　점]

② 「**길에서 남의 주민등록증을 주웠을 때 어떻게 하면 쉽게 주인에게 되돌려 줄 수 있습니까?**」라고 질문

3점 중 [　　　점]

2) K-MMSE 2

- 미국 MMSE 2가 개정되며 한국판 MMSE 2(K-MMSE 2)가 제작됨
- 종류
  - 표준형 : 아래 검사지 참조
  - 단축형 : 지남력(시간, 장소)과 기억력(등록, 회상)으로 구성
  - 확장형 : 표준형 + 즉시회상과 숫자 기호 바꿔쓰기
- 연습에 의한 효과를 줄이기 위해 2종류의 검사지를 사용함
  - 적색과 청색
- 나이별 교육수준별 기준(norm) 제공

<table>
<tr><th colspan="7">K-MMSE(Minimental State Examination)</th></tr>
<tr><th colspan="3">항목</th><th>답</th><th colspan="2">점수</th></tr>
<tr><td rowspan="5">지남력(시간)</td><td colspan="2">년</td><td></td><td>0</td><td>1</td></tr>
<tr><td colspan="2">월</td><td></td><td>0</td><td>1</td></tr>
<tr><td colspan="2">일</td><td></td><td>0</td><td>1</td></tr>
<tr><td colspan="2">요일</td><td></td><td>0</td><td>1</td></tr>
<tr><td colspan="2">계절</td><td></td><td>0</td><td>1</td></tr>
<tr><td rowspan="5">지남력(장소)</td><td colspan="2">나라</td><td></td><td>0</td><td>1</td></tr>
<tr><td rowspan="2">집주소</td><td>시</td><td></td><td>0</td><td>1</td></tr>
<tr><td>동</td><td></td><td>0</td><td>1</td></tr>
<tr><td colspan="2">현재 장소</td><td></td><td>0</td><td>1</td></tr>
<tr><td colspan="2">몇 층</td><td></td><td>0</td><td>1</td></tr>
<tr><td rowspan="3">기억등록</td><td colspan="2">비행기</td><td></td><td>0</td><td>1</td></tr>
<tr><td colspan="2">연필</td><td></td><td>0</td><td>1</td></tr>
<tr><td colspan="2">소나무</td><td></td><td>0</td><td>1</td></tr>
<tr><td rowspan="5">주의집중 및 계산</td><td colspan="2">100−7</td><td>93</td><td>0</td><td>1</td></tr>
<tr><td colspan="2">−7</td><td>86</td><td>0</td><td>1</td></tr>
<tr><td colspan="2">−7</td><td>79</td><td>0</td><td>1</td></tr>
<tr><td colspan="2">−7</td><td>72</td><td>0</td><td>1</td></tr>
<tr><td colspan="2">−7</td><td>65</td><td>0</td><td>1</td></tr>
<tr><td rowspan="3">기억회상</td><td colspan="2">비행기</td><td></td><td>0</td><td>1</td></tr>
<tr><td colspan="2">연필</td><td></td><td>0</td><td>1</td></tr>
<tr><td colspan="2">소나무</td><td></td><td>0</td><td>1</td></tr>
</table>

언어	이름대기(2)		0	1	2	
	명령시행(3)		0	1	2	3
	따라 말하기		0		1	
	읽기(1)		0		1	
	쓰기(1)		0		1	
시공간구성능력	오각형(1)		0		1	
총점(30점)						점

3) MMSE – DS

- 한국형 치매 판별 MMSE
- 19문항이며 총점은 30점으로 구성
  - 단축형의 경우 13문항 20점으로 구성

치매 선별용 한국어판 간이정신상태검사(MMSE – DS)

영역	번호	질문내용		배점	
지남력	1	올해는 몇 년도입니까?	년	0	1
	2	지금은 무슨 계절입니까?	계절	0	1
	3	오늘은 며칠입니까?	일	0	1
	4	오늘은 무슨 요일입니까?	요일	0	1
	5	지금은 몇 월입니까?	월	0	1
	6	우리가 있는 이곳은 무슨 도입니까?	도	0	1
	7	여기는 무슨 시입니까?	시	0	1
	8	여기는 무슨 동입니까?	동	0	1
	9	우리는 지금 이 건물의 몇 층에 있습니까?	층	0	1
	10	이 장소의 이름이 무엇입니까?		0	1
기억등록	11	제가 세 가지 물건의 이름을 말씀드리겠습니다. 끝까지 다 들으신 다음에 세 가지 물건의 이름을 모두 말씀해 보십시오. 그리고 몇 분 후에는 그 세가지 물건의 이름들을 다시 물어볼 것이니 들으신 물건의 이름을 잘 기억하고 계십시오. (나무, 자동차, 모자) 이제 ○○○님께서 방금 들으신 3가지 물건 이름을 모두 말씀해 보세요.	나무	0	1
			자동차	0	1
			모자	0	1
주의집중 및 계산	12	100에서 7을 빼면 얼마나 됩니까?		0	1
		거기에 7을 빼면 얼마나 됩니까?		0	1
		거기에 7을 빼면 얼마나 됩니까?		0	1
		거기에 7을 빼면 얼마나 됩니까?		0	1
		거기에 7을 빼면 얼마나 됩니까?		0	1

영역	번호	질문내용		배점	
기억 회상	13	조금 전에 제가 기억하라고 말씀드렸던 세 가지 물건의 이름이 무엇인지 말씀해 주십시오.	나무	0	1
			자동차	0	1
			모자	0	1
언어 기능	14	(실제 시계를 보여주며) 이것을 무엇이라고 합니까?		0	1
		(실제 연필을 보여주며) 이것을 무엇이라고 합니까?		0	1
	15	제가 하는 말을 끝까지 듣고 따라해 보십시오. 한 번만 말씀드릴 것이니 잘 듣고 따라 하십시오. (간장공장공장장)		0	1
	16	지금부터 제가 말씀드리는 대로 해 보십시오. 한 번만 말씀드릴 것이니 잘 듣고 그대로 해 보십시오. 제가 종이를 한 장 드릴 것입니다. 그러면 그 종이를 오른손으로 받아, 반으로 접은 다음, 무릎 위에 올려 놓으십시오.	오른손으로 받는다	0	1
			반으로 접는다	0	1
			무릎 위에 놓는다	0	1
	17	(겹친 오각형 그림을 가리키며) 여기에 오각형이 겹쳐져 있는 그림이 있습니다. 이 그림을 아래 빈 곳에 그대로 그려 보십시오. 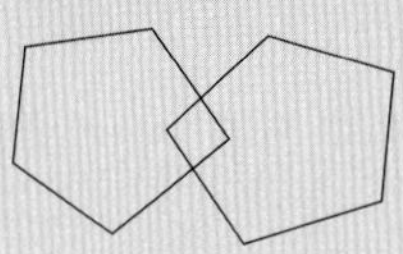		0	1
이해 및 판단	18	옷은 왜 빨아서 입습니까?		0	1
	19	"티끌 모아 태산"은 무슨 뜻 입니까?		0	1
			총점		점

5.5 심리검사

1. 주제통각검사(Thematic Apperception Test, TAT)

개요	• 투영법에 속하는 인격진단 검사임 • 로르샤흐 검사와 더불어 가장 많이 이용되고 있음 • H.A.말레와 C.D.모르갈에 의해 1935년에 발표됨
구성	• 30매의 회화도판과 1매의 백지 카드를 이용함 – 회화도판은 거의 인물을 포함하고 드라마틱한 구도로 되어 있음
진단방법	• 가장 보편적인 진단방법은 말레의 '욕구–압력' 분석을 사용함 • 피험자의 연령과 성에 따라 도판을 선택할 수 있음 • 처음 10매, 다음에 10매의 카드를 사용하여 카드마다 공상적인 이야기를 자연스럽게 꾸미게 함 • 피험자에 대한 공상력 테스트이므로 그림을 보며 무엇이든지 자유롭게 이야기를 꾸며보라고 함
분석의 5가지 조건	① 이야기의 주인공은 누구이며 어떤 특징을 가지고 있는가 분석함 ② 주인공의 욕구·의도, 행동의 종류, 욕구의 대상, 그리고 그 현실성을 분석함 ③ 주인공에게 어떤 외부로부터의 힘이 작용하였으며, 그 욕구를 어떻게 방해하고 있는가를 분석함 ④ 내적 상태, 이야기 그 자체의 정동성 등을 살핌 ⑤ 이야기의 결과로서 주인공은 성공했는가, 실패했는가, 만족했는가, 불만족했었나 등을 분석함 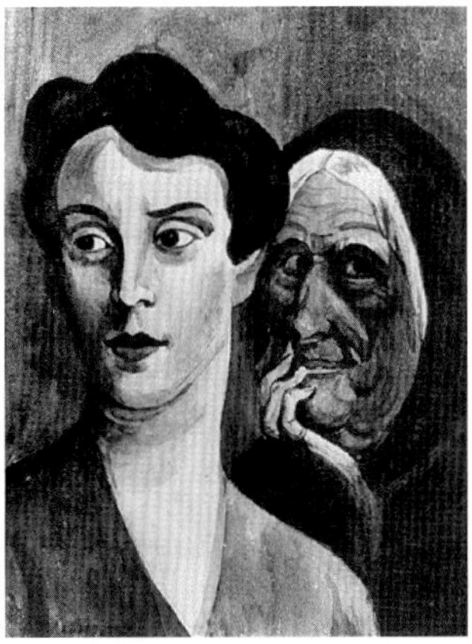 그림 5-6 TAT 사례 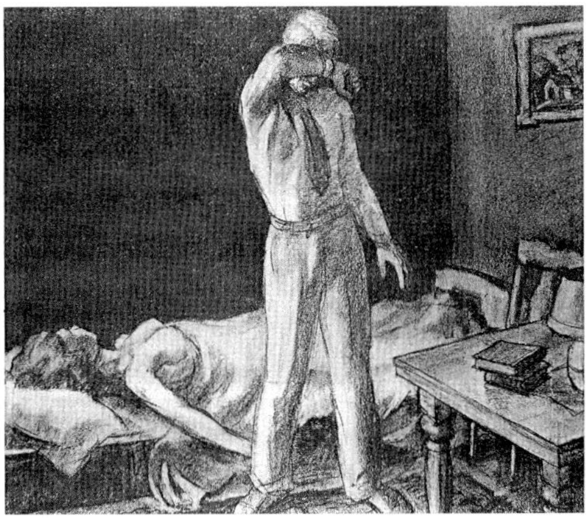 그림 5-7 TAT 사례

검사의 활용	• 정신병 또는 신경증의 임상진단에 주로 사용되어 왔음 – 널리 인간관계나 사회적 태도, 가치관 등을 아는 데에도 도움이 됨 • 문화인류학 분야 – 사회심리학·임상심리학 등의 연구법으로 사용됨 • 교육분야 – 달성동기의 연구법에 활용됨

2. 로르샤흐 검사(Rorschach test)

개요	• 가장 대표적인 투사법 검사임 • 스위스의 정신과 의사인 H. Rorschach가 1921년 제작함
검사의 장 / 단점	**장점** • 투사적 성격검사는 반응이 매우 독특하고 다양하게 표현되어 개인의 독특한 심리적 특성을 이해하는데 유용하게 이용됨 • 반응 과정에서 객관식 검사와는 다르게 자극의 내용이 불분명하기 때문에 피검자가 방어적으로 반응하는 것이 어려움 • 피검자의 의식적이거나 무의식적인 심리적 특성이 반영될 수 있음 **단점** • 투사적 검사는 신뢰도나 타당도 검증이 매우 빈약하고 그 결과도 매우 부정적임 • 투사적 성격검사는 여러 상황적 요인에 의해 강하게 영향을 받음
검사의 내용과 실시 방법	① 검사의 구성 • 데칼코마니 양식에 의한 대칭형의 잉크 얼룩으로 이루어진 무채색 카드(흑백카드) 5장 • 부분적인 유채색 카드 2장 • 전체적인 유채색 카드 3장 등 • 총 10장의 카드로 구성됨 ② 검사의 실시방법 및 유의점 • 검사 실시는 자유 연상 단계와 질문 단계인 두 개의 주요 부분으로 구성됨 – 자유 연상 단계 → 피검자가 10장의 카드를 보고 말한 내용을 모두 기록함 → 피검자의 모든 반응을 검사자는 그대로 기록함 → 피검자의 반응을 암시하거나 유도해서는 안 됨 – 질문단계 → 자유 연상 단계가 끝나면 반응을 정확히 분류하기 위해서 질문을 함 → 질문 단계에서는 피검자에 의하여 응답된 내용만을 다루어지는데, 자유 연상 단계에서 피검자가 반응한 내용을 질문함

<table>
<tr><td>주의해야 할 점</td><td>• 가능성 있는 모든 결정 요인에 대한 유도적인 질문이나 지시적인 질문은 피함
• 비지시적인 방법으로 질문
• 한계음미단계 : 질문 단계 이후 정보가 부정확한 내용에 관해서 직접적인 질문
– 색채와 음영 반응, 움직임 등에 대하여 직접적인 질문을 함</td></tr>
<tr><td>검사결과의 처리 및 해석</td><td>① 검사결과의 처리
• 반응의 채점은 로르샤흐반응에 대한 반응을 로르샤흐부로로 바꾸는 과정임
• 로르샤흐반응을 부호 바꾼 다음에는 각 부호의 빈도, 백분율, 비율, 특수 점수를 산출하여 이러한 자료들을 체계적으로 요약하고 해석을 시도하게 됨
• 종합 체계의 반응은 기본적으로 9가지 항목으로 채점함
<table><tr><td>항목</td><td>• 반응의 위치 : 피검자가 블룻의 어느 부분에서 반응하는가?
• 반응 위치의 발달질 : 위치 반응은 어떤 발달 수준을 나타내는가?
• 반응의 결정 요인 : 반응을 결정하는데 영향을 준 블룻의 특징은 무엇인가?
• 형태질 : 반응된 내용은 자극의 특징에 적절한가?
• 반응내용 : 반응은 어떤 내용 범주에 속하는가?
• 평범반응 : 일반적으로 흔히 일어나는 반응인가?
• 조직활동 : 자극을 조직화하여 응답했는가?
• 특수점수 : 특이한 언어 반응이 일어나고 있는가?
• 쌍반응 : 사물을 대칭적으로 자각하고 있는가?</td></tr></table>• 반응의 주요채점의 원칙
– 피검자가 자유 연상 단계에서 자발적으로 응답한 반응만 채점함
→ 질문 단계에서 검사자의 질문을 받고 유도한 반응은 원칙적으로 채점되지 않음
→ 질문 단계에서 응답되었다가 할지라도 검사자의 질문을 받지 않고 자발적으로 피검자가 응답한 경우라면 채점에 포함함
– 반응 단계에서 나타난 모든 요소들이 빠짐없이 모두 채점되어야 함
→ 혼합반응처럼 피검자가 응답한 내용을 어느 부분도 빼놓지 않고 모두 채점해야 된다는 점은 채점 과정에서 주의해야 하는 중요한 원칙임
② 검사결과의 해석
• 로르샤흐의 해석을 위해서는 로르샤흐검사 자체에 대한 지식뿐 아니라 검사자의 기본지식이 요구됨
• 검사자는 로르샤흐검사 자료에서 제시되는 가설의 타당성을 검토해 나가는 과정에서 기본적으로 지니고 있는 다각적 지식을 근거로 하여 당면한 사례를 검토하고 종합하는 과정을 거치게 됨
• 이러한 해석의 가정을 세우고 이를 수용하거나 배제함에 있어서 판단의 근거가 되는 것은 규준 자료임</td></tr>
</table>

<table>
<tr>
<td>검사결과의 처리 및 해석</td>
<td>

• 검사자는 로르샤흐 검사를 통해 한 개인의 반응 형태를 전체적으로 파악하여 개인내적 특징을 해석하고자 시도하는 한편, 규준 자료를 근거로 하여 개인간 비교를 통하여 개인의 특징을 해석하여야 함
– 해석과정

<table>
<tr><td>가설 설정 단계</td><td>• 로르샤흐반응을 채점하여 그 결과를 정리한 구조적 요약을 통하여 가설이 설정되고 반응 계열 분석, 자유 연상과 질문 단계에서의 언어 표현이 분석되면서 가설이 검토됨
• 해석과정은 구조적 요약, 반응계열, 자유 연상 내용, 질문 단계 내용의 순서로 검토되고 이러한 과정에서 전문가의 경험과 기술에 따라 풍부한 가설이 제기될 수 있음</td></tr>
<tr><td>통합 단계</td><td>• 단순하게 가설들을 함께 나열하는 것이 아니라 가설을 기각, 변형, 명료화하고 검사자의 경험에 따라 이러한 통합적 내용을 근거로 행동과 정신병리에 대한 지식을 추가하면서 개인행동을 깊게 이해하는 과정을 포함해야 함</td></tr>
</table>

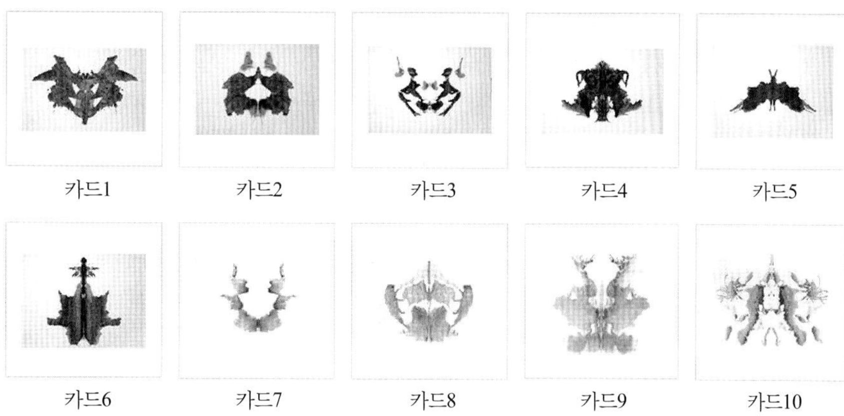

그림 5-8 로르샤흐 검사

</td>
</tr>
</table>

3. 문장완성검사(sentence completion test, SCT)

<table>
<tr>
<td>개요</td>
<td>• 완성되지 않은 문장을 완성하는 것임
• 다른 검사들에 대한 부가적 내용을 제시하고 역동적 내용을 표현함
• 다른 검사들에 의해 표명된 역동적 내용을 확인해 줄 수 있는 매우 간단하면서도 유용한 검사임
• 인격심층에 관한 평가방법으로서는 미흡한 점이 많음
– 여러 가지 면에서의 생활영역과 타인에 대한 태도, 의견 등의 비교적 인격의 표면층을 밝힐 수 있음
→ 공포, 걱정, 야망 및 후회 등과 같은 요소가 밝혀지는 경우가 많음</td>
</tr>
</table>

실시방법	• 문장의 첫 부분을 제시하고 미완성된 뒷부분을 자유롭게 완성함 • 보통 25분 정도 소요되며 완성되지 않은 문장을 완성함 • 부모와 갈등, 집안 문제, 대인관계 문제, 자아 존중감, 자신과 가족에 대한 태도, 주변사람들과의 관계, 미래와 과거에 대한 태도 등 자기 자신에 대한 제반 사항들에 대해 살펴볼 수 있음 – 자신에게 도움을 줄 수 있는 방향으로 이끌어 가는데 유용함
단점	• 표준화 검사에 비해 완전한 객관적 채점이 불가능함 • 피검자의 언어 표현력이 부족한 경우 결과가 만족스럽지 않음
반응유형	• 고집형 : 내용이 변화가 적고 특정의 대상이나 욕구를 고집 • 장황형 : 장황하고 빽빽하게 적어 넣은 유형 • 자기중심형 : 어느 문장이고 자기중심의 주제로 바꿈 • 허위반응형 : 도덕적인 반응으로 일관 • 공상반응형 : 비현실적인 생각이나 공상을 말하는 유형 • 모순형 : 검사 전체에 모순을 보이는 유형 • 반문형 : 확실히 결정짓지 못하는 유형 • 은닉형 : "말할 수 없다"와 같은 반응(자기방어적 태도) • 거부형 : 반말(방어적 태도) • 병적반응형 : 망상(정신분열증)
해석의 준거	① 성격적 요인 : 지적능력 측면, 정의적 측면, 가치지향적 측면, 정신역동적 측면 ② 결정적 요인 : 신체적 요인, 가정적·성장적 요인, 대인적·사회적 요인
해석방법	① 개별 문장 분석방식 : 각 반응의 내용을 하나하나 검토함 ② 평점방식 : 항목에 점수를 매겨 해석하는 방식
해석의 실제	① 해석적 요약 : 각 영역(가족, 성, 대인관계, 자기개념)에 해당하는 문항의 반응들을 통합적으로 고려해 피검자 태도에 대한 임상적인 인상을 구체화시킴 ② 평점 : 평점을 매겨 해당 영역에서의 손상 정도를 측정
임상적 효용성	• 다른 투사적 검사 자료와의 비교를 통해 더욱 풍부한 이해를 얻을 수 있음 • 의식적, 전의식적 또는 무의식적 생각과 감정을 드러내 줌
검사 시 유의점	• 정답, 오답이 없으므로 생각나는 대로 씀 • 글씨나 문장의 좋고 나쁨을 걱정하지 않아야 함 • 주어진 어구를 보고 제일 먼저 생각나는 것을 씀 • 생각이 안 나는 경우 다음으로 넘어가도 마지막에 완성해도 됨 • 시간제한은 없으나 너무 오래 걸리지 않도록 신속하게 작성함 • 지울 때는 두 줄로 긋고 빈 공간에 씀

SSCT 문장완성검사(성인용)

피험자 이름 : 성별 : 나이 : 날짜 : 시간 :

※ 다음의 기술된 문장은 뒷부분이 빠져 있습니다. 각 문장을 읽으면서 맨 먼저 떠오르는 생각을 뒷부분에 기록하여 문장이 완성되도록 해주십시오. 만약 문장을 완성할 수 없으면 표시를 해두었다가 나중에 완성하도록 하십시오. 시간제한은 없으나 될 수 있는 대로 빨리 해 주십시오.

1. 나에게 이사한 일이 생겼을 때
2. 내 생각에 가끔 아버지는
3. 우리 윗 사람들은
4. 나의 장래는
5. 어리석게도 내가 두려워하는 것은
6. 내 생각에 참다운 친구들
7. 내가 어렸을 때는
8. 남자에 대해서 무엇보다 좋지 않게 생각하는 것은
9. 내가 바라는 여인상은
10. 남녀가 같이 있는 것을 볼 때
11. 내가 늘 원하기는
12. 다른 가정과 비교해서 우리 집안은
13. 나의 어머니는
14. 무슨 일을 해서라도 잊고 싶은 것은
15. 내가 믿고 있는 내 능력은
16. 내가 정말 행복할 수 있으려면
17. 어렸을 때 잘못했다고 느끼는 것은
18. 내가 보는 나의 앞날은
19. 대개 아버지들이란
20. 내 생각에 남자들이란
21. 다른 친구들이 모르는 나만의 두려움은
22. 내가 싫어하는 사람은
23. 결혼 생활에 대한 나의 생각은
24. 우리 가족이 나에 대해서
25. 내 생각에 여자들이란

26. 어머니와 나는
27. 내가 저지른 가장 큰 잘못은
28. 언젠가 나는
29. 내가 바라기에 아버지는
30. 나의 야망은
31. 윗 사람이 오르는 것을 보면 나는
32. 내가 제일 좋아하는 사람은
33. 내가 다시 젊어진다면
34. 나의 가장 큰 결점은
35. 내가 아는 대부분의 집안은
36. 완전한 남성상(男性像)은
37. 내가 성교를 했다면
38. 행운이 나를 외면했을 때
39. 대개 어머니들이란
40. 내가 잊고 싶은 두려움은
41. 나의 평생 가장 하고 싶은 일은
42. 내가 늙으면
43. 때때로 두려운 생각이 나를 휩싸일 때
44. 내가 없을 때 친구들은
45. 생생한 어린시절의 기억은
46. 무엇보다도 좋지 않게 여기는 것은
47. 나의 성생활은
48. 내가 어렸을 때 우리 가족은
49. 나는 어머니를 좋아했지만
50. 아버지와 나는

SSCT 문장완성검사(성인용)

피험자 이름 :　　성별 :　　나이 :　　날짜 :　　시간 :

※ 일러두기 : 부적절한 반응이나 발현된 갈등 등의 요소를 고려하고 검사자의 판단에 근거하여, 다음 척도에 따라 아래의 범주들에 대해서 평점한다.
2 : **심한 손상.** 이 영역의 정서적 갈등을 다루기 위해서 치료적 도움 필요
1 : **경미한 손상.** 이 영역에 대한 정서적 갈등이 있는 것으로 보이지만 치료적 도움 없이 이를 다룰 수 있는 것으로 보임
0 : **유의한 손상이 발견되지 않음**
× : **확인 불능.** 충분한 증거가 부족함

■어머니에 대한 태도 평점 :
13. 나의 어머니는
26. 어머니와 나는
39. 대개 어머니들이란
49. 나는 어머니를 좋아했지만
– 해석적 요약 :

■아버지에 대한 태도 평점 :
2. 내 생각에는 가끔 아버지는
19. 대개 아버지들이란
29. 내가 바라기에 아버지는
50. 아버지와 나는
– 해석적 요약 :

■가족에 대한 태도 평점 :
12. 다른 가정과 비교해서 우리 집안은
24. 우리 가족이 나에 대해서
35. 내가 아는 대부분의 집안은
48. 내가 어렸을 때 우리 가족은
– 해석적 요약 :

■여성에 대한 태도 평점 :
9. 내가 바라는 여인상은
25. 내 생각에 여자들이란
– 해석적 요약 :

■남성에 대한 태도 평점 :
8. 남자에 대해서 무엇보다 좋지 않게 생각하는 것은
20. 내 생각에 남자들이란
– 해석적 요약 :

■이성 관계 및 결혼 생활에 대한 태도 평점 :
10. 남녀가 같이 있는 것을 볼 때
23. 결혼 생활에 대한 나의 생각은
37. 내가 성교를 했다면
47. 나의 성생활은
– 해석적 요약 :

■친구나 친지에 대한 태도(대인지각) 평점 :
6. 내 생각에 참다운 친구는
22. 내가 싫어하는 사람은
32. 내가 제일 좋아하는 사람은
44. 내가 없을 때 친구들은
– 해석적 요약 :

■ **권위자에 대한 태도 평점 :**
3. 우리 윗사람들은
31. 윗사람이 오는 것을 보면 나는
- 해석적 요약 :

■ **두려움에 대한 태도 평점 :**
5. 어리석게도 내가 두려워하는 것은
21. 다른 친구들이 모르는 나만의 두려움은
40. 내가 잊고 싶은 두려움은
43. 때때로 두려운 생각이 나를 휩쌀 때
- 해석적 요약 :

■ **죄책감에 대한 태도 평점 :**
14. 무슨 일을 해서라도 잊고 싶은 것은
17. 어렸을 때 잘못했다고 느끼는 것은
27. 내가 저지른 가장 큰 잘못은
46. 무엇보다도 좋지 않게 여기는 것은
- 해석적 요약 :

■ **자신의 능력에 대한 태도 평점 :**
1. 나에게 이상한 일이 생겼을 때
15. 내가 믿고 있는 내 능력은
34. 나의 가장 큰 결점은
38. 행운이 나를 외면했을 때
- 해석적 요약 :

■ **과거에 대한 태도 평점 :**
7. 내가 어렸을 때는
33. 내가 다시 젊어진다면
45. 생생한 어린 시절의 기억은
- 해석적 요약 :

■ **미래에 대한 태도 평점 :**
4. 나의 장래는
11. 내가 늘 원하기는
16. 내가 정말 행복할 수 있으려면
18. 내가 보는 나의 앞날은
28. 언젠가 나는
- 해석적 요약 :

■ **목표에 대한 태도 평점 :**
30. 나의 야망은
41. 나의 평생 가장 하고 싶은 일은
42. 내가 늙으면
- 해석적 요약 :

일반적 요약

1. 주된 갈등과 혼란
2. 태도간의 상호관계
3. 성격구조
   a) 내적 충동과 외적 자극에 대한 피검자의 반응정도
   b) 정서적 적응
   c) 성숙도
   d) 현실검증 수준
   e) 갈등을 표현하는 방법

4. 집 / 나무 / 사람 검사(HTP : house / tree / person test)

1) 개요

이론적 배경	• 그림을 이용한 검사 • 집, 나무, 사람을 그리게 한 후 이를 해석하여 피검자의 성격을 진단함 • 심리치료의 보조수단으로 사용하는 것임 • 집, 나무, 사람은 전 연령의 피검자에게 있어서 그림 대상으로 즐겨 받아들여짐 • 친밀감이 있는 주제임 – HTP 검사를 통해 나타나는 내용들 → 그림의 발달 ◦ 연령의 증가에 따라 그림의 발달이 보이는 것을 근거로 함 ▹ 피검자의 연령과 그림을 고찰하여 피검자의 지적인 면, 정서 및 사회적인 성숙도를 밝히는 일이 가능함 → 그림의 상징성 ◦ 도식적 커뮤니케이션의 형태가 됨 ▹ 동기(욕구), 생활양식 등 성격의 여러 면을 표현함 ◦ 정신분석학적 의미 ▹ 무의식 내에 존재하는 동기가 자아방어에 의한 위장의 형태로 나타남
검사 대상	• 지시를 이해할 수 있는 연령부터 가능함 – 보통 5세 이상의 아동
장점	• 투사적인 그림을 이용함 – 거부감이나 긴장을 주지 않음 – 비교적 쉽고 간단하게 실시함 – 광범위한 해석이 가능함

2) 검사내용과 실행방법

검사의 구성	• A4 용지를 제시하고 그리게 함 • 그림 후 질문(PDI : Post Drawing Inquiry) – 개개의 그림에 피검자가 표현하고 있는 독특한 의미를 알 수 있음 – 일정한 형식은 없음 – 모든 피검자에게 이와 같은 상세한 질문을 하는 것은 불가능함 – 그림을 그린 후의 질문은 해석의 실마리를 얻기 위한 것임 • 그림을 중심으로 하여 피검자와 서로 이야기할 수 있음

<table>
<tr><td rowspan="2">그림 후 질문
(PDI)</td><td>가옥화</td><td>① 이 집은 거리 안에 있는 것입니까? 교외에 있는 집입니까?
② 이 그림의 경우 날씨는 어떻습니까?
③ 이 집은 당신에게서 멀리 있는 집입니까? 가까이 있는 집입니까?
④ 이 집에 살고 있는 가족은 몇 사람입니까? 어떤 사람들입니까?
⑤ 가정의 분위기는 어떻습니까? 따뜻한 가정입니까? 애정 없는 가정입니까?
⑥ 이 집을 보면 무엇을 생각하게 됩니까?
⑦ 이 집을 보면 누구의 일을 생각하게 됩니까?
⑧ 당신은 이런 집에 어느 방에 살고 싶습니까?
⑨ 당신은 누구와 이 집에 살고 싶습니까?
⑩ 당신의 집은 이 집보다 큽니까? 작습니까?
⑪ 이 집을 그릴 때 누구의 집을 생각하고 그렸습니까?
⑫ 이것은 당신의 집을 그린 것입니까?
⑬ (그림에서 이해하기 곤란한 부분에 대하여)이것은 무엇입니까? 왜 그렸습니까?
⑭ 이 그림에 대하여 더 첨가하여 그리고 싶은 것이 있습니까?
⑮ 당신이 그리려고 생각한 것처럼 잘 그려졌습니까? 어떤 부분이 그리기 어려웠고 마음에 들지 않는다고 생각합니까?</td></tr>
<tr><td>나무그림</td><td>① 이 나무에 어떤 나무입니까?
② 이 나무는 어디에 살고 있는 나무입니까?
③ 한 나무만이 있습니까? 숲속에 있는 나무입니까?
④ 이 그림의 경우 날씨는 어떻습니까?
⑤ 바람이 불고 있습니까? 떠 있다면 어느 쪽에 떠 있습니까?
⑥ 이 나무는 살아 있습니까? 말라죽었습니까? 말라죽었다면 언제쯤 어떻게 말라죽었습니까?
⑦ 이 나무는 강한 나무입니까? 약한 나무입니까?
⑧ 이 나무는 남자와 여자 중 어느 쪽을 닮았다고 봅니까?
⑨ 이 나무는 당신에게 어떤 사람을 느끼게 합니까?
⑩ 이 나무는 당신으로부터 멀리 있는 나무입니까? 가까이 있는 나무입니까?
⑪ 이 나무에 필요한 것은 무엇입니까?
⑫ 이 나무는 당신보다 큽니까? 작습니까?
⑬ (상흔 등이 있을 경우)이것은 무엇입니까? 어떻게 하여 생겼습니까?
⑭ (특수한 나무인 경우)왜 이 나무를 그렸습니까?
⑮ (그림에서 이해하기 곤란한 부분에 대하여)이것은 무엇입니까? 왜 그렸습니까?</td></tr>
</table>

그림 후 질문 (PDI)	나무그림	⑯ 이 그림에 대하여 더 첨가하여 그리고 싶은 것이 있습니까? ⑰ 당신이 그리고자 한 만큼 잘 그려졌습니까? 어떤 부분이 그리기 어려웠고 마음에 들지 않습니까?
	인물화	① 이 사람의 나이는 어떻게 됩니까? ② 결혼하였습니까? 가족은 몇 명 정도며 어떤 사람들입니까? ③ 이 사름의 직업은 무엇입니까? ④ 이 사람은 지금 무엇을 하고 있는 중입니까? ⑤ 지금 이 사람은 무엇을 생각하며 어떻게 느끼고 있습니까? ⑥ 이 사람의 신체는 건강한 편입니까? 약한 편입니까? ⑦ 이 사람은 친구들은 많습니까? 어떤 친구들이 있습니까? ⑧ 이 사람은 어떤 성질의 사람입니까? 장점과 단점은 무엇입니까? ⑨ 이 사람은 행복합니까? 불행합니까? ⑩ 이 사람에게 필요한 것은 무엇입니까? ⑪ 당신은 이 사람이 좋습니까? 싫습니까? ⑫ 당신은 이러한 사람이 되고 싶습니까? ⑬ 당신은 이 사람과 함께 생활도 하고 친구가 되고 싶습니까? ⑭ 이 사람을 그리고 있을 때에 누구를 생각하고 있었습니까? ⑮ 이 사람은 당신을 닮았습니까? ⑯ (특수한 인물인 경우)왜 이 사람을 그렸습니까? ⑰ (그림에서 이해하기 곤란한 부분에 대하여)이것은 무엇입니까? 왜 그렸습니까? ⑱ 이 그림에 더 첨가하여 그리고 싶은 것이 있습니까? ⑲ 당신이 그리고자 생각한 것처럼 마음에 들게 그렸습니까? 어느 부분이 그리기 어려웠고 마음에 들지 않습니까?

2) 검사의 내용 및 수행

내용	집 그림	• 가정상황과 가족관계에 대해 어떠한 감정과 태도를 갖고 있는가를 나타내고 있음 • 이상적인 상태의 가정과 과거의 가정을 표현하기도 함 • 필수부분 : 지붕, 벽, 출입문, 창문 등 4개임 • 굴뚝과 연기, 발 그리고 나무와 숲, 길, 울타리, 처마, 수채 등으로 구성됨
	나무 그림	• 나무를 그릴 때는 사람을 그때보다 방어가 적어짐 • 자기상이 보다 직접적으로 나타남 • 단순히 자기상을 상징하는 것만은 아님 • 다른 특정인물을 상징하여 그 사람에 대한 감정과 역구를 나타내는 경우도 많음
	인물화	• 자기와 개인 내적인 비교를 개념 짓는 현실, 생활 감정을 표출함 • 그림의 크기와 공간 배치는 자기가치에 대한 지각을 나타냄 • 인물화의 크기가 피검자의 자존심과 활동성 등을 의미함 • 이성상을 현저하게 크게 때로는 작게 그리는 자는 어떤 의미에 있어서 성적 역할에 혼란이 있다고 사료됨 • 주제는 피검자와 어느 정도 같은 연령, 피검자와 같은 환경에서 거주하는 인물일 경우가 많음 　– 특히 주제가 이상한 것은 그것이 어떻게 선택되었는가를 알아 두지 않으면 안 됨 • 특수한 주제로 나체의 인물을 그리는 경우 　– 사회규범으로부터 일탈하는 경향이 있고 성적갈등이 있거나 성적 관심이 강한 경우가 많음
실시방법	• 피검자 1인 당 16절 백지 4매, HB연필 2~3자루, 지우개 1개를 준비함 • 백지의 우측 상단에 조그맣게 (1)부터 (4)까지의 번호를 써둠 • 집(가로제시), 나무(세로제시), 사람(세로제시) 순으로 그리도록 함 • 형식적인 그림 　– 그림이 현저하게 만화적인 그림, 작대기 형의 그림, 추상적인 경우 등이 행당됨 　– 다시 그리게 하는 것이 바람직함	

3) 검사결과의 처리 및 해석

- 그림에 의하여 성격의 여러 면을 밝혀나가는 것을 말함
- 검사장면과 검사자, 피검자의 인간관계에 주의함
- 검사시의 피검자의 태도와 행동을 고려하여야 함

전체적 평가	• 그림의 전체적인 인상을 중요시함 • 조화가 이루어져 있는가, 구조는 잘 되어 있는가, 이상한 곳은 없는가에 주목함 • 어떤 모양의 사람을 그렸는가를 생각해 나가는 것을 말함 – 피검자의 적응수준, 성숙도, 전체상의 혼란정도, 자기와 외계에 대한 인지방법 등
형식적 분석	• 구조분석이라고 부름 • 어떻게 그렸는가를 분석하여 그림을 해석하는 것을 말함 – 그린 선서, 종이 위의 위치, 크기, 필압, 선의 농담, 불연속적인 선의 성질, 그림의 대칭성, 운동, 원근법, 음영, 투명성, 생략, 왜곡, 강화, 지우기 등 • 피검자가 무엇을 그리느냐하는 내용이 아니고 어떻게 그리느냐하는 그리는 방법과 스타일을 검토하는 것임 • 어떤 특정 문제(sign)에 대한 평가 및 해석적 가설 – 신뢰도와 타당성이 충분히 규명된 것은 아님
내용 분석	• 과제에 있어서 이상한 것, 형식분석 등을 참고로 함 • 그림 가운데에 강조되어 있는 부분을 다룸 • 특수한 대상의 존재 유무 등을 고찰하여 가는 것을 말함 • 보다 명백하고 큰 특징을 먼저 다루는 것이 좋음 • PDI를 통해서 보다 해석에 효과를 가함 • 인류에게 공통으로 나타나는 상징적 의미와 문화에 따라 나타나는 상징적 의미, 개인에 따라 독특하게 나타나는 상징적 의미에 주의함 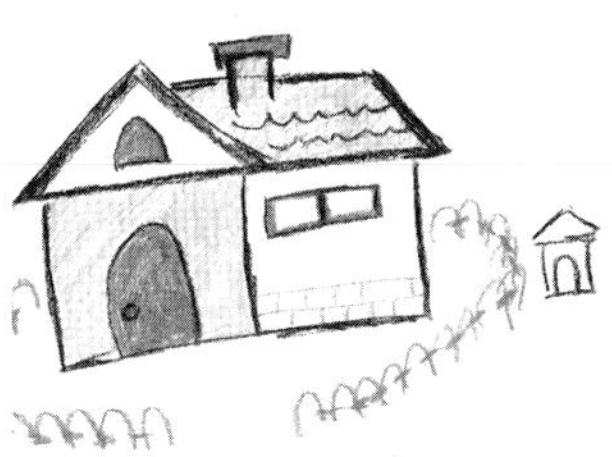 **그림 5-9** 집 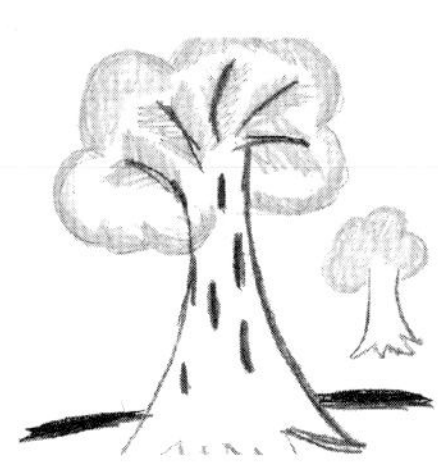 **그림 5-10** 나무 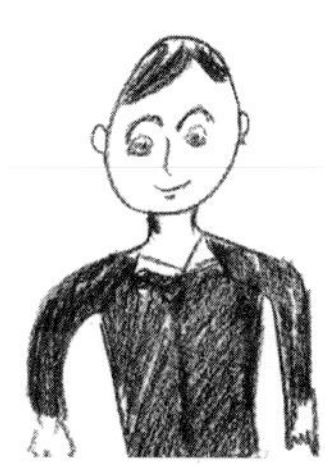 **그림 5-11** 사람

5. 나무그림 검사

1) 검사의 개요

검사의 제작 배경	• 직업상담가인 Emil Juker가 문화사와 신화를 토대로 만든 것을 1949년 Karl Koch가 정신진단학적 보조수단으로서의 나무그림검사를 발표하여 그 이후 검사로 시작됨 • 우리나라에서는 한국판 검사도구가 현재 개발되어 있으며 검사 시에는 나무그림 검사기준을 참조하여야 함
검사의 이론적 배경	• 나무는 곧 그리는 사람의 무의식적 자아상이라고 할 수 있음 – 내담자의 현재와 과거의 성격과 질병상태를 잘 나타냄 • 지금까지 보아온 나무 중에서 자기가 보다 공감하여 동일화한 것을 선택함 – 그것을 자신의 내적 감정에 의하여 변용 해 가는 것임 • 기본적으로 피검자 자기상을 나타내면서 정신 성숙도를 보여줌 • 다른 특정인물을 상징함 – 그 사람에 대하여 갖고 있는 감정과 욕구를 나타내는 경우도 있음 • 그림 후의 질문이 필요함
검사의 표준화과정	• 우리나라에서는 현재 심리검사로 거의 사용하지 않음 • 실제 진단 시 많이 사용되는 검사도구라고 할 수 있음
검사의 대상	• 지시를 이해할 수 있는 연령부터 가능함(대게 5세 이상 된 아동)
검사의 장/단점	• 장점 – HTP보다 부담이 적고 실시 시간의 부담이 없으므로 자연스럽고도 쉽게 검사가 가능함 – 타검사보다도 내담자에게 거부감이 적음 – 비인간적인 모양으로 사람을 그릴 때보다도 방어가 적음 – 자기상을 보다 직접적으로 나타냄 – 기록으로 남겨서 언제라도 쉽게 환자의 발달이나 치료과정으로 검토해 볼 수 있음 – 해석에 숙달되면 내담자의 비교적 많은 정보를 빠르고 신속하게 얻을 수 있음 • 단점 – 해석하는데 연령 변인을 고려해야 함 – 환자의 내력을 알지 않으면 해석상 혼란을 가져올 수 있음 – 문화적인 차이 때문에 상징적 의미의 기계적 적용은 피해야 함

2) 검사의 내용과 실시방법

내용 및 실시방법	• 검사자는 내담자의 모든 부분을 끌어내기 위하여 분위기 설정과 관계 맺기에 먼저 주력해야 함 • 그림을 그리기 전에 연령과 성별 그리고 지금까지의 내력 및 경과 혹은 생활력을 상세히 조사하여야 함 • 그림을 그리게 한 후에는 분석과 해석에 앞서서 내담자에게서 나무그림에 대한 자세한 정보를 충분히 이끌어내도록 하여 검사자가 잘못 해석하는 일이 없도록 함 • 검사 시간, 순서, 수정부분과 횟수 등을 면밀히 관찰, 포착해야 함

3) 검사결과의 처리 및 해석

검사결과의 처리	• 전체적인 인상을 봄 • 개개의 확실한 인상을 봄 • 자세한 부분을 잔체와의 조화 속에 분석해 나감	
검사결과의 해석	공간전체적 측면	• 전체그림의 표정을 읽는 것이 가장 중요한 선결 작업임 • 때로는 이면 감정을 표현하고 있는지의 여부도 살펴볼 필요가 있음 나무 위에 기준틀을 두고 대각선과 중심선을 그려서 나무의 위치를 가늠해야 함 • 필체 – 생기, 의욕과 관계있음 – 필체의 변화는 기분의 동여, 변동성, 불안정감, 기회주의 상태 등을 나타냄 • 주어진 공간 전체를 어떻게 사용하고 있는지를 살핌 • 나무의 균형미 – 특정 시기의 안정감의 결여 정도를 판별함 • 나무의 기둥과 주변에 나타난 무늬와 장식들 – 꽃, 낙엽 등 – 나무에 있는 동물은 가끔 동일시를 나타냄 • 나무의 발달방향으로 본 성격 – 나무가 좌측에 치우쳤는지 우측에 치우쳤는지에 따라 해석이 달라짐 • 번트겐스타인 지수 – 밀리미터 단위로 측정되는 나무의 높이 → 그리는 사람의 연령으로 환산됨

<table>
<tr><td rowspan="3">검사결과의 해석</td><td>공간전체적 측면</td><td>– 나무의 줄기와 가지의 꺾여지거나 변화가 있는 부분
→ 구멍이나 상흔 등
→ 길이를 측정하여 계산함
→ 특정 경험을 한 시기와 양상을 예측할 수 있음
– 적용의 사례
→ 40세 남성이 120mm의 나무를 그렸다면, 지수 3을 얻는다. 기저부에서 13cm 지점에서 좌측의 기둥선이 끊어져 있었던 사람은 4세 4개월(13/3 = 4.3세, 4세 4개월)에 여성, 어머니와 관련된 체험이 있었다.</td></tr>
<tr><td>뿌리와 줄기</td><td>• 뿌리
– 지지를 원하는 감정상태임
– 현실을 지배하는 자신의 능력에 대한 인지방식임
• 줄기
– 자아상을 대변함</td></tr>
<tr><td>가지, 수관부 그리고 잎</td><td>• 가지와 잎이 어울리게 붙어 있는 모습
– 지적능력이 문제없음을 뜻함
– 너무 치밀하면 강박증을 의심해 볼 수 있음
• 가지 끝의 잎이 구름 모양
– 외견상 자기 자신의 의도를 숨기고 있다고 의심해 볼 수 있음
• 원형으로 뻗어 있는 가지
– 성장의 어떤 단계에 고착된 사람임
• 가지
– 가지는 외계와 관계함
– 가지의 끝은 외계에 대한 접촉의 방법, 대인관계를 나타냄
– 자신의 능력의 가능성을 보는 방식임
• 수관부
– 보다 분화한 의식적인 수준임
• 잎과 열매
– 과일
→ 외계에 대한 감정(보상 받고 싶은)과 유아기적 특성을 타나냄
– 잎
→ 정서적인 표현을 의미함
→ 수관에 잎을 그린 경우는 인정받고 싶다는 욕구를 지닌 사람이며, 어느 정도 자신의 의견을 꾸미고 싶다고 생각하는 사람임을 의미함</td></tr>
</table>

5.6 인성검사

1. 성격유형검사(Myers-Briggs Type Indictor, MBTI)

근거	• 1920년대 C.G.Jung의 심리유형론을 근거로 함
목적	• 각자가 인정하는 반응에 관계된 자기 보고를 통하여 인식과 판단 과정에서 나타나는 사람들의 근본적인 선호성을 알아내기 위해 • 각자의 선호성이 개별적으로 또는 복합적으로 어떻게 작용하는지의 결과들을 예측하여 실생활에 도움을 얻기 위해
인간의 유형	• 다양한 행동을 16가지 유형으로 나타내어 분류함
선호경향	• 4가지 선호경향으로 구성됨 – 외향(E) Extroversions ← 에너지영향 → 내향(I) Introversion – 감각(S) Sensing ← 인식기능(정보수집) → 직관(N) Nintuition – 사고(T) Thinking ← 판단기능(판단, 결정) → 감정(F) Feeling – 판단(J) Judging ← 이해양식, 생활양식 → 인식(P) Perceiving

1) 검사의 내용과 실시 방법

검사의 내용	• MBTI는 성격을 진단하거나 개인의 능력을 평가하는 심리검사가 아니라 선천적인 심리 경향을 알아보는 비진단 검사임 • 검사는 개인마다 타고나는 심리적 경향과 그 경향이 지니는 성격의 역동을 알아내 자기와 타인을 이해하고 가정과 사회와 학교, 직장 및 실생활에 도움을 주고자 하는데 목적이 있음
검사의 실시방법 및 유의점	• "이 검사의 문항에는 맞는 답과 틀리는 답이 없습니다. 따라서 각 문항을 읽은 다음 자신에게 습관처럼 편안하고, 자연스럽고, 자주 쓰는 경향이라고 생각되는 것을 골라 별도의 답안 용지에 표시하면 됩니다." • "시간제한은 없으나 어느 한 문장을 너무 오래 생각하지 마십시오. 의식적으로 일관성 있게 응답하려 하지 말고 자연스러운 마음가짐으로 응답하십시오." • "자신이 이상적으로 바라는 것에 답하지 마시고, 자신의 습관처럼 편안하고 자연스럽게 자주 느끼고 행동하는 경향에 표시하십시오."

2) 검사결과의 처리 및 해석

검사결과의 처리	• 채점 – 선호유형 구분란 별로 정확히 구분하여 합산함 – 성별 점수 합산 → 성별 구분에 의해 합산됨 → 공통은 남녀공통으로 합산됨 – 점수합계 → 각 유형별로 세로로 더해진 합계 점수를 기재함 – 선호유형 기재란은 반드시 알파벳으로 기재함
점수의 의미	• 외향적(E) – 내향적(I) : 주의집중과 에너지 방향 • 감각적(S) – 직관적(N) : 정보수집의 방법 • 사고적(T) – 감정적(F) : 의사결정 가능 • 판단적(J) – 인식적(P) : 행동 이행과 생활양식
점수환산 및 선호도 계산	• 점수의 환산 – 점수를 환산할 때 E와 I, S와 N, T와 F, J와 P를 세로로 계산하여 성격유형지표를 찾음 • 선호도 계산 – 얻어진 점수에서 높은 것을 선호하는 성격을 찾는데 이용한 후, 그 성격의 선호 정도를 계산함 • 점수를 이용하여 선호도를 계산하는 방법 – I, S, T, J의 성격유형으로 나왔을 때 → (큰 수의 점수 – 작은 수의 점수 즉 I-E, S-N, T-F, J-P)×2 – 1 – E, N, F, P의 성격유형으로 나왔을 때 → (큰 수의 점수 – 작은 수의 점수 즉 E-I, N-S, F-T, P-J)×2 + 1 • 선호정도 – 1～9 : 낮은 선호도 – 11～19 : 중간정도의 선호도 – 21～39 : 뚜렷한 선호도(F는 21～29) – 41 이상 : 아주 뚜렷한 선호도(F는 31 이상)

3) MBTI의 네 가지 선호경향

선호경향	① 외향(E) Extroversions ← 에너지영향 → 내향(I) Introversion ② 감각(S) Sensing ← 인식기능(정보수집) → 직관(N) Nintuition ③ 사고(T) Thinking ← 판단기능(판단, 결정) → 감정(F) Feeling ④ 판단(J) Judging ← 이해양식, 생활양식 → 인식(P) Perceiving

4) 선호지표

1. 외향형	① 설명 • 폭넓은 대인관계를 유지하며 사교적이며 정열적이고 활동적임 ② 대표적 표현 • 자기외부에 주의집중, 외부활동과 적극성열적, 활동적 말로 표현, 경험한 다음에 이해, 쉽게 알려짐
2. 내향형	① 설명 • 깊이 있는 대인관계를 유지하며 조용하고 신중하며 이해한 다음에 경험함 ② 대표적 표현 • 자기내부에 주의집중, 내부활동과 집중력, 조용하고 신중 글로 표현, 이해한 다음에 경험, 서서히 알려짐
3. 감각형	① 설명 • 오감에 의존하여 실제의 경험을 중시하며 지금 현재에 초점을 맞추고 정확, 철저히 일을 처리함 ② 대표적 표현 • 지금 현재에 초점, 실제의 경험, 정확 철저한 일처리, 사실적 사건묘사, 나무를 보려는 경향, 가꾸고 추수함
4. 직관형	① 설명 • 육감 내지 영감에 의존하며 미래지향적이고 가능성과 의미를 추구하며 신속, 비약적으로 일을 처리함 ② 대표적 표현 • 미래 가능성에 초점, 아이디어, 신속비약적인 일처리, 비유적 암시적 묘사, 숲을 보려는 경향, 씨 뿌림
5. 사고형	① 설명 • 진실과 사실에 주관심을 갖고 논리적이고 분석적이며 객관적으로 판단함 ② 대표적 표현 • 진실/사실에 주관심, 원리와 원칙, 논거 분석적, 맞다/틀리다 규범, 기준중시, 지적 논평(그것이 무엇인지?)

6. 감정형	① 설명 • 사람과 관계에 주관심을 갖고 상황적이며 정상을 참작한 설명을 함 ② 대표적 표현 • 사람관계에 주관심, 의미와 영향, 상황적, 포괄적, 좋다, 나쁘다, 나에게 주는 의미 중시, 우호적 협조
7. 판단형	① 설명 • 분명한 목적과 방향이 있으며 기한을 엄수하고 철저히 사전계획하고 체계적임 ② 대표적 표현 • 정리정돈과 계획의지적 추진, 신속한 결론, 통제와 조정, 분명한 목적의식과 방향감각, 뚜렷한 기준과 자기의사
8. 인식형	① 설명 • 목적과 방향은 변화가능하고 상황에 따라 일정이 달라지며 자율적이고 융통성 있음 ② 대표적 표현 • 상황에 맞추는 개방성, 이해로 수용, 유유자적한 과정, 융통과 적응, 목적과 방향은 변화할 수 있다는 개방성 재량에 따라 처리될 수 있는 포용성

5) MBTI의 16가지 성격유형

ISJT (내향성 감각형)	• 실제 사실에 대하여 정확하고 체계적으로 기억하며 일 처리에 있어서도 신중하고 책임감이 강함 • 집중력이 높고 강한 현실 감작을 지녔으며 조직적이고 침착함 • 보수적인 경향이 있으며 문제를 해결해 나가는데 과거의 경험을 잘 적용하며, 반복적인 일상에 대해 인내력이 강함
ISTP (내향성 사고형)	• 말이 없으며 객관적으로 인생을 관찰하는 형임 • 필요 이상으로 자신을 발휘하지 않으며, 일과 관계되지 않는 이상 어떤 상황이나 인간관계에 직접 뛰어들지 않고 느낌이나 감정, 타인에 대한 마음을 표현하기 어려워 함
ESTP (외향성 감각형)	• 사실적이고 관대하며 개방적이고 사람이나 일에 대한 선입관이 별로 없음 • 강한 현실 감각으로 타협책을 모색하고 문제를 해결하는 능력이 뛰어남 • 적응을 잘하고 친구를 좋아하며 운동, 음식, 다양한 활동 등 주로 오감으로 정보를 얻고 생활을 즐기는 편임 • 순발력이 뛰어나 많은 사실들을 쉽게 기억하고, 예술적인 멋과 판단력을 지니고 있으며 재료들을 다루는 데 능숙함

ESTJ (외향성 사고형)	• 사실적이고 현실 감각이 뛰어나며, 일을 조직하고 계획하여 추진시키는 능력이 있음 • 기계분야나 행정분야에 재능을 가졌으며 타고난 지도자로서 체계적으로 사업체나 조직체를 이끌어 나가는 능력이 있음 • 미래의 가능성보다는 현재의 사실을 추구하기 때문에 현실적, 실용적인 면이 강함
ISFJ (내향성 감각형)	• 책임감이 강하고 온정적이며 헌신적이고 침착하며 인내력이 강함 • 다른 사람의 사정을 고려하며 자신과 타인의 감정에 민감하고, 일 처리에 있어 현실감각을 갖고 분별력 있게 실제적이고 조직적으로 처리함 • 경험을 통해 자신이 틀렸다고 인정될 때까지 꾸준히 밀고 나가는 형임
ISFT (내향성 감각형)	• 말없이 다정하고, 속마음이 따뜻하고 친절하나 상대방을 잘 알게 될 때까지 이 따뜻함을 잘 드러내지 않음 • 일상 활동에 있어서 관용적, 개방적, 융통성, 적응력이 있으며 동정적이고 자기능력에 대해서 모든 성격유형 중에서 가장 겸손하고 적응력과 관용성이 많음 • 자신의 의견이나 가치를 타인에게 강요하지 않으며 반대의견이나 충돌을 피하고 인화를 중시함
ESFP (외향성 감각형)	• 현실적이고 실제적이며 친절함 • 어떤 상황이든 잘 적응하며 수용력이 강하고 사교적임 • 주변에 관심이 많으며 사람이나 사실을 다루는 상식이 풍부함 • 물질적인 소유나 운동 등의 실생활을 즐기며 상식과 실제적 능력을 필요로 하는 분야를 선호함 • 때로는 조금 수다스럽고 깊이가 결여되거나 마무리를 등한 시하는 경향이 있으나 어떤 조직체나 공동체에서 밝고 재미있는 분위기를 조성하는 역할을 함
ESFJ (외향성 감정형)	• 동정심이 많고 다른 사람에게 관심을 쏟고 인화를 중시함 • 타고난 협력자로서 동료애가 많고 친절하며 능동적임 • 이야기하기를 즐기며 정리정돈을 잘하고 참을성이 많고 다른 사람을 잘 도와줌 • 일이나 사람에 대해 냉철한 입장을 취하는 것을 어려워함
INFJ (내향성 직관형)	• 창의력과 통찰력이 뛰어나며 강학 직관력으로 말없이 타인에게 영향을 미침 • 독창성과 내적 독립심이 뛰어나며 확고한 신념과 열정으로 자신의 영감을 구현시켜 나가는 정신적 지도자들이 많음 • 한 곳에 몰두하는 경향으로 목적 달성에 필요한 주변적인 조건들을 경시하기 쉽고, 자기 안의 갈등이 많고 복잡함
INFP (내향성 감정형)	• 마음이 따뜻하고 조용하며 자신이 관계하는 일이나 사람에 대하여 책임감이 강하고 성실함 • 이해성이 많고 관대하며 자신이 지향하는 이상에 대하여 정열적인 신념을 가졌으며 남을 지배하거나 좋은 인상을 주고자 하는 경향이 거의 없음

INFP (내향성 감정형)	• 완벽주의적인 편이며 노동의 대가를 넘어서 자신이 하는 일에 흥미를 찾고자 하는 경향이 있고 인간 이해와 인간 복지에 기여할 수 있는 일을 하기 원함
ENFP (외향성 직관형)	• 온정적이고 창의적이며 항상 새로운 가능성을 찾고 시도하는 형임 • 문제 해결에 재빠르고 관심이 있는 일은 무엇이든지 수행해 내는 능력과 열성이 있음 • 다른 사람들에게 관심을 쏟으며 사람들을 잘 다루고 뛰어난 통찰력으로 도움을 줌
ENFJ (외향성 감정형)	• 민첩하고 동정심이 많고 사교적이며 인화를 중시하고 참을성이 많음 • 다른 사람들의 생각이나 의견에 진지한 관심을 가지고 공동선을 위하여 다른 사람의 의견에 대체적으로 동의함 • 현재보다는 미래의 가능성을 추구하며 편안하고 능란하게 계획을 제시하고 집단을 이끌어 가는 능력이 있음
INTJ (내향성 직관형)	• 행동과 사고에 있어 독창적이며 강한 직관력을 지님 • 자신이 가진 영감과 목적을 실현시키려는 의지와 결단력과 인내심을 가지고 있음 • 자신과 타인의 능력을 중요시하며, 목적 달성을 위하여 온 시간과 노력을 바쳐 일함
INTP (내향성 사고형)	• 과묵한 경향을 지녔으나 관심이 있는 분야에 대해서는 말을 잘 하며 이해가 빠르고, 높은 직관력으로 통찰하는 재능과 지적 호기심이 많음 • 개인적인 인간관계나 잡담 등에는 별로 관심이 없으며 매우 분석적이고 논리적이며 객관적 비평을 잘함 • 지나치게 추상적이고 비현실적이며 사교성이 결여되기 쉬운 경향이 있고, 때로 자신의 지적 능력을 은근히 과시하는 경우가 있기 때문에 거만하게 보일 수 있음
ENTP (외향성 직관형)	• 독창적이고 창의력이 풍부하며 넓은 안목을 가지고 있으며 다방면에 재능이 많음 • 풍부한 상상력과 새로운 일을 시도하는 솔선력이 강하며 논리적임 • 새로운 문제나 복잡한 문제에 대해 해결 능력이 뛰어나며 기민하고 박식함 • 그러나 일상적이고 세부적인 일을 경시하고 태만하기 쉬움
ENTJ (외향성 사고형)	• 활동적이고 솔직하며 결정력과 통솔력이 있고 장기적 계획과 거시적 안목을 선호함 • 지식에 대한 욕구와 관심이 많으며 특히 지적인 자극을 주는 새로운 아이디어에 높은 관심을 보임 • 일 처리에 있어 사전 준비를 철저히 하며 논리적, 분석적으로 계획하고 조직하여 체계적으로 추진해 나가는 형임

ISTJ 소금형 한번 시작한 일은 끝까지 해내는 성격	**ISFJ 권력형** 성실하고 온화하여 협조를 잘하는 사람	**ESTP 활동가형** 친구, 운동, 음식 등 다양함을 선호	**ESFP 사교형** 분위기를 고조시키는 우호적인 성격
INFJ 예언자형 사람에 관한 뛰어난 통찰력을 가진 사람	**INTJ 과학자형** 전체를 조합하여 비전을 제시하는 사람	**ENFP 스파크형** 열정적으로 새 관계를 만드는 사람	**ENTP 발명가형** 풍부한 상상력으로 새로운 것에 도전
ISTP 백과사전형 논리적이고 뛰어난 상황 적응력	**ISFP 성인군자형** 따뜻한 감성을 가지고 있는 겸손한 사람	**ESTJ 사업가형** 사무적, 실용적, 현실적인 스타일	**ESFJ 친선도모형** 친절, 현실감을 바탕으로 타인에게 봉사
INFP 잔다르크형 이상적인 세상을 만들어가는 사람들	**INTP 아이디어형** 비평적인 관점을 가진 뛰어난 전략가	**ENFJ 언변능숙형** 타인의 성장을 도모하고 협동하는 사람	**ENTJ 지도자형** 비전을 갖고 타인을 활력적으로 인도

그림 5-12 16가지 성격유형

2. MMPI(Minnerssota Multiphasic Personality Inventory, 다면적인성검사)

개요	• 1940년대 미국 미네소타 대하이 심리화자인 Stark Hathaway와 정신과 의시인 Jovian Mckinley에 의해 제작됨 • 세계적으로 가장 널리 쓰이고, 가장 많이 연구되어 있는 객관적 성격검사임 • 566문항, 383문항의 두 종류의 검사지로 수기용이나 컴퓨터용으로 채점함 • MMPI는 문항선정과 척도구성은 철저한 경험적 접근을 통하여 제작됨 • MMPI는 피검자의 심리적 상태 및 정상으로부터의 이탈을 매우 신뢰있고 타당하게 반영함
목적	• 정신과적 진단분류를 위한 측정 – 일반적 성격특성을 측정하는 것은 아님 • 개인의 인성특징의 비정상성 혹은 징후를 평가하여 상담 및 정신치료에 기여함 • 비정상적이고 불건전한 방향으로 진전될 가능성을 미리 찾아내어 예방 및 지도책을 도모함
검사지 구성	① 투사법적 함축(projective implication)을 띤 550개의 문항 • 그 중 16문항이 중복되어 총 566문항으로 구성 ② 피검사자가 각 문항에 대하여 “그렇다” 혹은 “아니다”의 두 가지 답변 중 한가지로 반응

주요 비정상 행동의 종류를 측정하는 10가지 임상척도	① Hs : 건강염려증 ② D : 우울증 ③ Hy : 히스테리 ④ Pd : 반사회성 ⑤ Mf : 남성－여성특성 ⑥ Pa : 편집증 ⑦ Pt : 강박증 ⑧ Sc : 정신분열증 ⑨ Ma : 경조증 ⑩ Si : 내향성
검사태도를 측정하는 4가지 타당척도	• 알 수 없다, L, F, K로 구성함 － 이 타당도 척도는 피검자가 얼마나 정확하게 검사를 하였는지에 대한 검사태도를 평가함
MMPI의 임상척도	① 건강염려증(Hs, Hypochondriasia) : 건강에 대한 불안과 다양한 신체적 증상에 대한 집착정도 ② 우울증(D, Depression) : MMPI 시행 당시 느끼는 슬픔의 정도를 측정 ③ 히스테리(Hy, Hysteria) : 현실적 어려움이나 갈등을 처리하기 위한 존재부인의 양과 형태측정 ④ 반사회성(Pd, Psychopatic Diviate) : 비사회적이며 비도덕적인 정도 ⑤ 남성－여성특성(Mf, Masculinity-Feminity) : 남성적, 여성적 성향 정도 ⑥ 편집증(Pa, Paranoia) : 대인관계에 민감성, 의심성, 자기주장성 정도 측정 ⑦ 강박증(Pt, Psychasthenia) : 만성적 불안의 정도 ⑧ 정신분열증(Sc, Schizophrenia) : 정신적 혼란의 정도 ⑨ 경조증(Ma, Hypomania) : 정신적 에너지의 정도 ⑩ 내향성(Si, Social Introversion) : 외로움의 정도

지시

이 검사지에는 당신이 일상생활에서 당면하는 여러 가지 문제들을 항목들로 모아두었습니다. 이 항목들을 하나하나 읽어가면서 그 항목이

1. 당신을 잘 나타내고 있거나 당신 생각과 같으면 답안지의 "그렇다"에 해당하는 칸에 표를 하시오.

〈보기1〉

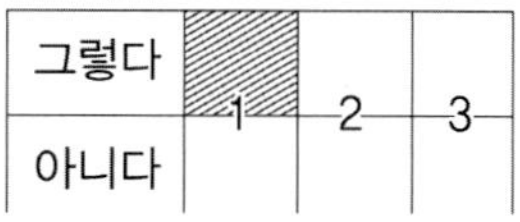

2. 당신을 잘 나타내지 않거나 당신 생각과 다르면 답안지의 "아니다"에 해당하는 칸에 표를 하시오.

〈보기2〉

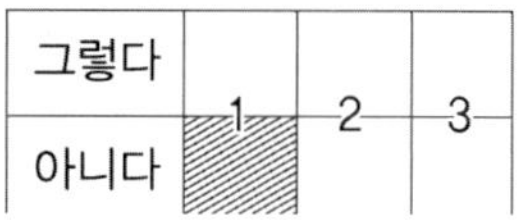

이 검사에는 옳고 그른 답이 없으므로 당신의 의견 그대로를 대답하시면 됩니다. 문제의 번호와 답안지의 번호를 잘 맞추어서 답하시오. 답을 고치고 싶을 때는 먼저 답한 것을 지우고(또는 ×표를 하고) 다른 답란에 표를 하십시오.

시간 제한은 없으나 될 수 있는대로 빨리 읽고 빨리 답하시오.

다면적 인성검사 결과표

No. ____________________

이　　름 : ______________________________ 성　별 : 남 · 여 (기혼 · 미혼)

생년월일 : __________ 년 __________ 월 __________ 일(만 　 세)

현 주 소 : ____

학력(최종학교명) : ______________________________ 직업(학교) : ______________

	?	L	F	K		1	2	3	4	5	6	7	8	9	0
120															
110															
100															
90															
80															
70															
60															
50															
40															
30															
20															
10															

척　도	?	L	F	K	Hs +.5K	D	Hy	Pd +.4K	Mf	Pa	Pt +1K	Sc +1K	Ma +.2K	Si
원 점 수														
K교정점수														
T 점 수														

〈검　사　소　견〉

다면적 인성검사 결과표

No. ______________________

이　　름 : ______________________________________　성　별 : 남 · 여 (기혼 · 미혼)

생년월일 : ________ 년 ________ 월 ________ 일(만 　　세)

현 주 소 : ____

학력(최종학교명) : ______________________________　직업(학교) : ______________

	?	L	F	K		1	2	3	4	5	6	7	8	9	0
120															
110															
100															
90															
80															
70															
60															
50															
40															
30															
20															
10															

척　도	?	L	F	K	Hs +.5K	D	Hy	Pd +.4K	Mf	Pa	Pt +1K	Sc +1K	Ma +.2K	Si
원 점 수														
K교정점수														
T 점 수														

〈검 사 소 견〉

다면적 인성검사 답안지

No. ____________________

이 름 : ________________________ 검사일 : 2000 년 월 일

그렇다 아니다	1	2	3	4	5	6	7	8	9	10	11	12	13	14	15	16	17	18	19	20	21	22	23	24	25	26	27	28	29	30
그렇다 아니다	31	32	33	34	35	36	37	38	39	40	41	42	43	44	45	46	47	48	49	50	51	52	53	54	55	56	57	58	59	60
그렇다 아니다	61	62	63	64	65	66	67	68	69	70	71	72	73	74	75	76	77	78	79	80	81	82	83	84	85	86	87	88	89	90
그렇다 아니다	91	92	93	94	95	96	97	98	99	100	101	102	103	104	105	106	107	108	109	110	111	112	113	114	115	116	117	118	119	120
그렇다 아니다	121	122	123	124	125	126	127	128	129	130	131	132	133	134	135	136	137	138	139	140	141	142	143	144	145	146	147	148	149	150
그렇다 아니다	151	152	153	154	155	156	157	158	159	160	161	162	163	164	165	166	167	168	169	170	171	172	173	174	175	176	177	178	179	180
그렇다 아니다	181	182	183	184	185	186	187	188	189	190	191	192	193	194	195	196	197	198	199	200	201	202	203	204	205	206	207	208	209	210
그렇다 아니다	211	212	213	214	215	216	217	218	219	220	221	222	223	224	225	226	227	228	229	230	231	232	233	234	235	236	237	238	239	240
그렇다 아니다	241	242	243	244	245	246	247	248	249	250	251	252	253	254	255	256	257	258	259	260	261	262	263	264	265	266	267	268	269	270
그렇다 아니다	271	272	273	274	275	276	277	278	279	280	281	282	283	284	285	286	287	288	289	290	291	292	293	294	295	296	297	298	299	300
그렇다 아니다	301	302	303	304	305	306	307	308	309	310	311	312	313	314	315	316	317	318	319	320	321	322	323	324	325	326	327	328	329	330
그렇다 아니다	331	332	333	334	335	336	337	338	339	340	341	342	343	344	345	346	347	348	349	350	351	352	353	354	355	356	357	358	359	360
그렇다 아니다	361	362	363	364	365	366	367	368	369	370	371	372	373	374	375	376	377	378	379	380	381	382	383							

척 도	?	L	F	K	Hs +.5K	D	Hy	Pd +.4K	Mf	Pa	Pt +1K	Sc +1K	Ma +.2K	Si
원 점 수														
K교정점수														
T 점 수														

3. 벤더 시지각 동작 검사(Bender Visual Motor Gestalt Test, BGT)

<table>
<tr><th>목적</th><td colspan="2">• 발달정도, 지적 능력, 학습문제, 기질적 장애, 정서장애를 측정하기 위해</td></tr>
<tr><th>대상</th><td colspan="2">• 소아(5～11세), 성인</td></tr>
<tr><th>제작년도</th><td colspan="2">• 1938년 Loretta Bender에 의해서 개발됨
• 1963년 Koppitz에 의해서 scoring system이 보완되어 출판됨
• 1975년 신뢰도, 타당도를 보강한 2판을 출판함</td></tr>
<tr><th>검사내용</th><td colspan="2">• 9 geometric design copy
– 10분 정도 소요됨</td></tr>
<tr><th>신뢰도</th><td colspan="2">• 검사자간 신뢰도=79－99, 검사/재검사 신뢰도=50－90</td></tr>
<tr><th rowspan="2">검사 실시방법</th><td colspan="2">• 기하학적 도형의 자극 카드 9개로 구성되어 있음
• 한 번에 하나씩 백지에 모사하도록 함으로써 검사를 진행함</td></tr>
<tr><th>검사로 수집된 자료의 분류</th><td>• 회전(rotation)
– 도형의 일부가 45도 이상 회전한 것임
• 고집(perseveration)
– 도형 카드에 제시된 점의 수보다 많은 점을 그렸거나 제시된 도형을 연장시켜 놓은 것임
• 왜곡(distortion of shape)
– 전체 도형을 변형시킨 것으로서 점 대신 원을 그렸거나 곡선 대신 각을 그린 경우임
• 통합(integration)
– 도형의 두 부분을 적절하게 연결하지 못하거나, 두 선을 부정확한 위치에서 교차시키거나, 점이나 원으로 구성된 도형의 전반적인 형태를 상실한 것임</td></tr>
<tr><th>Symptom Scales</th><td colspan="2">① SOM : Somatization(신체화)
② O-C : Obsessive-Compulsive(강박증)
③ I-S : Interpersonal Sensitivity(대인간 민감성)
④ DEP : Depression(우울증)
⑤ ANX : Anxiety(불안)
⑥ HOS : Hostility(적대감)
⑦ PHOB : Phobic Anxiety(공포불안)
⑧ PAR : Paranoid Ideation(편집증)
⑨ PSY : Psychoticism(정신질환)</td></tr>
</table>

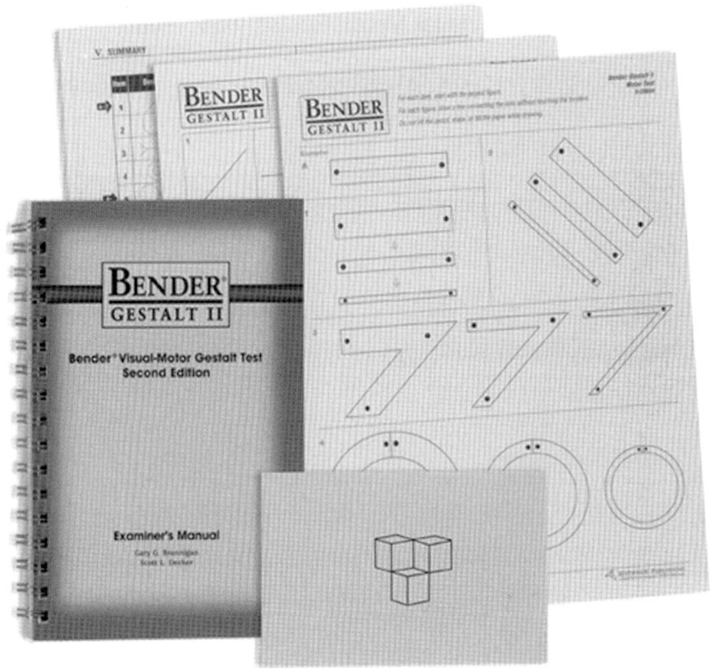

그림 5-13 BGT

4. 그림좌절검사(아동용)

1) 검사의 개요

검사의 제작 배경	• 욕구불만이론으로 유명한 Rosenweig 박사에 의해 1945년에 제작됨 • 욕구불만에 대한 재반응을 측정하는 회화연상 검사로 욕구 불만에 대한 반응을 측정해서 개인의 인격구조를 이해하기 위한 것임 • 기본가정 – 아동이 그림에 나타난 욕구가 좌절된 사람으로 의식적으로나 무의식적으로 동일시하고 빈칸에 자신의 생각을 기입할 것임 • 정식이름 – "욕구불만에 대한 반응을 측정하는 회화연상 검사" → Picture-Frustration study 또는 P.F study로 불리어지고 있음
검사의 표준화 과정	• 그림좌절검사 성인용은 김재은, 김태련에 의하여 1964년에 표준화된 검사로서 일반 청년과 부적응 청년의 반응, 정상인과 병신분열증 환자와의 반응을 비교 연구하여 발표됨 • 아동용은 1965년에 표준화됨
검사의 대상	• 제시된 좌절 상황을 이해할 수 있는 아동

검사의 장 / 단점	장점	• 풍자적인 그림으로 구성되어 있기 때문에 검사를 받는다는 긴장감을 피검자에게 주지 않고도 실시할 수 있으며 실시에 걸리는 시간이 짧고 정리방법도 다른 투사법과 비교해 보며 간단하므로 학교를 대상으로 하거나 집단으로 검사를 실시할 때는 적절한 임상 검사임
	단점	• 해석 시 검사자의 주관이 많이 들어갈 수 있고, 지능이 낮은 아동들은 제시된 좌절 상황을 이해하지 못해 실시하기 어려움 • 표준화가 너무 오래되었고 검사용지의 그림이 아동에게 흥미가 유발되기 어려움

2) 검사내용과 실시방법

검사의 구성과 내용	• 아동 누구나 일상생활에서 경험하는 장면으로 좌절감을 느끼게 하는 만화와 같은 25개의 그림으로 구성되어 있음 • 크게 자아 좌절장면과 초자아좌절장면으로 나누어지는데 사태가 직접 그 중심인물을 좌절 시키는 장면을 자아 좌절 장면이라 하고, 사회적 규범에 위반하여 비난, 문책을 받는 장면을 초자아 좌절 장면이라 함 – 자아 좌절 상태 → 어떤 장애물이 피검자(그림에 나타난 응답자)를 방해하거나, 실망시키거나, 무엇을 빼앗거나 또는 여러 가지 직접적인 방법으로 욕구좌절을 일으키고 있는 장면을 말함 – 초자아 좌절 상태 → 다른 사람이 피검자에게 비난을 하거나 욕을 하거나 어떤 실수의 혐의를 씌우거나 또는 죄를 씌우는 장면을 말하는 것임
검사의 실시방법 및 유의점	• 피검자가 하나하나의 좌절장면에서 좌절당한 어린이가 어떻게 답을 할 것인가에 대해 제일 먼저 떠오르는 생각을 빈칸에 적어 넣도록 함 • 개별검사, 집단검사 둘 다 실시 가능 함 – 집단검사의 결과와 개별검사의 결과를 비교해 보면 집단검사의 실시보다 개별검사의 실시에서 직접적으로 적의를 표현하는 반응어가 약간 감소하는 것을 볼 수 있음 • 초등학교 5학년 이상 중학교 3학년까지는 검사 실시자 1명으로써 학습단위로 실시할 수 있고, 초등학교 3~4학년의 저학년에서는 학급단위로 실시할 경우에 실시자 1명과 보조자 1명을 두고 실시하는 것이 좋음 • 유치원 어린이와 초등학교 1, 2학년은 충분한 문장 표현 능력이 없으므로 개별검사를 실시하는 것이 좋음 • 주의할 점 – 긴장감을 준다든지 암시를 줘서는 안 됨

3) 검사결과의 처리 및 해석

검사결과의 처리	• 외벌방향(E) – 공격의 화살이 다른 사람이나 물건, 환경으로 향했을 경우임 • 내벌방향(I) – 공격의 화살이 자기 자신에게로 향했을 경우임 • 무벌방향(M) – 좌절을 억제하거나 속이거나 변명을 하는 경우 즉 공격을 피해버리는 경향임
반응의 힘	• 장애우위형(O-D) – 좌절을 일으키는 장애가 반응속에 현저하게 드러날 때 즉 좌절을 일으키는 장애를 분명히 승인하고 말하는 경우임 • 자아방어형(E-D) – 자아를 강조하는 경우임 • 욕구고집형(N-P) – 좌절을 해결을 지향하는 경우임
결과 해석	• 개개의 반응은 이상 6가지의 반응 유형의 조합으로 9가지의 채점 요인으로 나올 수 있고 거기에 특별형 2가지를 합하여 11가지의 채점(평점)인자로 분류되는 것임 – E, I, M은 각각 공격의 방향의 장애우위의 반응형을 표시하는 것임 – 대문자 E, I, M은 각각 공격방향의 장아 방어형으로 표시하는 것이고, 소문자 e, i, m은 각각 공격방향의 욕구 고집형을 표시하는 것임

5.7 기타

1. Trail Making Test(TMT)

저자	• R.M. Reitan(1979)
목적	• 일반적인 뇌 기능을 측정하기 위해 사용함
대상	• 아동용 : 9~14세 아동 • 성인용 : 15세 이상 성인

2. Symbol Digit Modalities Test(SDMT)

저자	• Aaron Smith
목적	• 기질적 뇌손상을 가진 아동과 성인을 판별해 내기 위한 검사
대상	• 아동 : 8～17세까지 • 성인 : 18～78세까지
내용	• 임상에서 널리 사용되는 검사 • 운동, 시각, 학습, 기타 다른 뇌기능 장애를 판별함 • 쓰거나 말할 수 있기 때문에 운동장애나 언어장애를 가진 경우 모두 사용 가능

3. Draw A Man

저자 및 개정	• Good Enough, Harris • 1924년 개발, 1963년 개정
목적	• 정신적 능력의 성숙도를 측정함
대상	• 만 3～13세 이상
내용	• 비지시적인 투사법(projective technique)을 통해 사람을 그리게 함 • 도구 없이 간편하게 사용할 수 있음 • 지능지수가 비교적 높게 나왔을 때 사용함
신뢰도	• 0.8～0.9

4. Draw-a-Person : A Quantitative Scoring System

저자	• Jack A Naglieri(1998)
목적	• 정신적 능력(mental ability)의 효율성 측정 및 객관적 측정을 위해 사용됨
대상	• 3～17세
내용	• 아동에게 사람(남, 여 그리고 여러 사람)을 그리게 함

5. The Rivermead Behavioral Memory Test(RBMT)

저자	• Wilson B, Cockbum J, Baddeley A(1991) • Cockburn J, Simth D(1989)
분류	• 노인들을 위한 기억 검사 　– Wilson B, Ivani-Chalian R, Aldrich F • 아동을 위한 기억 검사
목적	• 뇌 손상자나 노인성 질환자를 위한 일상생활의 기억력 손상을 탐색함 • 치료적 효과를 측정하는 도구
내용	• 학습 효과를 배제하기 위해 4개의 평형검사(parallel test)로 구성됨

6. 기타

Mini-mental state exam	• 평가 내용 : attention, executive functioning, mental status, memory, orientation
Rey complex figure test	• 평가 내용 : executive functioning, memory
CPT(cognitive performance test)	• 평가 내용 : 알츠하이머 환자의 기능적 레벨을 평가함
Bay area functional performance evaluation	• 평가 내용 : attention, executive functioning
Cognitive asssessment of Minnesota	• 평가 내용 : attention, executive functioning, memory, orientation
Cognitive behavior rating scale	• 평가 내용 : executive functioning, mental status, memory
Dementia rating scale	• 평가 내용 : attention, memory
Doors and people test	• 평가 내용 : memory
Neurobehavioral Cognitive status examination	• 평가 내용 : attention, executive functioning, mental status, memory, orientation
Raven's progressive matrices	• 평가 내용 : executive functioning

Severe impairment battery	• 평가 내용 : attention, executive functioning, mental status, memory, orientation
Short category test	• 평가 내용 : executive functioning
Stroop color and word test	• 평가 내용 : attention
Symbol digit modalities test	• 평가 내용 : attention
Wisconsin card sorting test	• 평가 내용 : executive functioning

OCCUPATIONAL THERAPY

6

C·H·A·P·T·E·R

지각 · 지능 · 언어

2024 OCCUPATIONAL THERAPY

꼭! 알고 넘어가기!!

- MVPT의 측정 내용과 결과를 이해한다.
- 지각 검사도구의 종류와 평가 목적이 국가고시에 빈번히 출제되고 있다.

6.1 지각

1. MVPT-3

1) 개요

- 움직임(운동) 없이 개인의 시－지각(visual-perception) 능력을 평가함
- 기존의 MVPT와 비교
  - 비해 표준화자료의 범위가 넓어짐
  - 고난이도의 항목을 추가하여 성인 평가 시 타당도가 높아짐

2) 제한점

- MVPT-3는 작업치료사, 교사, 학교상담교사, 카운슬러, learning specialist 등이 사용하기 위한 것을 알려져 있으며 평가와 계획을 포함함
  - 이들은 전문가이며 특별한 교육을 받은 평가자여야 함

3) 대상자

- 약 4세～노년층

4) 평가 시간

- 약 20～30분
- 채점 시간은 10분 이내

5) 평가 방법

- 4～10세 아동 : 1～40번까지 실시함
- 11세 이상 : 14～65번 항목까지 실시함
- 정답을 말하거나 손가락으로 지적함

- 15초 안에 4개의 그림 중 맞는 것을 찾아내는 형식임
  - 어린 아동, 반항적, 부정적인 행동을 하는 대상자는 검사시간은 조금 늘려서 검사를 실시함

6) 평가 환경

- 평가 시 시각적, 청각적 방해가 없어야 함
- 대상자는 휴식을 취한 후 안정 상태에서 검사를 받아야 함
- 가급적 오전에 하는 것이 좋음
  - 평가 수행 시 집중을 위해
- 검사자는 평가 도중 대상자의 행동양식에 대해 관찰해야 함
- 과다행동, 주의산만, 자아감이 부족하다든지, 틀리는 것에 대한 두려움 등을 기록함
  - 관찰은 결과해석에 있어서 중요한 고려사항이 됨

7) 검사자의 역할

- 평가도중 대상자의 행동양식에 대해 관찰함
  - 과다행동, 주의산만, 자아감부족, 두려움 등
- 대상자가 "몰라요"라고 말하면 반응을 촉진함
  - 계속해서 반응을 거부할 경우 틀린 것으로 표시함
- 대상자가 점수 맞췄냐고 질문할 경우
  - 모호한 답변을 주어야 하며, 정답에 대해 언급하지 않음
- 기록용지의 답 부분
  - 대상자가 선택한 답을 알파벳으로 기록함

8) 평가 준비

(1) 지시
- 대상자를 편안하게 해주며, 간단명료한 말로 지시함
  - 질문을 하고 답을 받는 형식을 취함

(2) 검사자의 자세
- 검사자가 편안해야 대상자도 편안해 짐
- 검사과정에 대해 충분히 이해시킨 뒤 검사를 시작해야 함

(3) 대상자가 어린아이 일 경우
- 안정을 위해 부모가 도울 수 있음

(4) 부모가 필요할 경우
- 부모는 평가에 참여해서 같이 할 수 있지만, 지켜져야 할 주의사항이 있음
- 부모는 아이의 시야에서 벗어나 있어야 함
- 아이에게 이야기를 하거나 지도를 해서는 안 됨
- 평가를 하는 동안에 검사자와 대화를 할 수 없음

9) 평가 행동

- 대상자는 평가하는 동안에 대상자의 과잉행동, 산만함, 집중력 부족 또는 자신감 결여, 실패에 대한 두려움 등등의 행동을 관찰하고 기록지의 빈 공간에 기록해야 함

10) 연대기적 나이 결정하기(Determining Chronological Age)

- 평가 시작 항목을 판정하기 위해서 평가전에 먼저 수행해야 함
- 나이를 계산하기 위해 검사일과 대상자의 생년월일을 기록양식에 기입하고 뺄셈을 함
- 날짜가 15일을 초과했을 때에도 달을 올리지 않음

〈예 1〉

- 아래의 예에는 빌려오는 것이 필요하지 않음
- 대상자의 생활나이는 8세 7개월임
- 심지어 날짜가 15일을 초과했을지라도 달을 넘기지 못함

Date of Test	2003 year	11 month	22 day
Date or Birth	1995 year	4 month	3 day
Chronological Age	8 year	7 month	19 day*

* 날짜가 15일을 초과할지라도 반올림하지 않음

〈예 2〉

- 검사달이 출생 달보다 작기 때문에 빌려오는 것이 필요함
  - 출생날짜를 빼면 생활나이가 9세 6개월이란 데이터를 얻음

Date of Test	2002 2003 year	14 2 month	17 day
Date or Birth	1993 year	8 month	5 day
Chronological Age	9 year	6 month	12 day*

*날짜가 15일을 초과할지라도 반올림하지 말라

〈예 3〉

- 검사 달 검사일 모두 출생 달과 출생일보다 작음
- 30일 먼저 달에서 빌려오고 나면 4달로 줄어듦
- 12달을 해에서 빌려서 2002년으로 줄어듦
- 출생일을 빼면 생활나이가 10세 7개월이 됨

	year	month	day
Date of Test	2002 2003	16 4 5	45 15
Date or Birth	1992	9	24
Chronological Age	10	7	21*

*날짜가 15일을 초과할지라도 반올림하지 말라.

11) 항목 및 평가수행

(1) Visual discrimination(시각구별) : 우세한 그림과 다른 물체와의 구별 능력

① 평가내용

- 위치, 도형, 형태와 색, 문자 형태와 같은 것을 구별하는 능력

② 지시

- 맨 위에 그림을 가리키며 "이걸 보세요."
- 아래열의 그림을 가리키며 "자, 정확하게 같은걸 찾아보세요."

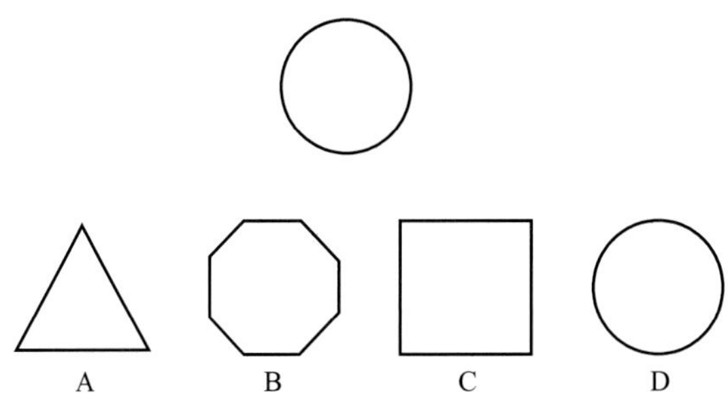

그림 6-1 시각구별

(2) Form constancy(형태 항상성) : 환경, 위치, 크기가 달라도 물체와 형태가 같은 것으로 인식하는 것

① 지시

- 맨 위 그림을 가리키며 "이걸 보세요."
- 아래 열 그림을 가리키며 "자 이것과 같은 것을 찾아보세요. 작거나 크거나 진하거나 돌아간 그림도 괜찮습니다."

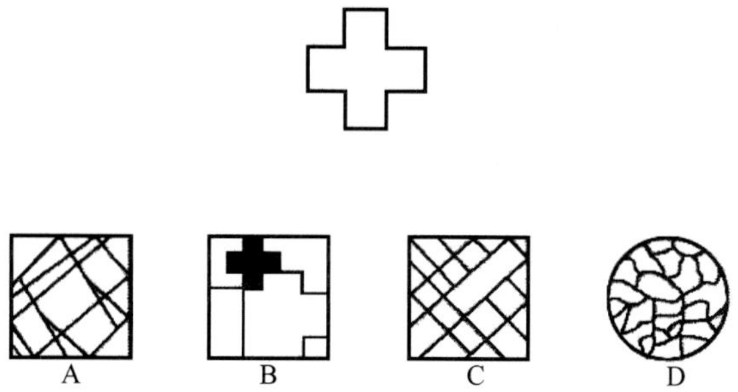

그림 6-2 형태 항상성

(3) Visual memory(시각 기억) 1, 2 : 아주 짧은 시간에 stimulus item을 본 후 그것을 인지하는 능력을 요구함

① 지시

- 첫 페이지의 "a"를 보여주고 "제가 도형 하나를 보여주면 다음 페이지에서 같은 것을 찾아보세요. 이것을 보세요."
- "a" 페이지를 5초간 보여준 후 "b"페이지를 보여주고 답을 기다림 "자, 찾아보세요."

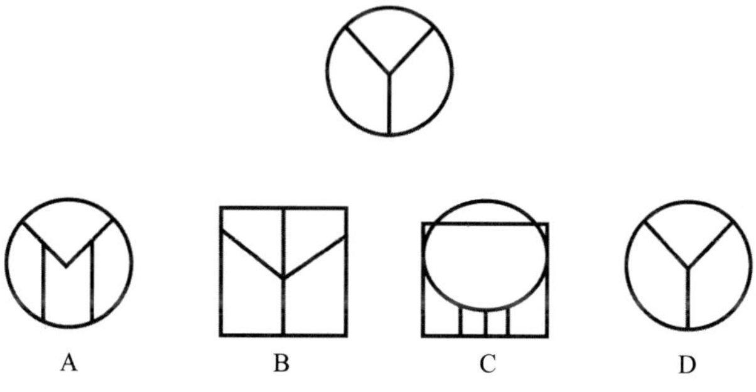

그림 6-3 시각 기억 1

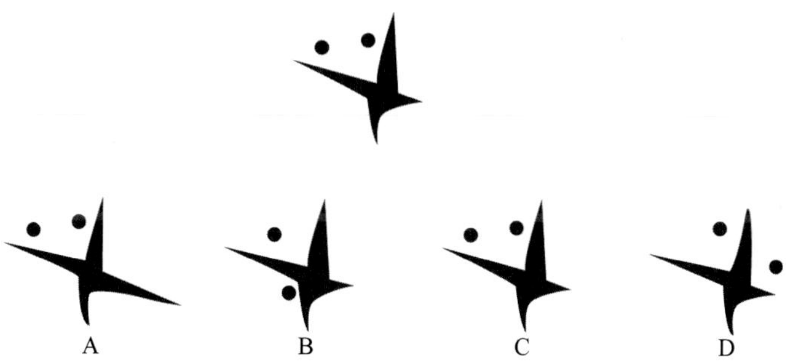

그림 6-4 시각 기억 2

(4) Visual closure(시각 폐쇄) 1, 2 : 주어진 작은 단편으로 전체적인 그림을 인식하는 시각 구별의 형태임

① 지시

- "저희가 그림을 그리다가 멈췄는데 움직이지 말고 선을 계속 그리면 어느 것이 위에 그림과 같을까요?"(맨 위 그림을 가리킴)

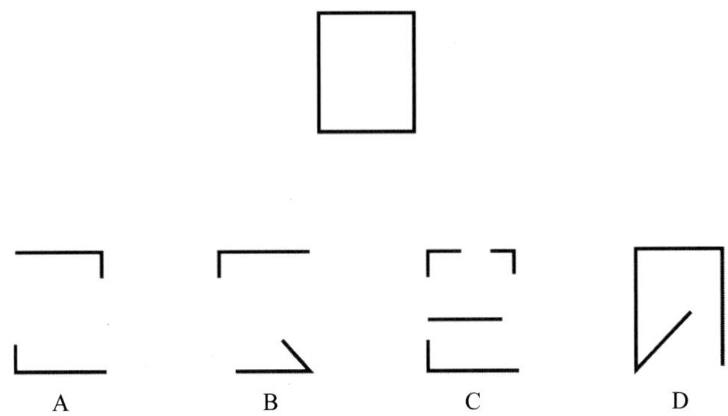

그림 6-5 시각 폐쇄 1

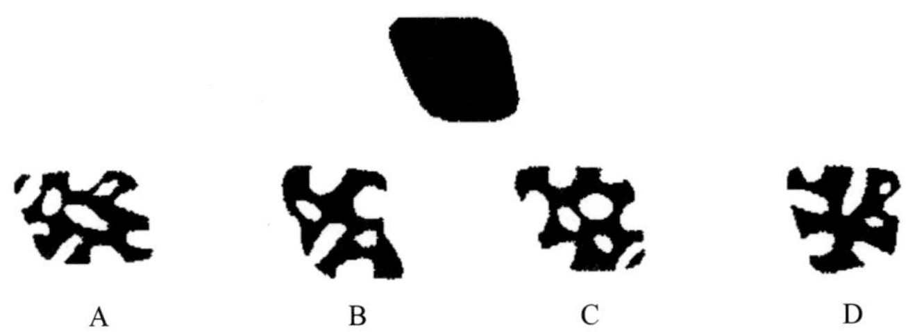

그림 6-6 시각 폐쇄 2

(5) Spatial orientation(공간방향) : 공간에서 자신의 몸이 어디에 있는지, 다른 물건과 자기 자신과의 다른 물건과의 위치를 아는 능력을 포함

- 공간관계수행은 사진, 그림, 패턴을 다른 다양한 방법으로 복잡하게 한 것을 인지함

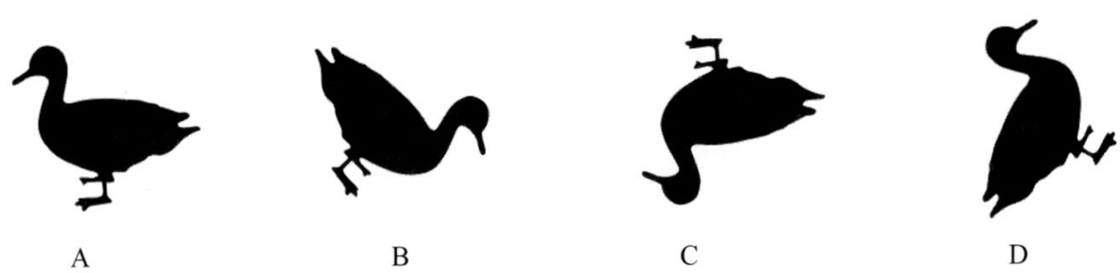

그림 6-7 공간방향

(6) Figure ground(전경배경) : back ground 또는 둘러싸인(surrounding) 물체로부터 포함된 것을 구별해내는 능력

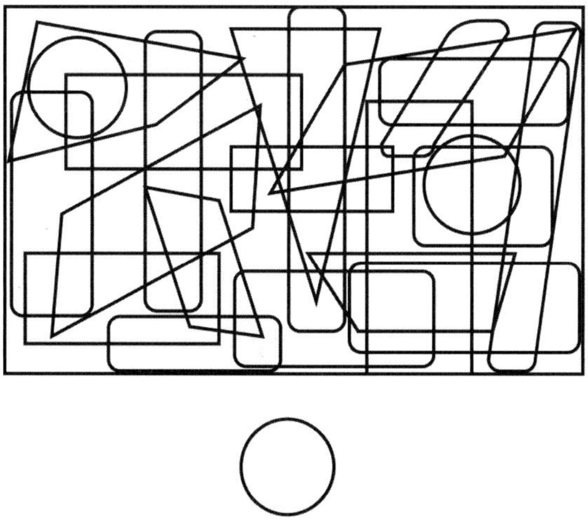

A B C D

그림 6-8 전경배경

2. MVPT-V

1) 목적

• 시지각, 시야에 문제가 있는 환자를 평가하여 교육시키고 재활시키기 위함

2) 대상자

• 뇌졸중, HVN(Hemi-Spatial Visual Neglect), visual agnosis 환자
• visual perception, visual field, spatial relation, visual analysis, visual attention의 문제를 지닌 환자

3) 개요

(1) Item 1~8(전정 배경)

• 연습문제에서 피검사가 맨 위 그림을 보도록 인식시킴
• 네 개의 그림 중 같은 그림을 찾도록 지시함
• 환자가 고른 답에 대해 '예 / 아니오'로 대답하고 틀린 경우 손으로 짚어 답을 알려줌

(2) Item 9~13(공간 관계)

• 맨 위의 그림과 같은 그림을 찾도록 지시함
 – 그림은 더 작거나 크거나 어둡거나 돌려서 있을 수 있음

(3) Item 14~21(시각 기억력)

• 두 페이지가 한 항목으로 구성되어 있고 한 페이지에서 제시된 그림을 보고 다음 페이지에서 같은 그림을 찾음
 – 5초 동안 제시된 그림을 보여준 후 페이지를 넘김

- 환자가 다시 보여 달라고 요구할 경우 허용해서는 안 됨

(4) Item 22～32(시각적 완성)

- 미완성의 그림 4개중에서 선을 연결시켰을 때 위에서 제시된 그림으로 완성될 수 있는 그림을 찾게 함

(5) Item 33～36(시각적 변별력)

- 4개의 그림 중 방향, 구성이 다르게 놓인 그림을 찾게 함

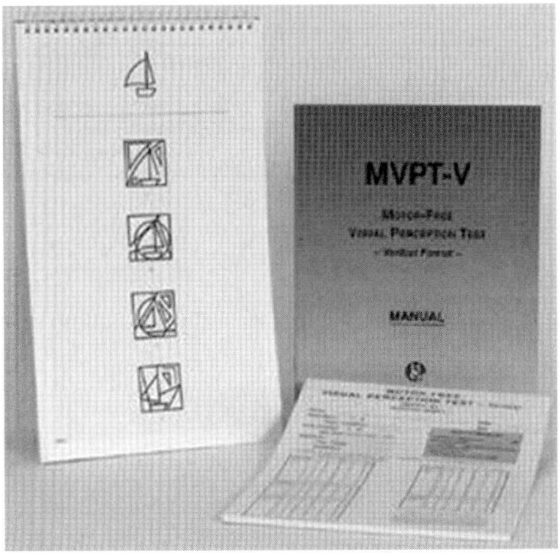

그림 6-9 MVPT

3. Marianne Frostig Developmental Test of Visual Perception

1) 저자

- Marianne Frostig(1966)

2) 목적

- 학습장애아동의 시지각 손상정도를 평가하는 것이 주목적
- 진단 및 판별용
- 치료방법 제시

3) 대상

- 지각손상 아동
- 학습장애 아동
- 신체적 장애를 가진 아동
- 3～9세

4) 내용 : 5개 영역으로 구성

- 눈 운동 협응(eye-motor coordination)

- 전경배경(figure ground)
- 형태 항상성(constancy of shape)
- 공간내 위치감각(position in space)
- 공간관계(spatial relationship)

5) 신뢰도

- 검사－재검사 신뢰도 : 0.98

4. Bender-Gestalt Visual Motor Integration

1) 저자

- Lautetta Bender
- 1938년, 1946년, 1963년, 1975년, 1991년 개편
  - 이론, 채점 방향, 검사 대상자의 변화

2) 목적

- 성숙과정 정도 판별
- 정신연령, 정신기능 수준 판별
- 학습장애, 학습준비 기술 판별
- 기질적인 기능장애(organic disorder) 판별
- 정서장애(emotional disorder) 판별
- 가성 정신지체(pseudo MR) 판별

3) 대상

- 연령 제한 없음

4) 내용

- 9장의 카드로 구성
- 무의식적인 면을 많이 노출시키기 위해 투사법을 사용함

5. Hooper Visual Organization Test(VOT)

1) 저자

- H. Elston Hooper

2) 목적

- 평가하기 어려운 환자의 신경학적 손상을 빠르게 알아내기 위해 사용함

3) 대상

- 아동, 청소년, 성인까지 폭넓게 사용 가능함

4) 내용

- 30개의 조각그림으로 구성
- 사과, 공과 같은 물체가 퍼즐처럼 여러 조각으로 종이 위에 흩어져 있음
- 클라이언트는 검사자에게 그 물체가 무엇인지 말함
- 'rousal, visual analysis & synthesis, concept formation'에 대한인지 평가
- 쪼개진 사물의 이름을 맞추고, 그림 조각 맞추기

6. Minesota Special Relations Test

1) 목적

- 모양과 크기를 인식하는 지각능력 평가

2) 대상

- 제한 없음
- 성인 및 고등학생을 위한 기준(norm)을 제시함

3) 내용

- 모양과 크기에 따라 정해진 위치에 블록들을 넣음

7. Toglia Category Assessment(TCA)

1) 저자

- Joan Toglia

2) 목적

- 분류와 변환적 개념틀(switch conceptual set)을 증명하기 위한 평가

3) 대상

- 18～86세의 뇌손상 환자
- 정신분열증(schizophrenia) 환자

4) 내용

- 크기 / 색 / 도구형태에 따라 분류
- 플라스틱 도구를 사용

8. 구성실행증(Consrtuctional apraxia) 평가

1) 그리기 평가

(1) Clock drawing

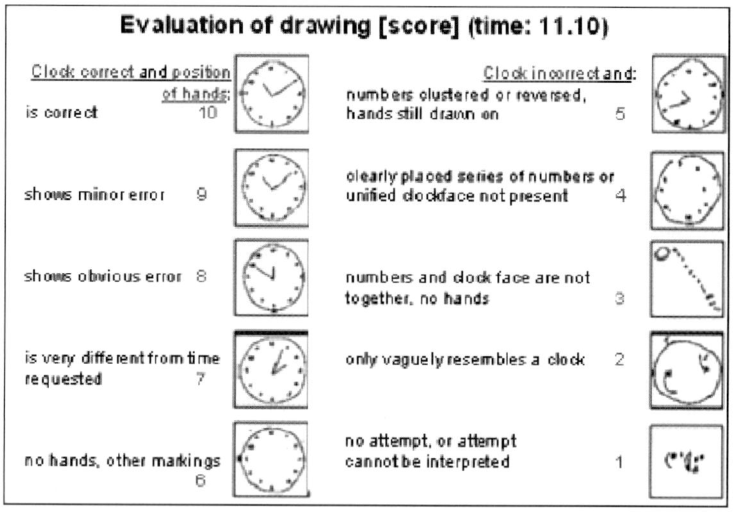

그림 6-10 Clock drawing

(2) Rey osterrieth complex figure

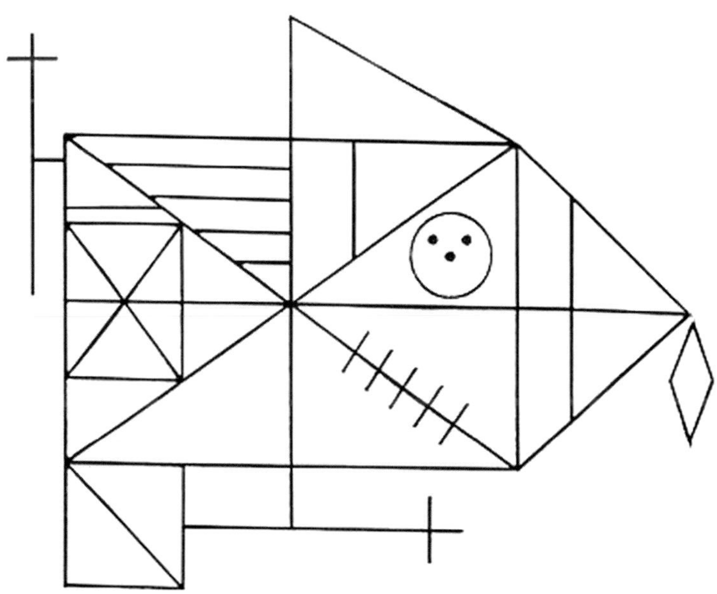

그림 6-11 Rey osterrieth complex figure

(3) Bender visual motor Gestali test

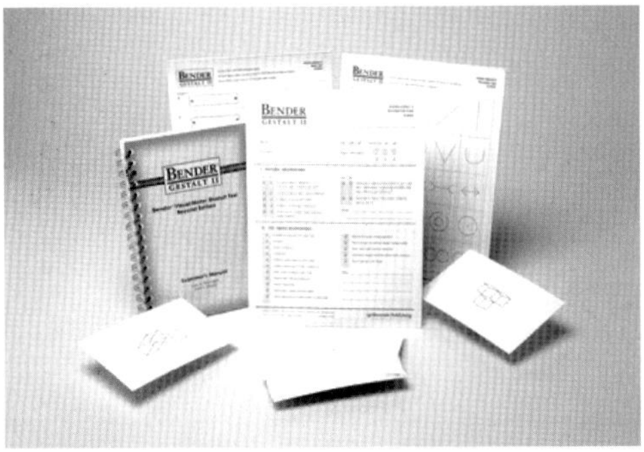

그림 6-12 Bender visual motor Gestali test1

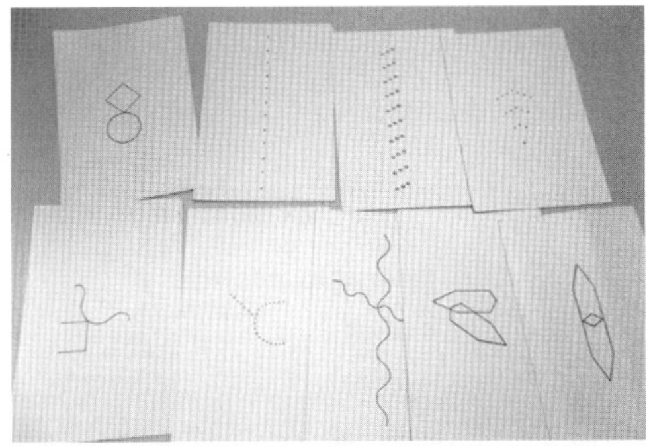

그림 6-13 Bender visual motor Gestali test2

(4) Visual motor integration

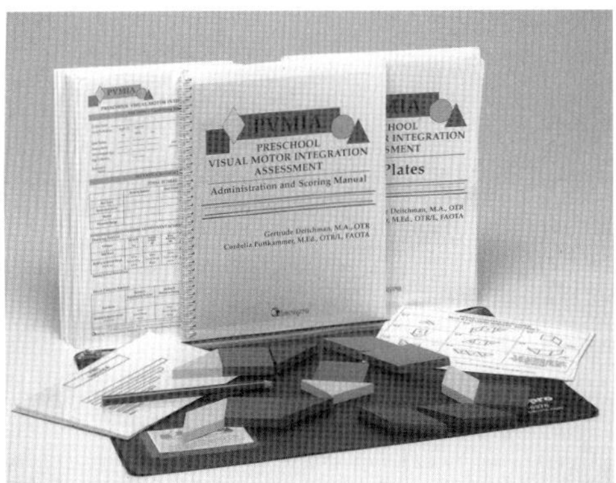

그림 6-14 Visual motor integration

2) 만들기(쌓기) 평가

(1) Parquetry blocks test

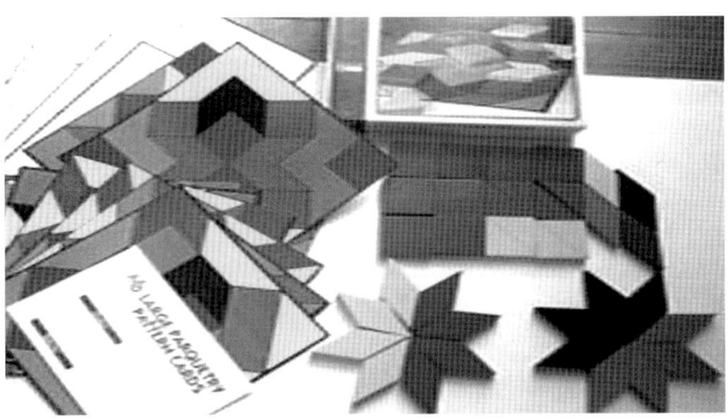

그림 6-15 Parquetry blocks test

(2) Tinker toy

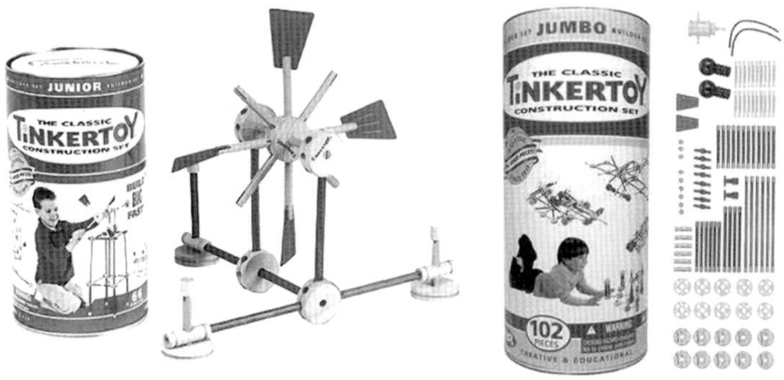

그림 6-16 Tinker toy

(3) Block design

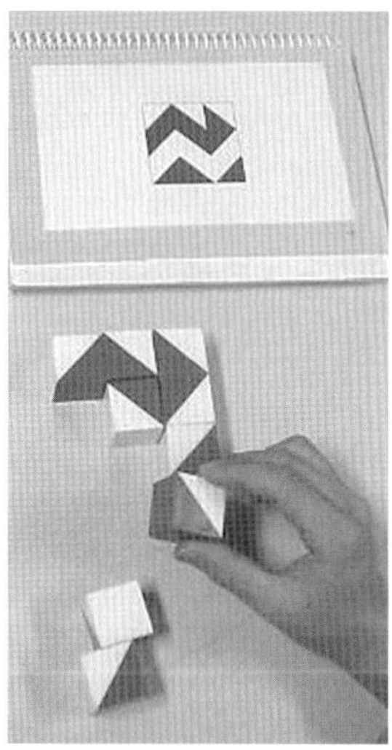

그림 6-17 Block design

(4) Object assembly

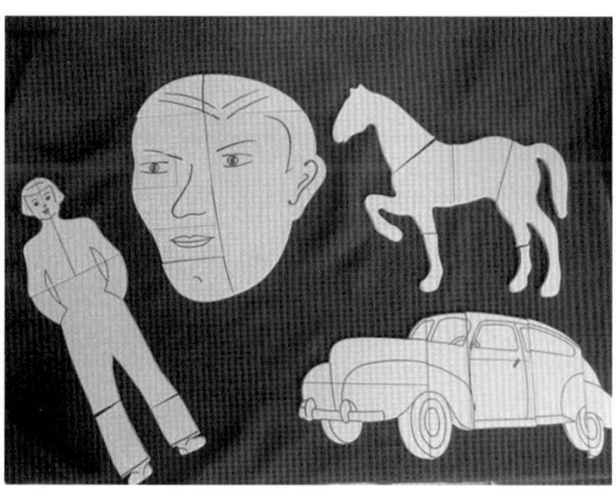

그림 6-18 Object assembly

(5) Stick construction

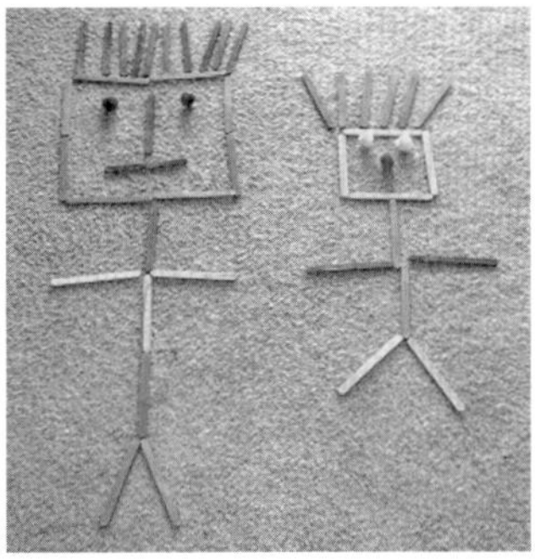

그림 6-19 Stick construction1

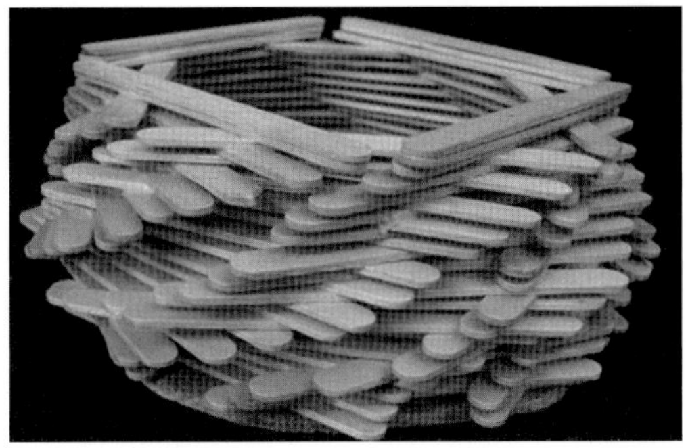

그림 6-20 Stick construction2

(6) Constructional praxis test

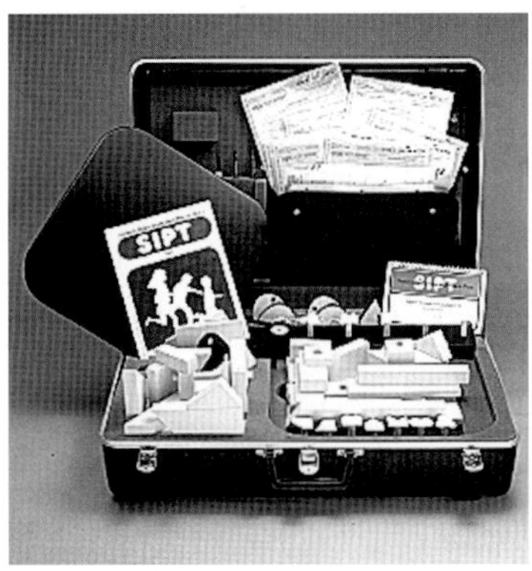

그림 6-21 Constructional praxis test

(7) 3 demensional block construction

9. 편측 무시(Unilateral neglect) 평가

1) Line bisection test

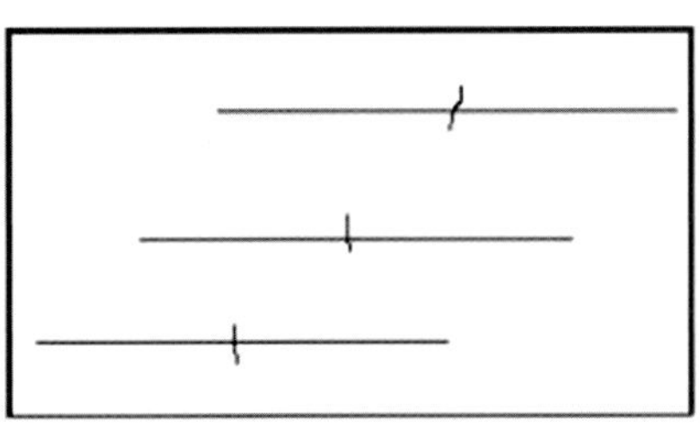

A. Normal line bisection

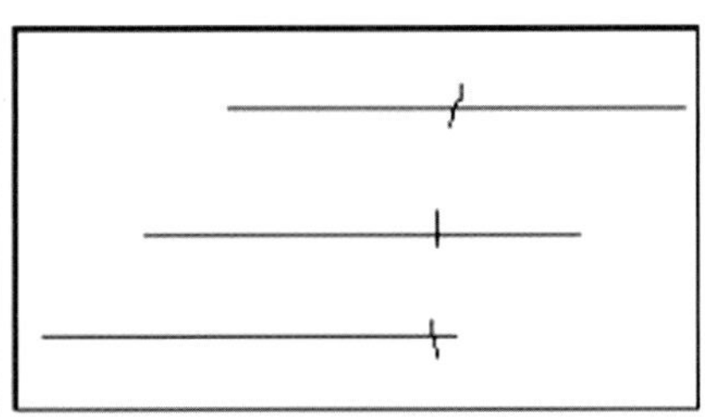

B. Highly impaired line bisection

그림 6-22 Line bisection test

2) Cancellation test

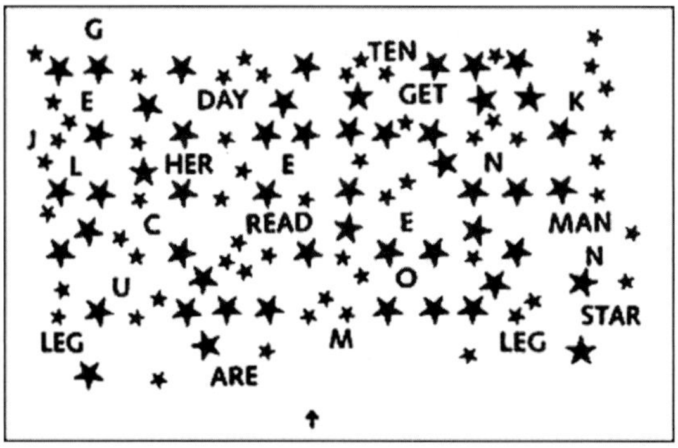

그림 6-23 Cancellation test

3) The bells test

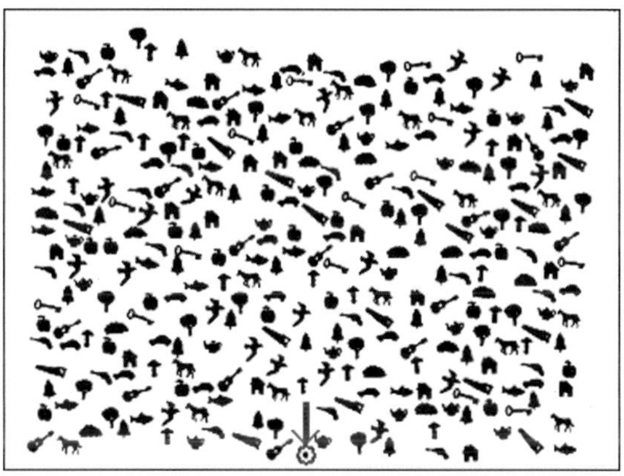

그림 6-24 The bells test

4) Behavioral inattention test

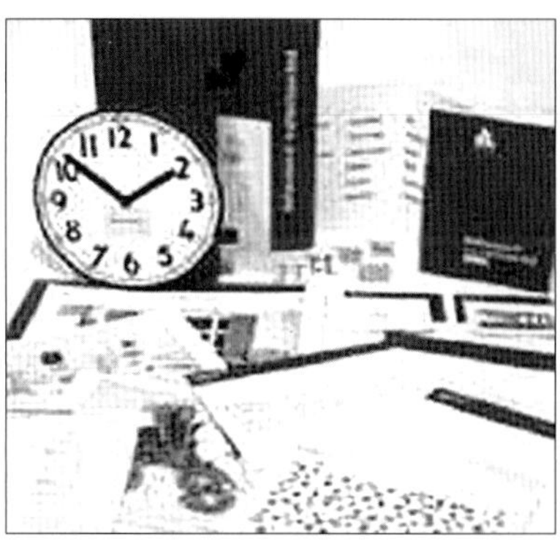

그림 6-25 Behavioral inattention test

5) Random chinese cancellation test

6) Unilateral inattention test

7) 기타

10. Developmental Test of Visual Perception-2(DTVP-2)

1) 개요

정의	• 시지각 및 시각-운동장애 수준을 파악하는 검사 • 시지각 기관 결함 가능성에 관한 증거를 제공하는 시지각 발달검사
대상	• 4~10세 유아
검사 시간	• 약 30~60분 정도 소요됨 • 검사자는 불필요한 지연을 피하기 위해 아동이 특정 문항에서 많은 시간을 보내지 않게 함 • 검사 전체를 빠르고 일관성 있게 진행하도록 피험자를 격려해야 함 • 일반적으로 DTVP-2는 한 번에 모든 검사를 마칠 수 있지만, 피험자에 따라서는 몇 번으로 나누어 실시할 수도 있음
활용	• 아동의 시지각 또는 시각-운동에 특별한 문제가 있는지 그리고 만약 문제가 있다면 어느 정도 있는지를 실제로 확인하고자 할 때 • 심각한 문제가 있을 수도 있는 아동을 찾아내어 타 전문기관에 의뢰하고자 할 때 • 시지각 중재 프로그램의 효과를 검증하고자 할 때 • 시지각과 관련된 연구에서 연구도구로 사용하고자 할 때
특징	• 비교적 간단한 절차를 통해 시각과 지각에 결함이 있는 아동을 선별함 • 시지각 및 시각-운동장애 수준을 파악함 • 시지각 결함 가능성의 증거를 제공함 • 관련 프로그램의 효과성을 입증함
검사자의 자격	• 심리검사에 대한 체계적인 훈련을 받아야 함
기본적인 검사 실시 절차	• 검사요강, 그림책, 반응기록용지, 채점기록지를 사용하여 검사를 실시함 • 검사 실시 연습은 적어도 3번 이상을 해야 함 • 검사는 항상 1 : 1 개별적으로 실시함 • 검사 환경은 산만함이 없고, 환기가 잘되며, 밝고, 조용하며, 비밀이 보장되는 편안한 곳이어야 함

기본적인 검사 실시 절차	• 검사의 목적을 달성하기 위해 아동이 검사에 즐겁게 임하도록 아동과 친밀감을 형성해야 함 • 아동의 피로 정도를 잘 살피고, 피로한 기색이 있거나 흥미가 없다는 기색이 보이면 검사를 중단함 • 피검자를 일관되게 칭찬하고 격려해야 함 – 검사규칙에서 벗어날 정도로 촉구하거나 다른 방법을 사용해서는 안 됨

문제 아동을 위한 검사	① 농아나 난청의 문제를 가지고 있는 아동에게 실시할 경우
	  • 수화나 제스처의 사용이 필요함
	  • 부가적인 예를 제시할 필요가 있음
	② 뇌성마비 같은 운동장애를 지닌 아동들에게 실시할 경우
	  • 검사자는 운동–통합 시지각 하위검사를 실시할 것인지에 대한 여부를 결정해야 함
	③ 과잉행동, 정서장애, 불안 아동들에게 실시할 경우
	  • 주의를 요구함
	  • 표준화 검사 실시 규칙을 반드시 따라야 함
	  • 채점기준을 바꾸어선 안 됨
	  • 아동에게 많은 격려를 해줄 수 있음
	  • 검사자는 지시사항을 반드시 지켜야 함
	  • 아동이 검사 수행에 필요한 것을 제외하고는 책상 위에 놓여 있는 자료나 필기도구들을 모두 치워야함
	  • 자주 휴식을 취할 수 있도록 해줌

Subtest 항목	① 눈–손 협응(Eye-Hand coordination : EH) ② 공간위치(Position in Space : PS) ③ 따라 그리기(Copying : CO) ④ 도형–배경(Figure-Ground : FG) ⑤ 공간관계(Spatial Relations : SR) ⑥ 시각폐쇄(Visual Closure : VC) ⑦ 시각운동 속도(Visual-Motor Speed : VMS) ⑧ 형태 항상성(Form Constancy : FC)

Composite Score	① GVP(General Visual Perseption, 전반적 시지각 발달)
	  • 하위(subtest) 8항목
	② MRP(Motor-Redused Visual Perception, 운동능력을 배제한 시지각 발달)
	  • 공간 위치, 도형–배경, 시각폐쇄, 형태항상성

Composite Score	③ VMI(Visual-Motor Integration, 시각-운동통합) • 눈-손 협응, 따라 그리기, 공간관계, 시각운동 속도
검사 실시 규칙	① 시작규칙 • 아동의 연령과 관계없이 모든 하위검사에서 문항 1번부터 시작함 ② 중지규칙 • 하위검사 1과 하위검사 7의 경우 문항 1에서 출발하여 검사의 마지막 문항까지 중단 조건없이 끝까지 실시함 • 하위검사 2, 4, 6, 8 : 연속된 5개의 문항 중 3개가 오답일 경우 세 번째 오답반응을 한 문항에서 검사를 중단함 • 하위검사 3, 5 : 연속 3문항에서 0점을 받으면 검사를 중단함

2) 하위검사(subtest)

Subtest 1. 눈-손 협응 (Eye-Hand coordination)	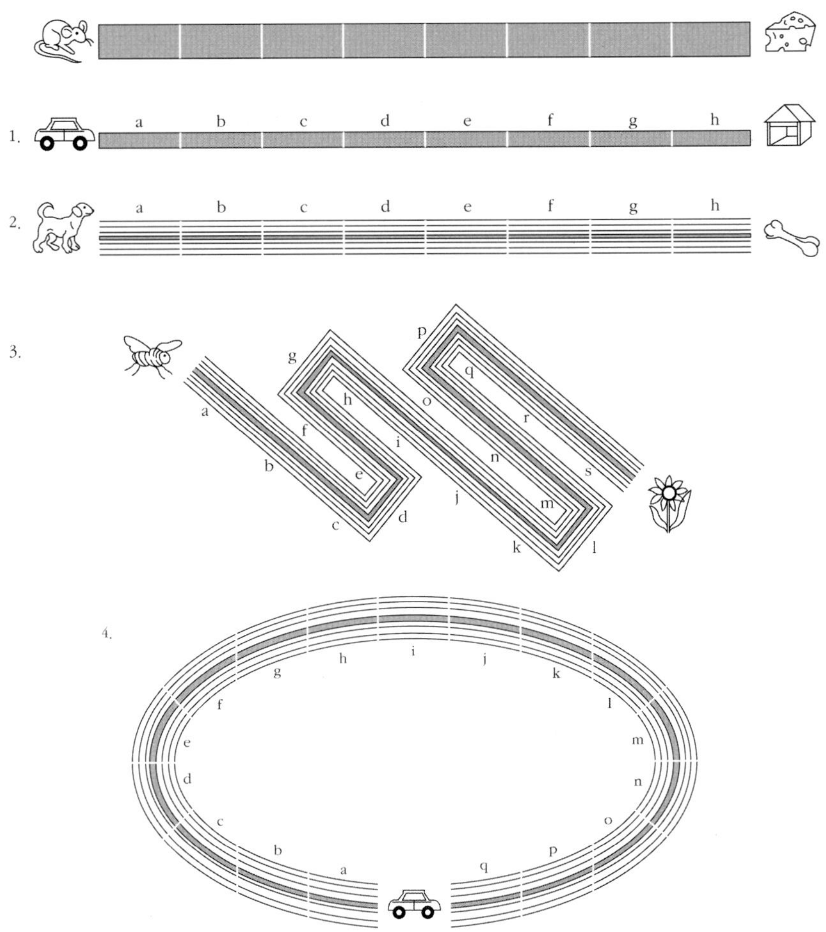

Subtest 1. 눈-손 협응 (Eye-Hand coordination)	① 시각적 경계에 따라 정확한 직선 또는 곡선을 그릴 수 있는 능력을 측정함 ② 모두 4개의 문항으로 구성되어 있으며 문항에 따라 채점 규칙이 다름 • 1문항 : 모두 8개 구간으로 이루어져 있으며 각 구간별로 아동의 반응 결과에 따라 1점 또는 0점을 줌 ③ 아동이 8개 구간에서 받은 점수를 합산하여 1번 문항의 원점수로 채점함 ④ 문항 1의 총점의 범위 : 최하 0점~최고 8점 • 1점 : 아동이 그은 선이 경계선 밖을 벗어나지 않은 경우 • 0점 : 아동이 그은 선이 경계를 벗어날 경우 또는 어떤 부분에서든지 아동이 연필을 들어 올렸을 경우 – 선이 연속되지 않았을 경우, 선이 중간에 끊어진 경우 ⑤ 2, 3, 4 문항 : 2문항은 8개 구간, 3문항은 19개 구간, 그리고 4문항은 17개 구간으로 이루어짐 ⑥ 각 구간별로 아동의 반응 결과에 따라 0~4점까지 주어짐 ⑦ 각 문항별 원 점수는 아동이 받은 구간별 점수를 합산하여 얻음 ⑧ 문항별 원 점수 범위 : 2문항의 경우 0~32점, 3문항은 0~76점, 4문항은 0~68점 • 4점 : 아동이 그은 선이 중앙의 회색 통로 안에 있는 경우 • 3점 : 아동이 그은 선이 중앙의 회색선을 벗어나 중앙선의 왼쪽 또는 오른쪽의 첫 번째 인접된 통로에 있을 경우 • 2점 : 아동이 그은 선이 중앙의 회색선을 벗어나 중앙선의 왼쪽 또는 오른쪽의 두 번째 인접된 통로에 있을 경우 • 1점 : 아동이 그은 선이 중앙의 회색선을 벗어나 중앙선의 왼쪽 또는 오른쪽의 세 번째 인접된 통로에 있을 경우 • 0점 : 아동이 그은 산이 모든 통로를 벗어나 빈 공간에 있을 경우, 아동이 검사지에서 연필을 떼어 선의 연결이 끊어진 경우
Subtest 2. 공간내 위치 (Position in Space)	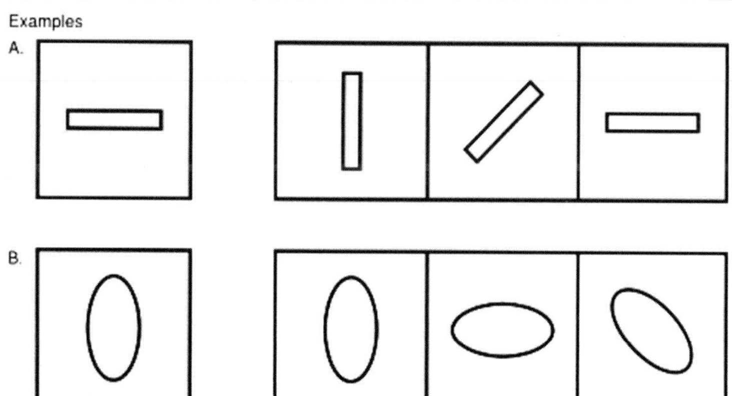

Subtest 2. 공간내 위치 (Position in Space)	① 공통 기능에 따라 두 그림이 일치할 수 있는지의 능력을 측정함 ② 모두 27개 문항으로 이루어져 있음 ③ 각 문항에서 아동의 반응경과에 따라 1점 또는 0점을 줌 • 1점 : 피검자인 아동이 정답에 해당하는 반응을 정확하게 지적한 경우 • 0점 : 피검자인 아동이 정답외의 반응을 지적하거나 아예 지적하지 못한 경우
Subtest 3. 보고그리기 (Copying)	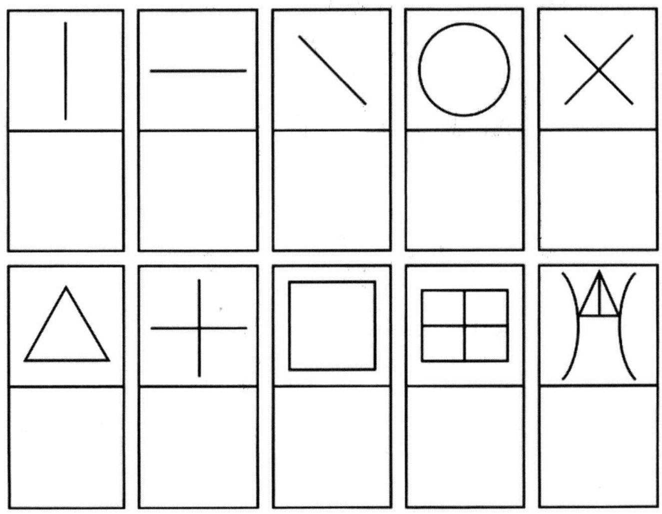 ① 디자인의 기능을 인식하고 모델을 그릴 수 있는 능력을 측정함 ② 이 검사는 모두 20개 문항으로 이루어져 있으며 아동의 반응 결과에 따라 각 문항에 대해 0, 1 또는 2점을 줌 • 0점 : 형태가 없을 경우 • 1점 : 형태는 있지만, 그림의 형태가 질이 낮은 경우 • 2점 : 그림을 똑같거나 그 이상으로 잘 그린 경우 ③ 다음 경우가 검사하는 동안 나타날 시 1점 이상 주면 안됨 • 선 추가 – 합리적인 그림을 그리기 위한 경우가 해당됨 • Overstrikes – 여러 번 선을 그리거나 서투른 선으로 그린 경우가 해당됨 • 상자의 경계를 벗어남

Subtest 4. 전경배경 (Figure-Ground)	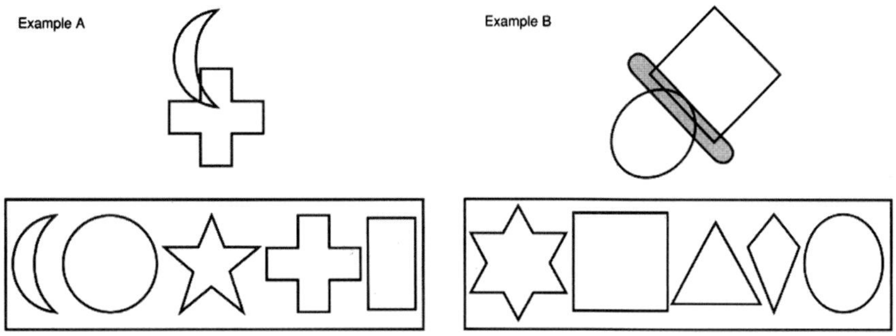 ① 혼란스럽고 복잡한 배경에 숨겨져 있는 경우에도 지정된 그림을 볼 수 있는 능력을 측정함 ② 총 20개의 문항으로 구성됨 ③ 점수는 1점 또는 0점으로 표시함 • 1점 : 제시된 모든 모양을 찾고, 다른 어떤 모양도 가르키지 않은 경우 • 0점 : 제시된 모양을 일부 지적하고, 다른 모양을 지적한 경우
Subtest 5. 공간간계 (Spatial Relations)	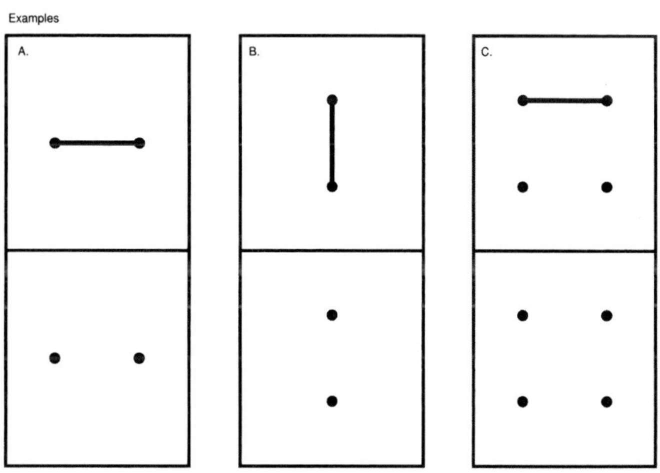 ① 시각적으로 표시 패턴을 재현하는 점을 연결 할 수 있는 능력을 측정함 ② 총 13개의 문항으로 구성됨 ③ 점수는 1점 또는 0점으로 표시함 • 1점 : 점에 연필 마크가 있고, 자극에 맞는 점을 연결한 경우 • 0점 : 무작위로 그리거나 모든 점을 연결한 경우 ④ 점수는 점의 수를 계산함

Subtest 6. 시각폐쇄 (Visual Closure)	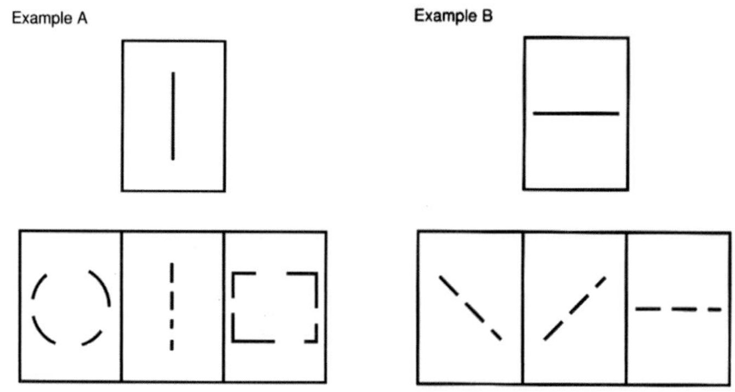 ① 불완전하게 그려져 있을 때 주어진 그림을 인식 할 수 있는 능력을 측정함 ② 총 22개의 문항으로 구성됨 ③ 점수는 1점 또는 0점으로 표시함 • 1점 : 정확한 모양을 지적한 경우 • 0점 : 다른 모양을 지적한 경우
Subtest 7. 시-운동 속도 (Visual-Motor Speed)	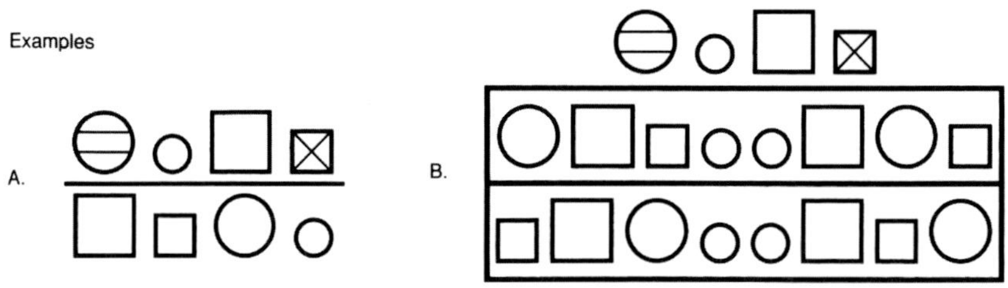 ① 특정 디자인에 특정한 표시를 할 수 있는지 속도를 측정함 ② 총 3개의 문항으로 구성 ③ 점수는 1점 또는 0점으로 표시함 • 1점 : 정확하게 표시한 경우 • 0점 : 표시가 모양의 경계선을 벗어난 경우 ④ 부정확한 표시에 대한 감점은 없음
Subtest 8. 형태항상성 (Form Constancy)	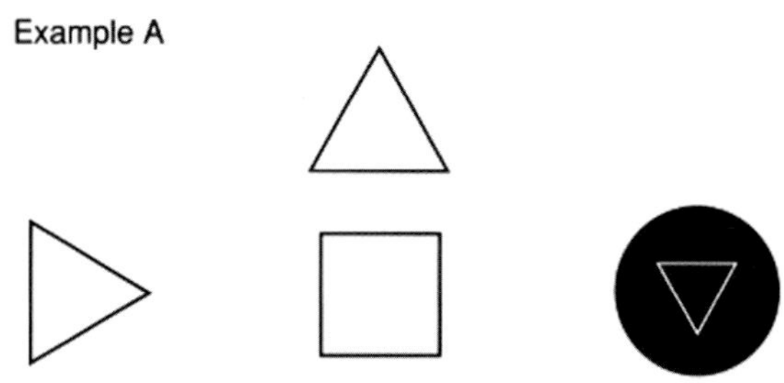

Subtest 8. 형태항상성 (Form Constancy)	① 하나 이상의 구별할 수 있는 기능(즉, 크기, 위치, 또는 그림자)에 따라 달라지는 두 그림과 일치하는 것을 찾는 능력을 측정함 ② 총 22개의 문항으로 구성 ③ 점수는 1점 또는 0점으로 표시함 • 1점 : 각 항목에 정확한 답을 했을 경우 • 0점 : 표시가 모양의 경계선은 벗어난 경우 ④ 1점을 주는 경우, 정확히 양식에서 제공하는 답변과 일치해야 함

3) 결과

결과해석	• 검사 당시 아동이나 평가자의 집중이 방해되었거나, 소음정도, 방의 기온, 부주의, 낮은 에너지 레벨, 태도, 동기 등에 의해 영향을 미칠 수 있음 • 검사 내용과 시간이 지남에 따른 안정성, 여러 상황 등이 검사 결과에 영향을 줄 수 있음 – 검사자는 이러한 요소들을 검사 분석에 고려해야 함 • VMI가 MRP보다 낮은 경우 그것이 꼭 시지각에 문제가 있음을 의미하지는 않음 – 아동의 시지각에 문제가 있기보다 운동시스템에 문제가 있을 수도 있다는 것임 • 시지각 장애를 진단하기 전 검사자가 알고 있어야 할 사항 – 아이가 집과 학교에서 시각과 시각–운동 작업수행을 얼마나 잘하는지 알고 있어야 함 – 정확한 진단을 위해 많은 정보가 필요하다는 것을 의미함 • 검사 결과는 진단이 아닌 단지 관찰일 뿐이며 검사 점수는 임상적 판단을 보조함

11. 기타

TVMS	• 2~13세 눈손(eye-hand)협응력 평가
TVPS	• 4~12세 아동의 시지각 장단점을 분별
Visual Form discrimination	• 4가지 보기 중 그림을 고르기는 평가
VOSP (visual object and space perception)	• 사물지각과 공간지각 평가 : 9가지 테스트로 구성됨
Test of visual perception skill	• discrimination, memory, spatial relationship, form constancy 등을 평가함

기타	① Judgement of line orientation ② Picture completion ③ Raven's progression matrices ④ Embedded figure test ⑤ Visual figure ground ⑥ Minnesota paper form board ⑦ Corsi block test

OCCUPATIONAL THERAPY

7

C·H·A·P·T·E·R

아동발달 평가

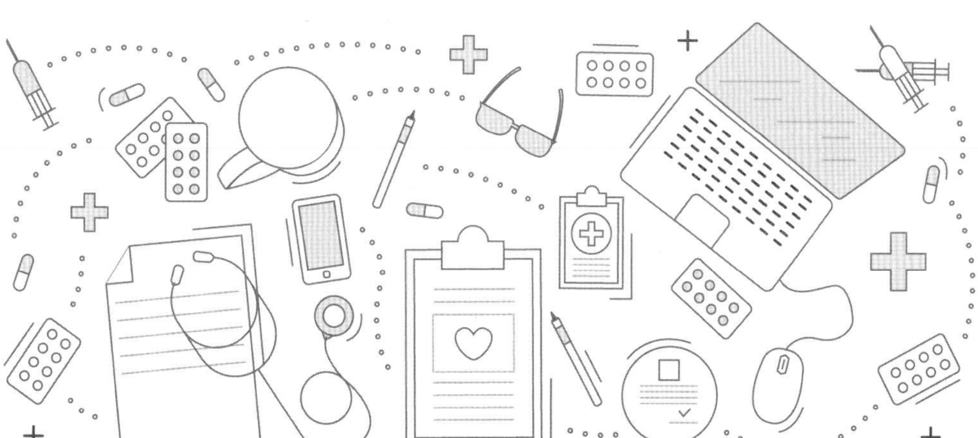

2024 OCCUPATIONAL THERAPY

꼭! 알고 넘어가기!!

- DDST의 사용목적을 이해한다.
- DDST의 사용방법과 결과해석이 국가고시에 종종 출제되고 있다.
- 발달 평가 도구들의 목적과 내용들이 종종 국가고시에 출제되고 있다.

7.1 Denver Developmental Screening Test Ⅱ(DDSTⅡ)

1. 개요

구분	내용
저자	• William Frankenberg, Joseph Dodds, Alma Fandal(1990)
출판	• Denver Developmental Screening Test(DDST) : 오리지널 버전 • 아동의 잠재적 발달 문제를 판별하기 위해 1967년 처음으로 출판됨
목적	• 발달장애가 의심되는 아동을 조기 판별(screen)하기 위해 • 진단평가 도구가 아님
대상	• 신생아~6세까지의 아동
내용	• 'DenverⅡ'는 125개의 항목으로 구성됨
4개 영역	① 개인－사회(Personal-Social) : 사람들과 사이좋게 지내며 개인의 필요를 관리함 ② 소 운동－적응력(Fine Motor-Adaptive) : 눈－손 협동(eye-hand coordination), 작은 물체 조작, 문제해결 ③ 언어(Language) : 듣기, 이해하기, 언어사용 ④ 대 운동(Gross Motor) : 앉기, 걷기, 뛰기, 전체 큰 근육의 움직임
신뢰도	① 검사－재검사 신뢰도 : 0.95 ② 검사자간 신뢰도 : 0.95

2. 평가 준비

구분	내용
재료	• 빨간 털실, 건포도, 딸랑이, 정입방형 컬러 나무적목, 작고 투명한 5/8인치 열린 유리병, 작은 공, 테니스 공, 빨간 펜, 작은 플라스틱 인형과 젖병, 손잡이가 있는 플라스틱 컵, 백지
준비 사항	• 평가자, 보호자 그리고 아동을 위한 테이블과 충분한 의자와 대운동(gross motor) 항목을 실행하기 위한 적당한 공간 • 어린 아기를 평가하기 위해 테이블 위에 눕힐 수 있는 담요 또는 쿠션 • 신중한 감독 • 평가도구를 입으로 가져오기, 도구에 의한 눈의 상해 등과 같은 문제를 예방하기 위해
평가지	① 4개 영역이 각각 배열됨 • Personal-Social • Fine Motor-Adaptive • Language • Gross Motor ② 연령 척도 • 출생에서부터 6세까지의 개월과 연도를 계산함 • 평가지 위와 아래를 가로질러 선을 그림
평가를 위한 지시 (directions for administration)	① 웃거나, 말하거나, 손을 흔들어 아이가 웃을 수 있도록 유도하라. 아이는 만지지 마시오. ② 아동은 몇 초간 손을 응시해야 한다. ③ 부모는 양치질 지도를 하거나 치약을 짜는 것을 도와줘도 된다. ④ 아이가 신발 끈을 매거나 등에 있는 버튼/지퍼를 잠글 필요는 없다. ⑤ 아이 얼굴의 8″ 앞에서 털실을 한 쪽에서 다른 쪽으로 원을 그리며 천천히 움직여라. ⑥ 손가락 끝 등을 접촉 했을 때 딸랑이(rattle)를 잡으면 합격이다. ⑦ 아이가 털실이 떨어진 곳을 보려고 시도 하면 합격이다. 털실은 시야로부터 빨리 사라져야 하며, 평가자의 팔은 움직임이 없어야 한다. ⑧ 아이는 적목을 신체, 입, 탁자의 도움 없이 손에서 손으로 옮기면 합격이다. ⑨ 아이가 엄지와 손가락의 특정 부분으로 건포도를 집으면 합격이다. ⑩ 선은 평가자의 선으로부터 30도(또는 그 이하)에서 다양할 수 있다. ⑪ 주먹을 쥐고 엄지가 위를 향하도록 하며 엄지만을 흔드시오. • 아이가 엄지 외의 다른 손가락을 움직이지 않고 따라 한다면 합격이다.

평가를 위한 지시 (directions for administration)	⑫ 원이 닫혀 있으면 합격이다. • 원을 계속적으로 둥근 모양으로 그리면 실패이다. ⑬ 어느 것이 더 긴가?(크다고 말하지 마시오) • 종이를 거꾸로 뒤집어서 반복하라(3번 중에 3번, 6번 중에 5번을 맞추면 합격이다). ⑭ 어떤 선이라도 중점에 가깝게 교차하면 합격이다. ⑮ 먼저 아이가 따라 그리도록 해라. 실패한다면 시범을 보여주시오. 12, 14, 15 항목을 제시 할 때 모양의 이름을 말하지 마시오. 12, 14 항목은 시범을 보이지 마시오. ⑯ 점수를 줄 때 각각의 쌍(2개의 팔, 2개의 다리)은 한 부분으로 계산한다. ⑰ 컵 안에 한 개의 블록을 넣고 아동의 귀 근처에서 부드럽게 흔드시오. 이때 아동의 시야 밖에서 흔들어야 한다. 다른 쪽 귀에도 반복하시오. ⑱ 그림을 지적하고 아이에게 이름을 말하도록 하시오(오직 소리만을 낸다면 점수는 주지 않음). 정확하게 4개 이상의 그림을 말하지 못할 경우 아이가 그림을 손으로 지적하도록 하시오. ⑲ 인형을 사용하여 아이에게 말하시오. • "나에게 코(눈, 귀, 입, 손, 발, 배, 머리카락)를 보여줘." • 8개중에 6개를 보여준다면 합격이다. ⑳ 그림을 사용하여 아이에게 질문하라. • "날 수 있는(야옹하는, 이야기하는, 짖는, 두그닥 두그닥 뛰는) 것은 무엇이지?" • 5개 중 2개, 5개 중 4개를 말하면 합격이다. ㉑ 아이에게 질문하라. • "추울 때 어떻게 하지? 피곤할 때는…? 배고플 때는…?" • 3개 중 2개, 3개 중 3개를 말하면 합격이다. ㉒ 아이에게 질문하라. • "컵으로 무엇을 하지? 의자로…? 펜으로…?" • 동사가 대답에 들어있어야 한다. ㉓ 아이가 종이 위에 블록을 정확히 놓고, 종이 위에 얼마나 많은 블록이 있는지 말한다면 합격이다(1개, 5개). ㉔ 아이에게 말하라. • "블록을 책상 위에(책상 아래에, 내 앞에, 내 뒤에) 놓아라." • 4개 중 4개를 할 수 있으면 합격이다. (손으로 지적하거나 머리와 눈으로 아이를 도와주지 마시오)

<table>
<tr><td>평가를 위한 지시
(directions for administration)</td><td>㉕ 아이에게 질문하라.
• "공이 무엇이니? 호수는…? 책상은…? 집은…? 바나나는…? 커튼은…? 울타리는…? 천장은…?"
– 용도, 모양, 무엇으로 만들어 졌는지(바나나는 과일이다 : 단지 노란색은 안 됨)
– 일반적 분류에 대한 정의를 내리면 합격이다.
• 8개 중에 5개, 8개 중에 7개를 수행하면 합격이다.
㉖ 아이에게 질문하라.
• "말은 크고 쥐는 ( )? 불은 뜨겁고 얼음은 ( )?
• 낮에는 태양이 빛나고 ( )는 달이 빛나죠?"
• 3개 중에 2개를 말하면 합격이다.
㉗ 아이는 벽이나, 난간을 사용하고 사람을 이용하지 않는다. 기기는 허락되지 않는다.
㉘ 아이는 공을 평가자의 팔이 닿는 범위 내와 어깨 위 3피트내로 던져야한다.
㉙ 아이는 평가지 너비(8 1/2인치)의 종이를 제자리 멀리 뛰기로 넘어야 한다.
㉚ 발뒤꿈치와 엄지발가락 사이를 1인치 이내로 유지하며 앞으로 걸어 갈 것을 요구한다. 평가자는 시범을 보여줄 수 있다. 아이는 연속적으로 4발자국을 걸어야 한다.
㉛ 2세 내의 아동 중 1/2은 잘 순응하려 하지 않는다.</td></tr>
</table>

3. 나이선(Age line) 결정

<table>
<tr><td>개요</td><td>• 아동의 이름, 생년월일, 그리고 평가날짜와 같은 일반적 정보를 가장 먼저 평가 용지에 기록함
• 아동의 나이는 평가 날짜에서 태어난 날짜를 뺌으로 구함</td></tr>
<tr><td>조산
(adjusting for prematurity)</td><td>• 아동의 산출된 나이에서 조산된 만큼의 나이를 뺌
예 산출된 나이가 2개월 19일이지만 6주 조산일 경우
→ 1개월 14일을 뺌 : 이 아이의 나이는 1개월 5일이 됨
– 수정된 연령을 이용해서 선을 그음
• 아동의 나이가 2세 이상일 경우
– 조산에 대한 연령은 수정하지 않음</td></tr>
</table>

4. 평가의 수행

<table>
<tr><td>개요</td><td colspan="2">• Denver Ⅱ는 신생아~6세 아동을 반복적으로 스크린하기 위해 사용됨
• 모든 항목은 표준화된 실행과정에 따라 평가되어야함</td></tr>
<tr><td>라뽀형성
(building rapport)</td><td colspan="2">• 평가자와 아동 그리고 보호자 사이의 신뢰관계가 필수적임
• 보호자와 아동이 편안하게 평가를 받을 수 있도록 노력해야함
• 이상적인 평가 자세
– 아동이 테이블 앞의 의자에 앉아서 편안하게 팔을 테이블 위에 올려놓은 상태</td></tr>
<tr><td>소개</td><td colspan="2">• 평가자는 보호자에게 '아동이 언제 태어났는지(또는 조산인지)'에 대해 질문해야 함
• 평가자는 아동의 연령을 계산 후 계산이 정확한지 확인해야 함
• Denver Ⅱ가 아동의 현재 발달상태를 결정하는 도구이며, 결코 IQ 검사가 아님을 알려주어야 함
• 아동이 모든 항목을 통과할 필요가 없음을 알려주어야 함</td></tr>
<tr><td rowspan="2">평가의 순서</td><td colspan="2">• 평가는 융통성있게 진행됨
– 아동의 반응에 따라 항목순서가 조정될 수 있음
• 평가항목은 관찰된 모든 행동을 기초로 점수를 줄 수 있음</td></tr>
<tr><td>일반적
평가 순서</td><td>① 일반적으로, 먼저 활동성이 적은 항목부터 시행함
• 'fine motor-adaptive' 항목 → gross motor 항목
② 아동이 쉽게 수행할 수 있는 항목을 먼저 시행함
③ 블록과 같은 평가 재료를 사용하는 항목은 시간을 절약하기 위해 연속적으로 시행할 수 있음
④ 주의산만을 피하기 위해 사용될 재료들만 테이블위에 배치하도록 함
⑤ 영아를 위해 시행되는 모든 항목은 영아가 누운 상태에서 평가받는 것이 바람직함
⑥ 아동의 연령과 관계없이 각각의 평가는 아동의 연령 선 왼쪽으로 완전히 떨어진 항목부터 시작해 오른쪽으로 진행함</td></tr>
<tr><td>평가 항목의 수
(number of items to given)</td><td colspan="2">• 항목 수는 평가받는 아동의 능력과 연령에 따라 다양하게 주어짐
– 아동의 발달적 위험인자가 있는지를 결정하기 위해 다음과 같이 시행함
• 각 영역에서 연령 선의 왼쪽으로 3개의 연속적 통과(P)가 나타날 때까지 시행함
– 아동의 능력을 결정하기 위해 시행함
– 각 영역에서 오른쪽으로 3개의 실패가 기록될 때까지 지속함
– 각 항목 수행을 위해 3번의 시도가 제공됨</td></tr>
</table>

점수 (item scoring)	P (pass)	• 아동이 성공적으로 그 항목을 수행하거나 보호자가 그 항목을 수행한다고 보고할 경우
	F (fail)	• 아동이 성공적으로 그 항목을 수행하지 못하거나 보호자가 그 항목을 수행하지 못한다고 보고할 경우
	N.O (no opportunity)	• 보호자로 인해 또는 다른 이유로 인해 아동이 그 항목을 수행할 기회를 가지지 못했을 경우 – 이 점수는 '보고(R)' 항목에서 사용됨
	R (refusal)	• 아동이 그 항목을 시도하려 하지 않음 – 거절은 아동에게 요구하기보다는 무엇을 해야 할지를 말해줌으로 최소화할 수 있음 – 보고 항목은 R(refusal)을 받을 수 없음
평가 해석	정상 (normal)	• 지연이 없고, 최대 1개의 주의
	의심 (suspect)	• 1개 이상의 지연과 2개 이상의 주의
	측정 불가 (untestable)	• 연령선의 왼쪽으로 완전히 떨어진 1개 항목 이상 또는 75~90% 영역의 연령 선에 교차된 1개 항목 이상에서 'refusal'을 획득했을 경우 – 1~2주 후에 다시 평가함

2) 평가 수행(administration)

(1) PERSONAL · SOCIAL

Regard Face	• 아이를 안거나 눕히고 아이의 얼굴에 당신의 얼굴을 약 30cm 위에 위치시킨다. – Pass : 아이가 실제로 당신을 볼 경우 통과이다
Smile Responsively	• 아이를 눕히고 아이에게 웃으면서 말을 한다. 아이를 간지럽히거나 아이의 얼굴을 만지지 말아야 한다. – Pass : 아이가 미소로 반응할 경우에는 통과이다. – 이 항목의 목표는 신체 반응보다는 사회적 반응이다.
Smile Spontaneously(R)	• 평가동안 만짐 또는 소리 등 어떤 자극 없이도 당신(또는 부모)을 향해 웃는지 관찰한다. 만약 직접 보지 못했다면 누군가에 의해 자극 받기 전(누군가 웃거나, 말하거나, 만지기 전) 아이가 먼저 누군가를 향해 웃은 적이 있는지 부모에게 질문한다. – Pass : 평가동안 아이가 당신이나 부모를 향해 자발적으로 미소 짓는 경우, 또는 집에서 그렇게 했었다고 보고되는 경우 통과이다. 이 항목의 목표는 아이의 사회상호작용의 시작이다.

Regard Own Hand(R)	• 평가 동안 아이가 자신의 손을 힐끗 힐끗 보지 않고 최소 수초 간 응시하는지 주의깊게 관찰한다. 만약 당신이 보지 못했다면, 아이가 할 수 있는지 부모에게 질문한다. – Pass : 부모가 이것을 한다고 보고했거나, 평가동안 아이가 그렇게 하는 것을 당신이 볼 경우이다.
Work for Toy	• 탁자 위에 아이가 가지고 놀 수 있을 만큼 약간 떨어진 위치에 장난감을 놓아둔다. – Pass : 아이가 장난감을 잡으려고 팔을 뻗거나(신전하며) 몸이 장난감을 향할 경우이며, 아이가 실제로 그 장난감을 잡을 필요는 없다.
Feed Self(R)	• 아이가 크래커, 쿠키, 또는 손으로 집어먹는 음식을 스스로 먹을 수 있는지 보호자에게 질문한다. – Pass : 아이가 이것을 한다고 부모가 보고할 경우 통과이다. • 아이에게 그런 음식을 제공되지 않았다면 "기회 없음"을 기록한다.
Play pat-a-cake(R)	• 아동의 팔이나 손을 만지지 않은 상태에서 손으로 하는 게임을 보여주고, 같이 하도록 요구한다. 만약 아동이 하지 않으면 부모에게 그것을 하게 하도록 요구한다. 그럼에도 하지 않을 경우 집에서 그런 놀이를 하는지 질문한다. – Pass : 손뼉을 치거나 부모가 아동이 수행한다고 보고 할 경우 통과이다. 기타 다른 박수치기 게임을 하면 통과이다. – 평가의 목적은 다른 사람과의 상호작용이다.
Indicate Wants(R)	• 평가 동안 아이가 원하는 것을 평가자(또는 부모가) 알도록 행동하는지 주의깊게 본다. 아동에게 질문을 해서는 안 된다. 만약 이것이 보이지 않는다면 아이가 자신이 원하는 것을 어떻게 다른 사람이 알리는지 부모에게 질문한다. – Pass : 만약 당신이 특정 요구에 대한 의사소통을 우는 행동을 제외한 다른 방식으로 한다면 통과이다. 아이가 한다고 부모가 보고한다면 통과이다. – Pass의 예 : 손가락으로 지시하기, 다가가서 소리치기, 안아달라고 두 팔 올리기, 잡기, 단어로 말하기
Wave Bye-Bye(R)	• 만약 가능하다면 부모와 아이가 떠날 때 평가하는 것이 가장 바람직하다. 평가자가 방에서 나갈 때도 좋다. 아이를 향해 "안녕(bye-bye)"이라고 말한다. 만지지 마라. 부모로 하여금 손으로 만지거나 팔을 들도록 허용하면 안 된다. 반응이 없다면 부모에게 질문을 한다. – Pass : 손을 들어서 반응하거나, 손을 흔들거나, 손가락을 흔들거나, 또는 부모가 보고하였을 경우 통과이다.
Pay Ball With Examiner	• 아이를 향해 공을 굴린다. 그리고 아이가 그것을 다시 굴리도록 유도한다. 또는 반대로 'toss'하도록 한다. 평가자는 그 공을 다시 굴린다. 3~4번 정도 반복할 수 있다. – Pass : 아이가 목적을 가지고 평가자에게 굴리거나, 'toss'하면 통과(평가자에게 공을 들어서 가지고 오면 통과가 아님)이다.

Imitate(Household) Activities(R)	• 아이가 먼지 털기, 닦기, 쓸기, 진공청소기로 청소하기, 전화기 들고 말하기와 같은 집안 관련 일을 모방하는지 부모에게 질문한다. – Pass : 만약 아이가 성인 가사활동의 어떤 타입이라도 흉내를 낸다고 보고하면 통과이다.
Drink From cup(R)	• 보통의 컵을 집을 수 있는지, 도움 없이 그것을 마실 수 있는지를 질문한다. 액체를 반 이하로 흘리면서 도움 없이 잡고 마실 수 있는지 부모에게 질문한다. 컵이나 유리잔에 뚜껑이나 관이 있는 경우는 해당되지 않는다. – Pass : 아이가 그것을 한다고 부모가 보고한다면 통과이다.
Help in House(R)	• 좋아하는 장난감 치우기, 쓰레기 버리기, 부모 요구에 물건 가져오기 등의 단순한 일들을 도울 수 있는지 부모에게 질문한다. – Pass : 아이가 실제로 돕는다면 통과(단지 흉내 내는 것은 아님)이다. – 이 평가의 목적은 아이가 이해하고 그 요구를 수행할 수 있는지를 결정하기 위한 것이다.
Use Spoon / Fork(R)	• 먹기 위해 스푼, 포크를 사용하는지 부모에게 질문한다. 사용한다면 “얼마나 많이 흘리나요?”라고 질문한다. – Pass : 아이가 스푼 / 포크 사용하고, 대부분의 음식을 입으로 가져가고, 흘림이 없으면 통과이다. – 평가목적은 아이가 스스로 먹을 수 있는지를 보기위한 평가이다.
Remove Garment(R)	• ‘아이들이 자신의 옷을 무엇이든지 벗을 수 있는지’ 그렇다면 어떤 종류의 옷을 벗을 수 있는지 부모에게 질문한다. 약간의 노력이 필요한 신발과 재킷, 바지, 티셔츠를 벗는다면 통과이다. – Pass : 쉽게 벗을 수 있는 모자, 양말, 기저귀, 슬리퍼, 신발은 통과가 아니다. 아이들이 스스로를 관리하는데 노력을 통해 목적 있는 의복 벗기를 할 수 있는지 관찰한다.
Feed Doll	• 아이 앞에 놓인 테이블 위에 인형과 장난감 우유병을 놓는다. 아이에게 “우유를 먹여보세요.” 또는 아이에게 “우유병을 주세요.”라고 아이에게 말한다. – Pass : 아이가 인형의 입에 우유병을 놓거나 정확하게 놓으려고 시도한다면 통과이다. 아이가 모유 수유를 흉내 내는 것은 통과가 아니며, 평가자는 아동이 우유병을 사용하도록 유도 한다.
Put on Clothing(R)	• 아이가 자신의 옷 중 어떤 것이라도 입을 수 있다면, 어떤 종류의 옷인지를 질문한다. – Pass : 아이가 속옷, 양말, 신발, 재킷 등과 같은 옷을 입을 수 있다면 통과이다. 신발 끈을 매거나 올바르게 신으려고 노력하지 않아도 된다(오른쪽과 왼쪽을 바꿔 신어도 무방함). 모자의 경우 아무렇게나 쓰는 것은 통과가 아니다.

Brush Teeth with Help(R)	• 아이가 약간의 도움으로 이를 닦을 수 있는지를 부모에게 질문한다. 만약에 그렇다고 보고하면 이를 어떻게 닦는지 부모에게 질문한다. – Pass : 양치질 시 칫솔을 쥐고 이를 가로질러 양치질하는 모습을 보인다고 보고할 경우는 통과이다. 칫솔의 방향에 있어 부모에게 약간 도움을 받을 수 있지만, 아이는 대부분의 칫솔질을 수행해야 한다. 부모는 감독을 하거나 칫솔 위에 치약을 짜줄 수 있다. 아이의 이 닦기를 부모가 허락하지 않았다면, 점수는 "기회 없음(No Opportunity)"이 된다.
Wash and Dry Hands(R)	• 아이들의 손이 미치지 않는 수도꼭지 틀기는 제외하며, 도움 없이 자신의 손을 씻고 말릴 수 있는지 부모에게 질문한다. – Pass : 아이가 비누를 사용하고, 씻어내며, 잘 말린다고 부모가 보고하면 통과이다.
Name friend	• 아이에게 친구나 놀이친구의 이름을 물어 본다(아이와 함께 살지 않는 친구). – Pass : 아이가 한 명 이상의 친구 이름을 말하면 통과이다. 아이와 함께 살고 있지 않는 사촌이나 형제자매의 이름을 말해도 통과이다. 애완동물이나 상상의 친구 이름은 통과가 아니다.
Put-on T-shirt(R)	• 아이가 도움 없이 티셔츠나 풀오버 타입의 옷(머리로부터 입는 스웨터)을 입을 수 있는지 부모에게 질문한다. – Pass : 아이가 머리부터 셔츠를 넣을 수 있고 소매 안으로 팔을 넣을 수 있다면 통과이다. 셔츠를 거꾸로 입거나 뒤집어서(안이 밖으로 나옴) 입을 수 있다.
Dress No Help(R)	• 아이가 도움 없이 옷을 입을 수 있는지 부모에게 질문한다. – Pass : 아이가 도움 없이 완벽하고 정확하게 옷을 입을 수 있다면 통과이다. 아이는 반드시 자신의 옷을(평상복) 선택할 수 있어야 하며, 구두끈 매기, 옷 뒤 단추, 지퍼 등의 잠그기에 있어 도움을 받을 수 있다. 옷 입기 통과는 옷이나 셔츠를 아무 도움 없이 수행하는 것이다.
Play board / Card game(R)	• 만약 아이가 "Candy Land" 또는 "Old Maid"와 같은 단순 보드게임(또는 카드게임)을 할 수 있는지 부모에게 질문한다. 아이가 실제로 게임을 할 수 있고, 이해하고 있다는 것을 확인해야 한다. – Pass : 부모는 아이가 보드나 카드게임을 다른 사람과 앉아서 차례를 기다리며, 이해하고 수행할 수 있다면 통과이다.
Brush Teeth, No Help(R)	• 아이는 도움 없이(또는 특정 시기에 약간의 감독 하에) 이를 닦을 수 있는지 부모에게 질문한다. 칫솔 위에 치약 바르기도 할 수 있어야 하며, 모든 치아의 뒤쪽과 앞쪽으로 잇몸 선을 따라가며 닦을 수 있어야 한다. – Pass : 아이가 도움 없이 이를 닦으면 'Pass'이다. 또는 특정 시기에 약간의 감독이 있을 수 있다(아이가 치아를 적절히 깨끗하게 닦는 것을 확인하기 위해 부모가 약간의 충고를 할 수 있음). 도움 없이 이를 닦았다면, '도움으로 이 닦기'항목 또한 통과이다.

Prepare Cereal(R)	• 아이가 도움 없이 그릇에 시리얼을 준비할 수 있는지 부모에게 질문한다(아이가 가져오기 쉬운 곳에 위치한 시리얼). 내용은 '그릇, 스푼, 시리얼, 우유 준비하기'와 '많이 흘리지 않으며 시리얼과 우유를 그릇에 담는 것'을 포함한다. 만약 부모가 우유 또는 용기가 너무 커서 아이가 할 수 없었다라고 보고하면 거의 빈 상태의 용기(또는 작은 유리잔이나 작은 그릇)를 이용하면 아동이 할 수 있겠는지 질문한다. – Pass : 만약 아이가 그것을 할 수 있다고 부모가 보고한다면 통과이다. 어떤 종류의 그릇이던지 상관없이 우유를 부을 수 있다면 통과이다.

(2) FINE MOTOR-ADAPTIVE

Follow to Midline	• 아이를 등으로 눕히고 빨간 털실을 아이의 얼굴 위에서 위치시키도록 한다. 아이가 초점을 맞출 수 있는 거리(약 20cm 정도)에 아이의 주의를 끌 수 있도록 털실을 흔들어 준다. 아이의 측면 한 쪽으로부터 반대쪽으로 아치(arch)를 그리며 천천히 털실을 움직인다. 세 네 번 움직임을 반복한다. 털실의 움직임은 아이의 주의를 끌기 위해 잠시 멈춰질 수 있다. 그리고 다시 지속한다. – Pass : 만약 아이의 눈 또는 머리가 호(arch)의 가운데까지 따라간다면 통과이다. 눈(또는 눈과 머리)이 따라가면 통과이다.
Follow Past Midline	• 중심선까지 따라가는지를 평가과정 동안에 볼 수 있음 – Pass : 만약 아이의 눈 또는 머리와 눈으로 털실을 따라 중간지점을 지나 따라가면 통과이다.
Grasp Rattle	• 아이가 등을 대고 누워있거나, 부모가 앉고 있을 때 딸랑이 손잡이로 아이의 손끝이나 손등을 건드린다. – Pass : 만약 아이가 몇 초 동안 딸랑이를 잡고 있다면 통과이다.
Hands Together	• 아이는 평가하는 동안 등으로 눕는다(부모의 팔 안에 요람처럼 안기는 것은 안됨). 손이 신체중심에 모아져서 가슴이나 입으로 가져가는지를 주목해야 한다. – Pass : 만약 아이가 손을 모아서 가져가는 것을 본다면 통과이다.
Follow 180 Degrees	• Pass : 아이가 신체의 한쪽에서 다른 한쪽으로 완전히 아치(arch)를 그리며 머리와 눈이 실을 따라갈 경우 통과이다.
Regard Raisin	• 아이는 탁자 앞의 부모 무릎 위에 앉으며, 아이의 정면에는 건포도가 놓인다. 건포도는 확연한 명도대비를 이루는 표면위에 놓여야 한다(예를 들면 흰 종이와 같은 면). 아이의 집중과 주의를 끌기 위해 건포도를 손으로 가리키거나 터치할 수 있다. O자 모양의 시리얼로 건포도를 대신할 수 있다. – Pass : 아이가 확실히 건포도를 보면 통과이다.

Reaches	• 아이를 부모 무릎 위에 앉히고 아이의 팔을 탁자 위에 수평으로 위치시킨다. 그리고 딸랑이나 빨간 실은 손이 닿기 쉬운 거리에 놓고 그것을 잡도록 유도한다. – Pass : 아이가 탁자 위의 물건을 손을 뻗어 잡거나, 물건을 향해 아이의 손이나 팔의 움직임이 나타나는 것을 본다면 통과이다.
Look for Yarn	• 아이를 부모 무릎 위에 앉히고, 붉은 실을 높이 들어서 아이의 관심을 집중시킨다. 아이가 실을 응시하고 있을 때 그것을 떨어뜨린다(시야 밖으로 떨어뜨림). 실을 놓을 때를 제외하고는 당신의 손과 팔을 움직이지 마세요. 아이의 반응이 불확실할 경우 반복한다. – Pass : 실을 떨어뜨렸을 때 아이가 분명히 그것을 보거나 바닥을 향한다면 통과이다.
Rake Raisin	• 아이를 부모의 무릎 위에 앉히고 팔을 탁자 위에 수평이 되게 한다. 손은 탁자위에 놓고, 쉽게 손을 뻗어 잡을 수 있도록 아이의 앞 정면에 건포도를 떨어뜨린다. 필요할 경우 아이의 주의를 끌기 위해 건포도를 지적하거나 터치할 수 있다. O자 모양의 시리얼이 건포도를 대신할 수 있다. – Pass : 아이가 손 전체를 갈퀴모양으로 만들어 건포도를 집어 들면 통과이다.
Pass Cube	• 아이가 한 손에서 다른 손으로 블록을 옮기는지 주의 깊게 본다. 하나의 블록을 아이의 손에 준다. 그리고 같은 손에 두 번째 블록을 제공한다. 아이가 첫 번째 블록을 다른 손으로 옮기면서 두 번째 블록을 받을 수 있다. – Pass : 특정 신체, 입 또는 탁자의 사용 없이 아동이 한 손에서 다른 한 손으로 블록을 옮기는 것을 보인다면 통과이다.
Take 2 Cubes	• 아이 앞에 2개의 블록을 테이블 위에 놓는다. 그 블록을 집도록 유도한다. 평가자의 손으로 아이에게 건네 줄 수 없다. – Pass : 만약 아이가 2개의 블록을 취하면 통과이다. 동시에 두 손으로 하나씩 들어도 통과이다.
Thumb-Finger Grasp (평가과정은 'Rake Raisin'에 언급됨)	• Pass : 만약 아이가 건포도를 엄지의 특정 부위와 다른 손가락(또는 기타 손가락들)을 사용해 집어 올리면 통과이다. 'Thumb-Finger Grasp'이 통과이면 'Rake Raisin' 항목도 통과이다.
Bang 2 Cubes Held in Hands(R)	• 아이 손에 블록을 각각 하나씩 잡게 하고 같이 두드리도록 유도한다. 평가자는 자신의 손으로 블록들을 잡고 두드리는 시범을 보여주어 아동을 촉진한다. 부모에게 아이의 손이나 팔을 만지지 말도록 지시한다. 만약 아이가 수행하지 않는다면 부모에게 이와 같은 방식으로 기타 작은 물체를 두드리는지 질문한다. – Pass : 만약 아이가 양손에 블록을 하나씩 쥐고 두드리면 통과이다. 아이가 작은 물체를 잡고 두드린다고 보고하면 통과이다.

Put Block in Cup	• 아이의 앞에 있는 테이블 위에 3개의 블록과 컵을 놓는다. 아이가 컵 안에 블록을 넣을 수 있도록 시범을 보이거나 말로 유도한다. 이런 시범을 여러 번 반복할 수 있다. – Pass : 만약 아이가 최소 한 개 이상의 블록을 컵 안에 넣으면 통과이다.
Scribbles	• 아이 앞에 종이 한 장과 연필 한 자루를 테이블 위에 놓는다. 아이의 손에 연필을 쥐어주고 수행할 수 있도록 촉진할 수 있다. 그러나 어떻게 낙서를 하는지에 대한 방법을 보여주어서는 안 된다(아이가 눈과 입에 연필을 넣는 것을 예방하기 위해 주의 깊은 관찰이 필요함). – Pass : 만약 아이가 종이에 목적 있는 표시(mark)를 하면 통과이다. 우연히 연필로 마크하거나 점을 찍는 것은 실패(fail)이다.
Dump Raisin, demonstrated	• 병 밖으로 건포도를 어떻게 떨어뜨리는지 아동에게 2～3회 보여준다. 그리고 아이에게 그것을 밖으로 빼낼 것을 요구한다(꺼내라는 말을 사용하면 안 됨). – Pass : 만약 아이가 병 밖으로 건포도를 꺼내거나 병 입구 쪽으로 건포도를 가지고와서 떨어뜨리면 통과이다. 만약 아이가 손가락으로 건포도를 꺼낸다면 통과가 아니다.
Tower of Cubes –2, 4, 6, 8	• 아이를 충분한 높이의 테이블 앞에 앉히고, 손은 테이블 위에 잘 위치할 수 있도록 한다. 아이의 앞에 있는 테이블 위에 블록을 놓는다. 아이가 잘 할 수 있도록 시범을 보이거나 설명해준다. 아이에게 블록을 건네주는 도움은 줄 수 있다. 한 번에 한 개씩의 불럭을 제공한다. 세 번의 기회를 제공한다. – Pass : '2개의 탑 쌓기'는 하나의 블록에 다른 하나의 블록을 올려놓고 아이의 손을 뗐을 때 쓰러지지 않으면 통과이다. – Pass : '4, 6, 8개 탑 쌓기'는 3번시도 중에 가장 많이 쌓은 블록의 개수가 결과이다. '6, 8개 탑 쌓기'를 성공하면 더 낮은 항목들은 통과(6개 쌓기 통과하면 2, 4개는 당연 통과)이다.
Imitate Vertical Line	• 아이는 글씨를 쓸 수 있는 편안한 의자에 앉는다. 아이의 앞에 빈 종이와 연필을 위치시키고, 평가자가 그린 선을 그리라는 말한다. 어떻게 그리는지 시범을 보여준다. 아이 쪽을 향해 선을 그어준다. 아이의 손을 잡고 유도할 수 없다. 3번의 기회가 제공한다. – Pass : 아이가 한 선이나 그 이상을 종이 위에 적어도 2인치보다 길게 그린다. 그리고 그 선은 30° 범위 내에서 다양할 수 있다. 완벽한 직선을 그릴 필요는 없다.
Thumb Wiggle	• 주먹을 쥔 상태로 엄지손가락을 위쪽으로 세워(양쪽 또는 한 손을 사용해) 시범을 보인다. 엄지만을 흔든다. 같은 방식으로 아이에게 엄지를 흔들어 보라고 말한다. 엄지자세 만들기를 도와주지 마시오. 아이에게 "최고(thumbkin)"를 만들어 보라고 요구한다. – Pass : 만약 아이가 다른 손가락의 움직임 없이 양손의 엄지(또는 한 손의 엄지)를 움직인다면 통과이다.

Copy ○	• 아이에게 종이와 연필을 준다. 평가용지 뒤의 동그라미를 보여준다. 이름(동그라미)을 알려주거나 손가락 움직임으로 어떻게 그리는지 보여주지 마시오. 그림에 있는 것처럼 그리라고 말한다. 3번의 기회를 제공한다. – Pass : 대충 원을 형성하거나 닫혀져 있으면 통과이다. 빙글빙글 도는 원의 모양은 실패이다.
Draw person –3 part, 6 part	• 아이에게 연필과 백지를 준다. 평가자는 사람을 그리라고 말한다(소년, 소녀, 엄마, 아빠 등). 그림 점수를 주기 전 아이가 완전히 그리기를 끝냈는지 확인한다. – 3 part : 만약 아이가 몸의 3부분 또는 그 이상의 신체부위를 그렸다면 통과이다. 한 쌍은(귀, 눈, 팔, 손, 다리, 발) 한 부분으로 본다. 점수를 얻기 위해서는 양쪽 한 쌍이 다 그려져야 한다. 하지만 옆모습을 그릴 경우 한 쪽만 그려도 통과이다. 그렇지 않을 경우에는 양쪽을 다 그려야 통과이다. 일반적이지 않은 그림에 대해서는 따로 노트해둔다. 아이가 수용할 수 있는 수준으로 특정부분을 설명한다 해도 지나치지 말고 기록해 두어야 한다. – 6 part : 6 부분을 그렸거나 그 이상의 신체부위를 그렸다면 통과이다('6 part'를 통과했다면 '3 part'는 당연 통과).
Copy +	• 아이에게 연필과 백지를 준다. 테스트 형식의 뒤쪽에 있는 십자가를 보여준다. 이름(십자가)을 말하거나 손가락 또는 연필의 움직임으로 어떻게 그리는지 알려주지 않는다. 아이에게 "이 그림처럼 그려봐라."라고 지시한다. 3번의 기회를 준다. – Pass : 다소 적어도 중간점에 가깝게 교차된 2개의 라인이 그려지면 통과이다. 반드시 직선일 필요는 없으나 교차하는 라인은 반드시 2번 그어 그려야 통과이다.
Pick longer line	• 아이에게 수직으로 제공되었는지 확인하며, 평가용지 뒤쪽의 평행선을 아이에게 보여주고 질문한다. "어느 쪽 선이 더 길지?" 어느 쪽이 더 크냐고 묻지 마시오. 아이가 수직선을 지적하게 한 후 종이를 180도 돌리면서 다시 질문한다. 종이를 다시 돌리며 세 번 반복한다. 만약 아이가 세 번 모두 정확히 대답하지 못한다면 세 번 더 종이를 돌리면서 질문을 반복한다. – Pass : 3번 중 3번, 6번 중 5번 긴 선을 지적하면 통과이다.
Copy □	• 아이에게 빈 종이와 연필을 준다. 평가용지 뒤에 나와 있는 정사각형의 모양을 보여준다. 이름을 말하지 말고 연필이나 손가락으로 어떻게 그리는지 보여줌 없이 "그림에 있는 것처럼 그려봐"라고 지시한다. 3번의 기회가 주어진다. – Pass : 바른 선과 4개의 각이 그려지면 통과이다. 모퉁이는 선이 서로 교차되어 만들어 질 수 있다. 그러나 그 각은 비슷한 각도로 그려져야 한다(둥글게 되거나 뾰족해서는 안됨). 폭보다 길이가 2배 이상의 차이가 나면 안 된다. 'copy'가 통과이면 'copy demonstrated'는 당연 통과이다.

Copy □ Demonstrated	• 만약 아이가 그림의 사각형을 그릴 수 없다면 평가자는 아이에게 어떻게 그리는지 시범을 보여준다. 먼저 두 개의 수평선을 그리고 다음에는 반대쪽 두 선 그리기를 보여준다(연속적인 그리기 보다는 분리해서 그림). 세 번의 시범과 세 번의 기회가 주어질 수 있다. - Pass : Copy □와 같다.

(3) LANGUAGE

Respond to Bell	• 아이가 볼 수 없도록 종을 잡는다(측면에서 아이의 귀보다 조금 뒤에 위치함). 부드럽게 종을 흔든다. 만약 아이가 반응하지 않는다면 평가 후반부에 다시 한 번 시도한다. - Pass : 만약 아이가 어떤 방식으로든 반응을 보이면 통과이다. 눈을 움직이거나, 표정이 바뀌거나, 호흡의 속도가 변하거나, 활동 변화의 반응이 나타나면 통과이다.
Vocalizes(R)	• 평가 동안에 우는 소리가 아닌 다른 소리를 듣는다. 목으로 내는 소리 또는 짧은 모음 소리(uh, eh). 만약 아무것도 들리지 않는다면 부모에게 아이가 그런 소리를 내는지 질문한다. - Pass : 만약 아이가 그와 같은 소리를 내거나 부모가 할 수 있다고 보고하면 통과이다. 만약 다른 음성 평가 항목에서 확인될 경우에도 통과이다.
"Ooo" / "Aah"(R)	• 아이가 모음 소리를 내는지 듣는다. 이를테면, "Ooo" 또는 "ah"이다. 만약 이러한 소리가 들리지 않는다면 부모에게 아이가 이런 소리를 내는지 질문한다. - Pass : 만약 아이가 모음의 소리를 내거나 부모가 할 수 있다고 보고하면 통과이다.
Laughs(R)	• 아이가 크게 웃는지 들어본다. 만약 이것을 듣지 못한다면 부모에게 아이가 이 소리를 내는지 질문한다. - Pass : 만약 아이가 크게 웃거나 또는 부모가 할 수 있다고 보고하면 통과이다.
Squeals(R)	• 아이가 고음의 행복한 소리(감탄사)를 내는지 들어본다. 만약 이것을 듣지 못 한다면 부모에게 아이가 이 소리를 내는지 질문한다. - Pass : 만약 이 소리를 듣거나 부모가 할 수 있다고 보고하면 통과이다.
Turn to Rattling Sound	• 아이가 부모를 보고 있는 동안 평가자는 아이의 뒤에 선다. 아이는 부모 무릎에 앉거나 테이블위에 앉혀진다. 필요하다면 부모에게 아이의 시선을 끌기 위해 털실을 사용하라고 요구한다. 평가자는 컵 안에 블록 하나를 넣고 한 손으로는 컵을 잡고, 다른 한 손으로는 컵의 위쪽을 막는다. 컵에서 소리가 나지 않도록 조용히 들고, 아이가 보지 못하게 하며 아이의 귀 뒤 6～12인치(20～30cm) 거리로 컵을 가져간다. 컵을 부드럽게 흔든다. 다른 귀에도 반복한다. - Pass : 양쪽 소리를 향해 고개를 돌려 반응하면 통과이다.

Turn to Voice	• 아이가 부모를 마주보고 있는 동안(부모의 무릎이나 테이블 위에 앉혀짐 또는 부모의 팔에 안겨있음) 아이의 귀에서 6~12인치(20~30cm) 떨어진 거리까지 뒤쪽으로 접근한다. 평가자의 입과 아동 사이에 손을 위치시켜 평가자의 숨소리에 대한 느낌이 감지되지 않도록 한다(소음이 아님). 아이의 이름을 여러 번 속삭인다. 다른 쪽 귀에도 반복한다. – Pass : 양쪽 목소리 방향으로 고개를 돌리면 통과이다.
Single Syllables(R)	• 자음과 모음으로 구성된 단 음절인 "바", "다", "가", 혹은 "마"를 사용하는지 관찰한다. 만약 그것을 듣지 못했다면 부모에게 질문한다. – Pass : 만약 당신이 그것을 듣는다면 혹은 아이가 그것을 한다고 부모가 보고한다면 통과이다.
Imitate Speech Sounds(R)	• 소리를 여러 번 반복하시오(기침소리, 뽀뽀소리). 당신을 흉내내는지 보시오. 어떤 음성 소리를 흉내내는지 보호자에게 질문한다. 다른 사람으로부터 시작된 소리를 흉내내야 한다. 아이 스스로 내는 소리는 해당되지 않는다. – Pass : 만약 평가자의 소리를 모방하는 것을 듣거나 아이가 다른 사람의 말소리를 모방한다고 부모가 보고하면 통과이다.
Dada / Mama, Nonspecific(R)	• 평가 동안 아이가 "다다" 혹은 "마마"를 말하는지 주위 깊게 듣는다. 만약 듣지 못했다면 부모에게 아이가 이 말을 하는지 질문한다. 부모를 향해 이 말을 할 필요는 없다. – Pass : 만약 아이가 "다다", "마마"를 말하거나 또는 부모가 이것을 한다고 보고하면 통과이다.
Combine Syllables(R)	• 아이가 "다다다다", "가가가가"와 같이 같은 음절을 세 번 또는 그 이상 반복하는지 듣는다. 만약 이것을 듣지 못한다면 부모에게 아이가 이것을 하는지 질문한다. – Pass : 아이가 말하거나 부모가 한다고 보고하면 통과이다.
Jabbers(R)	• 평가 동안 아동이 자기 자신을 향해 대화(지적 대화가 아닌)를 하는지 주의깊게 듣는다(음성의 양상이 다양하고, 들쭉날쭉한 말, 구별할 수 없고 이해할 수 없는 다양한 말들). 만약 이것을 듣지 못한다면 부모에게 자기 자신에게 말하기나 외국어같은 소리를 만드는지 질문한다. – Pass : 만약 재잘거리는 소리를 듣거나 또는 아이가 그것을 한다고 부모가 보고하면 통과이다.
Dada / Mama, Specific(R)	• 특정 부모를 향해 아이가 아빠에게는 "DaDa"를 엄마에게는 "Mama"를 하는지 잘 듣는다. 만약 듣지 못했다면 부모에게 아이가 이것을 하는지 질문한다. – Pass : 만약 아이가 "다다" 혹은 "마마"를 의미 있게 사용하거나 아이가 이것을 한다고 부모가 보고하면 통과이다. 또한 "파파"와 같은 다양한 문화에서 사용되는 엄마, 아빠와 같은 다른 말도 통과이다.

One, 2, 3, 6 Words(R)	• 부모에게 아이가 몇 개의 단어를 말하는지, 그것이 무엇인지를 질문한다. – Pass : 1, 2, 3 또는 6개 단어는 부모가 보고한 단어(수용가능한)의 개수에 의해 결정된다. "마마" "다다" 또는 가족의 이름과 애완동물의 이름이 아닌 다른 단어를 말해야한다. 2, 3 또는 6개 단어의 통과는 또한 하위 항목(들)의 통과이다. 예 3단어의 통과는 1개 단어와 2개 단어의 통과
Point to Pictures –2, 4	• 그림 이름 말하기를 실시한다. 만약 아이가 4개의 그림보다 적은 명칭을 말한다면 이 항목을 실시하게 한다. 평가용지 뒤에 있는 그림을 아이에게 보여준다. 아이에게 "새(사람–개–고양이–말)를 집어 보세요."라고 말한다. 한 번에 한 개의 이름을 말하며, 다음 그림의 이름을 질문하기 전 아이가 그림을 지적할 때까지 기다린다. – Pass : 아이가 정확하게 2개 또는 3개의 그림을 지적하면 통과이다. – Pass : 아이가 정확하게 4개 또는 5개의 그림을 지적하면 통과이다. 4개 그림 지적하기가 통과하면 2개 그림은 통과이다.
Combine Words(R)	• 행동을 나타내는 의미 있는 절을 만들기 위해 최소한 2개의 단어를 합성하는지 주의 깊게 듣는다. 만약 이것이 들리지 않는다면 아이가 이것을 할 수 있는지 부모에게 질문한다. 만약 그런 소리를 듣거나 아이가 그것 한다고 부모가 보고하면 통과이다. – Pass : "공놀이해", "물마시고 싶어", "이거 볼꺼야", "잘가 바이–바이" – Fail : "고마워", "짝짝궁", "바이바이", "우오"
Name Pictures –1, 4	• 아이에게 평가지 뒤의 그림을 보여준다. 한 번에 하나씩 고양이, 새, 말, 개, 그리고 사람을 지적하며 "이것은 무엇입니까?"라고 질문한다. – Pass : '한 개 그림의 이름' 또는 '네 개 그림의 이름'의 통과는 정확하게 대답한 개수에 따라 결정된다. 만약 아이가 그림에 그려진 동물과 같은 애완동물의 이름을 말해도 통과이다. 사람에게 "아빠" 또는 "남자"와 같은 대답을 할 경우도 통과이다.
Body Parts–6	• 아이에게 인형을 보여준다. 아이에게 "인형의 코(눈–귀–입–손–발–배)를 집어 보세요."라는 지시를 하나씩 제시한다. – Pass : 아이가 적어도 6부분의 신체를 정확히 집었을 때 통과이다.
Speech-Half Understandable, All Understandable	• 검사 동안 아이들의 지적 언어를 주의 깊게 보시오(발음, 어투, 옹알이와는 다른 실제언어). – Pass : 'Half Understandable'은 아이의 말을 적어도 절반 정도 이해했을 경우 통과이다. – Pass : 'All Understandable'은 아이의 말을 모두 이해하거나 또는 거의 이해했을 경우 통과이다. – 'All Understandable'의 통과는 또한 'Half Understandable' 항목의 통과이다.

Know Action −2, 4	• 평가지 뒤의 그림을 아이에게 보여 준다. 아래의 문장을 사용하여 정확한 그림을 지적하도록 지시한다. • "날 수 있는 것은 뭐지?", "야옹하고 우는 것은 뭐지?", "말할 수 있는 것은 뭐지?", "짖는 것은 뭐지?", "두그닥 두그닥 달리는 것은 뭐지?" − Pass : 2개나 3개의 그림을 정확히 가리키면 'know 2 Actions' 항목이 통과이다. − Pass : 4개나 5개의 그림을 정확히 가리키면 'know 4 Actions' 항목이 통과이다. 'know 4 Actions' 통과는 또한 'know 2 Actions'의 통과이다.
Know Adjective −2, 3	• 아이에게 한 번에 하나씩 다음의 질문을 한다. • "추울 땐 어떻게 하지?" • "피곤할 땐 어떻게 하지?" • "배고플 땐 어떻게 하지?" − Pass : '2개의 형용사 알기' 및 '3개의 형용사 알기' 통과는 정확하게 답한 수에 의해 결정된다. • 정확한 대답의 예 − 추움 : 코트를 입는다. 안으로 들어간다. 덮는다("기침을 해요" 또는 "약을 먹어요."처럼 감기에 대한 대답은 통과가 아니다). − 피곤함 : 침대로 간다. 눕는다. 잔다. − 배고픔 : 먹는다. 점심을 먹는다. 먹을 것을 요구한다. • 'Know 3 adjectives'의 통과는 또한 'know 2 Adjectives'의 통과이다.
Name Colors −1, 4	• 아이의 앞에 있는 탁자 위에 빨강, 파랑, 노랑, 녹색 블록을 놓는다. 하나의 블록을 가리키며 "이 색은 뭐지?"라고 묻는다. 아이가 대답하면 다른 블록의 색을 질문한다. 4개의 색을 반복해서 묻는다. − Pass : 아이가 1, 2가지 색 또는 3가지 색을 정확하게 말한다면 'Name 1 Colors' 항목은 통과이다. − Pass : 아이가 4가지 색을 정확하게 말한다면 'Name 4 Colors' 항목은 통과이다. • 'Name 4 Colors'의 통과는 또한 'Name 1 Color' 항목의 통과이다.
Use of Objective −2, 3	• 아이에게 한 번에 하나씩 다음의 질문을 한다. • "컵으로 무엇을 하지?", "의자로…?", "연필로…?" − Pass : 'Use of 2 Objects' 항목 및 'Use of 3 Objects' 항목의 통과는 정확하게 대답한 수에 의해 결정된다. 마시기, 앉기, 쓰기와 같은 행위가 대답에 포함되어야 한다. 컵에 대한 대답으로 '컵에 따르기' 또는 의자에 대한 답으로 '의자로 올라가기'와 같은 상투적이지 않은 표현들도 수용된다. 컵에 대해서 '우유' 의자에 대해 '테이블'이라고 답하는 것은 수용될 수 없다. 'Use of 3 Objects'의 통과는 또한 'Use of 2 Objects'의 통과이다.

Count 1 Block	• 아이 앞 탁자 위에 8개의 블록을 놓는다. 종이 한 장을 블록 옆에 놓는다. 아이에게 "종이 위에 한 개의 블록을 올려놓아라."라고 지시한다. 아이가 올바른 수행을 보였을 때 "종이 위에 몇 개의 블록이 있지?"라고 질문한다. – Pass : 아이가 1개의 블록을 올려놓고 한 개의 블록이 종이 위에 있다고 답하면 통과이다.
Understand 4 Preposition	• 평가자와 아이가 서있는 동안 아동에게 하나의 블록을 주시오. 아이에게 한 번에 하나씩 다음의 방향을 제시한다. "탁자 위에 블록을 놓아라.", "탁자 밑에 블록을 놓아라.", "내 앞에 블록을 놓아라.", "내 뒤에 블록을 놓아라." 매 방향 때마다 블록을 집어주거나 또는 아동이 집도록 하시오. – Pass : 아이가 정확하게 4가지 과제를 모두 수행한다면 통과이다.
Define Words –5, 7	• 평가자의 목소리에 귀를 기울이는지 확인한 후 말한다. "내가 하나의 단어를 말하면 그것이 무엇인지 나에게 말해주세요." 한 번에 하나씩 질문한다. "공(호수, 책상, 집, 바나나, 커튼, 울타리, 천장)은 무엇일까?" 필요하다면 각 단어를 3번씩 질문할 수 있다. 평가자는 "그것에 대해 이야기해 주세요."라고 말할 수 있다. '그것이 무엇에 사용되는지', '그것을 가지고 무엇을 할 수 있는지'에 대한 질문은 하지 않는다. – Pass : Define 5 words – 아이가 아래와 같은 용어를 사용해 수용할 수 있는 언어로 5~6개의 단어를 정의한다. → 용도 → 모양 → 무엇으로 만들어 졌는지 → 일반적인 분류 – Pass : Define 7 words – 아이가 수용할 수 있는 언어로 7~8개 단어를 정의한다. – 정확한 대답의 예 → 공 – 튀는 것, 둥근 것, 장난감, 가지고 노는 것 → 호수 – 물, 물고기가 있음 → 책상 – 위에서 글씨를 씀, 종이를 넣음, 나무 → 집 – 사는 곳, 나무로 만들어짐 → 바나나 – 과일, 먹는 것 → 커튼 – 사람들이 보지 못하도록 창을 막음 → 울타리 – 강아지를 넣어둠, 넘기, 들판 주위에 놓음 → 천장 – 방의 꼭대기, 비가 새지 않게 함 • '7개 단어 정의하기'가 통과라면 '5개 단어 정의하기'는 통과이다.

Count 5 Blocks	• 탁자 위, 아이 앞에 8개의 블록을 놓는다. 블록 옆에 빈 종이를 놓는다. 아이에게 "종이 위에 5개의 블록을 올려놓으세요."라고 말한다. 아이의 수행이 끝난 것을 보면 "종이 위에 몇 개의 블록이 있나요?"라고 질문한다. – Pass : 종이 위에 5개의 블록을 올려놓고, 5개가 있다고 말하면 통과이다. 아이가 크게 소리를 내며 셀 필요는 없다. 단지 1, 2, 3, 4, 5(하나, 둘…)의 수를 세는 것은 통과가 아니다. '다섯 개'라고 독립적으로 답해야 한다. • '5개 블록 세기'가 통과이면 '1개 블록 세기'도 통과이다.
Opposites – 2	• 아래의 문장들을 천천히 하나씩 분리해서 이야기한다. 한 번에 하나씩 아이가 빈 공간을 채워 넣을 때까지 기다린다. 필요하다면 각각의 문장을 3번씩 반복할 수 있다. → "말은 크지, 그러면 쥐는?" → "불은 뜨겁지, 그러면 얼음은?" → "해는 낮에 빛나지, 그러면 달은?" – Pass : 아이가 두 문장을 정확히 완성한다. – 정확한 대답의 예 → 크다 – 작음, 조그마함 → 뜨겁다 – 차가움, 시원함, 몹시 추움, 얼어있음(축축함, 녹음, 또는 물이라는 답은 적당하지 않음) → 낮 – 밤, 어두움, 검음, 저녁

(4) GROSS MOTOR

Equal Movements	• 아이가 등으로 누워 있는 동안 아이의 팔과 다리의 움직임을 관찰한다. – Pass : 아이가 팔과 다리를 동시에 움직이면 통과이다. – Fail : 한 쪽 팔과 다리가 다른 쪽의 움직임의 양만큼 움직이지 않는다면 실패이다.
Lift Head(R)	• 아이는 평평한 바닥에 배를 대고 눕는다. – Pass : 아이의 머리가 양쪽으로 돌아감 없이 바닥에서 턱을 순간적으로 들어 자신의 머리를 들거나, 부모가 아이가 그것을 한다고 보고하면 통과이다. 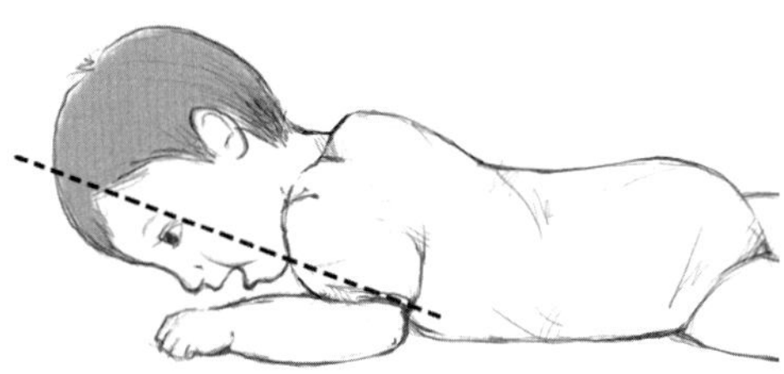

Head Up 45 Degrees	• 아이는 평평한 바닥에 배를 대고 눕는다. – Pass : 아이가 자신의 머리를 약 45°까지 적어도 몇 초 동안 들면 통과이다. 아이는 자신 앞에 있는 테이블을 보게 될 것이다. '45° 들기' 항목이 통과이면 '머리 들기(lift head)' 항목도 통과이다. 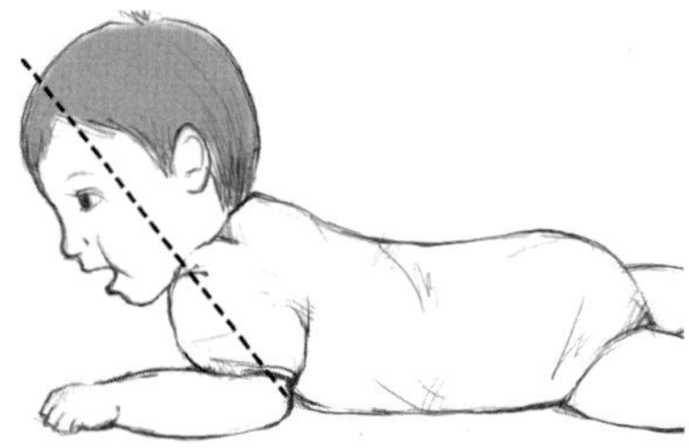
Head Up 90 Degrees	• 아이를 평평한 바닥에 배로 눕힌다. – Pass : 아이가 머리와 가슴을 90° 들어 올려 수 초간 유지하면 통과이다. 아이는 앞을 보며, 자신의 전완을 이용해 체중을 지지하게 된다. '90° 들기'를 통과하면 '45° 들기'와 '머리 들기'도 통과이다. 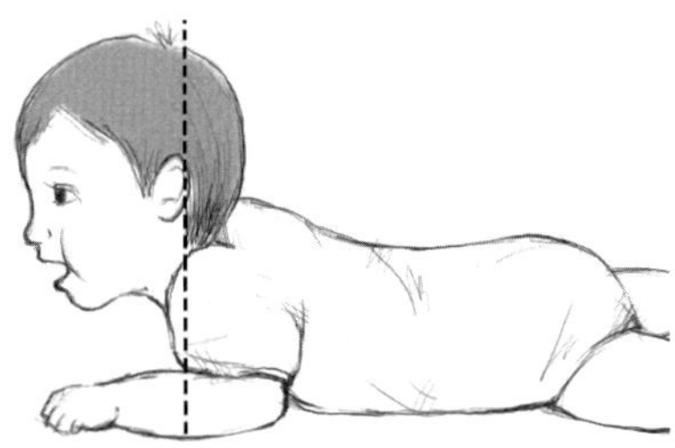
Sit, Head Steady	• 아이를 앉은 자세로 유지시킨다. – Pass : 아이가 자신의 머리를 수직으로 유지하고, 흔들림(bobbing motion) 없이 수 초간 유지하면 통과이다.
Bear Weight on Legs	• 아이를 서기 자세로 잡고 테이블 위에 발을 내려놓는다. 아이의 체중이 다리와 발에 지지되도록 잡은 손을 서서히 푼다. – Pass : 아이가 수 초간 자신의 다리에 체중을 지지하면 통과이다.
Chest up, arm support	• 아이를 평평한 면에 배를 대고 눕게 한다. – Pass : 아동이 똑바로 정면을 쳐다보기 위해 팔을 벌리고 가슴과 머리를 지면으로부터 들어 올리면 통과이다.
Roll over(R)	• 평가 동안 아이가 '등 쪽에서 배 쪽으로' 또는 '배 쪽에서 등 쪽으로' 구르기를 하는지 주위 깊게 본다. 만약 완전히 구르는 것이 관찰되지 않는다면, 아이가 완전한 뒤집기를 '등 쪽에서 배 쪽으로', '배 쪽에서 등 쪽으로' 최소 2번 이상 하는지 부모에게 질문한다. – Pass : 아이가 완전히 구르는 것을 당신이 보았거나, 부모가 구르는 것을 적어도 두 번 이상한다고 보고하면 통과이다.

Pull to sit, no head lag	• 아이를 등으로 눕힌다. 양손으로 아이의 손이나 손목을 잡는다. 그리고 부드럽고 천천히 앉기 자세로 끌어당긴다. 만약 아이의 머리가 바로 떨어지면 앉기 자세까지 계속 당기지 말아야 한다. 하지만 떨어짐이 없다면 앉기 자세까지 당긴다. – Pass : 아이의 몸을 당기는 동안 계속 머리가 떨어지지 않아야 하며, 평가자가 당길 때 아이도 어깨와 목을 사용해 당길 수 있어야 한다.
Sit no support	• 테이블 위에 아이를 앉기 자세로 놓는다. 아이가 넘어지지 않는지 확인한 후 천천히 손을 치운다. – Pass : 아이가 5초 이상 혼자 앉아 있거나, 몸을 지지하기 위해 다리에 손을 올려놓거나, 테이블에 기대면 통과이다.
Stand holding on	• 아이가 단단한 물체를 잡고 서 있도록 위치시킨다(사람의 지지는 안 됨). – Pass : 아이가 5초 이상 서 있으면 통과이다.
Pull to stand	• 아이를 낮은 테이블 또는 의자 옆 바닥에 앉은 상태로 위치시킨다. 의자 또는 테이블 위에 장난감을 놓으므로 서기 자세를 촉진한다. – Pass : 아이가 서기 자세로 자신을 당긴다.
Get to sitting(R)	• 아이가 누워있거나, 기어 다니거나, 무언가를 잡고 서 있을 때 앉기 자세를 만들도록 촉진한다. 만약 아이가 앉기를 하지 않는다면 부모에게 아이가 스스로 앉을 수 있는지 질문한다. – Pass : 아이의 앉기를 보았거나 부모가 아이가 앉을 수 있다고 보고하면 통과이다.
Stand 2-Seconds	• 바닥 위에 아이를 세운다. 아이가 균형을 잡은 것처럼 보이면 지지한 손을 제거한다. – Pass : 아이가 2초 이상 지지 없이 서 있는 것을 보면 통과이다.
Stand Alone	• 평가과정은 'Stand 2 seconds'와 동일하다. – Pass : 아이가 10초 이상 혼자 서 있으면 통과이다. 'Stand Alone'의 통과는 또한 'Stand 2-Seconds'와 'Stand holding on'의 통과이다.
Stoop and Recover	• 아이가 모든 지지물로부터 멀리 떨어져 바닥 위에 서 있는 동안 인형이나 공을 바닥에 제공해 아이가 그것을 집어들 수 있도록 촉진시킨다. – Pass : 아이가 그 물체를 들기 위해 구부린 후 주저앉음 없이 선 자세로 돌아온다면 통과이다.
Walk Well	• 아이가 걷는 것을 관찰한다. – Pass : 아이가 균형을 잘 유지하며, 넘어짐이 거의 없으며, 양쪽으로 흔들림이 없다면 통과이다.

Walk Backward(R)	• 아이에게 시범을 보여주고 아이가 뒤로 걷도록 촉진한다. 평가 동안 아이가 그것을 하는지 주의 깊게 관찰한다. 만약 보지 못할 경우 부모에게 아이가 뒤쪽으로 걷는지 질문한다. 장난감을 잡아당길 때 또는 문이나 서랍을 열 때 볼 수 있다. – Pass : 아이가 넘어짐 없이 뒤쪽으로 3～4발을 걷거나, 부모가 이것을 할 수 있다고 보고하면 통과이다.
Run	• 아이가 달리도록 유도한다. 가능하다면 공을 던져주고 아이가 스스로 할 수 있도록 촉진한다. – Pass : 넘어짐 또는 걸림 없이 부드럽게 달릴 수 있으면 통과이다.
Walk up Steps(R)	• 아이가 어떻게 계단을 오르는지 부모에게 질문한다. – Pass : 아이의 계단 오르기를 보면 통과이다. 아이는 난간이나 벽을 잡는 것이 허용되지만 사람을 잡는 것은 허용되지 않는다.
Kick Ball Forward	• 서 있는 아이의 약 15cm 앞에 공을 위치시킨다. 공을 차라고 아이에게 지시한다. 평가자는 어떻게 차는지 시범을 보여줄 수 있다. – Pass : 아이가 지지 없이 공을 앞쪽으로 차면 통과이다. 공을 밀거나, 공에서 미끄러지거나, 발이 뒤로 돌아오면서 공을 치거나, 공을 밟고 있는 것은 실패이다.
Jump Up	• 아이에게 점프를 하라고 지시한다. 어떻게 하는지 시범을 보여줄 수 있다. – Pass : 동시에 두 발을 바닥에서 때면서 점프하면 통과이다. 땅에 떨어질 때 같은 장소에 떨어질 필요는 없다. 점프하기 전 달리는 것은 안된다. 어떠한 지지물도 잡으면 안 된다.
Throw Ball Overhand	• 아이에게 공을 주시오. 아이로부터 적어도 3피트(약 1m) 떨어진 곳에 서 있으시오. 당신에게 아이가 오버핸드로 공을 던지도록 지시하시오. 오버핸드 던지기를 시범 보일 수 있으며, 3번의 기회를 제공할 수 있다. – Pass : 만약 아이가 평가자의 머리와 무릎사이로, 그리고 팔이 닿는 범위 내로 공을 던지면 통과이다(사이드핸드 또는 언더핸드로 던지기는 안 됨). 당신에게 닿기 전 공이 바운드될 수 있다. 하지만 그것이 머리와 무릎사이에 있었을 경우는 통과이다. 공을 직선으로 아래쪽을 향해 던지거나, 평가자와는 거리가 먼 장소로 던지면 실패가 된다.
Broad Jump	• 바닥에 종이 한 장(8인치 × 11인치)을 위치시킨다. 종이(8인치)너머로 어떻게 제자리멀리뛰기를 하는지 보여준다. 아이에게 하도록 지시한다. 세 번의 기회를 제공한다. – Pass : 아이가 종이를 건드리지 않고 두 발로 동시에 뛰어 넘으면 통과이다.

Balance-Each Foot 1, 2, 3, 4, 5, 6 seconds	• 아이를 모든 지지물로부터 떨어져 서게 한다. 한 발로 균형 잡기 시범을 보여준다. 아이에게 "가능한 오래 유지하세요."라고 말한다. 3번의 기회를 준다(만약 아이가 첫 번째 시도에서 6초 이상 균형 유지를 못했을 경우). 3번의 시도 중 가장 긴 시간을 기록한다. 반대쪽 발에도 균형 잡기를 실시하라고 지시한다. 필요 시 3번의 기회를 준다. 가장 긴 시간을 기록한다. – Pass : 적절하게 '균형 잡기' 항목의 결과를 정한다. 또는 두 기록 중 더 짧은 기록을 선택한다(예 오른발은 3초가 가장 긴 시간이었고, 왼발은 5초가 가장 긴 시간 이었다면 3초 항목의 통과임). 2, 3, 4, 5초 또는 6초가 통과되면, 그 아래의 모든 항목은 통과이다(예 한 발로 균형 잡기에서 3초가 통과이면, 한 발로 균형 잡기의 1, 2초 역시 통과임).
Hops	• 아이에게 어떤 지지도 제공하지 않고 한 발로 뛸 것을 요구한다. 평가자는 어떻게 수행 하는지 아이에게 시범보일 수 있다. – Pass : 만약 아이가 어떠한 지지도 없이 제자리에서(또는 자리를 옮기며) 한 발로 2번 또는 그 이상 뛰었다면 통과이다.
Heel to toe walk	• 바닥에 일직선을 긋고, 한 발의 뒤꿈치와 반대 발의 엄지가 닿도록 요구한다. 아이는 여덟 발자국을 걸을 수 있어야 한다. 아이에게 실시할 것을 지시한다(외줄 타기와 비교해 설명해 줄 수 있음). 필요할 경우 시범을 보인다. 아이는 3번 시도할 수 있다. – Pass : 만약 아이가 일직선을 따라 엄지와 뒤꿈치 간격을 1인치 이상 벌림 없이 네 걸음 이상을 걸을 수 있다면 통과이다.

7.2 Gesell Developmental Scale

저자	• Arnold Gesell(1980)
목적	• 아동의 신경운동 기능과 인지 능력 발달의 지연 정도를 알아보기 위해 • 발달 정도에 대한 진단 및 추적조사에 사용
대상	• 0~3세, 2~6세, 6~10세의 아동
내용	• 운동, 적응성, 언어, 개인–사회성 : 4개 영역 평가 • 주로 진단용으로 쓰임 • DDST로 판별해 낸 발달지연 아동의 추적조사를 위해 사용하기도 함

7.3 BO(Bruininks Oseretsky) Test

1. 개요

항목	내용
목적	• 운동훈련(motor training) 프로그램의 개발과 평가를 위해 사용됨 • 운동근육 능력을 평가함 – 일반아동과 운동장애와 발달지체 아동에게 모두 사용함
대상	• 만 4세 6개월~14세 6개월의 아동
나이 계산	• 검사일에서 생일을 뺌
검사자의 요건	• 검사자는 검사방법을 숙지하고 있어야 함 • 피검사자가 보다 쉽고 편안한 자세로 검사에 임할 수 있도록 준비해야 함
검사 장소의 요건	• 소음을 비롯한 방해물들이 없어야함 • 피검사자에게 친숙한 공간이어야 함
도구 및 재료	• 매뉴얼, 소책자, 완전형과 분리형을 위한 개별 기록양식, 간이 평균대, 줄 달린 공, 테이프, 목재로 된 구슬 목걸이, 블록, 상자, 페그보드, 나무 못, 테니스 공, 검은색과 빨간색 색연필, 카드, 동전, 가위, 테스트 패드, 구두 끈, 고정매트, 과녁, 탁자 및 의자
검사자를 위한 지침	• 피검사자와 신뢰감을 형성해야 함 • 검사 전 피검사자의 나이를 기록/측정해야 함 • 아동의 신상정보를 기록해야 함 • 예비검사를 실시하며 우세 손, 우세 다리를 파악해야 함 • 피검사자가 검사 시 일정한 속도를 유지할 수 있도록 지도해야 함 • 피검사자의 실수를 교정해줄 수 있어야 함 • 시간을 측정하는 검사항목 – 소수점 한자리까지 측정하고, 반올림하여 기록함 • 검사 시 불필요한 도구들은 제거하며, 각 검사 항목의 실시 후 바로 기록해야 함

2. 검사방법

<table>
<tr><td>예비검사</td><td>• 테니스 공을 이용하여 피검자의 우세 팔과 우세 다리를 검사함</td></tr>
<tr><td>우세 팔
평가 순서</td><td>① 검사자는 3m 떨어진 곳에 서서 피검사자에게 공을 던져줌
② 지시
• "제가 공을 던졌던 것처럼 저에게 공을 던져주세요. 어깨 위로 손을 올려 공을 던지세요. 아래로 던지면 안됩니다."
③ 다시 한 번 반복함
• "다시 한 번 던져 주세요."
④ 기록방법
• 독립적 기록 양식에 피검사자의 우세 팔을 기록함
• 만약 우세 팔이 나타나지 않는다면 지정된 하위항목에서 피검사자의 양 손을 사용을 허락함</td></tr>
<tr><td>우세 다리
평가 순서</td><td>① 검사자는 피검사자의 다리 사이에 테니스 공을 놓음
② 지시
• "저를 향해서 테니스 공을 발로 차주세요."
③ 다시 한 번 반목함
• "다시 한 번 저를 향해서 공을 발로 차주세요"
④ 기록방법
• 독립적 기록 양식에 피검사자의 우세 다리를 기록함
• 만약 우세 다리가 나타나지 않는다면 지정된 하위항목에서 양쪽 다리 사용을 허락함</td></tr>
<tr><td>검사방법</td><td>① 완전형
• 8개의 검사항목으로 구성됨
• 하위항목은 46개로 구성됨
– 대동작, 소동작 기술의 포괄적인 목록이 제공되며 시간은 45~60분이 소요됨
<table><tr><td>검사항목</td><td>• 검사항목 1 : 왕복으로 뛰는 동안 달리기 속도 및 민첩성을 평가함
• 검사항목 2 : 신체 균형 능력을 평가함
• 검사항목 3 : 신체 양측의 정교한 움직임과 협응능력을 평가함
• 검사항목 4 : 팔, 어깨, 복부, 다리의 근력을 평가함
• 검사항목 5 : 시각적 능력과 상지(손, 팔, 손가락)의 협응능력과 움직임을 평가함
• 검사항목 6 : 움직이는 자극에 빠르게 반응하는 능력을 평가함
• 검사항목 7 : 운동반응과 시각반응을 조절하고 통합하는 능력을 평가함
• 검사항목 8 : 상지(손, 팔, 손가락)의 기민성과 움직이는 속도를 평가함</td></tr></table></td></tr>
</table>

<table>
<tr>
<td>검사방법</td>
<td>
② 단축형
• 일반적인 운동능력을 간단하게 평가함
• 제한된 시간 안에 많은 아동들을 평가할 수 있음
• 시간은 45～60분이 소요됨
<table>
<tr>
<td>검사항목</td>
<td>
• 검사항목 1 : 달리기속도와 민첩성을 평가함
• 검사항목 2 : 균형대 위에서 우세발로 서있는 능력을 평가함(소항목2)
균형대 위에서 발끝 닿아 걷기 능력을 평가함(소항목7)
• 검사항목 3 : 양손으로 원을 그리며 양발을 번갈아가며 두드리는 능력을 평가함(소항목1)
위로 점프하며 손뼉을 치는 능력을 평가함(소항목6)
• 검사항목 4 : 근력을 평가하는 검사로써 멀리뛰기능력을 평가함
• 검사항목 5 : 상지 협응능력을 평가하는 검사로써 위로 던져 올린 공을 두 손으로 잡는 능력을 평가함(소항목3)
우세손으로 공을 던져 과녁에 맞추는 능력을 평가함(소항목5)
• 검사항목 6 : 반응속도를 평가함
• 검사항목 7 : 시각운동조절 능력을 평가함
– 우세손으로 곧은 선을 따라 그리는 능력을 평가함(소항목3)
– 우세손으로 원을 보고 따라 그리는 능력을 평가함(소항목5)
– 우세손으로 겹쳐진 그림을 보고 그리는 능력을 평가함(소항목8)
• 검사항목 8 : 상지 속도와 민첩성을 평가하는 검사임
– 우세손으로 카드를 분류하는 능력을 평가함(소항목3)
– 우세손으로 원 안에 점을 찍는 능력을 평가함(소항목7)
</td>
</tr>
</table>
③ 기타
• 양측협응은 8개의 항목으로 구성되어 있음
• 도구 장비
– ‘student booklet’과 빨간 연필 2개가 필요함
– 의자 2개, 테이블, 클립보드, 초시계가 필요함
</td>
</tr>
</table>

3. 평가 실행

1) 하위검사 1. 달리기 속도와 민첩성

(1) 도구

- 측정줄자, 표시용 테이프, 블록, 초시계

(2) 일반적 지침

① 운동화 또는 미끄럽지 않은 신발을 착용하도록 함

② 미끄럽지 않은 바닥에서 실시하며 주위 장애물은 제거하도록 함

③ 그림과 같은 주행 코스를 세팅함

- 총 15m
- 시간측정 거리 13.7m

(3) 실시방법

• 출발선에서 시작해 끝지점까지 가서 블록을 집어 들고 다시 출발선으로 돌아옴

(4) 지시

• "내가 준비, 출발이라고 말하면 가능한 빨리 달려가서 블록을 집고(블록을 가리킴) 이 선을 따라 다시 돌아와야 해요. 속도를 낮추지 말고 다시 여기로 돌아와야 해요(출발점을 가리킴)." "제자리에, 준비… 시작"

(5) 시도 횟수

① 두 번 시도하여 높은 점수로 기록함

• 소수점 첫째 자리까지 기록함

② 재시도를 해야 할 경우

• 넘어지거나, 블록을 잡지 못했거나, 블록을 떨어뜨린 경우

(6) 기록

• 시간측정 지점에서 측정을 시작함(출발선이 아님)

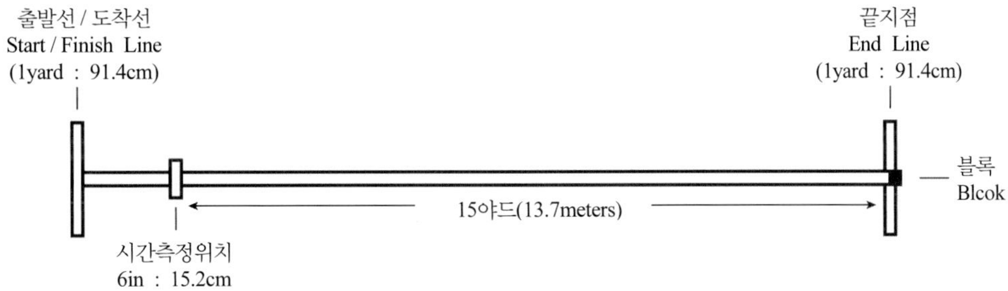

2) 하위검사 2. 균형검사

(1) 평가목적

• 신체 균형능력을 평가하기 위해

(2) 항목수

• 8항목

(3) 도구

• 과녁(원그림), 표시용 테이프, 균형대, 반응속도 막대, 초시계

(4) 일반적 지침

• 운동화 또는 바닥이 미끄럽지 않은 신발을 착용함

(5) 평가 방법

① 걷기 라인(walking line)과 과녁(target)을 설치함

② 과녁의 위치

• 과녁의 아래가 아동의 눈높이에 맞도록 고정함

③ 바닥의 걷기선
- 과녁으로부터 3m 떨어진 곳에서부터 시작하여 2.4m 길이로 표시함

④ 검사자의 위치
- 아동의 옆에 서 있어야 함

(6) 시도 횟수

① 최대 2회 시도

② 첫 시도 시 최고 점수가 나오지 않을 경우 2회를 실시함
→ 이때 틀린 부분에 대해 지적해 주도록 함

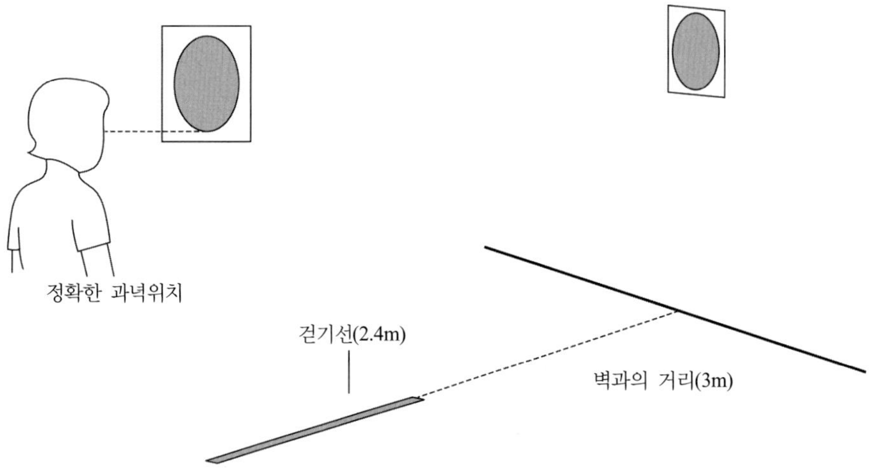

3) 하위검사 2-1. 바닥에 우세발로 서 있기, 하위검사 2-2. 균형대 위에 우세발로 서 있기

(1) 평가방법

① 그림과 같이 손을 허리에 얹고 선 위에 우세발로 딛고 서기

② 비우세 다리는 바닥과 수평이 되도록 무릎을 굽힘

③ 아동이 과녁을 바라보도록 함

(2) 지시
- "이 선을 우세발로 딛고 반대 발은 이처럼(시범) 들어 올리고 서주세요. 손은 허리에 얹고 과녁을 보세요. 내가 그만 할 때까지 이 자세를 유지하세요."

(3) 검사를 중단해야 하는 상황

① 굽힌 다리가 내려오거나 바닥에 닿을 경우

② 굽힌 다리와 바닥의 각도가 45도 보다 작을 경우

③ 딛고 있는 다리에 굽힌 다리를 의지하게 될 경우

④ 발을 바꾸어 딛는 경우

(4) 시도 횟수

① 최대 2회

② 첫 시도에서 최고점수(10초)를 받지 못할 경우에만 실시함

(5) 기록

• 정확한 자세를 유지한 시간(최대 10초)을 기록함

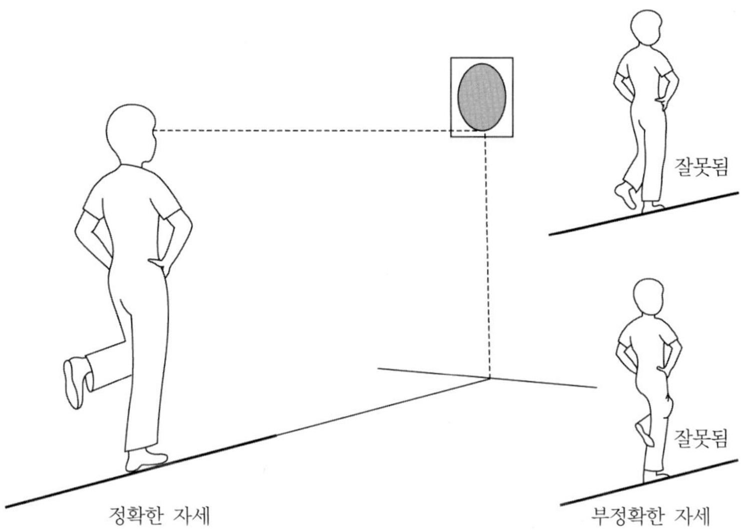

4) 하위검사 2-3. 눈을 감고 균형대에 우세발로 서 있기

(1) 평가방법

① 눈을 감은 상태로 손을 허리에 얹음

② 우세발로 선 위에 서며, 비우세 다리로 바닥과 수평이 되도록 무릎을 구부림

(2) 지시

• "이 균형대 위에서 우세발은 딛고, 반대 발은 들어 올려 서있는 거예요. 이번에는 눈을 감고 서 있는 거예요.
내가 그만 할 때까지 이 자세를 유지하세요."

(3) 부정확한 수행

① 굽힌 다리가 내려오거나 바닥에 닿을 경우

② 굽힌 다리와 바닥의 각도가 45도 보다 작을 경우

③ 딛고 있는 다리에 굽힌 다리를 의지하는 경우

④ 발을 바꾸어 딛는 경우

(4) 시도횟수

① 최대 2회

② 첫 시도에서 최고점수(10초)를 받지 못한 경우에만 실시함

(5) 기록

① 최대 10초까지

② 정확한 자세를 유지한 시간을 기록함

5) 하위검사 2-4. 걷기선을 따라 앞으로 걷기, 하위검사 2-5. 균형대에서 앞으로 걷기

(1) 평가방법

• 허리에 손을 얹고 걷기선(균형대)을 따라 평상시 걸음걸이로 6걸음을 걷도록 함

(2) 지시

① "이 자세(한쪽 다리가 다른 다리 보다 앞으로 놓인 자세)로 서 보세요. 손은 허리에 얹고 천천히 걸으세요. 준비. 시작!"

② 허리에 손은 반드시 유지해야 하며 6걸음 이후 "그만"이라고 말함

(3) 검사를 중단해야 하는 상황

① 6걸음 전에 한 쪽 또는 양 발이 선(균형대)을 벗어나면 중지함

② 중지 전까지의 걸음 수를 기록함

(4) 시도 횟수

① 최대 2회

② 첫 시도에서 최고점수를 받지 못한 경우에만 실시함

(5) 기록

• 선을 따라 걸은 걸음의 수를 기록함(최대 6 걸음)

6) 하위검사 2-6. 걷기선에서 발끝을 뒤꿈치에 붙여 걷기(Heel-to-toe)

(1) 평가방법

• 걷기선(균형대) 위에서 허리에 손을 얹고 '발끝을 뒤꿈치에 붙여 걷기(heel-to-toe)로 걷기

(2) 지시

• "이 선 위(균형대)에 서세요. 손은 허리에 대고 걸을 때 뒷발의 엄지발가락이 앞발의 발꿈치와 닿도록 걸어야해요. 손은 반드시 허리에 얹고 선을 따라 걸어야 해요. 준비. 시작!"

(3) 검사를 중단해야 하는 상황

① 6걸음 전에 한쪽 발 또는 양 발이 선을 벗어날 경우

  • 중지 전까지의 걸음 수를 기록함

(4) 시도횟수

① 최대 2회

② 첫 시도에서 최고점수를 받지 못한 경우에만 실시함

(5) 기록

① 6걸음까지 기록함

② 정확한 걸음은 1점

③ 부정확한 걸음은 0점

- 발끝이 뒷발 엄지발가락에 닿지 않을 경우

④ 뒷발을 앞으로 당겨 앞발 뒷꿈치에 닿을 경우

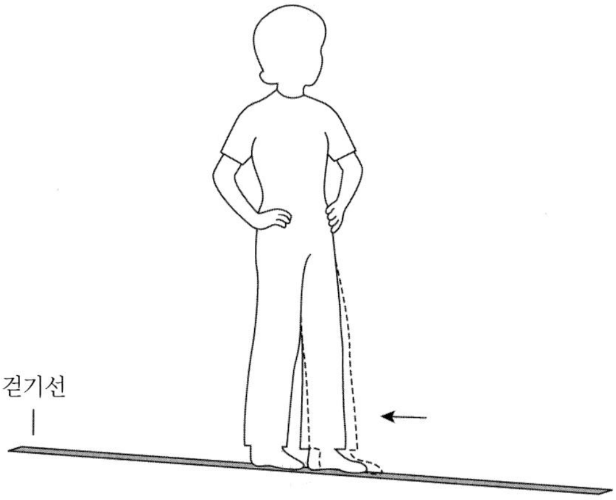

7) 하위검사 2-8. 균형대 위에서 막대 너머로 걷기

(1) 평가방법

① 아동은 균형대 위를 걸어 중앙 지점의 막대(검사자가 들고 있음)를 넘어가야 함

② 허리에 손을 얹고 평소처럼 걷도록 함

③ 막대의 높이는 아동의 무릎 아래 정도로 함

(2) 지시

- "균형대 위에 서세요. 손은 허리에 얹고 천천히 걸으세요. 막대를 건드리지 말고 넘어 가야해요. 막대 옆으로 발을 돌려 넘어가면 안됩니다. 평균대 끝까지 걸어가세요. 준비. 시작!"

(3) 실패하는 경우

① 막대를 넘을 때 막대를 건드리는 경우

② 막대 주위로 다리를 돌려 건너는 경우

③ 균형대에서 떨어지는 경우

(4) 시도횟수

① 최대 2회

② 첫 시도에서 최고점수를 받지 못한 경우에만 실시함

(5) 기록

- 성공 또는 실패로 기록함

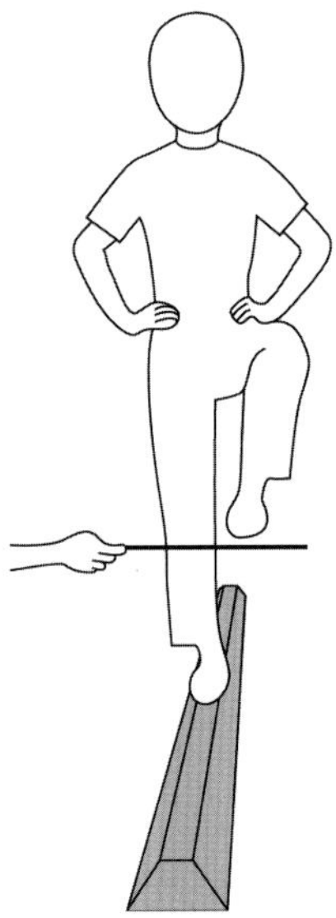

정확한

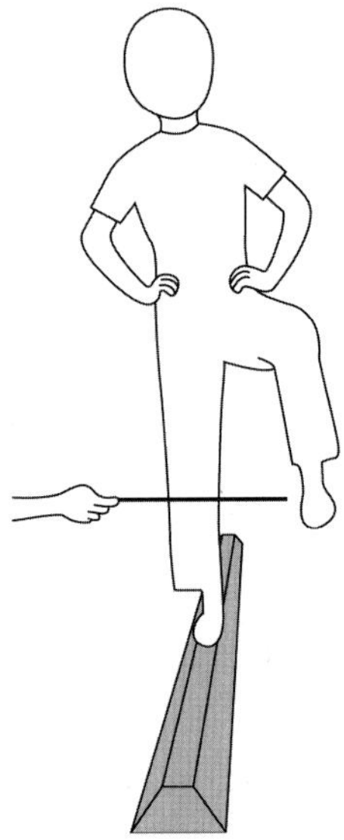

부정확한

8) 하위검사 3-1. 양손으로 원을 그리며 동시에 양발을 번갈아가며 두드리기

(1) 평가방법

① 검사자는 집게손가락으로 원을 만드는 동시에 발을 구르며 피검사자에게 시범을 보임

② 90초의 시간을 주고 10번의 연속적인 발 구름을 정확하게 완성해야 함

(2) 점수

- pass 또는 fail로 기록되며, 시도는 한번만 허용함

(3) 지시

- "처음 한 발로 두드리고 다음은 반대쪽 발로 두드려 10번을 연속적으로 두드려(tap) 주세요. 동시에 한 손가락은 시계방향으로 다른 한 손가락은 반시계 방향으로 돌려주세요. 이 때 손, 손목, 아래팔은 움직이지 않습니다. 90초의 시간을 드리겠습니다. 준비. 시작."

(4) 부정확한 수행

① 리듬이 일정하게 유지되지 못한 경우

② 발을 번갈아 두드리지 않는 경우

③ 두 손가락으로 원을 동시에 그리지 못하는 경우

④ 원을 그릴 때 손목과 아래팔을 사용할 경우

⑤ 원의 모양이 완전하지 않을 경우(손가락을 흔드는 것은 실패)

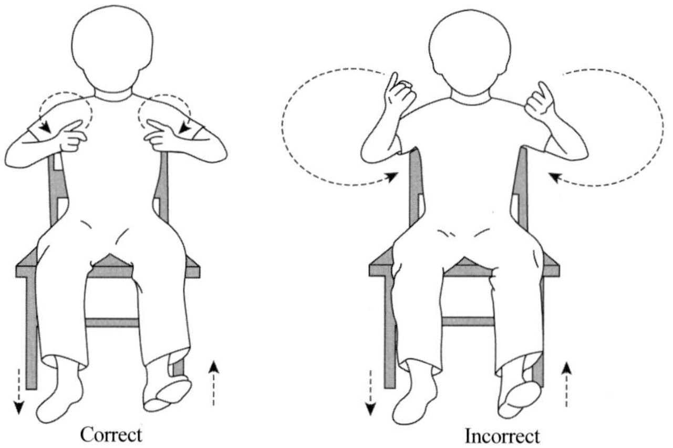

그림 7-1 양손으로 원을 그리며 동시에 양발을 번갈아가며 두드리기

9) 하위검사 3-2. 동측 발과 손가락을 동시에 두드리기

(1) 검사방법

① 검사자의 위치

- 아동의 옆에 앉아 아동의 발을 관찰함

② 발의 자세

- 뒤꿈치는 바닥에 대고 발가락 또는 전체 발을 사용함
- 발가락을 바닥에 대고 뒤꿈치만을 사용해도 됨
- 두드리는 속도는 같아야 하며, 같은 쪽 발과 손가락을 이용해 두드려야 함

③ 검사 시간은 90초이며, 발과 손가락을 이용해 연속적으로 반복함

④ 10번의 연속적인 움직임이 정확히 만들어야 함

(2) 점수

- pass 또는 fail으로 기록하며, 한 번의 시도만을 허용함

(3) 지시

- "같은 쪽의 발과 검지를 동시에 가볍게 두드리세요. 그런 후 반대 발과 집게손가락을 다시 동시에 두드리세요. 제가 멈추라고 할 때까지 계속 두드려야 합니다. 준비. 시작."

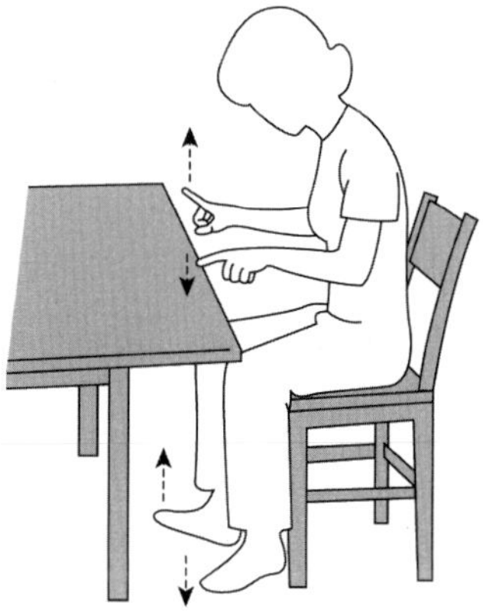

10) 하위검사 3-3. 서로 다른 발과 손가락을 동시에 두드리기

(1) 검사방법

① 검사자의 위치

- 아동의 옆에 앉아서 아동의 발을 관찰함

② 발의 자세
- 뒤꿈치는 바닥에 대고 발가락만 사용하거나 또는 전체 발을 사용함
- 발가락은 바닥에 대고 뒤꿈치만 사용해도 됨
  - 단, 두드리는 속도는 같아야 함

③ 반대쪽 발과 반대쪽 손가락을 두드리기 실시
- 90초의 시간을 줌
- 연속적으로 정확하게 10번 수행해야 함
- 시도는 한번만 허용함

(2) 점수
- pass 또는 fail로 기록함

(3) 지시
- "먼저 한 발과 반대쪽 집게손가락을 이용해 두드리세요. 그런 후 반대 발과 손가락으로 두드리세요. 제가 당신에게 멈추라고 할 때까지 계속 두드리세요. 준비! 시작"

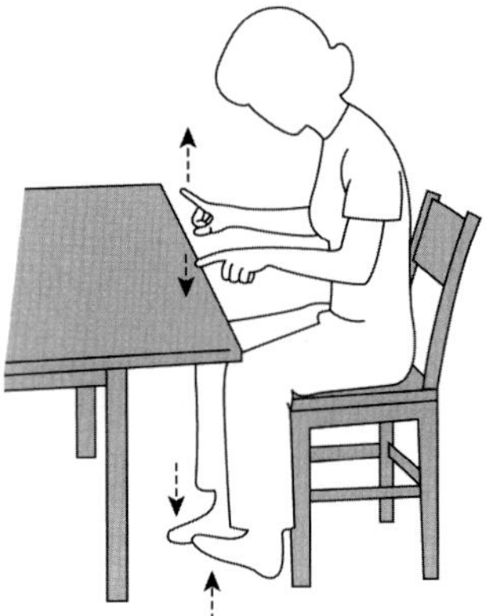
Opposite Side

11) 하위검사 3-4. 같은 쪽 팔과 다리를 뻗으며 점프하기

(1) 검사방법

① 동시에 같은 쪽의 팔과 다리를 함께 움직이기

② 검사자의 위치
- 아동의 옆이나 얼굴을 마주보고 섬

③ 아동은 같은 쪽 팔과 다리를 움직이며 점프함

④ 90초의 시간을 줌

⑤ 연속적으로 10회 이상을 수행해야 함
- 시도는 한 번만 허용함

(2) 점수

• pass 또는 fail로 기록함

(3) 지시

• "오른쪽 다리를 앞에 놓고 반대편 다리를 뒤에 놓으세요. 그리고 동시에 오른쪽 팔을 어깨 높이로 올려주시고(시범), 반대 팔을 뒤에 놓아주세요. 제가 시작하라고 할 때 한 다리와 한 팔을 앞쪽 움직이고, 제자리에 서서 반대편 팔과 다리는 뒤로 보냅니다(시범보이기). 제가 멈추라고 할 때까지 제자리에서 팔과 다리를 동시에 움직이는 것을 지속하세요."

(4) 부정확한 경우

① 다른 팔과 다리를 함께 움직이는 경우

② 연속적인 패턴으로 앞/뒤로의 움직임이 실패하는 경우

③ 어느 쪽이든 한쪽이 앞 또는 뒤의 자세에 있어 필요 이상의 움직임임(발걸음)이 있는 경우

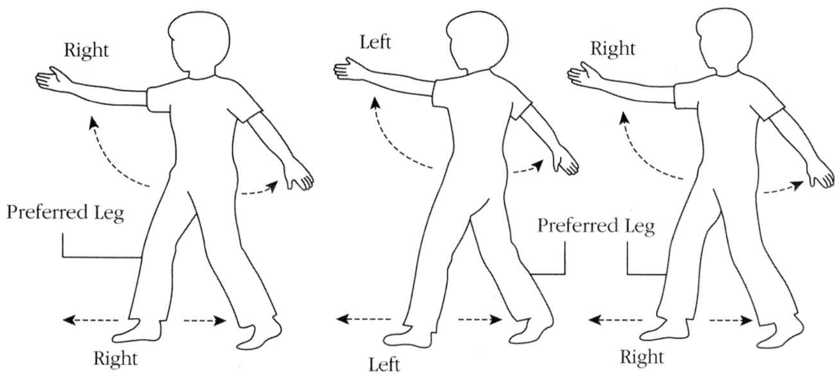

그림 7-2 같은 쪽 팔과 다리를 뻗으며 점프하기

12) 하위검사 3-4. 반대쪽 팔과 다리를 내밀면서 점프하기

(1) 검사방법

① 동시에 반대쪽의 팔과 다리를 함께 움직이기

② 검사자의 위치

• 아동의 옆이나 얼굴을 마주보고 섬

③ 아동은 반대쪽의 팔과 다리를 움직이며 점프함

④ 90초의 시간을 줌

⑤ 연속적으로 10회 이상을 수행해야 함

• 시도는 한 번만 허용함

(2) 점수

• pass 또는 fail로 기록함

(3) 지시

- “당신의 오른쪽 다리를 앞에 놓고 왼 다리는 뒤에 놓으세요. 동시에 왼 팔을 어깨 높이로 올려주시고, 오른 팔은 뒤로 보내세요. 내가 시작하라고 할 때 한 다리와 한 팔을 앞으로 움직이고, 반대 팔과 다리를 뒤로 보내는 움직임을 제자리에서 점프하며 만들어 주세요(시범보이기). 당신의 팔을 올릴 때는 어깨 높이까지 올려야하는 것을 기억하세요. 제가 멈추라고 말할 때까지 제자리에서 팔과 다리를 이용해 같은 움직임을 지속하세요. 10번 연속적 뛰기를 해야 합니다. 주어진 시간은 90초입니다. 시작.”

(4) 부정확한 경우

① 같은쪽 팔과 다리를 함께 움직이는 경우

② 연속적인 패턴으로 앞/뒤로의 움직임이 실패하는 경우

③ 어느 쪽이든 한쪽이 앞 또는 뒤의 자세에 있어 필요 이상의 움직임임(발걸음)이 있는 경우

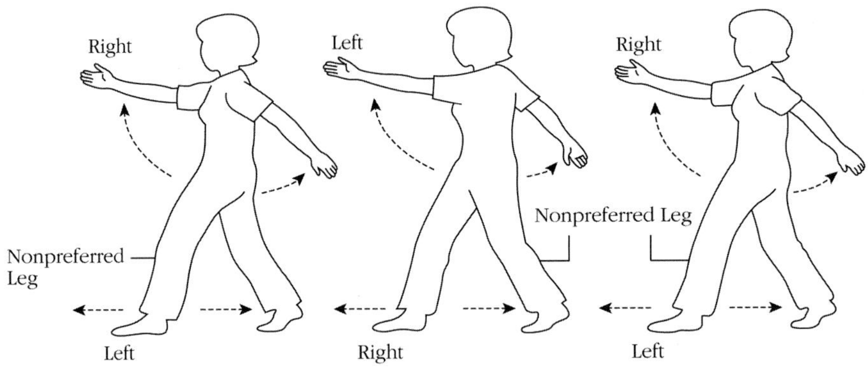

그림 7-3 반대 쪽 팔과 다리를 내밀면서 점프하기

13) 하위검사 3-6. 위로 점프하며 손뼉 치기

(1) 검사방법

① 가능한 높게 점프를 하여 발이 땅에 닿기 전까지 최대한 많이(5회까지) 손뼉을 치도록 함

② 검사자의 위치

- 아동과 마주보고 서기

③ 시도는 최대 2회

- 첫 시도에서 최고점수를 받지 못한 경우에만 실시함

(2) 점수

- 땅에 발이 닿기 전까지 친 손뼉치기의 횟수(0～5회)

(3) 지시

- “제가 시작하라고 말할 때 올바른 방식으로 최대한 위로 점프해야 합니다. 당신이 점프하고 내리기 전까지 당신은 최대한 얼굴 앞에서 손뼉을 쳐야합니다(시범). 최고 점수는 5번의 박수를 치는 것이고, 첫 번째 시도에서 최대로 성취 못할 경우는 한 번 더 수행할 것입니다.”

(4) 점수가 인정되지 못하는 경우

① 피검자의 발이 바닥에 있거나 가슴 아래에서 손뼉을 칠 경우

② 피검자가 균형을 잃고 땅에 한 손이나 양손으로 바닥을 짚었을 경우는 0으로 기록함

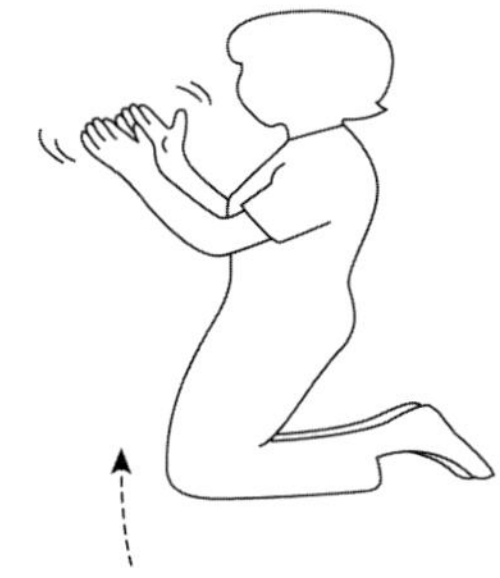

그림 7-4 위로 점프하며 손뼉치기

14) 하위검사 3-7. 위로 점프하며 발꿈치 치기

(1) 검사방법

① 가능한 높게 점프하여 땅에 떨어지기 전 손으로 발꿈치를 터치하기

② 시도는 최대 2회

- 첫 시도에서 성공하지 못한 경우에만 실시함

(2) 점수

- pass 또는 fail로 기록함

(3) 지시

- "제가 시작하라고 할 때 위쪽으로 최대의 점프를 해야 합니다. 점프를 하면서 무릎을 구부리고 손으로는 발뒤꿈치를 만져야 합니다(시범). 각각의 발뒤꿈치를 동시에 만져야 합니다. 잊지 마세요. 시도는 두 번까지 할 수 있습니다."

(4) 점수가 인정되지 못하는 경우

① 양손으로 동시에 뒤꿈치 만지기가 실패했을 경우

② 균형을 잃어 떨어질 때 한 손이나 양손으로 바닥을 짚었을 경우

③ 동시에 두 발로 점프하는 것이 안 되었을 경우

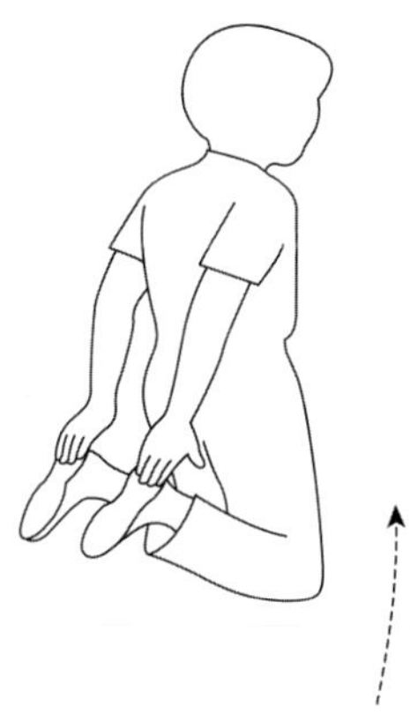

그림 7-5 위로 점프하며 발꿈치 치기

15) 하위검사 3-8. 양손으로 동시에 선 그리기와 십자가 그리기

(1) 검사방법

① 15초 동안 비우세손으로 수직선을 그리기와 동시에 우세손으로 십자가 그리기

② 검사자의 위치
- 아동의 옆에 앉음

③ 아동에게 평가지와 빨간 펜 두 개를 건네줌

④ 연습 과정에서 아동이 수행을 어려워할 경우
- 아동에게 비우세손과 우세손의 수직선을 함께 그리게 한 우세손으로 가로선을 그리게 함
  - 가로선을 긋는 동안 비우세손은 가만히 있도록 잡아줌

⑤ 3개의 선을 도움 없이 동시에 그릴 수 있을 때까지 한 번의 연습을 실시함
- 15초의 시간을 제공함·시도는 1번 연습(3개의 선을 동시에 그릴 때까지), 1회 시행함

(2) 점수
- 동시에 그린 그림(쌍)의 수

(3) 지시
- "저를 보세요. 저는 한 손으로 종이 위에 선을 그릴 거예요. 그리고 동시에 다른 손으로는 십자가를 그릴 거예요(지금 당신도 시도해보세요). 한 손은 종이 위에 선을, 그리고 다른 한 손은 십자가를 그리세요. 한 번 연습할 수 있습니다. 15초의 시간을 줄 거예요. 제가 시작이라고 하면 시작하고, 제가 멈추라고 할 때 까지 최대한 빨리 많은 십자가와 선들을 그리세요. 기억 하세요. 하나의 선과 하나의 선은 동시에 그리는 거예요. 준비. 시작."

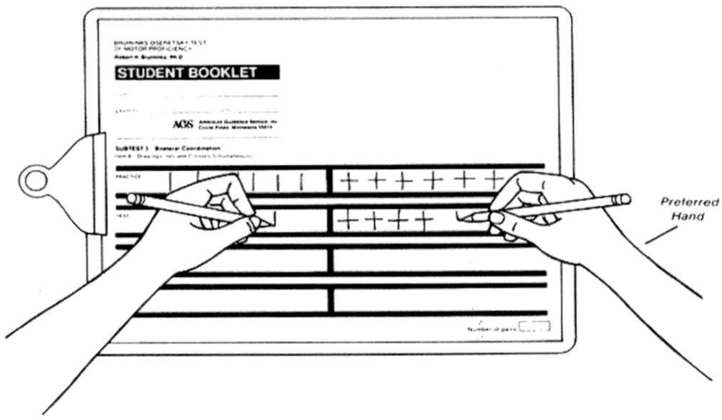

그림 7-6 양손으로 동시에 선 그리기와 십자가 그리기

16) 하위검사 4. 근력(strength)

(1) 평가의 목적

① 팔, 다리, 어깨, 복부의 근력을 측정하기 위해
- 3항목

② 평가 도구
- 줄자(tape measure), 종이테이프(masking tape), 반응 속도 막대, 매트, 스톱워치

③ 피검자가 피곤해 보일 경우
- 휴식을 가진 후 실시 또는 다른 날 실시함

④ 휴식

- 하위항목(Item) 사이에 짧은 휴식을 제공함

⑤ 시작선

- 마스킹 테이프로 61cm 정도의 길쭉한 조각을 붙임
- 줄자의 사용
  - 16이 나타날 때까지 당김
  - 수직으로 당김
  - 바닥에 단단히 고정시킴

17) 하위검사 4-1. 멀리뛰기

(1) 평가방법

① 내용

- 무릎을 구부린 상태에서 가능한 멀리 점프하는 활동

② 준비자세

- 점프하기 전에 위아래로 몸을 움직임

③ 시도 횟수

- 3회를 시도함

(2) 점수

① 출발 지점에서 점프해서 착지한 곳의 발뒤꿈치까지의 거리

- 줄자 뒷면의 점수를 사용함

② 넘어져 손을 사용해 몸을 지지한 경우에는 손까지의 거리를 측정함

(3) 지시

- "이 선 뒤에 서세요(시범). 무릎을 구부려 몸을 앞으로 기울이고, 팔을 몇 번을 흔드세요. 제가 시작하라고 할 때 시작하세요. 두 발을 구부리고 팔을 앞으로 흔들어 최대로 멀리 점프하세요. 점프를 할 때 팔을 앞으로 보내고, 양 발이 먼저 땅에 닿도록 노력하세요. 만약 균형을 잃을 경우 앞으로 넘어지도록 노력하세요. 시작."

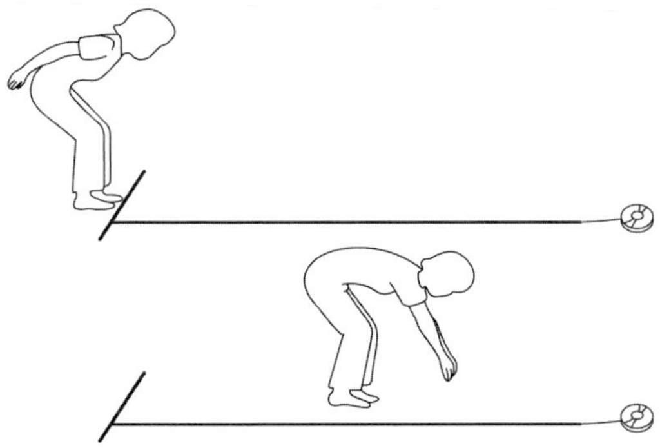

그림 7-7 멀리뛰기

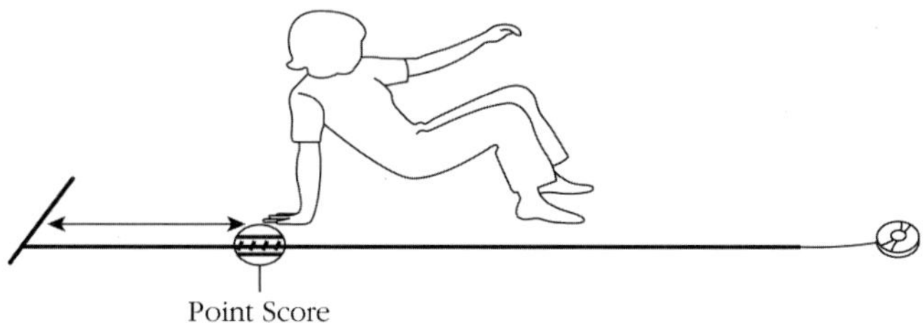

그림 7-8 뒤로 넘어진 경우 손까지의 거리를 측정함

18) 하위검사 4-2. 윗몸 일으키기

(1) 평가방법

① 20초 동안 누운 자세로 윗몸 일으키기

② 상체를 일으켜 세워 평가자가 들고 있는 막대를 손가락으로 치는 활동

③ 아동을 매트나 카펫 위에 눕히고 시도함

④ 한 번만 수행함

(2) 점수

- 20초 동안 몸을 일으켜 막대에 손이 닿는 횟수

(3) 지시

- "등으로 평평한 곳에 누우세요. 당신의 손을 다리의 윗부분에 놓습니다(시범). 턱을 가슴에 붙이고 팔과 어깨를 곧게 유지하세요. 당신의 손가락이 이 막대에 닿을 때까지 윗몸 일으키기를 하세요. 막대에 닿은 후 바닥에 다시 누워 붙이세요. 제가 시작하라 하면 시작하고, 멈추라고 말할 때까지 최대로 많이 빠르게 윗몸 일으키기를 하세요. 막대를 만지기 위해 충분히 윗몸을 일으켜야 합니다. 시간은 20초입니다. 시작"

(4) 잘못된 수행

① 팔꿈치로 바닥을 딛고 일어난 경우

② 상체를 일으키는 동안 매트를 끌어당기는 경우

③ 한 손가락으로만 터치한 경우

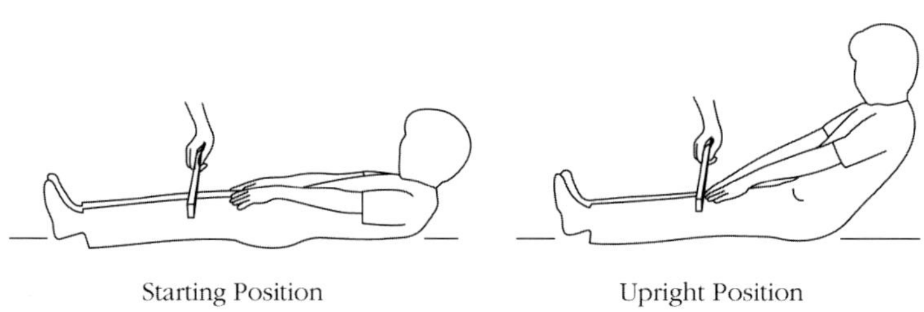

그림 7-9 윗몸 일으키기

19) 하위검사 4-3(a). 무릎을 벽에 붙이고 팔굽혀펴기

(1) 평가대상

- 8세 미만의 남아 / 여아

(2) 평가방법

① 엎드린 상태를 만듦

② 무릎을 구부리고 상체를 일으켜 세워 등으로 막대에 닿게 함

③ 가슴이 바닥에 닿지 않더라도 팔을 충분히 굽혔을 경우 옳은 수행으로 인정함

④ 20초의 시간을 주며, 시도는 한 번임

(3) 점수

- 20초 동안 몸을 일으켜 막대에 닿은 횟수

(4) 지시

- "배를 바닥에 대고 누우세요. 양 손을 매트 위에 올려 무릎과 어깨는 구부리세요. 무릎을 벽에 닿게 하세요(막대는 아동의 등과 허리 사이에 위치함). 등을 곧게 펴고 팔이 곧게 펴질 때까지 자신을 밀어 등에 막대가 닿도록 하세요. 막대가 등에 닿은 후 다시 가슴을 아래로 내려 바닥에 닿게 하세요. 제가 시작이라고 말하면 시작하고, 제가 멈추라는 말을 할 때까지 가능한 많이 수행하세요. 준비. 시작."

(5) 부정확한 수행

① 등이 밑으로 처져서 막대를 터치하지 못하는 경우

② 등을 곧게 펴지 않아 엉덩이를 올리는 경우

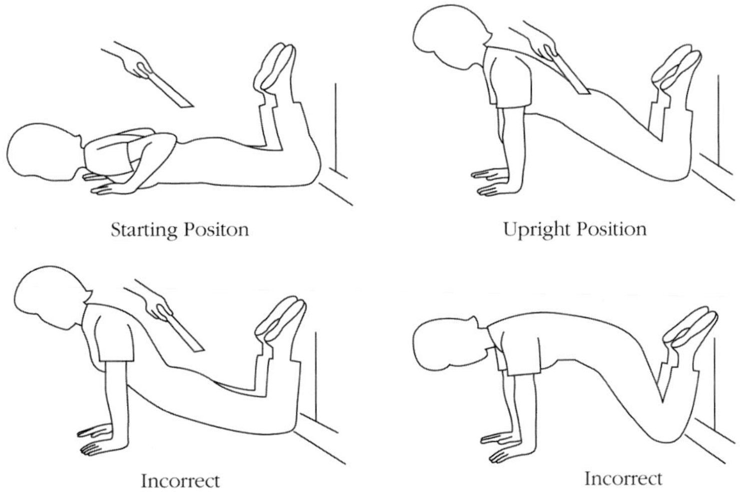

그림 7-10 무릎을 벽에 붙이고 팔굽혀 펴기

20) 하위검사 4-3(b). 엎드려 누운 상태에서 팔굽혀펴기

(1) 평가대상

- 8세 이상의 남아

(2) 평가방법

① 손과 발가락으로 몸을 지탱하고 팔 굽혀 펴기를 함

② 등쪽에 놓인 막대에 등이 닿도록 함

③ 팔과 등을 곧게 폈는데 막대가 닿지 않을 경우

- 막대의 높이를 조절함

④ 수행 횟수 및 시간

- 1회 한함
- 가슴이 바닥에 닿지 않더라도 팔을 충분히 굽혔다면 인정함
- 20초의 시간을 제공함

(3) 점수

- 20초 동안 몸을 일으켜 막대에 닿은 횟수

(4) 지시

- “제가 시작하라고 하면 최대한 빠르게 팔꿉혀펴기를 하세요. 등을 곧게 유지하고, 팔이 곧게 펴질 때까지 자신을 밀어 등이 막대에 닿게 하세요. 막대에 등을 댄 후에 다시 가슴이 바닥에 닿을 때까지 내리세요. 제가 시작이라 말하면 멈추라는 말을 할 때까지 최대한 빨리 수행하세요. 준비. 시작.”

(5) 부정확한 수행

① 등이 아래로 처져서 막대를 터치하지 못하는 경우

② 등을 곧게 펴지 않고 엉덩이로 올리는 경우

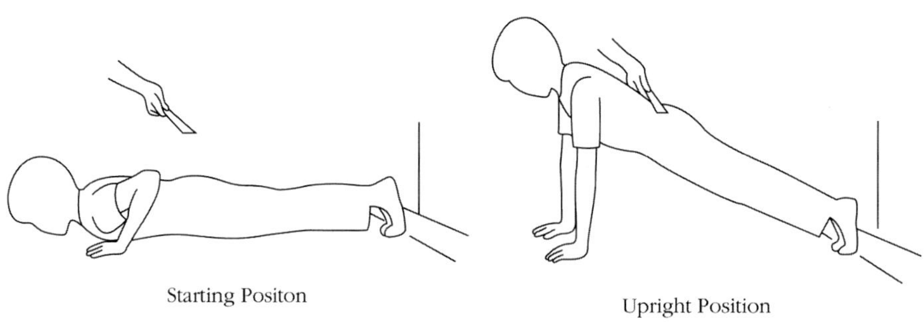

그림 7-11 엎드려 누운 상태에서 팔굽혀 펴기

21) 하위검사 5. **상지협응**

(1) 평가 목적

- 시각적 능력과 팔·손·손가락 움직임 평가

(2) 도구

- standing mat, masking tape, 줄자, 표적, 테니스 공, 줄이 달린 공, 스톱워치, 의자 2개, 테이블

(3) 일반적 지시 1 GENERAL DIRECTIONS

① 'standing mat'의 거친 면이 밑으로 오게 하여 움직이지 않도록 만듦

② 3m 떨어진 곳에 테이프를 이용해 표시함

(4) 일반적 지시 2 GENERAL DIRECTIONS

① 과녁의 밑부분이 아동의 눈높이에 오도록 하여 벽에 붙임

② 과녁에서 1.5m 떨어진 곳에 테이프를 붙임

22) 하위검사 5-1. **공을 바닥에 튀겨 양손으로 잡기,** 하위검사 5-2. **공을 바닥에 튀겨 우세손으로 잡기**

(1) 평가방법

① 발판 위에 서서 테니스 공을 바닥에 튀기고, 양손/우세손으로 잡기

② 다섯 번 시도 후 정확히 잡은 수를 기록함

③ 시도 횟수

- 1회 연습 후 5회를 시행함

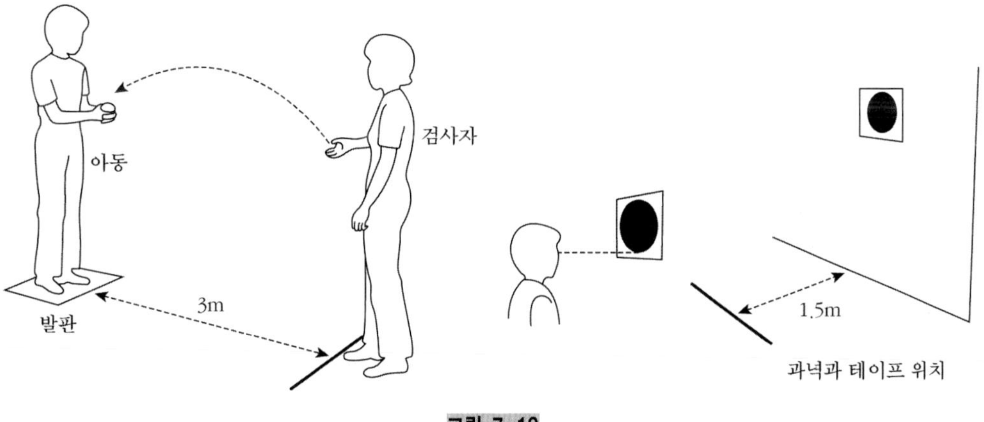

그림 7-12

(2) 지시

- "발판 위에 서세요. 제가 시작이라 말하면 테니스공을 바닥으로 튀겨 양손(또는 우세손)으로 잡으세요. 이 자리를 이탈하면 안 됩니다. 제가 멈추라고 할 때까지 공을 튀기고 양손(또는 우세손)으로 잡으세요. 준비. 시작."

(3) 부정확한 수행

① 공을 놓치거나 몸으로 공을 받은 경우

② 발이 매트에서 벗어날 경우

③ 항목 5-1

- 한 손으로 공을 잡은 경우

④ 항목 5-2

- 비우세손 또는 양손으로 잡은 경우

23) 하위검사 5-3. 위로 던져진 공을 양손으로 잡기

(1) 평가 방법

① 매트 위에 서서 공 잡기

- 10피트(3m) 떨어진 곳에서 던진 공을 양손으로 잡음

② 매트 위에 서서 10피트(3m) 떨어진 곳에서 던져진 테니스 공을 양손으로 잡음

③ 시도횟수 : 1회 연습, 5회 시행

(2) 부정확한 경우

① 공을 놓치거나 몸으로 공을 받은 경우

② 발이 매트에서 벗어났을 경우

③ 한 손으로 공을 잡은 경우

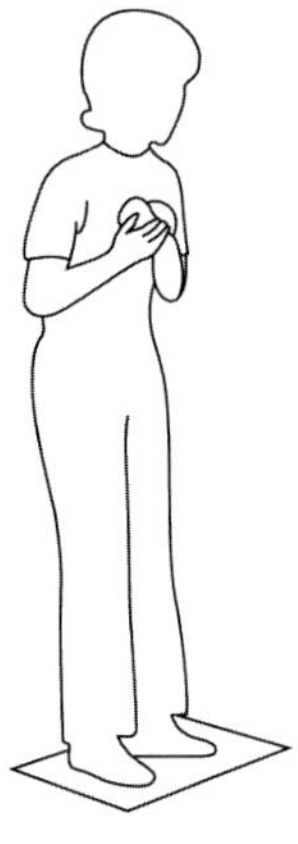

그림 7-13 부정확한 잡기의 예 : 몸으로 공을 받음

24) 하위검사 5-4. 위로 던져진 공을 우세손으로 잡기

(1) 평가 방법

① 매트 위에 서서 공 잡기

- 10피트(3m) 떨어진 곳에서 던진 공을 우세손으로 잡음
- 어깨 위나 무릎 아래로 던질 경우 또는 잡을 수 없는 범위에 공을 던지지면 다시 시도 함

② 다섯 번 시도 후 정확하게 잡은 수를 기록함

③ 시도횟수

- 1회 연습 후 5회 시행함

(2) 부정확한 수행

① 공을 놓치거나 몸으로 공을 받은 경우

② 발이 매트에서 벗어났을 경우

③ 비우세손 또는 양손으로 잡은 경우

25) 하위검사 5-5. 우세손으로 공을 던져 과녁 맞추기

(1) 평가 방법

① 표적에서 5피트(1.5m) 떨어진 곳에서 우세손으로 공 던지기

- 어깨 너머로 던지기

② 각각의 공을 정확하게 표적에 공을 던짐

③ 점수

- 정확하면 1점, 부정확하면 0점 환산함
- 다섯 번 시도 중 정확히 표적을 맞힌 경우만 기록함

④ 시도 횟수

- 1회 연습 후 5회를 시행함

(2) 부정확한 수행

① 과녁을 맞히지 못한 경우

② 팔을 아래로 휘둘러 던진 경우

③ 선을 넘어간 경우

26) 하위검사 5-6. 흔들리는 공을 우세손으로 찌르기

(1) 평가 방법

① 아동의 얼굴 앞에서 흔들리는 공을 우세손 손가락으로 찌르기

② 아동의 얼굴 앞에서 4회 왕복하는 동안 집게손가락 끝으로 찌르기

③ 시도 횟수

- 2회 연습 후 5회를 시행함

④ 점수

- 공을 만진 수를 기록함

(2) 부정확한 수행

① 앞으로 돌진하여 공을 찌른 경우

② 손끝으로 치지 않고, 손가락의 측면으로 공을 친 경우

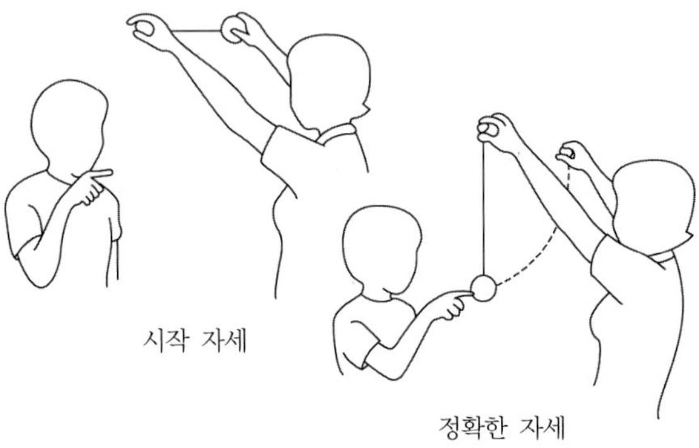

27) 하위검사 5-7. 눈을 감고 팔을 옆으로 뻗어 검지로 번갈아가며 코 만지기

(1) 평가 방법

① 눈을 감고 서서 검지를 이용해 코를 터치함

- 실행은 두 번째 손가락으로 코를 터치하고 반대쪽 손도 시행함

② 최대 90초 동안 연속적으로 수행함

③ 코에 손이 4회 닿도록 함

- 한 손이 두 번씩 코에 닿게 됨

④ 성공(P)과 실패(F)로 기록함

⑤ 시도횟수

- 1회 시행

(2) 부정확한 수행

① 연속적인 움직임을 만들지 못한 경우

② 집게손가락으로 코를 만지지 않은 경우

③ 팔을 번갈아 가며 수행하지 않은 경우

④ 코를 만진 후 팔을 완전히 펴지 않은 경우

⑤ 머리를 움직이는 경우

⑥ 눈을 뜨는 경우

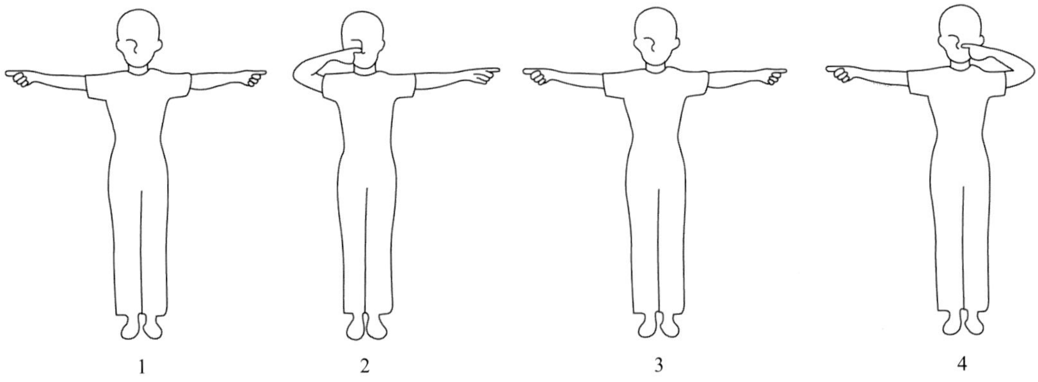

28) 하위검사 5-8. 눈을 감고 우세손의 엄지손가락과 다른 손가락과 번갈아가며 닿기

(1) 평가 방법

① 눈을 감은 후 우세손의 엄지와 나머지 손가락들이 닿도록 함

- 새끼손가락에서 집게손가락 순으로 진행
- 다시 집게손가락부터 새끼손가락 순으로 실시함

② 최대 90초 동안 정확하게 1회를 수행함

③ 성공(P) 또는 실패(F)로 기록함

(2) 부정확한 수행

① 움직임이 연속적이지 못한 경우

② 4개 손가락 중 하나라도 빼놓고 할 경우

③ 동시에 두 손가락이 닿을 경우

④ 손가락이 닿지 않을 경우

⑤ 눈을 뜬 경우

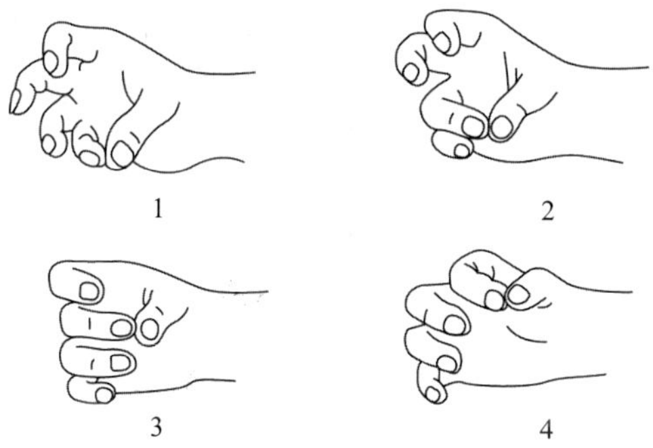

29) 하위검사 5-9. 양손의 엄지와 검지를 회전시켜 닿게 하기

(1) 평가 방법

① 오른쪽 집게손가락과 왼쪽 엄지손가락을 서로 닿게 한 후 붙은 손가락을 축을 중심으로 회전시키기

- 왼쪽 집게손가락과 오른쪽 엄지손가락이 닿게 됨

② 위 또는 아래 방향으로 연속적인 회전을 만듦

③ 최대 90초 동안 연속적으로 5회를 수행해야 함

④ 성공(P) 또는 실패(F)로 기록함

(2) 부정확한 수행

① 연속적 움직임이 아닌 경우

② 엄지 또는 집게손가락의 닿는 자리가 부정확한 경우

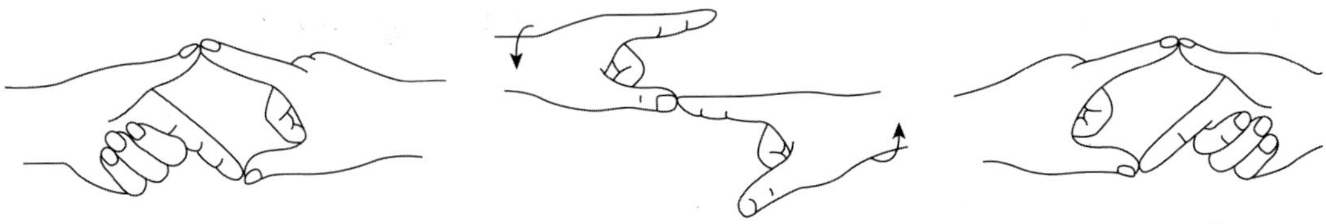

30) 하위검사 6. 반응속도(response speed)

(1) 평가 목적

- 움직이는 자극에 빠르게 반응하는 능력 측정

(2) 도구

- Masking tape, 반응속도막대, 의자 2개

(3) 일반적 지시 GENERAL DIRECTIONS

① 벽에 테이프를 붙여 막대와 테이프 라인이 직각을 이루도록 함

- 평가자가 막대를 떨어뜨렸을 때 아동은 우세손 엄지로 막대를 정지시킴

② 막대의 높이

- 아동의 어깨보다 약간 낮은 곳에 테이프로 표시하여 막대를 놓음

③ 떨어뜨리는 시간 : 평가기록지의 시간

④ 평가자세

- 평가자는 아동 옆(비우세손쪽)에서 벽을 마주보고 앉음
- 막대를 떨어뜨렸을 때 피검자가 얼마나 빨리 잡는가를 측정함
- 막대를 떨어뜨리기 전에 정해진 시간을 셈
- 피검자의 엄지는 빨간 선 위에 위치함
  - 1.3∼2.5cm 떨어지게 함

⑤ 다시 시도할 수 있는 기회를 주는 경우

- 막대가 떨어질 때 막대를 쳐다보지 않은 경우
- 막대를 떨어뜨리기 전에 막대를 잡고 있는 경우

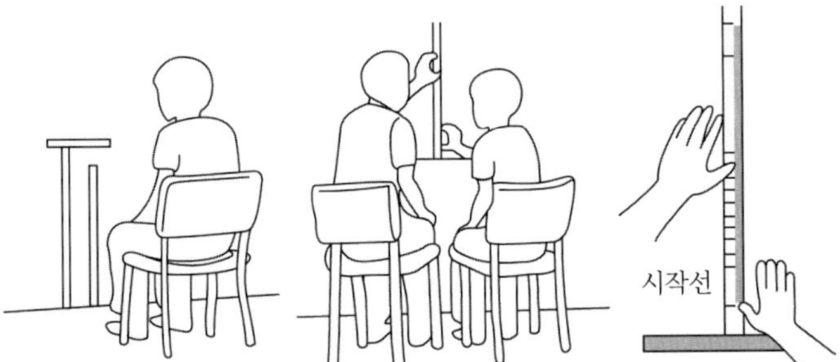

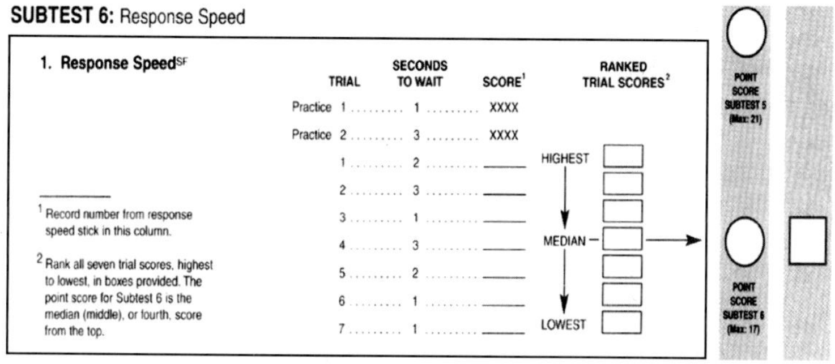
SUBTEST 6: Response Speed

1. Response Speed[SF]

TRIAL	SECONDS TO WAIT	SCORE[1]	RANKED TRIAL SCORES[2]
Practice 1	1	XXXX	
Practice 2	3	XXXX	
1	2	____	HIGHEST
2	3	____	
3	1	____	
4	3	____	MEDIAN
5	2	____	
6	1	____	
7	1	____	LOWEST

[1] Record number from response speed stick in this column.

[2] Rank all seven trial scores, highest to lowest, in boxes provided. The point score for Subtest 6 is the median (middle), or fourth, score from the top.

POINT SCORE SUBTEST 5 (Max: 21)

POINT SCORE SUBTEST 6 (Max: 17)

31) 하위검사 7. 시운동조절(visual-motor control)

(1) 목적

- 운동조절반응과 시각반응의 통합능력을 평가하기 위함

(2) 도구

- student booklet, 가위, 빨간 펜 2개, 검은 펜 2개, 탁자, 의자 2개, 클립보드

(3) 검사방법

① 검사자는 테이블 옆에 앉아서 지시함

② 모든 검사가 완료되기 전까진 점수를 세지 않음

③ ‘subtest 7’은 하위검사 1~8까지로 이루어져 있음

32) 하위검사 7-1. 우세손으로 원 자르기

(1) 검사방법

① Booklet에 있는 원 부분을 사각형으로 잘라서 준비함

② 6개의 원안에 있는 두꺼운 선의 원을 우세손으로 자름

③ 잘못 자른 곳의 수를 기록함

- 시간제한은 없음
- 한 번의 시도만 허용함
- 두꺼운 선의 안이나 밖으로 잘못 자른 실수의 개수를 기록함

(2) 지시

- “종이에는 여러 개의 원이 있습니다. 가위를 우세손으로 잡으세요. 가위를 이용해 가장 두꺼운 선을 따라 자르세요. 잘 아시겠죠. 준비. 시작.”

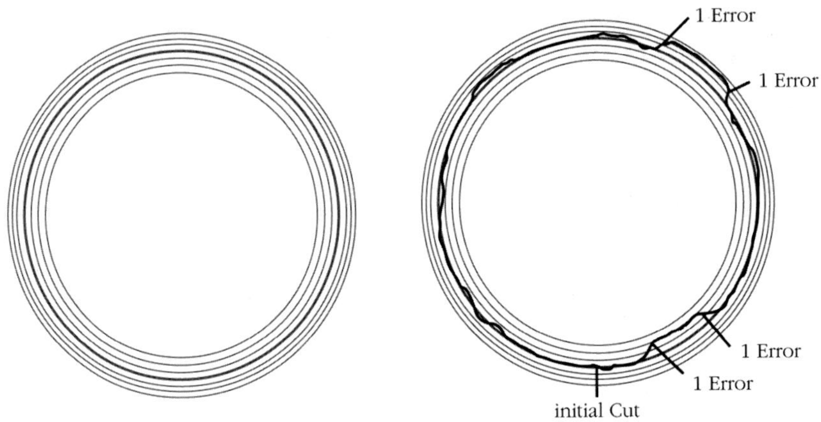

그림 7-14 Item 1

그림 7-15 잘못된 예

33) 하위검사 7-2. 우세손으로 구부러진 길 따라 그리기

(1) 검사방법

① 우세손으로 펜을 잡고 길을 따라 그리기

② 실수 기록

- 실수한 수를 기록지에 기록함
- 최대 7개까지만 기록함

③ 클립보드

- 45° 이상 돌아가지 않도록 검사자가 고정시켜야함

④ 기준

- 경계선 밖으로 1.27cm를 넘어가면 실수로 계산함
- 한번만 시도함

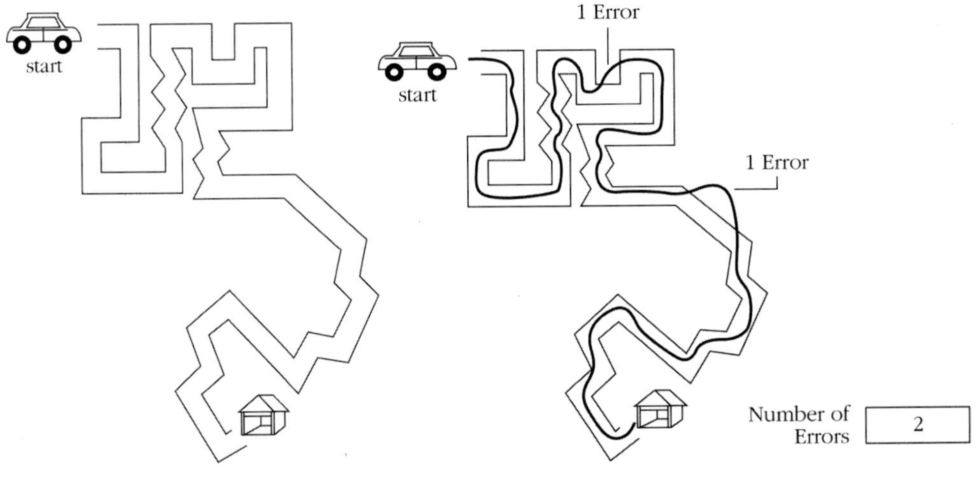

그림 7-16 Item 2

그림 7-17 잘못된 예

34) 하위검사 7-3. 우세손으로 곧은 길 따라 그리기

(1) 검사방법

① 우세손으로 펜을 잡고 길을 따라 그리기

② 실수한 수를 기록지에 기록해야함

- 최대 7개까지 기록함

③ 클립보드가 45° 이상 돌아가지 않도록 검사자는 고정시켜야 함

④ 경계선 밖으로 1.27cm를 넘어가면 실수로 계산함

⑤ 한 번만 수행함

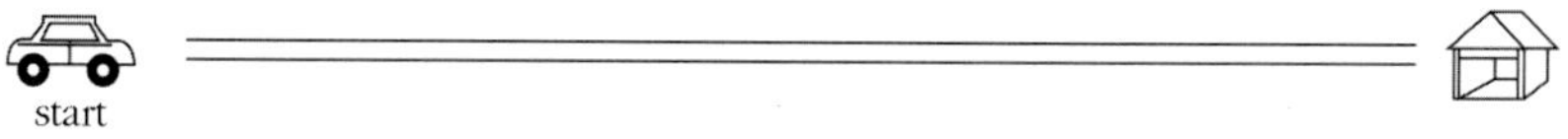

그림 7-18 Item 3

35) 하위검사 7-4. 우세손으로 커브길 따라 그리기

(1) 검사방법

① 우세손으로 펜을 사용해 길을 따라 그리기

② 실수한 수를 기록지에 기록해야함

- 최대 7개까지 기록함

③ 클립보드가 45° 이상 돌아가지 않도록 검사자가 고정시켜야 함

④ 경계선 밖으로 1.27cm를 넘어가면 실수로 계산함

⑤ 한 번만 수행함

(2) 지시

- "이것은 길입니다. 빨간색 펜을 가지고 여기서 시작해 길을 따라 끝까지 선을 그리세요. 선은 길 안에 있어야하며 나가면 안 됩니다. 충분한 시간을 드리겠습니다. 준비, 시작."

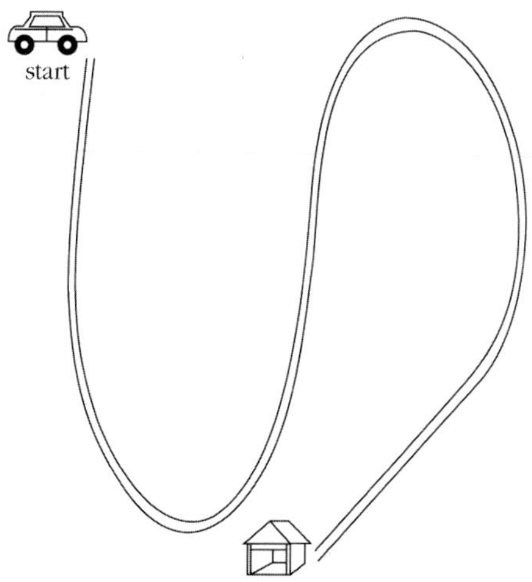

그림 7-19 Item 4

36) 하위검사 7-5. 우세손으로 원을 보고 그리기

(1) 검사방법

① 우세손으로 원 모양을 보며 따라 그림

② 정확하게 그려진 그림을 평가하고 기록함

③ 클립보드가 45° 이상 돌아가지 않도록 검사자가 고정해야 함

④ 필요 시 지우는 것을 허용함

⑤ 시간제한은 없음

⑥ 한 번만 수행함

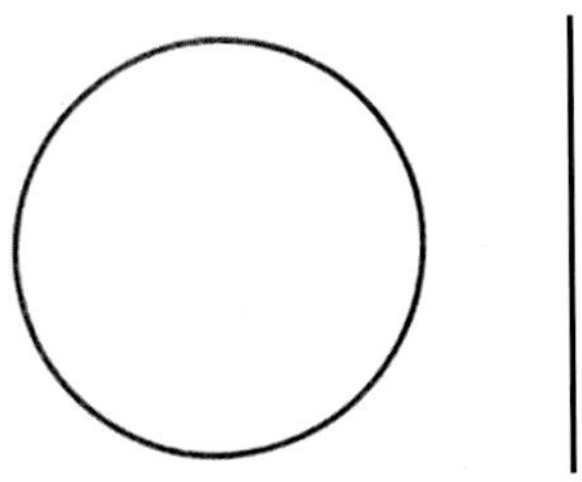

그림 7-20 Item 5

37) 하위검사 7-6. 우세손으로 삼각형을 보고 그리기

(1) 검사방법

① 우세손으로 삼각형 모양을 보며 따라 그림

② 정확하게 그려진 그림을 평가하고 기록함

③ 클립보드가 45° 이상 돌아가지 않도록 검사자가 고정해야 함

④ 필요 시 지우는 것을 허용함

⑤ 시간제한은 없음

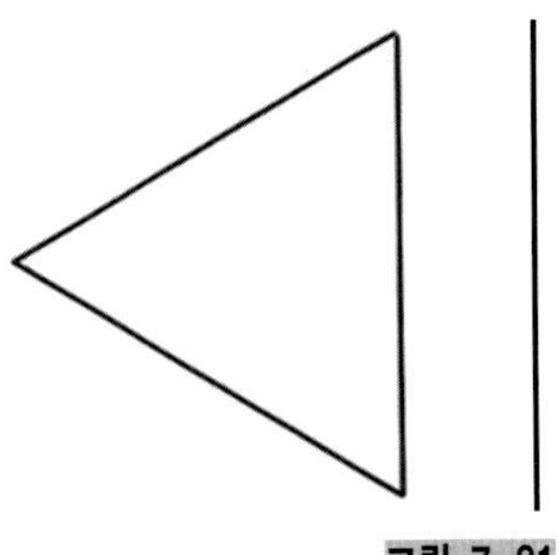

그림 7-21 Item 6

38) 하위검사 7-7. 우세손으로 마름모를 보고 그리기

(1) 검사방법

① 우세손으로 마름모 모양을 보며 따라 그림

② 정확하게 그려진 그림을 평가하고 기록함

③ 클립보드가 45° 이상 돌아가지 않도록 검사자가 고정해야 함
④ 필요 시 지우는 것을 허용함
⑤ 시간제한은 없음
⑥ 한 번만 수행함

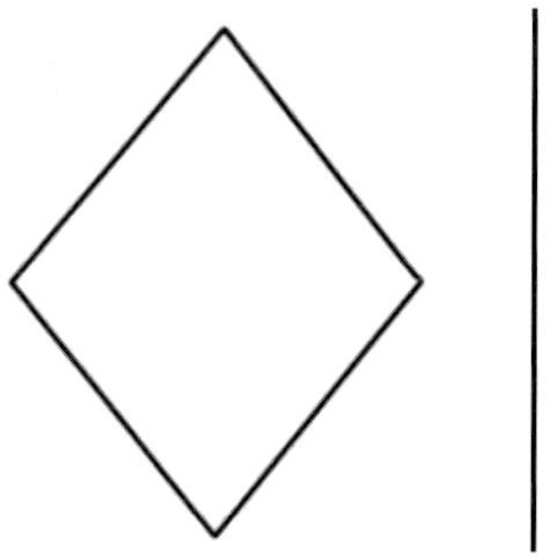

그림 7-22 Item 7

39) 하위검사 7-8. 우세손으로 겹쳐진 연필 모양을 보고 그리기

(1) 검사방법

① 겹쳐진 연필 모양을 우세손으로 따라 그리기
② 정확하게 그려진 그림을 평가하고 기록함
③ 클립보드가 45° 이상 돌아가지 않도록 검사자가 고정해야 함
④ 필요 시 지우는 것을 허용하며, 시간제한은 없음
⑤ 한 번만 수행함

(2) 기록

① 좋음(good) : 주어진 표준과 거의 비슷함
② 적절(adequate) : 엇비슷하게 맞으며, 부가적으로 그은 선이 없음
③ 부적절(inadequate) : 표준과 일치하지 않고, 부가적인 선이 있거나 일부가 없음

(3) 지시

• "여기를 보세요. 우세손으로 여기와 같은 모양을 그리세요. 충분한 시간을 주겠습니다. 준비, 시작."

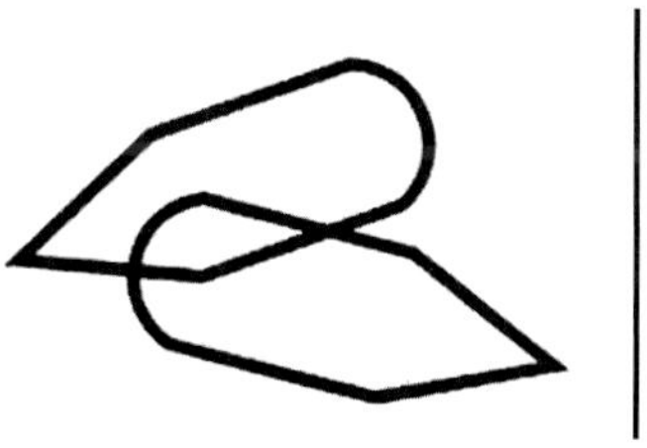

그림 7-23 Item 8

40) 하위검사 8. 상지의 속도와 민첩성

(1) 평가 목적

- 손과 손가락의 기민성, 손과 팔의 속도를 측정하기 위함

(2) 도구

- testing pad, 동전 24개, 두 개의 작은 상자, 카드 50장, 20개의 나무 구슬, 나무 핀, pegboard, 학생용 소책자, 빨간 색연필 2개, 검정 색연필 2개, 테이블, 의자 2개, 초시계, 클립보드

41) 하위검사 8-1. 우세 손으로 상자 안에 동전 담기

(1) 검사 방법

① 검사자와 피검자는 테이블에 마주 보고 앉음

② 검사 시 재료를 정렬하며 조언을 함

- 시간을 줄이기 위해

③ 피검자가 과제를 잘못 이해하거나 수행을 멈추었을 때

- 방법을 한 번 더 알려주고 다시 시작함

④ 점수

- 동전 수가 정확하게 상자에 들어간 것을 계산함

(2) 지시

- "제가 시작하라고 하면 우세 손으로 동전을 집어 상자 안에 가능한 빨리 넣으세요. 동전을 던지지 말고 넣으세요. 다른 손은 무릎 위에 두세요."

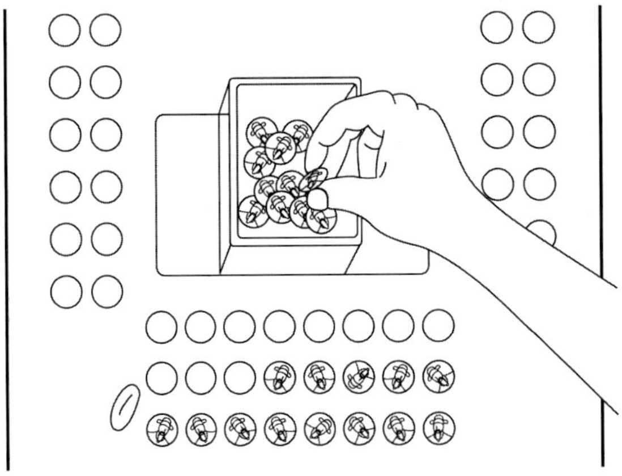

42) 하위검사 8-2. 양손으로 상자 안에 동전 담기

(1) 검사 방법

① 양손으로 동전을 집어 올려 두 개의 상자에 동전 담기를 수행함

② 기록지에 동전이 동시에 정확하게 들어간 것은 '/'로 표시함

- 동시에 넣지 않으면 점수에 포함시키지 않음

③ 연습 및 실시

- 2쌍의 동전으로 연습함
- 검사는 1회 수행만을 허용함

④ 7쌍을 옮긴 시간을 기록함

- 최대 50초까지 허용함
- 7쌍을 옮기지 못한 경우 50초로 기록함

(2) 지시

- "제가 시작이라고 하면 각 손으로 한 개의 동전을 집으세요. 최대한 빨리 상자 안에 동전을 넣으세요. 제가 시작이라 말할 때 시작하세요. 준비. 시작."

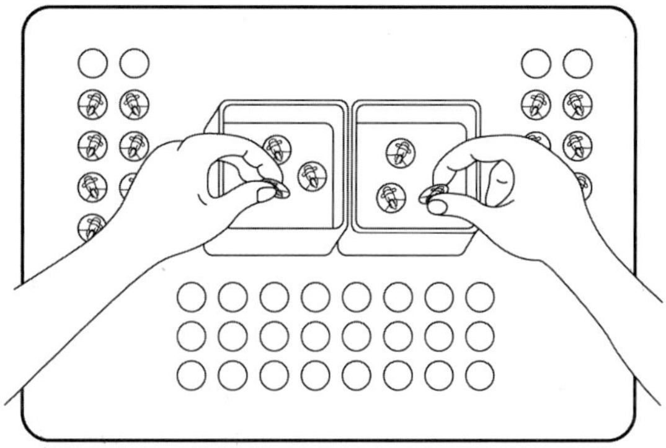

43) 하위검사 8-3. 우세손으로 카드 분류하기

(1) 도구

- 빨간색과 파란색 카드

(2) 평가 방법

① 15초 동안 우세손으로 빨간색과 파란색으로 섞인 카드들을 색깔 별로 분류함

② 준비

- 검사판 위에 빨간색과 파란색의 카드를 한 장씩 놓고 나머지 카드들은 섞어놓음

(3) 지시

- "제가 시작이라고 말하면 빨간 카드는 이곳에, 파란카드는 이곳에 놓으세요. 우세손을 사용해 가능한 빨리 한 번에 한 개씩 나누세요. 반대 손은 카드를 잡고 있습니다. 이제 시작해 볼게요. 제가 그만 할 때까지 계속하세요. 준비. 시작."

(4) 시도횟수

- 5개의 카드로 연습 후 1회를 실시함

(5) 수행시간 및 측정

① 15초간 정확히 분류한 카드의 수를 기록함

- 처음 바닥에 놓아둔 카드는 계산하지 않음

② 한 번에 2개 이상의 카드를 분류할 경우는 한 개로 계산함

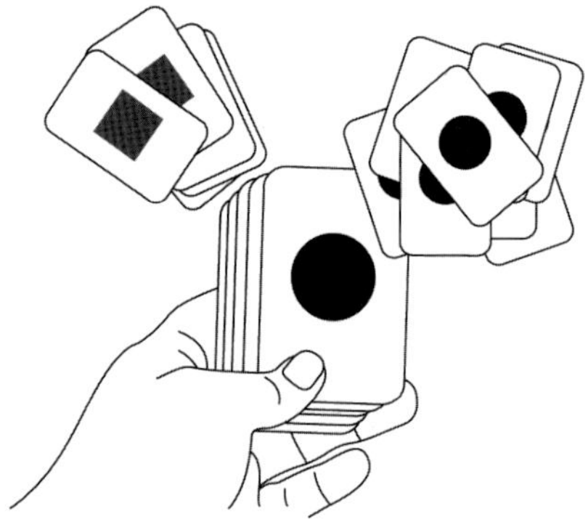

44) 하위검사 8-4. 우세손으로 구슬 꿰기

(1) 도구

- 사각구슬과 끈

(2) 평가 방법

① 검사판 위에 무작위로 구슬을 놓고 우세손으로 구슬을 끼우도록 함

② 실시 도중 손을 바꾸면 재실시함

(3) 지시

- "제가 시작하라고 하면 최대한 빨리 한 번에 하나씩 구술을 끈에 끼우세요. 그만하라고 할 때까지 멈추지 마세요. 준비. 시작."

(4) 시도횟수

- 5개의 구슬을 연습한 후 1회 수행함

(5) 수행시간 및 측정

① 15초 동안 실시함

- 끈과 구슬을 건드린 순간부터 시간을 측정함

② 15초 동안 정확히 끼운 구슬의 개수를 기록함

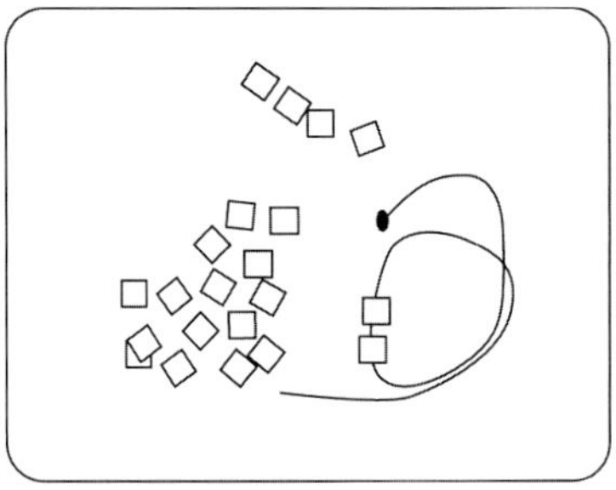

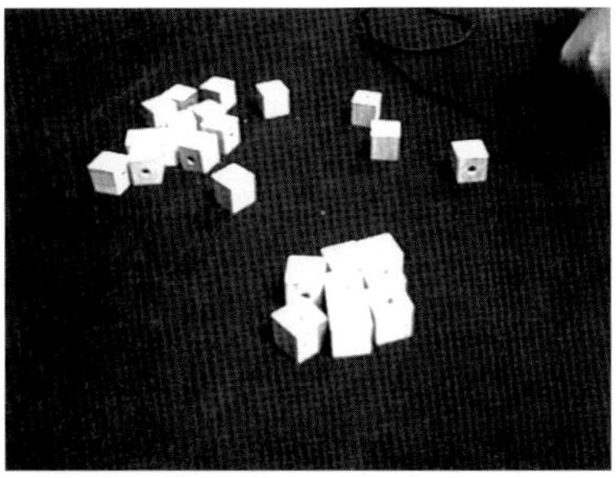

45) 하위검사 8-5. 페그 넣기

(1) 도구

• 페그보드, 페그

(2) 평가 방법

① 우세손으로 페그보드 위에 배열된 페그들을 바로 위에 있는 구멍으로 옮기기

② 준비

• 검사판 위에 페그보드를 놓고 페그를 넣음

(3) 지시

• "제가 시작하라고 하면, 최대한 빠르게 옮기세요. 도중에 떨어뜨리더라도 줍지 말고 계속해서 진행하세요. 준비. 시작."

(4) 시도 횟수

• 가장 윗줄을 연습하고 1회 수행함

(5) 수행시간 및 기록

① 15초 동안 수행

• 페그를 만진 순간부터 시간을 측정함

② 15초 동안 정확히 배열된 페그의 숫자를 기록함

※ 점수체계

0~1개 0점	6개 3점	9개 6점
2~4개 1점	7개 4점	9개 초과 시 7점 줌
5개 2점	8개 5점	

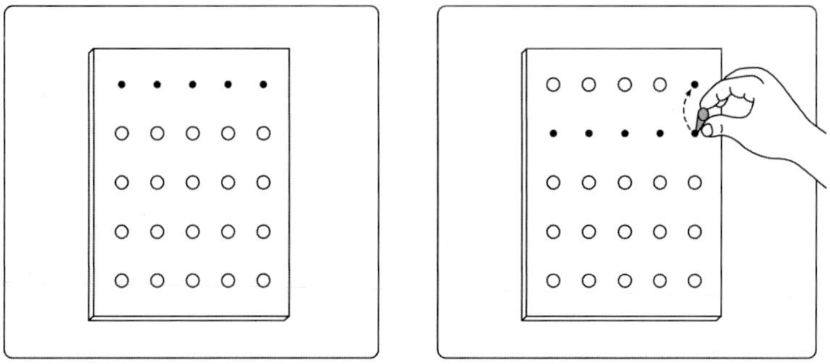

46) 하위검사 8-6. 우세손으로 수직선 그리기

(1) 도구

• 평가지, 빨간색 펜

(2) 평가 방법

① 수평의 두 선 사이를 수직으로 선을 긋기

② 우세손으로 수직선을 그림

- 비우세손은 클립보드 위에 둠

(3) 지시

- "제가 시작하라고 하면 붉은 펜으로 할 수 있을 만큼의 많은 선을 그리세요. 제가 그만하라고 할 때까지 멈추지 말고 계속해서 그리세요. 준비. 시작."

(4) 시도횟수

- 연습 줄에 5개의 선을 그리고, 1회를 수행함

(5) 수행시간

① 15초 동안 수행함

② 종이에 연필이 닿는 순간부터 시간을 측정함

(6) 기록

- 15초 동안 정확히 그린 선의 수를 기록함

연습

평가

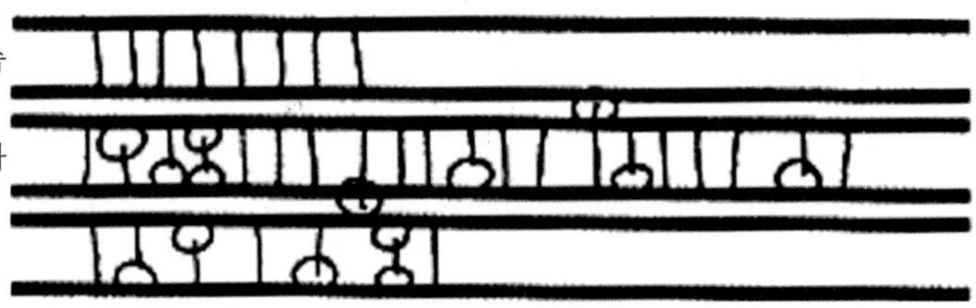

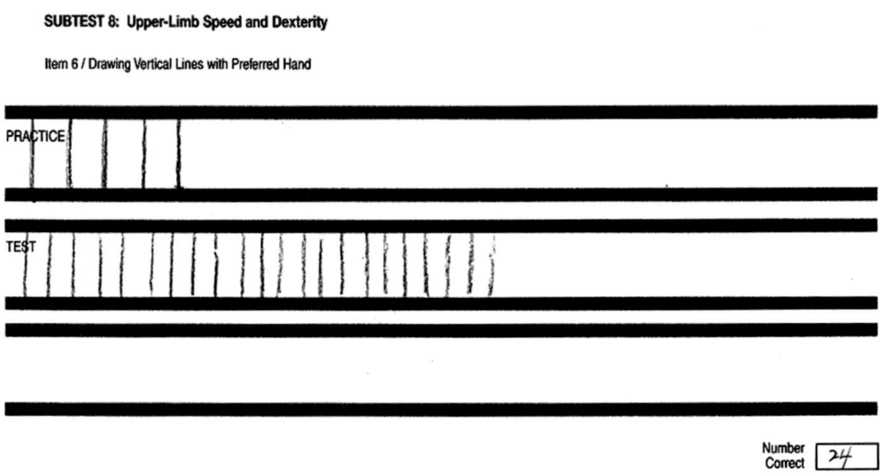

47) 하위검사 8-7. 우세 손으로 원 안에 점찍기

(1) 도구

- 평가지, 빨간색 펜

(2) 평가 방법

- 연속적으로 그려진 원 안에 점을 찍음

(3) 지시

- "제가 시작이라고 말하면 우세 손으로 최대한 빠르게 원 안에 점을 한 개씩 찍어보세요. 연습해 볼까요? 준비되나요? 준비. 시작"

(4) 시도횟수

- 연습용 원 안에 5개의 점찍기를 연습한 후 1회 수행함

(5) 수행시간

- 15초 동안 수행함

(6) 기록

- 15초 동안 원 안에 정확히 찍은 점의 개수를 기록함
- 선처럼 그린 점들도 인정함

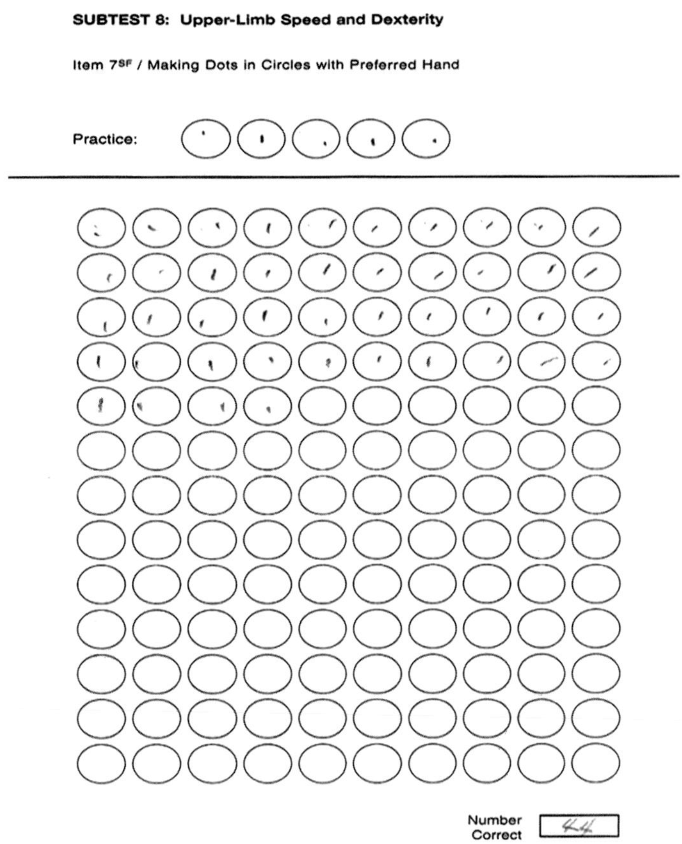
SUBTEST 8: Upper-Limb Speed and Dexterity

Item 7SF / Making Dots in Circles with Preferred Hand

Practice:

Number Correct 44

48) 하위검사 8-8. 우세손으로 점 찍기

(1) 검사 방법

① 팔에 움직임이 없어야 함

② 5초 동안 실시하고 정확하게 찍힌 점들만을 기록함

③ 종이에 연필이 닿는 순간부터 시작함
  • 선처럼 그린 점들도 인정함
④ 검사자의 설명과 지도가 필요함
  • 연필 끝 지우개로 설명함

(2) 지시
  • "제가 시작하라고 하면 우세손으로 최대한 빨리 점을 찍으세요. 팔은 움직이지 않고, 같은 곳에 2개 이상의 점을 찍지 않도록 주의하세요. 지금 여기에 연습을 해보도록 하겠습니다. 준비되셨나요. 준비. 시작."

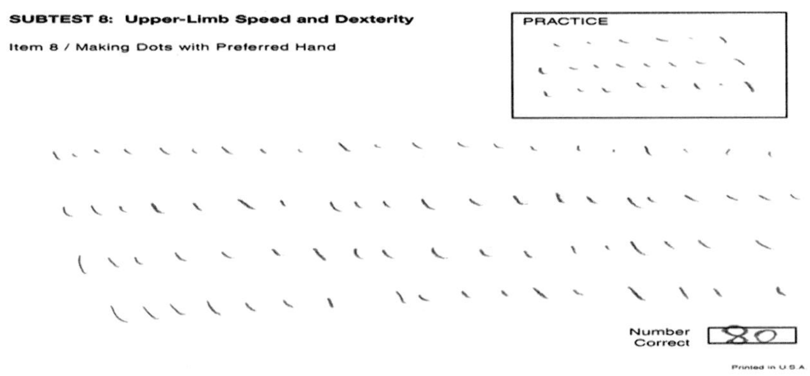

7.4 뮌헨기능발달진단검사(Munchener Funktionelle Entwicklungsdiagnostik)

목적	• 영유아의 발달진단을 통해 조기치료의 기회를 제공하기 위해
대상	• 신생아~3세까지의 영유아
내용	① 개요 • 직접적인 관찰, 도구를 이용한 자유 놀이, 부모 면접을 통한 영유아 발달 평가 ② 영아용 • 기기, 앉기, 잡기, 지각, 언어표현, 언어이해, 사회성 연령의 8가지 영역 ③ 2~3세용 • 총 179개의 항목 • 대동작, 손 기능, 지각, 언어표현, 언어이해, 사회성, 독립성

7.5 Bayley Scale of Infant Development-II

저자	• Nancy Bayley(1993)
목적	• 아동의 초기 발달 상태를 검사하여 수준을 측정함 • 지적 능력과 운동 능력의 지연 정도를 수치로 알아보기 위해
대상	• 1～42개월까지의 아동
내용	• 지능(178 항목), 운동(111 항목), 유아행동기록(30 항목)의 세 부분으로 구성 • 유아행동기록 – 수행에 관한 검사 중 행동항목에 따라 아동을 관찰함

7.6 Erhardt Developmental Prehension Assessment(EDPA)

저자	• Rhoda Priest Erhardt(1982)
목적	• 정상아동의 쥐기 발달단계를 도표로 제시하여 발달장애 아동의 손 기능 정도를 비교 평가하기 위해
대상	① 쥐기 형태 • 신생아～5개월 ② 그리기와 쓰기 기술 • 1～6세
내용	• 불수의적인 팔–손의 형태, 수의적인 움직임, 쓰기 전 기술 : 3개 영역 평가
신뢰도	① 검사자간 신뢰도 : 0.71～0.95 ② 집단간 상관관계 : 0.41～0.85

7.7 Reflex Testing

• 중추신경계 발달을 평가함(아동작업치료 참조)

저자	• Mary R. Florentino
목적	• 중추신경계 반사 성숙의 정도를 신경 해부학적 측면에서 척수, 뇌간, 중뇌, 대뇌피질의 운동발달 단계별로 측정하기 위한 것
대상	• 신생아~6세 • 비정상 반사가 나타나면 6세 이후에도 주기적으로 검사
내용	• 척수, 뇌간, 중뇌, 자율운동 반응, 대뇌피질 등의 5단계로 구성

7.8 Miller Assessment for Preschoolers(MAP)

1. 개요

목적	• 발달이 지연된 취학 전 아동을 규명함 • 아동의 강점과 약점을 규명함 • 치료 방법을 규명함
대상	• 2세 9개월~5세 8개월 아동
소요시간	• 평가 진행 시간 25~35분 정도 – 아이의 나이와 발달 상태에 따라 다름
평가 영역	발달 능력 / 수행 목록 / 목록 해당 항목 수: 감각과 운동 능력 – 기초 목록 10, 협응 목록 7 인지 능력 – 언어 목록 4, 비언어 목록 5 복합적 능력 – 복합적 과제 목록 4
평가 결과	• Mild, Moderate, Maximal • 결과를 같은 연령 그룹의 표준화된 기준에 비교함 – 구체적인 평가가 필요한 아동을 규명함

평가 영역 세부:

발달 능력	수행 목록	목록 해당 항목 수
감각과 운동 능력	기초 목록 협응 목록	10 7
인지 능력	언어 목록 비언어 목록	4 5
복합적 능력	복합적 과제 목록	4

평가 결과	• 아동 연령에 해당되는 퍼센트로 등급을 결정함 • 총 점수를 수행 항목 점수로 분류함
평가 구성	• 득점 노트, 힌트 시트, 점수 항목 시트, 행동 체크 리스트, 그림 용지, 기록 용지 등
평가 순서	① 환경 준비 ② 평가 시작 전 • 항목 채점 용지의 전면에 아동의 이름 기록함 • 아동과 좋은 관계를 형성함 ③ 아동의 실제 연령을 계산함 • 평가 일에서 아동 출생일을 뺌 • 아동의 실제 연령이 해당되는 연령 그룹을 결정함 ④ 간단한 문장으로 최소한의 설명을 제공함 ⑤ 평가 매뉴얼의 순서대로 진행함 • 각 항목 수행에서 얻은 원 점수에 동그라미를 함 • 관찰 사항을 행동 체크 리스트에 기록함
주의 사항	• 모든 준비물은 아동 앞에 직접 제공함 • 모든 항목 수행 시 한 번의 연습기회를 제공함 • 아동의 신발이 맞지 않거나 밑창이 미끄럽거나 바닥이 미끄러울 경우 – 신발이나 양말을 벗도록 함 • 검사자와 아동은 서로 마주보고 앉음 • 아동이 집중력을 잃지 않도록 항목간의 빠른 진행이 필요함

2. 테스트 항목(Test item)

1) 탑 쌓기 : 높은 빌딩 쌓기 게임(Tower : The Big Building Game)

(1) 준비물 : 블록 16개

(2) 연습 : 검사자가 3~4개의 블록으로 탑을 쌓는 시범을 보임

(3) 수행 : 아동이 탑을 쌓아 올리면 검사자는 큰소리로 숫자를 말함

(4) 점수 : 쓰러지기 전까지의 블록 수를 계산함

2) 순서화 : 차례로 블록 담기 게임(Sequencing : The Put Away Game)

(1) 준비물 : 블록 6개, 직사각형 통

(2) 연습

① 테이블의 가장자리에서 4인치 지점에 블록 6개를 일렬로 놓음

② 블록 사이는 약 2인치 정도의 공간이 필요함

③ 왼쪽에서 오른쪽으로 집도록 시범을 보임

(3) 수행 : 아동은 왼쪽에서 오른쪽으로 집어넣음
(4) 점수 : 통과 또는 실패에 동그라미를 함

3) 블록 모양 : 빌딩 만들기 게임(Block Designs : The Make-A Building Game)

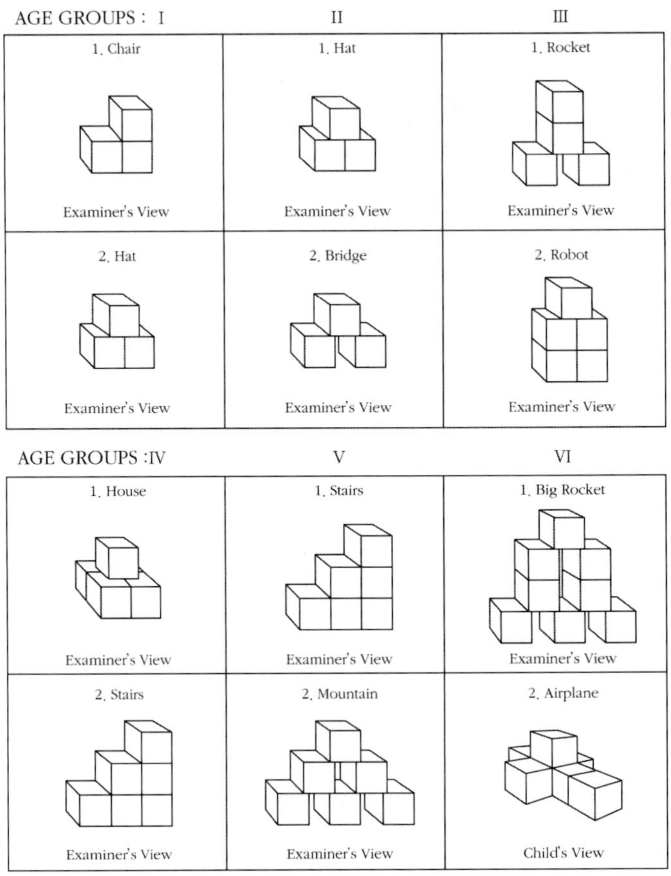

그림 7-24 Block Designs

(1) 준비물 : 블록 16개
(2) 연습 : 필요한 만큼의 블록을 아동 앞에 놓음
(3) 수행 : 검사자가 모양을 만든 뒤 아동이 따라함
(4) 점수 : 두 개/한 개/두 개 다 못함

4) 블록 두드리기 : 두드리기 게임(Block Tapping : The Watching Game)

(1) 준비물 : 1~4 숫자가 적힌 블록 두드리기 세트
(2) 연습 : 검사자가 검지로 블록 1, 2를 두드린 후 아동이 따라 두드림
(3) 수행 : 검사자가 연령별에 맞게 블록을 두드린 후 아동이 두드림
(4) 점수 : 두 개/한 개/두 개 다 못함

5) 입체 감각 : 만져서 느끼기 게임(Stereognosis : The Feely Game)

(1) 준비물 : 연령－manual 참고
(2) 연습 : 연령별로 맞춰 물체를 아동 앞에 임의의 순서대로 놓음
(3) 수행 : 왼손/오른손에 연령별에 맞춰 물건을 제공하여 맞추도록 함
(4) 점수 : 아동이 올바르게 확인하는 자극 항목의 숫자에 동그라미를 침

6) 손가락 위치 : 손가락 맞추기 게임(Finger Localization : The Finger Game)

(1) 준비물 : 가리개
(2) 연습
① 테이블 위에 손바닥을 대고 손가락을 벌려 놓음
② 검사자가 아동의 세 번째 손가락을 빠르고 가볍게 치고 친 손가락을 가리킴
(3) 수행 : 눈을 가린 후 왼/오른쪽을 두드린 후 맞추게 함
(4) 점수 : 정확하게 인식하는 손가락 수에 동그라미를 침

7) 물체 기억하기 : 기억하기 게임(Object Memory : The Remembering Game)

(1) 준비물 : 공, 포크, 숟가락, 연필, 동전, 고무줄, 가리개, 초시계
(2) 시간 : 10초
(3) 연습 : 테이블에 고무줄과 동전을 놓고 물건의 이름을 알도록 도와준 후, 물건을 가리개에 숨겨 아동에게 맞추도록 연습함
(4) 수행 : 연령별 정보에 맞춰 이름 짓기를 한 후 물건을 숨기고 맞추게 함
(5) 점수 : 두 개/한 개/두 개 다 못함

8) 퍼즐 : 그림 맞추기 게임(Puzzles : The Make → a → Picture Game)

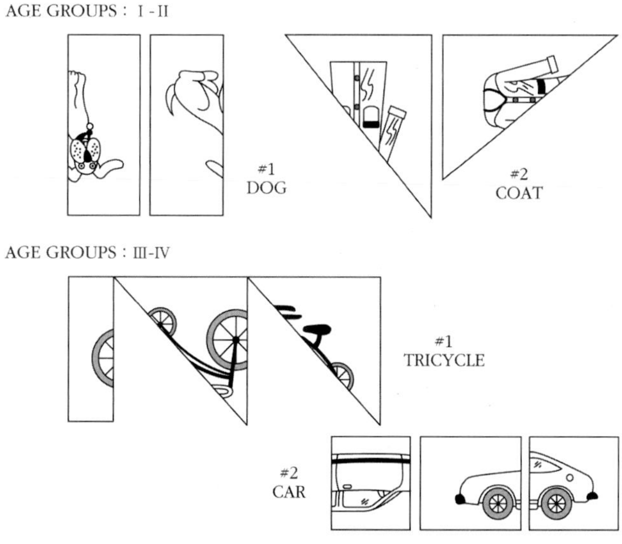

그림 7-25 평가자의 시각에서 본 퍼즐의 위치

(1) 준비물 : 4개의 퍼즐, 초시계

(2) 시간 : 항목당 60초

(3) 연습 : 테이블에서 4inch 지점에 1/2inch 간격으로 연령별 정보에 맞춰 알파벳 순서로 놓음

(4) 수행

① 배치한 퍼즐 조각을 아동이 쉬지 않고 빨리 놓는지 봄

② 첫 번째 퍼즐을 완성 후 두 번째 퍼즐을 맞추게 함

(5) 점수 : 두 개 / 한 개 / 두 개다 못함

9) 전정 → 배경 : 숨은 그림 찾기 게임(Figure → Ground : Hide and Seek Game)

(1) 준비물 : 전경배경 사진

(2) 시간 : 한 장당 60초

(3) 연습 : 연령에 맞춰서 그림 찾기 연습함

(4) 수행 : 연령에 맞춰 숨은 그림 찾기

(5) 점수 : 찾아낸 그림에 동그라미를 함

10) 사람 그리기 게임(The Draw → a → Person Game)

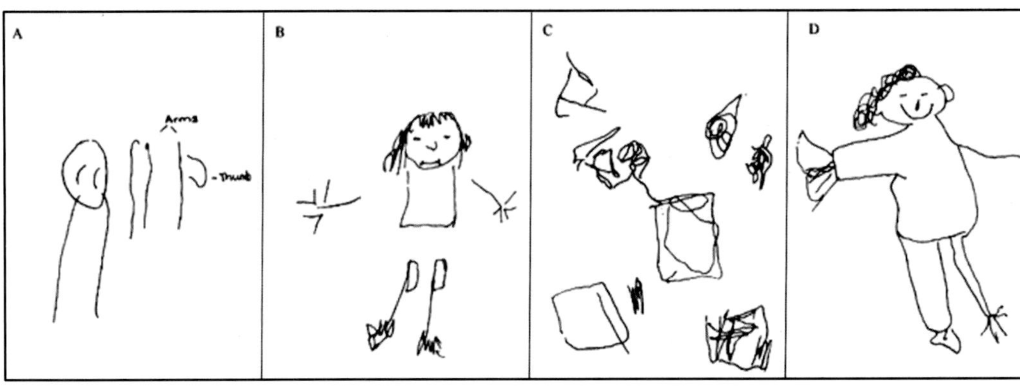

그림 7-26 Draw-a-Person의 사례

(1) 준비물 : 그림 용지, 크레용, 초시계

(2) 시간 : 180초

(3) 연습 : 테이블 위에 1inch 지점에 그림 용지와 크레용을 준비 후 사람 그리기 게임을 설명함

(4) 수행 : 아동이 그림용지에 사람을 그림

(5) 점수

① 표를 참고하여 0/1/2로 점수를 줌

② 점수를 더하여 해당되는 원 점수에 동그라미를 함

11) 운동 정확성 : 새장 그리기 게임(Motor Accuracy : The Draw → a → Cage Game)

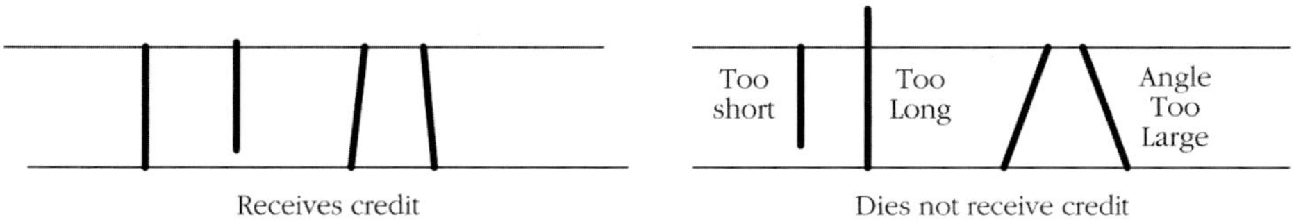

그림 7-27 Motor Accuracy Scoring

(1) 준비물 : 연필 1개, 그림 용지, 점수 투명도안, 초시계

(2) 시간 : 20초

(3) 연습

① 테이블 끝에서 1인치 지점에 그림 용지를 놓음

② 검사자가 연습용 작은 직사각형에 선을 그리면 아동도 연습을 함

(4) 수행

① 아동에게 큰 직사각형을 가리키며 그릴 수 있는 만큼 많은 선을 그리라고 말함

② 사용한 손을 R / L / RL로 체크 함

(5) 점수 : 투명도안을 기준으로 해당 수에 동그라미를 함

12) 수직선 긋기 : 토끼 뛰기 게임(Vertical Writing : The Bunny Hop Game)

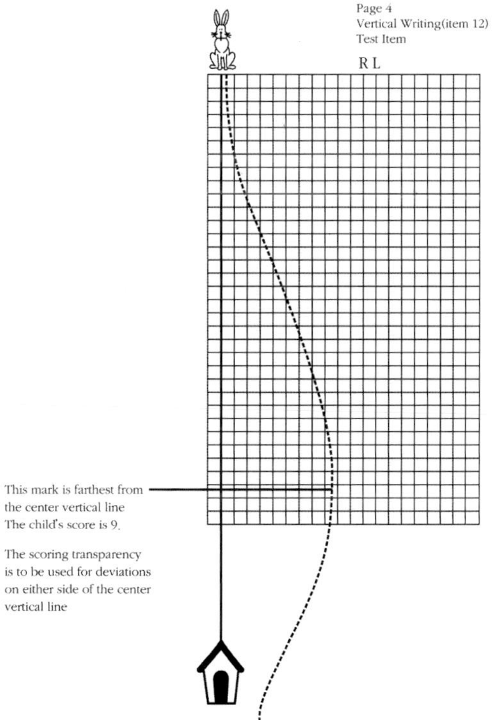

그림 7-28 Vertical writing 점수.
이 아동의 점수는 9점이다. 가장 멀리 벗어난 곳의 점수이다.

(1) 준비물 : 그림 용지, 연필, 가리개, masking tape, 점수 투명도안
(2) 연습 : 아동의 앞에 그림 용지를 놓고 고정 후 검사자는 몇 개의 점선을 그려 시범을 보인 후 아동은 눈을 뜬 상태에서 점선을 따라 그려 봄
(3) 수행 : 아동은 눈을 가린 상태로 연필 가운데를 잡고 토끼~집까지 점선을 그림
단, 손이 테이블에서 닿지 않도록 팔꿈치를 들어야 함
(4) 점수 : 투명 도안의 수직 중심에서 가장 멀리 떨어진 선을 체크한 후 사각형의 숫자를 동그라미를 함

13) 손 → 코 : 검지 손가락 인형 게임(Hand → to → Nose : The Mr. Thumbuddy Game)

(1) 준비물 : Mr. Thumbuddy → finger puppet
(2) 연습
① 검사자 손에 있는 인형에 손을 댄 후 아동의 코에 댐
② 손 → 코 집기를 6번 시도하고 검사자는 큰 소리로 수를 세어줌
• 단, 팔을 테이블에 닿지 않도록 함
(3) 수행
① 아동이 눈을 감은 상태에서 '손 → 코 짚기'를 왕복 3번 반복함
② '손 → 코 짚기'를 6번 시도하고, 검사자는 큰소리로 수를 세어줌
③ 팔을 테이블에 닿지 않도록 함
(4) 점수 : '손 → 코 짚기'를 정확하게 짚은 수에 동그라미를 함
(5) 관찰
① 상지의 근 긴장도 정도를 봄
② 과도한 움직임 또는 연합된 움직임을 봄
③ 빠르게 움직이는데 있어 몸이 뻣뻣해지는지를 봄

14) 가만히 서 있기 : 동상 게임(Romberg : The Statue Game)

(1) 준비물 : 발 모양이 그려진 큰 차트, 초시계
(2) 시간 : 15초
(3) 연습 : 연령별에 맞춰 검사자가 눈을 뜬 상태로 가만히 선 후 아동이 눈을 뜬 상태로 따라함
(4) 수행 : 연령별에 맞춰 아동이 눈을 감은 상태로 가만히 서 있음
(5) 점수 : 서 있는 시간 해당 수에 동그라미를 함

15) 제자리 걷기 : 행진 게임(Stepping : The Marching Game)

(1) 준비물 : 발 모양이 그려진 큰 차트, 초시계
(2) 시간 : 20초
(3) 연습 : 검사자가 눈을 뜬 상태로 제자리 걷기를 하면 아동이 따라 함
(4) 수행 : 발 모양이 그려진 차트에 눈을 감은 상태로 제자리 걷기를 함

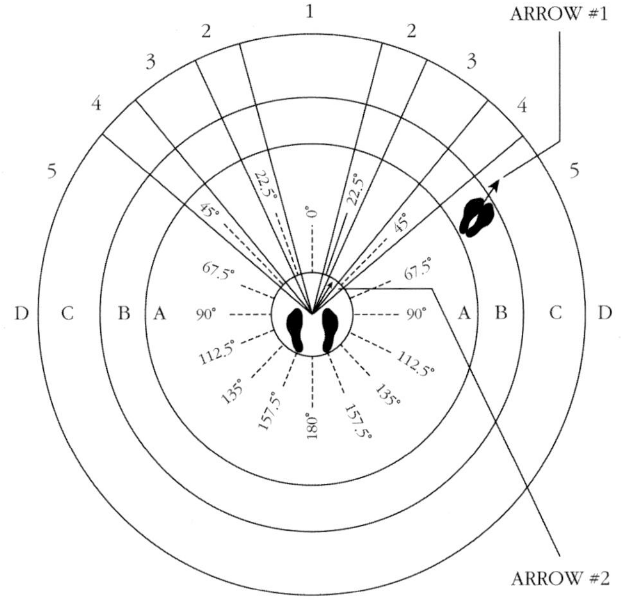

Child lands at spot marked by the two parallel feet within circle B. Examiner draws an arrow (arrow 1) between the child's feet pointing in the direction the child is facing.

Examiner draws another arrow (arrow 2) parallel to the first arrow. Arrow 2 begins on the center dot. This child's final score would be B-3

그림 7-29 Stepping : 점수 및 사례

(5) 점수 : 움직인 거리(A～D), 회전 정도(1～5) 표시
몸의 강직을 봄

16) 선 걷기 : 선 따라 걷기 게임(Walks Line : The Walking Game)

(1) 준비물 : 넓이 2.5cm 길이 4m의 띠, masking tape, 초시계

(2) 연습 : 띠를 바닥에 안전하게 고정한 후 검사자가 걸으면 아동이 따라 함

(3) 수행 : 아동이 선 위를 걸음(최대한 빠르게 함)

(4) 점수 : 소요 시간과 실수 횟수에 일치하는 점수에 동그라미를 함

17) 누운 굴곡 : 공 만들기 게임(Supine Flexion : The Make → a → Ball Game)

(1) 준비물 : 광대 얼굴이 그려진 판, 작은 매트나 카펫, 초시계

(2) 시간 : 15초

(3) 연습

① 검사자가 공 모양을 만듦

② 아동이 공 모양을 만들어 이마를 광대에 갖다 댐

(4) 수행 : 아동이 공 모양을 만들어 15초 동안 유지함

(5) 점수 : 자세를 완벽하게 유지하는 시간에 동그라미를 함

18) 무릎으로 서기 : 일어서기 게임(Kneel Stand : The Stand Up Game)

(1) 준비물 : 없음

(2) 연습 : 검사자가 한쪽 무릎을 꿇은 상태에서 일어나는 시범을 보임

(3) 수행

① 아동이 한쪽 무릎을 꿇은 상태에서 일어남

② 왼/오른쪽 무릎모두 시행함

(4) 점수 : 둘 다, 한 번, 둘 다 못함에 동그라미를 함

19) 자세 모방 : 가라사대 게임(Imitation of Posture : The Simon Says Game)

(1) 준비물 : 없음

(2) 시간 : 약 3초

(3) 연습 : 2m 떨어진 곳에서 마주보고 검사자가 하는 행동을 따라하게 함

(4) 수행 : 연령별에 맞춰 검사자의 동작을 따라함

(5) 점수 : 잘 수행한 동작의 수에 동그라미를 침

20) 혀 움직임 : 메롱 게임(Tongue Movements : The Funny Tongue Game)

(1) 준비물 : 없음

(2) 연습

① 검사자−아동은 테이블 없이 의자에 앉아 서로 마주봄

② 언어적 힌트가 가능함

(3) 수행

① 혀를 움직이면 따라 함

② 위, 아래, 옆, 주위로 움직임

(4) 점수 : 정확하게 수행한 횟수와 해당되는 숫자에 동그라미를 함

21) 빠른 교차 움직임 : 도장 찍기 게임(Rapid Alternating Movements : The Stamp Game)

(1) 준비물 : 초시계

(2) 시간 : 시간 측정

(3) 연습 : 테이블 없이 의자에 앉아 검사자−아동이 마주봄

• 의자에 등을 기대지 않고, 신발은 벗어야 함

(4) 수행 : 아동은 오/왼쪽을 15회 반복하여 도장찍기를 함

(5) 점수 : 15회를 완료하는데 걸리는 시간을 기록함

22) 미로 : 길 찾기 게임(Maze : The Find Your Way Game)

(1) 준비물 : 미로 판, 미로상자, 초시계

(2) 시간 : 30초(시간측정)

(3) 연습 : 연령별에 맞춰 미로 찾기 검사자가 시범을 보임

(4) 수행 : 연령에 따라 아동이 미로 찾기를 수행함

(5) 점수 : 수행 하는데 걸리는 시간에 동그라미를 함

23) 일반 정보 : 질문에 답하기 게임(General Information : The Questions Game)

(1) 준비물 : 연령별에 맞춰 준비함

(2) 연습 : 검사자와 마주 앉음

(3) 수행 : 연령별에 맞춰 질문하면 아동이 답함

(4) 점수 : 정확하게 대답한 수에 동그라미를 함

24) 지시 따르기 : 그대로 해라 게임(Follow Directions : The Do It Game)

(1) 준비물 : 연령별에 맞춰 준비함

(2) 시간 : 각각 10초로 제한함

(3) 연습 : 검사자가 박수를 치면 아동이 따라 함

(4) 수행 : 연령별에 맞춰 지시하면 아동이 수행함

(5) 점수 : 정확하게 수행한 항목의 수에 동그라미를 함

25) 발음 : 단어 게임(Articulation : The Word Game)

(1) 준비물 : 가리개

(2) 연습

① 검사자가 말하는 단어를 따라 하도록 함

② 아동이 이해할 때까지 설명을 반복함

(3) 수행 : 가리개로 검사자의 입을 가리고 연령별 단어를 말한 후 따라하게 함

(4) 점수 : 정확하게 말한 수에 동그라미를 함

26) 문장 반복 : 나 따라해 봐라 게임(Sentence Repetition : The Repeat Me Game)

(1) 준비물 : 없음

(2) 연습 : 문장을 말하면 아동이 똑같이 따라함

(3) 수행 : 연령별로 문장을 말하면 아동이 따라함

(4) 점수 : 아동이 정확하게 수행한 수에 동그라미를 함

27) 숫자 반복 : 숫자게임(Digit Repetition : The Number Game)

(1) 준비물 : 없음

(2) 연습 : 검사자가 먼저 숫자를 말한 뒤 아동에게 숫자를 따라 말하도록 이해시킴

(3) 수행 : 검사자가 말하면 따라 말함
(4) 점수 : 정화하게 반복한 숫자 중 가장 높은 숫자를 기록함

3. Total Score

1) 총점수

(1) 각 연령 그룹의 항목 채점 용지에서 항목명의 오른쪽에 있는 사각 형 박스 안에 해당되는 원 점수에 동그라미를 함
(2) 원 점수 기록 후 빨간 색 수와 노란색 수를 더한 값을 항목 채점 용지의 오른쪽 가장 자리의 선 위에 기록함
(3) 노란색 총수와 빨간색 총수가 교차하는 지점이 총 점수이며 %로 표현됨

2) 검사 중 행동 점수

(1) 평가를 마친 후에 작성 함
(2) 검사 중 어떤 행동적 특성이 아동의 평가 수행에 영향을 주는지를 기록함
(3) 행동 체크리스트에서 제시한 9개의 관찰행동을 1～7로 평가함

1　2　**3　4　5**　6　7

← 정 상 범 위 →

3) 부가적인 점수

(1) 아동의 수행에 대해 포괄적인 정보를 얻음
(2) 수행 목록 점수
　① 총 점수를 얻는 과정과 동일함
　② 수행 목록 차트를 이용하여 목록 축에 있는 항목 명 앞에 R 또는 Y를 기록함
　③ 수행 목록 점수의 개개인의 프로파일은 기록 용지에 그래프로 완성됨

4) 항목점수

아동의 원 점수가 %척도 상에서 어느 지점에 기록되는지에 의해 각각 항목의 %를 얻음

4. 결과 해석

1) 총점수

(1) 총점수와 영역별 수행 지수
　① 아동의 백분위 점수로 표준화된 집단의 점수와 비교 가능함
　② 백분위 점수 24이면, 표준화된 집단 24% 아동과 비슷한 수준을 의미함
(2) 검사 아동보다 수행 수준이 높은 아동이 76%임을 의미함

2) 검사 중 행동 점수

(1) 비정상적인 행동 패턴을 보이는 아동의 총 점수
- 아동의 감각, 운동, 인지 능력을 완전히 정확하게 나타낸다고 할 수 없음

3) 기타 점수

(1) 부가적인 점수를 해석함으로써 보다 심화된 임상적 방법으로 사용 가능함

(2) 항목 별 백분위 지수
- Red는 하위 5%에 해당됨, Yellow는 하위 20%에 해당됨

7.9 Peabody Developmental Motor Scales, Second Edition(PDMS-2)

저자	• M. Rhonda Folio, Rebecca R. Fewell
목적	• 아동의 대운동, 소운동 기술의 치료나 훈련을 위한 평가 검사
대상	• 0~5세
내용	• reflexes, stationary, locomotion, object manipulation, grasping & visual motor integration의 6개의 하부 검사로 구성

7.10 E-LAP

목적	• 어린 아동의 발달 검사
대상	• 출생~3세
내용	• 0~3세까지의 아동의 발달 항목을 세분화하여 제시 • gross, fine, cognitive, language, self-help 영역으로 구성

7.11 감각 통합 검사

1. DeGangi-Berk Test of Sensory Integration

저자	• Ronald A. Berk, Georgia A. DeGangi(1983)
목적	• 감각통합의 진단이나 판별을 목적으로 사용 • 취학 전 아동의 감각통합 정도를 측정함 • 조기 감각통합 치료의 기회를 제공하기 위함
대상	• 취학 전 아동 • 3세에서 5세까지의 아동
내용	• 자세 조절, 양측 운동 통합, 반사 통합 : 3가지 영역 평가 • 36개 항목으로 구성 • 평가 시간 : 약 30분 정도 소요
신뢰도	• 검사자간 신뢰도 : 0.73～0.79 • 검사－재검사 신뢰도 : 0.85～0.96

2. Sensory Integration and Praxis Tests(SIPT)

저자	• A. Jean Ayres(1989)
목적 및 개요	• 학습장애, 정서장애, 미세 뇌기능장애와 같이 기질적 문제를 동반한 아동의 감각통합 과정을 검사하고 규명하기 위해 • 남가주 감각통합 검사(Southern California Sensory Integration Test)를 개정한 도구 • 회전 후 안구진탕 검사(Postrotatory Nystagmus Test)를 포함시킴
대상	• 4～8세 11개월
내용	• 감각지각, 시－공간 지각, 협응 동작, 운동계획 등 : 17개의 영역으로 구성

3. Sensory Profile

저자	• Winnie Dunn
목적	• 매일의 일상 상황에서 감각정보처리 과정을 평가하기 위해 • 기능적 수행에 있어 감각체계의 영향을 알아보기 위해
대상	• 3～10세

내용	• 다양한 감각에 대한 아동의 반응을 125개의 질문으로 구성된 설문지로 구성됨 • 'sensory processing, modulation, behavior & emotional responses'로 구성

4. 기타

- P-CTSIB
- Sensory assessment
- Sensory rating scale
- KSHQ
- TQSB
- TIE
- TIP

7.12 Denver Prescreening Developmental Questionnaire(PDQ)

저자	• Franherbarg(1975)
목적	• DDST 실시 이전에 발달지연 의심 아동을 선별하기 위함
대상	• 아동
내용	• 아동들이 90% 정도 통과할 수 있는 10개 문항 – 그 중 2개 이상 통과 못하는 것이 있으면 발달지연을 의심해 DDST를 실시함
신뢰도	• 0.9~0.99
검사자간 일치도	• 0.9 이상

7.13 기타 발달 관련 평가 도구

MAI-ST	• 2~18개월 • 정상발달평가
BDI-ST	• 0~8세 아동 • 발달지체 판별
BDI	• 0~8세 • 정상과 비정상 아동 모두의 발달평가
EIDP	• 0~6세 • 발달지표 • 나이와 연관된 특정 기술
AIMS	• 0~18개월 • 대운동 능력 등 평가
BOTMP	• 4.5~14.5세 • 대운동, 소운동 발달 평가
GMFM	• 뇌성마비아동 • 대운동 능력 평가
INFANIB	• 1~15개월 • 신경발달 평가
MAI	• 0~12개월 • 운동능력 평가
PFMAI	• 2~6개월 • 운동기능 평가
QUEST	• 18개월~8세 • 발달 패턴 평가
SPA	• 5~21세 • 운동감각요소 평가
TIME	• 4개월~3.5세 • 전반적인 평가 • 진단적 평가
저 체중아 및 발달장애 가능성이 높은 아동 평가	• APIB : 조산아, 신경발달 평가 • NBAS : 저체중 신생아, 유아의 현재 행동 능력 평가 • NNE

OCCUPATIONAL THERAPY

8

C·H·A·P·T·E·R

기타 평가

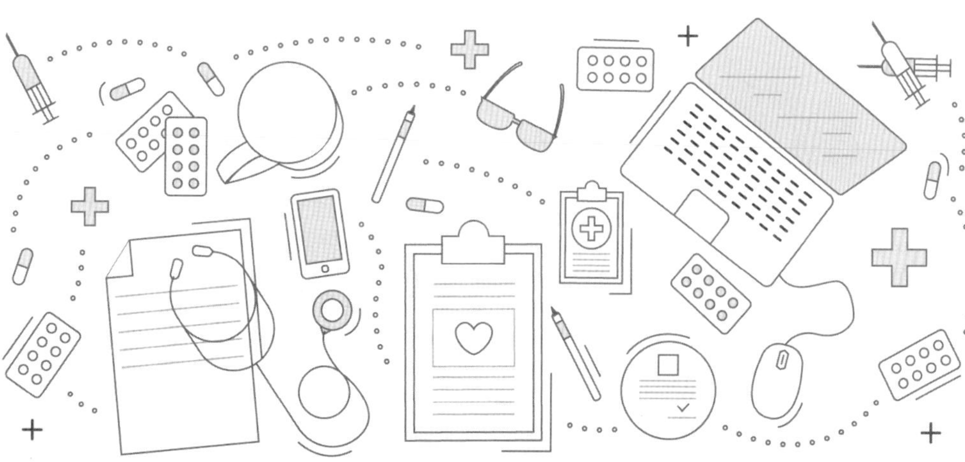

꼭!
알고 넘어가기!!

• 직업 평가의 종류를 학습해야 한다.
• 안면 근육과 기능을 이해해야 한다.

8.1 Work 평가

1. CARF(Commission on Accreditation of Rehabilitation Facilities, 1987)

개요	• 직업평가의 가이드라인 • 리스트(list)로 구성
내용	• 신체능력 및 심리운동 능력(physical and psychomotor capacities) • 지적 능력(intellectual capacities) • 감정상태(emotional stability) • 흥미(interests) • 태도(attitudes) • 작업 정보 지식(knowledge of occupational information) 등

2. Valpar Component Work Samples(VCWS)

개요	• 비장애인 및 장애인의 폭넓은 직업 평가 • 산업재해 환자들에게 폭넓게 사용
내용	• Small tools(mechanical) • Size discrimination • Numeric sorting • Upper-extremity range of motion • Clerical Comprehension and Aptitude • Independent Problem Solving • Multi-Level Sorting

내용	• Simulated Assembly • Whole Body Range of Motion • Tri-Level Measurement • Eye-Hand-Foot Coordination • Soldering & Inspection(electronic) • Integrated Peer Performance • Electrical Circuitry & Print Reading • Drafting • Pre-Vocational Readiness Battery • CUBE(Conceptual Understanding Through Blind Evaluation) • Dynamic Physical Capacities • Physical Capacities & Mobility Screening evaluation • Mechanical Assembly / Alignment and Hammering • Mechanical Reasoning and Machine Tending • Fine Finger Dexterity • Independent Perceptual Screening(Spatial Aptitude)

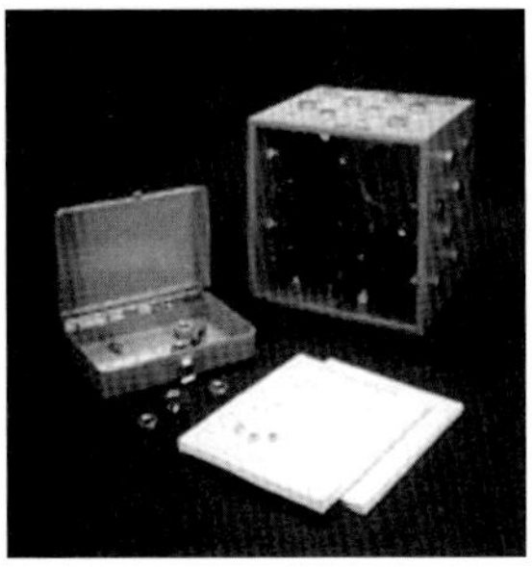

그림 8-1 #4.Upper exremity rangey of motion

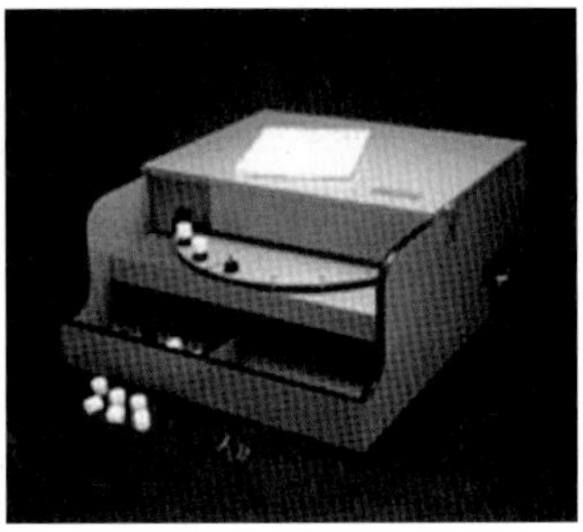

그림 8-2 #8.simulated assembly

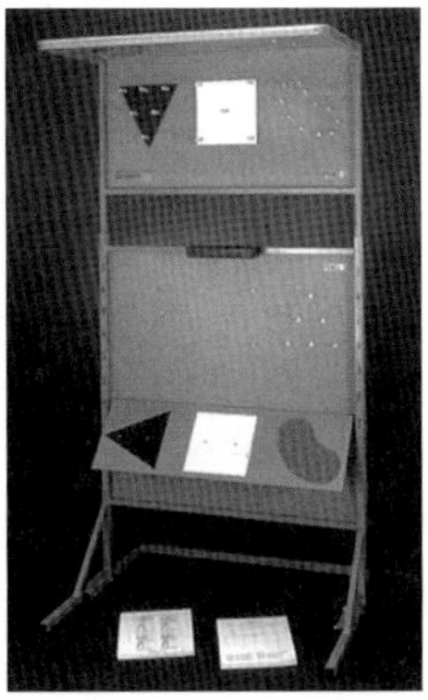

그림 8-3 #9.whole body range of motion

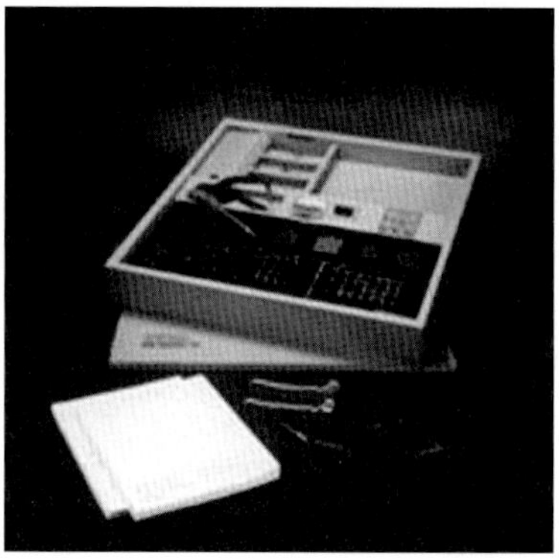

그림 8-4 #14.Electrucak curcuirty and print reading

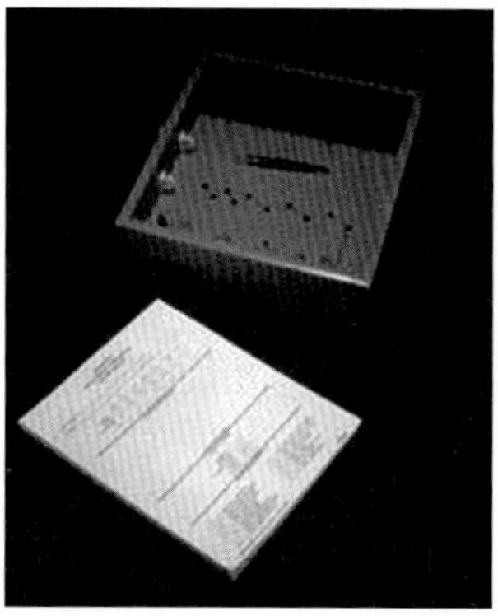

그림 8-5 #22.Fine finger dexterity

3. TOWER

개요	• 원래 신체적 장애를 가진 이들을 위해 개발됨 • 현재는 모든 유형의 사람들에게 사용됨 • 10개의 'work sample'로 구성 　– 14개 작업 영역으로 나눠짐 • 'work sample'들이 난이도에 따라 배치됨 • 점수 　– 5점 척도(five-point scale)
사례	• Clerical • Drafting • Drawing • Electronics assembly 등

4. McCarron-Dial System(MDS)

개요	• 장애를 가진 사람들의 직업 전 기능수준, 직업수준, 남은 기능 수준을 평가함
평가요소	• verbal, spatial, and cognitive abilities • sensory ability • motor ability • emotion • integration, coping, and adaptive behaviors

5. BTE(Baltimore Therapeutic Equipment)

<table>
<tr><td>개요</td><td>• 상지의 근력 측정과 작업평가를 수행할 수 있는 평가도구임
  – 저항을 다양하게 설정하고 높이와 적절한 각도의 조절도 가능함
  – 상지의 능력을 평가하는 직업 평가도구임
• 근력과 지구력 강화를 위해 사용됨
  – 저항을 낮게 설정하여 단계적으로 증가시킴
  – 운동시간을 늘려나감
• 실제 작업과 매우 유사한 과제를 제공함
• 손으로 하는 작업의 변형
  – 신체적 요구에 맞추어 쉽게 변형시킬 수 있음</td></tr>
<tr><td>컴퓨터화된 도구</td><td>• 평가결과를 치료사가 기록하고 출력할 수 있음
• 손상 정도를 전자장치를 통해 백분율로 측정하여 보여줌
• 치료사들이 매일의 치료를 기록하고 정보를 주고받아 자료를 비교해 볼 수 있음
• 과학기술을 지닌 장점이 있는 평가도구임
  – 중요 정보를 제공하므로 치료사들의 능률을 높여줌
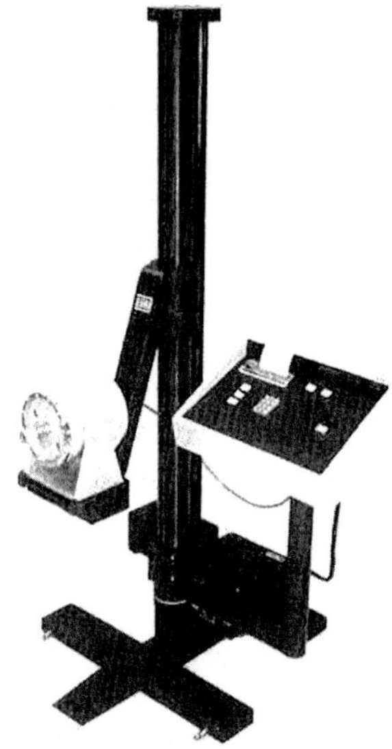
그림 8-6 BTE 작업 모의훈련 장치
BTE 작업 모의훈련 장치는 전기적인 기전을 가진 도구로 상지의 기능과 근력을 평가하기 위해 실제생활 과제를 흉내내도록 함. 클라이언트의 진전은 컴퓨터의 출력으로 관리되고 저항력과 지구력을 향상시키기 위하여 프로그램이 수정될 수 있음</td></tr>
<tr><td>기타</td><td>• 실제 작업에 근거한 중재를 사용할 수 있음
• 작업치료실행체계(Occupational Therapy Practice Framework, OTPF)의 수행 방법이 됨</td></tr>
</table>

기타	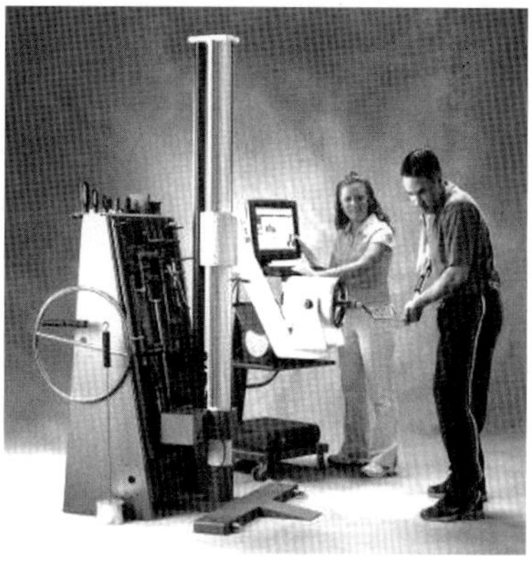 그림 8-7 BTE 사용 사례

6. 기타

- WEST, Lido work set, ERGOS 등

8.2 기타

1. 구강기능 평가

1) behavioral assessment scale of oral functions in feeding

- 식사문제를 가진 아동, 목표와 차등화된 방법 제공

2) evaluation of oral structure

- 신생아 구강운동을 평가

3) PEDI

- 6개월~7.5세 아동
- 일상기능 능력 평가와 수행기술 평가

4) pre-feeding scale

- 식사문제를 가진 아동
- 구강운동 능력의 평가

5) NOMAS

- 정상과 비정상 구강운동 패턴을 평가

2. assessment of behavioral components(ABC)

1) 저자

- Mary A. Hardy, MacDonald Audrey(1988)

2) 목적

- 뇌성마비 아동의 운동수행(motor behavior)을 상세히 분석하고 순위를 결정함

3) 대상

- 중증 복합장애를 가진 아동

4) 내용

- 근 긴장도와 관절가동범위, 반사, 대운동 발달의 3가지 영역
- 96개 항목으로 구성

5) 신뢰도

- 0.92

3. 발달 지연 아동 발달 검사(psycho-educational Profile)

1) 저자

- Schopler, Reichler

2) 목적

- 발달 지체 아동, 자폐증이나 정신증 아동들을 평가하기 위한 발달적 접근
- 개인용 특수교육 프로그램을 구성하기에 용이함
- 판별용이 아니라 치료 교육용 검사

3) 대상

- 0～12세
- 정신연령 5～6세 수준

4) 내용

① 발달진단

- 모방, 지각, 소근육 운동, 대근육 운동, 눈-손 협응, 언어 이해 및 언어 표현 능력 등의 발달 수준 측정

② 병리진단

- 대인 감정, 사람 사귀기, 물건 다루기, 언어 등 5개 영역 검사

5) 타당도

- 사회성숙도 검사 : 0.84
- Bayley 검사 : 0.77
- 웩슬러 지능 검사 : 0.47

4. 이화 자폐 아동 행동 척도(ewha-checklist for autistic children)

1) 저자

- 태경, 박량규

2) 목적

- 자폐아 치료
- 치료 계획 설정 시 도움을 제공

3) 대상

- 연령 제한 없음

4) 내용

- 정상 발달과 병리 발달을 관찰과 면접을 통해 1~5단계로 측정

5) 표준화 과정 거치지 않음

- 진단용이 아닌 치료용임

5. CARS : childhood autistic rating scale

1) 저자

- Reichler, 1971
- Scropler, 1978 개정

2) 목적

- 자폐아동 진단용

3) 대상

- 연령제한 없음
- 자폐 아동

4) 내용

- 15문항으로 구성

- 관찰로 검사가 실시됨
- 자폐 아동의 경우 대인관계, 지각 능력, 언어의 세 영역에서 결함을 보임

6. 적응 행동 검사(Vineland adaptive behavior scale)

1) 저자

- Sparow, Balla, Cicchetti, 1984년

2) 목적

- 지능 검사와 더불어 실시
- 지능 검사의 단점을 보완하기 위해 실시

3) 대상

① interview scale
- 정상인
- 출생～18세

② expanded form
- 교사나 치료사가 치료의 목적으로 사용
- 기능 수준이 낮은 장애인도 할 수 있는 문항 포함

③ classroom edition
- 학령기 아동 대상 : 3～12세
- 내용
  - motor(locomotion 포함)
  - communication
  - socialization
  - daily living

7. 적응 행동 검사(adaptive behavior scale)

1) 저자

- Nihira 외, 1969년
- Lambert, Windmillar, Cole, 1981년 개정

2) 목적

- 기능 수준이 낮은 장애인들의 적응 행동 검사 측정
- 아동들의 치료나 교육적 목적으로 사용

3) 대상

- 장애 아동

4) 내용

① 1부 : 독립성, 신체 활동, 경제 활동, 언어 발달 등 9개 영역
② 2부 : 부적응 행동
- 면접식으로 이루어지며 할 수 있는지 없는지를 측정
- 신뢰도 → 0.44~0.98

8. interest checklist

1) 저자

- Janice Matsutsuyu(1967)

2) 목적

- 대상자의 흥미 유형과 특성에 대한 정보를 수집하여 점검
- 향후 치료과정에 활용할 수 있는 자료를 기술적으로 보존하기 위한 것

3) 대상

- 청소년기에서 노년기
- 처음에는 UCLA의 신경정신과 병원에 입원한 성인 환자들을 대상으로 고안됨

4) 내용

- 세 부분으로 나누어져 있음
  - 흥미와 강도에 대해 세 가지 기준 중에서 답하게 되어 있는 80항목의 질문
  - 목록 이외의 다른 흥미를 가진 경우 부가적으로 기록하는 부분
  - 과거의 여가시간 활용과 가장 선호하는 활동 및 싫어하는 활동을 적는 부분

5) 신뢰도

- 검사－재검사 신뢰도 : 0.92

9. 사회 성숙도 검사

1) 개요

- 미국에서 처음 바인랜드 사회 성숙도 척도(Vineland Social Maturity Scale)를 개발함(Doll, 1965) → 우리나라의 설정에 맞게 표준화(김승국, 김옥기, 1998) → 한국판 바인랜드 적응행동척도 2판(황순택, 김지혜, 홍상황, 2018) → 바인랜드 적응행동척도 3판으로 개정(Sparrow, Cichetti, & Saulnier, 2016) → 한국형으로 표준화 예비 연구 진행함(하가희, 2023; 김지민, 2023).
- 평가자가 부모나 부모 대리자를 통해 아동의 행동 발달 상태를 평가하는 도구임
- 개인의 성장, 변화, 개인차 등을 측정하기 위함
- 지적장애를 구별하기 위함
- 사회 연령(SA)과 사회 지수(SQ)를 측정함

2) 평가 영역

- 의사소통, 일상생활기술, 사회성, 운동기술, 부적응행동 13개 영역을 평가

3) 대상자

- 0세부터 30세까지 성인

4) 검사 방법

- 대상자의 특징을 가장 잘 아는 부모와의 면접을 통해 실시함, 부모가 없을 경우 형이나 누나 또는 대상자를 잘 아는 친척이나 후견인과의 면접을 통해 실시함
- 대답이 믿기 어려운 경우에는 대상자를 직접 만나서 행동을 관찰함
- 대상자의 인구 사회학적 정보와 부모의 직업 및 교육 정도를 먼저 알아봐야됨
- 3개의 문항이 계속해서 "+" 또는 "+F"로 표시되어야만 시작 문항이 됨
- 3개의 문항이 계속해서 "−"로 표시되면 검사가 종료됨(지적장애 아동일 경우 5개 문항)
- 문항의 판단, 기록은 검사자가 직접함

5) 채점 방법

+	• 부당한 강요나 인위적 유인 없이도 해당 항목이 지시하는 본질적 행동을 습관적으로 수행할 수 있음 • 현재는 습관적으로 하고 있지 않지만 하려고 하면 쉽게 수행할 수 있음 → 1점 배점
+F	• 검사 시 특별한 제약(일시적 질환, 환경적 제약)으로 각 항목이 지시하는 행동을 수행하지 못했지만 평상 시에는 성공적으로 수행했을 경우 → 1점 배점
+NO	• 지금까지 기회 부족으로 각 항목이 지시하는 행동을 수행하지 못하였지만 기회가 부여된다면 곧 성공적으로 수행 또는 습득할 수 있는 경우 → "+～+", "+F～+F", "+NO～+NO" : 1점 배점 / "−～−" : 0점 배점 / 그 외 0.5점 배점
±	• 각 항목이 지시하는 행동을 가끔 할 수 있지만 그 행동이 불안정한 경우, 즉 과도적 상태 또는 발현 중인 상태에 있을 경우 → 0.5점 배점
−	• 각 항목이 지시하는 행동을 전혀 수행하지 못할 경우 • 부당한 강요나 유인이 있을 때만 가능한 경우 • 과거에는 가능하였지만, 현재 노화나 어느 정도의 항구적인 정신적 또는 신체적 장애로 수행하지 못할 경우 → 0점 배점

6) 검사 결과 및 해석 방법

- 각 항목 점수를 합산하여 총점을 산출함
- 환산표를 이용해 총점에 해당하는 사회연령(SA)를 환산함
- 그에 맞는 사회지수(SQ)를 산출하고 해석함
- 검사결과는 지적장애 판별 준거로 활용함
- SQ(사회지수)＝SA(사회연령) / CA(만 생활연령) × 100
  → 교육 가능 지적장애(경도) : 55～74SQ
  → 훈련 가능 지적장애(중등도) : 25～54SQ
  → 중도 및 최중도 지적장애 : 24 이하 SQ

10. MOQ(Modified Occupational Questionnaire) – 수정된 작업질문지

1) 개요

- 인간작업모델(MOHO)에 근거를 둔 평가도구(Smith et al., 1986)를 2011년에 Scanlan과 Bundy가 수정함
- 활동 유형, 활동 역량, 활동의 중요도, 활동의 흥미도에 따라 활동을 분류함
- 활동의 주관적 특성을 조사함

2) 평가 영역

- PART 1 – 대상자의 일과 중 05:00부터 24:00 동안을 30분 간격으로 주말이나 평일에 가장 중요한 활동을 기재함
- PART 2 – 기재한 활동이 일상생활활동, 일, 여가활동, 휴식 중 어디에 속하는지 목록화함

3) 대상자

- 전체 대상자

4) 검사 방법

- 조용한 공간
- 책상에 앉아 질문지를 기록함
- 치료사의 질문에 대답함

5) 채점 방법

- 얼마나 잘하고(perception of competence), 얼마나 중요한지(value), 얼마나 즐기는지(enjoyment)를 각각 5점 척도에 따라 기록함

6) 검사 결과 및 해석 방법

- 점수가 높아질수록 활동에 대한 역량, 가치, 즐거움이 낮다는 것을 의미함

OCCUPATIONAL QUESTIONNAIRE

Developed by N.Riopel Smith with assistance from G. Kielhofner and J. Hawkins Watts (1986).

Today's date ______

Name ______

Age ______

TYPICAL ACTIVITIES For the half hour beginning at:	QUESTION 1 I consider this activity to be: 1 - work 2 - daily living work 3 - recreation 4 - rest	QUESTION 2 I think that I do this: 1 - Very well 2 - Well 3 - About average 4 - Poorly 5 - Very poorly	QUESTION 3 For me this activity is: 1 - Extremely important 2 - Important 3 - Take it or leave it 4 - Rather not do it 5 - Total waste of time	QUESTION 4 How much do you enjoy this activity: 1 - Like it very much 2 - Like it 3 - Neither like it nor dislike it 4 - Dislike it 5 - Strongly dislike it
5:00 am	1 2 3 4	1 2 3 4 5	1 2 3 4 5	1 2 3 4 5
5:30	1 2 3 4	1 2 3 4 5	1 2 3 4 5	1 2 3 4 5
6:00	1 2 3 4	1 2 3 4 5	1 2 3 4 5	1 2 3 4 5
6:30	1 2 3 4	1 2 3 4 5	1 2 3 4 5	1 2 3 4 5
7:00	1 2 3 4	1 2 3 4 5	1 2 3 4 5	1 2 3 4 5
7:30	1 2 3 4	1 2 3 4 5	1 2 3 4 5	1 2 3 4 5
8:00	1 2 3 4	1 2 3 4 5	1 2 3 4 5	1 2 3 4 5
8:30	1 2 3 4	1 2 3 4 5	1 2 3 4 5	1 2 3 4 5
9:00	1 2 3 4	1 2 3 4 5	1 2 3 4 5	1 2 3 4 5
9:30	1 2 3 4	1 2 3 4 5	1 2 3 4 5	1 2 3 4 5
10:00	1 2 3 4	1 2 3 4 5	1 2 3 4 5	1 2 3 4 5
10:30	1 2 3 4	1 2 3 4 5	1 2 3 4 5	1 2 3 4 5
11:00	1 2 3 4	1 2 3 4 5	1 2 3 4 5	1 2 3 4 5
11:30	1 2 3 4	1 2 3 4 5	1 2 3 4 5	1 2 3 4 5
12:00	1 2 3 4	1 2 3 4 5	1 2 3 4 5	1 2 3 4 5

OCCUPATIONAL QUESTIONNAIRE (CONTINUED)

TYPICAL ACTIVITIES For the half hour beginning at:	QUESTION 1 I consider this activity to be: 1 - work 2 - daily living work 3 - recreation 4 - rest	QUESTION 2 I think that I do this: 1 - Very well 2 - Well 3 - About average 4 - Poorly 5 - Very poorly	QUESTION 3 For me this activity is: 1 - Extremely important 2 - Important 3 - Take it or leave it 4 - Rather not do it 5 - Total waste of time	QUESTION 4 How much do you enjoy this activity: 1 - Like it very much 2 - Like it 3 - Neither like it nor dislike it 4 - Dislike it 5 - Strongly dislike it
12:30 pm	1 2 3 4	1 2 3 4 5	1 2 3 4 5	1 2 3 4 5
1:00	1 2 3 4	1 2 3 4 5	1 2 3 4 5	1 2 3 4 5
1:30	1 2 3 4	1 2 3 4 5	1 2 3 4 5	1 2 3 4 5
2:00	1 2 3 4	1 2 3 4 5	1 2 3 4 5	1 2 3 4 5
2:30	1 2 3 4	1 2 3 4 5	1 2 3 4 5	1 2 3 4 5
3:00	1 2 3 4	1 2 3 4 5	1 2 3 4 5	1 2 3 4 5
3:30	1 2 3 4	1 2 3 4 5	1 2 3 4 5	1 2 3 4 5
4:00	1 2 3 4	1 2 3 4 5	1 2 3 4 5	1 2 3 4 5
4:30	1 2 3 4	1 2 3 4 5	1 2 3 4 5	1 2 3 4 5
5:00	1 2 3 4	1 2 3 4 5	1 2 3 4 5	1 2 3 4 5
5:30	1 2 3 4	1 2 3 4 5	1 2 3 4 5	1 2 3 4 5
6:00	1 2 3 4	1 2 3 4 5	1 2 3 4 5	1 2 3 4 5
6:30	1 2 3 4	1 2 3 4 5	1 2 3 4 5	1 2 3 4 5
7:00	1 2 3 4	1 2 3 4 5	1 2 3 4 5	1 2 3 4 5
7:30	1 2 3 4	1 2 3 4 5	1 2 3 4 5	1 2 3 4 5
8:00	1 2 3 4	1 2 3 4 5	1 2 3 4 5	1 2 3 4 5
8:30	1 2 3 4	1 2 3 4 5	1 2 3 4 5	1 2 3 4 5
9:00	1 2 3 4	1 2 3 4 5	1 2 3 4 5	1 2 3 4 5
9:30	1 2 3 4	1 2 3 4 5	1 2 3 4 5	1 2 3 4 5
10:00	1 2 3 4	1 2 3 4 5	1 2 3 4 5	1 2 3 4 5
10:30	1 2 3 4	1 2 3 4 5	1 2 3 4 5	1 2 3 4 5
11:00	1 2 3 4	1 2 3 4 5	1 2 3 4 5	1 2 3 4 5
11:30	1 2 3 4	1 2 3 4 5	1 2 3 4 5	1 2 3 4 5

그림 8-8 Occupational Questionnaire(Smith, Kielhofner,&Watts, 1986)

Modified Occupational Questionnaire

(Scanlan & Bundy, 2011; Smith, Kielhofner, & Watts, 1986)

BEFORE READING FURTHER, PLEASE INDICATE WHAT DAY IT IS TODAY.	☐Monday	☐Tuesday	☐Wednesday	☐Thursday
	☐Friday	☐Saturday	☐Sunday	

In this section you will be asked to record **what you did yesterday**.

Was yesterday a "typical" day for you? ☐ **Yes, a fairly typical day** ☐**No**

If yesterday was not a typical day, please describe what made it unusual? ____________________

____

Please use the worksheets on the following pages to record the activities you spent time doing **yesterday**.

After listing the activities, go back and answer the four questions about each activity.

Even if a question does not seem appropriate for some of your activities, please try to respond to each one as accurately as possible. Your answers to every question are important!

EXAMPLE:

What I did yesterday For the hour beginning at	I consider this activity to be:	Why were you doing it:	How much do you value it:	How much does society value it
12:00noon (please write what you did in this space) Went to shop to buy groceries	☐work ☐unpaid work ☐study ☑housework ☐travel ☐caring for myself ☐caring for others ☐playing with children ☐sport ☐recreation/leisure ☐socialising ☐chilling / doing nothing ☐rest ☐other ______	☑I had to do it ☐I wanted to do it ☐I had nothing else to do	☐extremely valuable to me ☐quite valuable to me ☑somewhat valuable to me ☐not very valuable to me ☐not at all valuable to me	☐ extremely valuable to society ☐quite valuable to society ☐somewhat valuable to society ☑not very valuable to society ☐not at all valuable to society
1:00pm (please write what you did in this space) Watched TV	☐work ☐unpaid work ☐study ☐housework ☐travel ☐caring for myself ☐caring for others ☐playing with children ☐sport ☐recreation/leisure ☐socialising ☑chilling / doing nothing ☐rest ☐other ______	☐I had to do it ☐I wanted to do it ☑I had nothing else to do	☐extremely valuable to me ☐quite valuable to me ☐somewhat valuable to me ☑not very valuable to me ☐not at all valuable to me	☐ extremely valuable to society ☐quite valuable to society ☐somewhat valuable to society ☐not very valuable to society ☑not at all valuable to society

그림 8-9 Modified Occupational Questionnaire(Scanlan&Bundy, 2011)

11. 개정된 역할 체크리스트(Revised Role checklist version3)

1) 개요

- 1986년 처음 개발됨(Oakley et al., 1986) → 2014년 Scott 등이 2판 연구 → 2017년 Scott 등이 3판 연구
- 개인의 일상 생활 안에서 작업적 역할을 확인하기 위한 평가도구

2) 평가 영역

- 10가지 활동

3) 대상자

- 전체 대상자

4) 검사 방법

- 조용한 공간
- 책상에 앉아 질문지를 기록함
- 치료사의 질문에 대답함

5) 채점 방법

- 10가지 역할에 대한 현재 수행 여부를 기재하고, 수행 여부에 따라 만족도 또는 흥미 정도를 기재하게 됨

6) 검사 결과 및 해석 방법

- 수행 정도 : 수행한다면 만족 정도를 '아주 불만족', '조금 불만족', '대체로 만족', '아주 만족' 중 하나를 기재하거나
- 흥미 정도 : 수행하지 않는다면 '지금 하고싶다', '미래에 하고 싶다', '관심 없다' 중 하나를 기재함

THIS CHECKLIST CONTAINS 10 ROLES AND DEFINES EACH ONE.

1. For each role, indicate by circling **YES** or **NO** if you are currently doing in this role. **PLEASE make sure you make a selection for each role.**
2. For each role circled **YES**(currently doing), please indicate your level from very dissatisfied to very satisfied.
3. For each role circled **NO** (currently not doing), please indicate your interest in doing this role in the future

Role					
STUDENT : Attending school on a part-time or full time basis.	**YES**	Very Dissatisfied	Somewhat Dissatisfied	Mostly Satisfied	Very Satisfied
	NO	I would like to do this NOW	I would like to do this IN THE FUTURE	I am NOT INTERESTED	
WORKER : Part-time or full-time paid employment.	**YES**	Very Dissatisfied	Somewhat Dissatisfied	Mostly Satisfied	Very Satisfied
	NO	I would like to do this NOW	I would like to do this IN THE FUTURE	I am NOT INTERESTED	
VOLUNTEER : Donating services, on a regular basis, to a hospital, school, community, political campaign, and so forth.	**YES**	Very Dissatisfied	Somewhat Dissatisfied	Mostly Satisfied	Very Satisfied
	NO	I would like to do this NOW	I would like to do this IN THE FUTURE	I am NOT INTERESTED	
CARE GIVER : Responsibility, at least once a week, for the care of someone such as a child, spouse, relative, or friend.	**YES**	Very Dissatisfied	Somewhat Dissatisfied	Mostly Satisfied	Very Satisfied
	NO	I would like to do this NOW	I would like to do this IN THE FUTURE	I am NOT INTERESTED	
HOME MAINTAINER : Responsibility, at least once a week, for the upkeep of the home such as housecleaning or yard work.	**YES**	Very Dissatisfied	Somewhat Dissatisfied	Mostly Satisfied	Very Satisfied
	NO	I would like to do this NOW	I would like to do this IN THE FUTURE	I am NOT INTERESTED	
FRIEND : Spending time or doing something, on a regular basis with a friend.	**YES**	Very Dissatisfied	Somewhat Dissatisfied	Mostly Satisfied	Very Satisfied
	NO	I would like to do this NOW	I would like to do this IN THE FUTURE	I am NOT INTERESTED	
FAMILY MEMBER : Spending time or doing something, on a regular basis, with a family member such as a child, spouse, or other relative.	**YES**	Very Dissatisfied	Somewhat Dissatisfied	Mostly Satisfied	Very Satisfied
	NO	I would like to do this NOW	I would like to do this IN THE FUTURE	I am NOT INTERESTED	
RELIGIOUS PARTICIPANT : involvement, in groups or activities affiliated with one's religion (excluding worship).	**YES**	Very Dissatisfied	Somewhat Dissatisfied	Mostly Satisfied	Very Satisfied
	NO	I would like to do this NOW	I would like to do this IN THE FUTURE	I am NOT INTERESTED	
HOBBYIST/AMATEUR : Involvement, on a regular basis, in a hobby or amateur activity such as sewing, playing a musical instrument, woodworking, sports, the theater, or participation in a club or team.	**YES**	Very Dissatisfied	Somewhat Dissatisfied	Mostly Satisfied	Very Satisfied
	NO	I would like to do this NOW	I would like to do this IN THE FUTURE	I am NOT INTERESTED	
PARTICIPANT IN ORGANIZATIONS : Involvement, on a regular basis, in organizations such as the American Legion, National Organization for Women, Weight Watchers, and so forth.	**YES**	Very Dissatisfied	Somewhat Dissatisfied	Mostly Satisfied	Very Satisfied
	NO	I would like to do this NOW	I would like to do this IN THE FUTURE	I am NOT INTERESTED	

그림 8-10 Role checklist

4

V·O·L·U·M·E

2024

합격 선배들의 맥 one pick!

퍼시픽 작업치료사 국시대비 개념서

OCCUPATIONAL THERAPY

측정 및 평가

발 행 2024년 4월 30일

편저자 작업치료 국시연구회
발행인 이 웅 현
발행처 **퍼시픽북스**
서울시 중구 충무로 29 아시아미디어타워 501호
TEL. 02–2272–7766(代) / FAX. 02–2272–7166
E–mail : papu77@daum.net

ISBN 979–11–6375–452–7

정가 Volume 4 **18,000원**